安徽省高等学校规划教材

新药研究与开发技术

陈小平　主编
王效山　主审

U0230699

化学工业出版社
·北京·

内 容 提 要

本书紧紧围绕新药发现和开发研究主线，系统地介绍了新药研发基本原理及其技术方法，分析和阐释了新药结构设计、生物活性筛选、工艺质量研究、药理毒理研究和临床试验研究，以及新药注册管理和新药研发信息利用等内容，并对新药研发选题、新药研发策略及方式等予以前瞻性的评述。本书结构体系新颖、实用价值突出、语言通俗易懂，可读性与适用性强。

本书适合高等院校药学、制药工程、生物制药、中药、药物制剂等专业教学使用，同时可供从事新药研发工作的相关人员作参考资料。

图书在版编目（CIP）数据

新药研究与开发技术/陈小平主编. —北京：化学工业出版社，2020.10（2024.2重印）
ISBN 978-7-122-37368-7

Ⅰ.①新… Ⅱ.①陈… Ⅲ.①新药-研制 Ⅳ.①R97

中国版本图书馆 CIP 数据核字（2020）第 121365 号

责任编辑：刘　军　冉海滢　张　赛　　　　装帧设计：刘丽华
责任校对：王鹏飞

出版发行：化学工业出版社（北京市东城区青年湖南街 13 号　邮政编码 100011）
印　　装：三河市延风印装有限公司
710mm×1000mm　1/16　印张 21　字数 431 千字　　2024 年 2 月北京第 1 版第 4 次印刷

购书咨询：010-64518888　　　　　　售后服务：010-64518899
网　　址：http://www.cip.com.cn

凡购买本书，如有缺损质量问题，本社销售中心负责调换。

定　　价：68.00 元

本书编写人员名单

主　　编　陈小平

副 主 编　胡海霞　胡丽芳　时　军　常跃兴　彭　亚

编写人员　（按姓名汉语拼音为序）

毕　勇　常跃兴　陈　晨　陈小平　胡海霞

胡丽芳　李远文　米志奎　彭　亚　任孟月

时　军　陶宏宇　魏红娟　谢铭武　张道立

主　　审　王效山

前　言

　　药品的研发、生产、流通、使用四大环节构成了现代医药产业链，而药品研发在医药产业链中的地位举足轻重，引领着医药产业发展的良性循环。当前，药物创新朝着不断满足临床需求的目标前行，生物药则为药品市场增添了生机和活力。我国自 2015 年药品审评审批制度改革以来，随着国际化进程加快、本土与跨国药企合作升级，一系列创新药鼓励政策相继出台或正待颁布，促进了新药上市进程。数据显示，国家药品监督管理局（NMPA）在 2018 年批准了 48 个（进口 38 个、国产 10 个）新药上市；2019 年批准了 53 个（进口 39 个、国产 14 个）新药上市。可以看出，中国药企新药研发与国际先进水平之间的差距正逐步缩小。

　　药学类专业（药学、制药工程、生物制药、中药、药物制剂等）设置综合应用性的新药研发课程尤为必要，有利于夯实学生的专业知识基础，更利于培养学生的创新精神和学以致用的理念。经过缜密分析和研讨，以下简要归纳出新药研发课程的基本性质和要求。一是理论综合性，除了医药学专业知识以外，新药研发涉及生命科学、生物信息学、计算机科学等多学科理论体系；二是实践应用性，要求密切联系研发工作实际，灵活运用各类实验技术解决具体问题；三是规范合法性，即新药的研究程序、研究方法具有特殊性，必须严格执行各类研究质量管理规范、有关法律法规且符合道德伦理要求；四是前沿创新性，本学科随诸多新兴学科而发展，对新药研发相关课题的创新性思考、前瞻性判断和专业化决策能力至关重要；五是信息广泛性，要求能够系统地检索并合理利用如药品、市场、技术前沿成果和知识产权保护等多方面信息资源。

　　新药研发系指新药从实验室发现到上市应用的整个过程，包括先导化合物的发现研究，以及充分验证候选药物安全、有效且质量稳定可控的开发研究两大阶段。基于课程基本性质及要求，本教材构建了与新药研发流程较为统一的框架体系，以明确学习目标和课程知识脉络，进而深入具体内容和重要课题的讨论和阐释。主要章节包括绪论、新药设计与发现研究、新药工艺与质量研究、新药的药理毒理研究、新药的临床试验研究、新药注册与上市管理、新药选题与信息利用等。在本书编写中，注意统筹把握系统性与针对性、应用性与创新性、经典理论与最新成果等相互关系。譬如，该课程知识范围广、综合性强，需要有的放矢、突出重点，对涉及《药理学》《药物化学》《药剂学》《药物分析学》《药事管理学》等已修内容时，着重从新药研发角度作简明扼要的应用性论述，基本知识内容以学生复习巩固为主。

　　新药研发课程知识内容错综复杂，应该自始至终清晰其结构主线：①二大阶段，指研究过程分为发现研究和开发研究两大阶段，主要是由先导化合物到候选药物，再到临床候选药物，直至上市新药的转化研究过程；②三级层面，指研究方案分为临床前研究、临床试验及上市监测三级层面，其区别在于研究对象类别（体外、动物模型、正常人体、适应证患者）及其数量不同，由此逐步推进新药研发进程；③四项内容，指新药研究分为药效学、药动学、毒代学、工艺及质量研究四项内容，目的是发现或验证新药的有效性、安全性和质量稳定可控性等。

　　本书参照最新药政法规和政策，着眼于学科前沿技术发展，力求通俗易懂、详略得当地整合新药研发所涉及的各学科专业知识。本书由安徽理工大学、安徽中医药大学、广东药科大学等高校的药学类专业教师编写，王效山教授予以审定。本书参考了国内外的一些书籍、文献资料，在此谨向有关作者表示诚挚感谢。由于新药研发题材的综合性、实践性要求高，技术信息量大，加之编者的学术水平所限，本书尚存在不足和疏漏之处，期盼广大读者和专家不吝指正。

编　者

2020 年 5 月于安徽理工大学

目　录

第一章　绪论

第二章　新药设计与发现研究

第三章　新药工艺与质量研究

第四章　新药的药理毒理研究

第五章　新药的临床试验研究

第六章　新药注册与上市管理

第七章　新药选题与信息利用

参考文献

第一章

绪论

提要 本章总览新药研究与开发的面貌，对新药的定义和类型、新药研发的生物学基础、新药研发的程序和方法、新药研发的风险和利益等予以阐述，为以后各章内容奠定必要的基础。

人类在与病魔不懈抗争的过程中，对各种疾病本质的认识与时俱进，对新药研究与开发孜孜不息。进入生命科学后基因组时代的 21 世纪，科学家开始从大量的基因测序结果中寻找和发现新基因，深入研究它们的功能及其调控网络，并通过生物信息库、化合物信息库以及芯片技术等提高新药研发的质量和效率。目前已从过去大多被动、随机和偶然的新药发现，转变为主动的、以明确目标及靶点为依据的新药设计与开发。

现代新药创制涉及生物医学、药物化学、药理学、临床药学和计算机科学等诸多体系，体现着多学科交叉渗透、高新技术集成的前沿成果，是相关领域科技人员相互协作、共同完成的一项系统工程。

第一节　现代药学发展历程

药物广义上分为天然药物与化学合成药物，后者系自然界并不直接存在、通过化学方法合成或修饰改造得到的药物。古代炼丹术的兴起推动了医药化学的发展，医药化学史是药学史中不可分割的重要组成部分。

人类对天然药物的认识和使用发祥于四大文明古国。《神农本草经》系统地总结收录了 365 种植物、动物和矿物药材及其用法，"神农尝百草，一日而遇七十毒"就是中国古代新药研究的真实写照。当然，现代新药研究过程要求科学规范，研究试验及程序必须符合相关法规和伦理道德，绝不容许随意以身试药。正因为如此，先人长期积淀乃至以生命为代价所造就的中药以及其他民族药物，其疗效已得到充分的验证，应该予以继承和发展。事实证明，这也是当前新药研发可以利用的宝贵财富和有效途径。

化学药物的应用始于 200 年前，起源于天然药物。意大利生理学家 F. Fontana（1720—1805）通过动物试验对千余种药物进行了毒性测试，得出了天然药物都有其活性成分并选择作用于机体某个部位而引起典型反应的结论。这一客观事实首先在 1805 年被德国化学家 F. W. Serturner 从罂粟中分离提纯出吗啡所证实，由此引发了 19 世纪从天然药物中分离有效成分的热潮。1818 年从番木鳖中分离得到番木鳖碱和马钱子碱、从金鸡纳树皮中分离得到奎宁，1821 年从咖啡豆中分离得到咖啡因，1833 年从颠茄中分离得到阿托品等被称作生物碱的药物。19 世纪末，Ehrlich 化学治疗概念的建立和化学工业的兴起，为 20 世纪初化学合成药物奠定了基础。以生物碱为重点，医药化学工业领先于其他化学分支学科发展起来。1899 年，第一个人工合成的化学药物阿司匹林作为解热镇痛药上市，表明人类可用化学合成的方法改造天然化合物的化学结构、研制出更理想的药物，同时宣告"药物化学"的诞生。

20 世纪早期，含锑、砷的有机药物用于治疗锥虫病、阿米巴病和梅毒等，随之发展了治疗疟疾和寄生虫病的化学药物。30 年代发现百浪多息和磺胺后，相继合成了一系列的磺胺类药物。1940 年，青霉素的诞生使 β-内酰胺类抗生素得到快速发展。Woods 和 Fildes 抗代谢学说的建立，阐明了抗菌药物的作用机理，根据抗代谢学说发现了抗肿瘤药、利尿药和抗疟药等。化学药物治疗的范围不再局限于细菌感染的疾病而日益扩大，药物结构与生物活性关系即构效关系的研究也由定性逐渐转向定量。所谓定量构效关系（quantitative structure-activity relationships，QSAR）是将化合物的结构信息、理化参数与生物活性进行分析计算，建立合理的数学模型，研究构效之间的量变规律，从而为发现先导物、创制新药提供依据，至今仍是计算机辅助药物分子设计的重要理论基础。20 世纪中后期是药物化学发展的黄金阶段，相当多种类的合成新药先后问世，如神经精神类疾病治疗药、抗组胺药、镇痛药、非甾体抗炎药、喹诺酮类抗菌药、激素类、维生素类等。

随着生物科学技术的发展，众多分子水平的药物作用靶点逐渐被发现，一批批受体拮抗剂、酶调节剂，甚至作用于基因水平的药物得到开发。对受体尤其许多受体亚型的进一步研究，提高了受体激动剂和拮抗剂的选择性，如阿片受体的多种亚型（δ、ε、γ、η、κ 等）可用于设计特异性镇痛药。对酶的三维结构和活性部位的深入研究，获得了大量的酶抑制剂类药物，例如，ACEI（血管紧张素转化酶抑制剂）是 20 世纪 70 年代中期发展起来的治疗高血压的重要药物；离子通道参与调节多种生理功能，70 年代末发现的钙拮抗剂（calcium antagonists）是重要的心脑血管疾病治疗药物。细胞癌变被认为是由于基因突变导致基因表达失调和细胞无限增殖所引起，故可利用反义技术（antisense technology）抑制肿瘤细胞增殖的方法来设计新型抗癌药，还有端粒酶、法尼基蛋白转移酶等均为抗肿瘤方面较新的分子水平靶点。自 80 年代起，开始了内源性活性物质的深层次研究，寻找到许多活性多肽和细胞因子，如 ANF（心钠素）是从鼠心肌匀浆分离出的心房肽，具有很强的利尿、降压和调节心律的作用；EDRF（内皮舒张因子）是由内皮细胞分泌具有舒张血管作用的物质，其化学本质被证实为 NO（一氧化氮），它是调节心血管系统、神经系统和免疫系统功能的细胞信使分子，参与机体的多种生理作用，对研制治疗心血管疾病的药物有重要意义。

纵览现代药学发展历程，药物创制经过三次突破性飞跃。第一次从 20 世纪初至中叶，针对各种感染性疾病，以磺胺药、抗生素的发现和使用为标志。第二次从 20 世纪 60 年代开始，新药研发转移到治疗各种非感染性疾病上来，发现了受体拮抗剂、酶抑制剂等，以 β-肾上腺素受体拮抗剂普萘洛尔、H_2 受体拮抗剂雷尼替丁等为代表性药物。第三次从 20 世纪 70 年代开始，各种基因工程、细胞工程药物的出现，使生物大分子活性药物广泛应用于临床，产生了人生长激素、胰岛素、干扰素等生物技术药物，开创了对恶性肿瘤、遗传性及各种疑难病症进行生物治疗的新时代。

第二节　新药研发的生物学基础

20 世纪下半叶以来，生命科学和生物技术的研究成果引人注目。人类基因组计划的完成，以及结构基因组、蛋白质组和代谢组等后续功能基因组计划的实施，成为生命科学的重要里程碑。随着基因组学的发展，新药创制从以化学合成为主逐步转向化学与基因组学融合，形成了由基因功能到药物研究的新模式。

一、分子生物学概述

分子生物学（Molecular Biology）是在分子水平上研究生命本质的科学。这里的分子是指蛋白质、核酸、多糖及其复合物等生物大分子。尤其携带遗传信息的核酸以及在细胞内和细胞间信息传导过程中发挥重要作用的蛋白质，它们分别由简单的小分子核苷酸和氨基酸以复杂的空间结构排列组合而成，蕴藏着各种信息，具有精确的相互作用机制，并且构成生物的多样化和生物个体精确的生长发育及代谢调控系统。

分子生物学的任务就是通过科学研究来阐明生物大分子的复杂结构与功能，从而为人类利用和改造生物奠定理论基础和提供新的手段。其主要内容包括核酸的分子生物学、蛋白质的分子生物学以及细胞信号转导的分子生物学等。

1. 核酸的分子生物学

核酸的分子生物学研究包括基因组的结构，遗传信息的复制、转录与翻译，核酸存储的信息修复与突变，基因表达调控和基因工程技术的发展和应用等。

核酸的主要作用是携带和传递信息，故分子遗传学（moleculargenetics）是其主要组成部分，遗传信息传递的中心法为其理论体系的核心。20 世纪 50 年代以来，核酸的分子生物学已形成了比较完整的理论体系和研究技术，成为分子生物学内容最为丰富的一个领域。

　　核酸是由大量基本结构单元核苷酸缩合而成的线形多聚核苷酸的生物大分子，每一个核苷酸又包括三个基本亚单位：碱基、戊糖环（或脱氧戊糖环）和磷酸基团。有两类不同的核酸，即 RNA（核糖核酸，在细胞质上）和 DNA（脱氧核糖核酸，在细胞核内染色体上）；两者除了五碳糖不同以外，碱基也有变化，因而在功能方面存在很大的差异（图 1-1）。

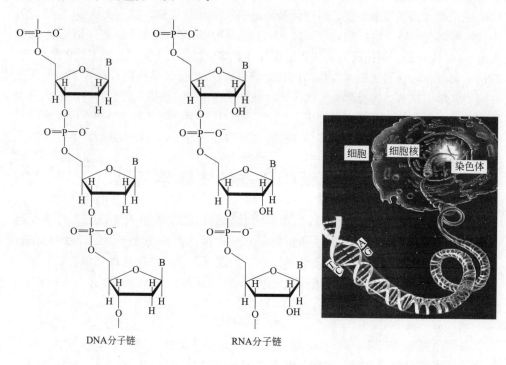

DNA分子链　　　　　　　RNA分子链

图 1-1　DNA 分子链和 RNA 分子链　　　　　图 1-2　DNA 双螺旋结构

　　1953 年 4 月 25 日，英国《自然》杂志上发表了美国年轻的生物学家沃森和英国物理学家克里克的论文"核酸的分子结构——脱氧核糖核酸的一个结构模型"，在科学界引起了极大反响，因为它把科学家对生物科学研究的视野从细胞水平推向了分子水平。DNA 双螺旋结构（图 1-2）的发现标志着分子生物学的建立，它不仅指出 DNA 是遗传信息的携带者，而且解释了基因的复制和突变等机理；沃森、克里克和维尔金斯三人共同获得了 1962 年诺贝尔医学奖。这一伟大的发现开辟了生命科学史上的新纪元，引领了生命科学的两次革命，一次是分子生物学的革命，一次是基因组学的革命。

　　由两条分子链互补组成的 DNA，其序列可以是任意的，但是两条链间 A（腺嘌呤）和 T（胸腺嘧啶）配对，G（鸟嘌呤）和 C（胞嘧啶）配对；若按照 DNA 分子的一条链，则可以复制出另外一条互补的 DNA 分子链，携带遗传信息的密码就是碱基顺序。如果加进去的是核苷酸，而不是脱氧核苷酸，因为碱基互补配对，根据 DNA 即能转录 mRNA（信使 RNA）。

RNA 在蛋白质合成过程中起了非常重要的作用。蛋白质合成时，由 tRNA（转运 RNA）按照密码子-反密码子配对的原则将各种氨基酸运到核糖体中，以 mRNA 的编码顺序排列成串，形成多肽链，再进行折叠和扭曲构成蛋白质；这一过程翻译了核酸的"语言"，合成了相应的蛋白质。RNA 的四种碱基可组成 64 种三联体密码子，其中 UAG、UAA 和 UGA 三个密码子专门用来终止多肽链的合成（终止子），剩下的 61 个密码子对应于 20 种氨基酸，所以大多数氨基酸可以有一个以上对应的密码子。美国的分子生物学家霍利、生物化学家科拉纳、生化遗传学家尼伦伯格因揭开了遗传密码的奥秘而获得 1968 年诺贝尔生理学或医学奖。

以上述及的核糖体是合成蛋白质的"机器"，核糖体里面有三分之一是蛋白质，三分之二是 RNA，通过核糖体能够把遗传信息转变成蛋白质。美国、以色列三位科学家 Venkatraman Ramakrishnan、Thomas Steitz 和 Ada Yonath 因"核糖体的结构和功能"研究，获得 2009 年的诺贝尔化学奖。其在医药方面直接的应用价值，就是可作为靶标结构设计药物，开发阻滞细菌核糖体功能的新型抗生素等。

2. 蛋白质的分子生物学

蛋白质占人体重的 16.3%、干重的 42%～45%，是细胞的主要组成部分，比如肌肉、皮肤、头发、骨骼等都有蛋白质。各种生命活动主要通过蛋白质来实现，酶、激素、抗体、调控因子等生物体活性物质的本质大部分都是蛋白质。例如，酶是使生化反应加速的生物催化剂，生物体中有几千种酶催化的各种反应维持着生命的正常运转（目前也发现一些酶是核酸，但大部分是蛋白质）。因此，蛋白质如果异常，就会导致生物体异常、引发疾病。蛋白质还能够调节人体的渗透压，能够供给能量。

1838 年 Mulder 发现了蛋白质，1864 年 Ernstw 第一次制备了蛋白晶体，1951 年 Sanger 首次分析了胰岛素的氨基酸序列、连接方式、不同来源的胰岛素的序列差异，1965 年中国科学院上海生化所人工合成了牛胰岛素。原子分辨率的蛋白质结构首先在 20 世纪 60 年代通过 X 射线晶体学获得解析，80 年代 NMR 技术应用于解析蛋白质的结构，近些年来也广泛应用冷冻电子显微学解析超大分子复合体的结构。人类对蛋白质的研究历史远比核酸长久，但由于其研究难度较大，与核酸分子生物学相比发展较慢。蛋白质及其相关复合物的三维结构被持续地解析并存于蛋白质数据库中，以便于开展有关蛋白质-蛋白质以及基因之间复杂的相互作用研究。

3. 细胞信号转导的分子生物学

细胞信号转导的分子生物学研究细胞内、细胞间信息传递的分子基础，是当前分子生物学迅速发展的领域之一，目标是阐明这些变化的分子机理，明确每一种信号转导与传递的途径，及参与该途径的所有分子的作用和调节方式，认识各种途径间的网络控制系统。信号转导机理在理论和技术方面与核酸及蛋白质分子有着紧密的联系。

构成生物体的每一个细胞的分裂及其各种功能的完成均依赖于外界环境所赋予

的各种指示信号。在外源信号的刺激下，细胞可以将这些信号转变为一系列生物化学变化，例如蛋白质分子构象的转变、蛋白质分子的磷酸化、心肌蛋白与蛋白相互作用的变化等，从而使其增殖、分化及分泌状态等发生改变以适应内外环境的需要。

细胞作为生物体基本的构成单位，是由许多分子组成的复杂体系。分子生物学从研究各个生物大分子的结构入手，但各个分子并非孤立发挥作用。分子生物学还需要进一步研究各生物分子间的高层次组织和相互作用，尤其是细胞整体反应的分子机理。因此，分子细胞学或细胞分子生物学便应运而生，与分子生物学一起成为人类认识生命的理论基础。

二、基因组学概述

基因组学（genomics）是研究生物基因组的组成以及组内各基因的精确结构、相互关系、表达调控的学科，最早在 1986 年由美国霍普金斯大学著名人类遗传学家 McKusick 提出。基因组学、转录组学、蛋白质组学与代谢组学等构成了系统生物学的组学生物技术。

1. 基因及基因组

人体细胞核内有 23 对共 46 条染色体，由蛋白质与 DNA 组成。基因是具有遗传效应的 DNA 分子片段，它与人的相貌、特征、性格、体态、智力以及疾病等都有着密切的关系。现代分子生物学指出，基因是合成功能蛋白质或 RNA（除部分病毒 RNA）所必需的全部 DNA 序列，即一个基因不仅包括蛋白质或 RNA 的编码序列，还应包括为保证转录所必需的调控序列。

基因组就是一个物种中所有基因的整体组成，每个细胞内的基因总数即为基因组。人类基因组（图 1-3）贮存着生命从诞生到死亡的全部信息，通过复制、表达、修复，完成生命繁衍、细胞分裂、蛋白质合成等重要生理过程。若要揭示生命的本质，就必须从整体水平研究基因的结构、功能以及基因之间的相互关系。人体基因组图谱就像是一张构成人体细胞 DNA 的约 30 亿个碱基对精确排列的"地图"，能非常形象地把基因家族的各种基因描绘出来。

英国剑桥大学 Sanger 建立了 DNA 序列测定方法，他获得了两次诺贝尔奖。人类基因组已经解析出来，还发现了一系列的 DNA 作用酶。如 DNA 聚合酶可以按 DNA 其中一条链催化合成另外一条链的反应，限制性内切酶可以像剪刀一样把 DNA 链剪开，DNA 连接酶可以把 DNA 链条连接起来等。人们得到 DNA 以后，再转到大肠杆菌等宿主里，通过大肠杆菌的蛋白质合成体系，来产生需要的蛋白质。

2. 人类基因组计划

人类基因组计划（human genome project，HGP）由于 1990 年 10 月在美国率先启动。在人类基因组计划中，还包括对大肠杆菌、酵母、线虫、果蝇和小鼠五种生物基因组的研究，称之为人类的五种"模式生物"。美、英、法、德、日、中六

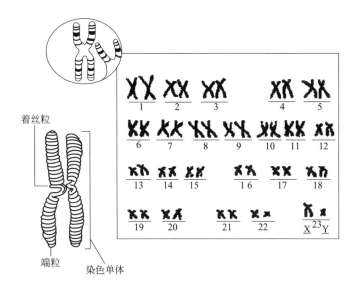

着丝粒

端粒　　染色单体

图 1-3　人类基因组的 23 对染色体

国科学家共同参与了这一至少 30 亿美元预算的人类基因组计划。2000 年 6 月 26 日，克莱格·文特尔的塞莱拉基因公司和公共财政资助的 HGP 国际项目负责人朗西斯·柯林斯联合宣布，完成了具有划时代意义的人类基因草图绘制。

2001 年 2 月 12 日，人类基因组织公布了人类基因组草图及其初步分析结果。2003 年 4 月 15 日，六国科学家完成了人类基因组序列图的绘制。2006 年 5 月 18 日，美英科学家在《自然》杂志网络版上发表了人类最后一个染色体即 1 号染色体的基因测序。至此，历经 16 年的人类基因组计划书写完了最后一个章节。在人体全部 22 对常染色体中，1 号染色体包含基因数量最多，达 3141 个，是平均水平的两倍，共有超过 2.23 亿个碱基对，破译难度也最大；150 名英美科学家历时 10 年才完成了 1 号染色体的测序工作。

HGP 研究显示的基本信息：①人类基因总数在 3 万～3.5 万个，低于原来估计数目的一半；②基因组中存在着基因密度较高的"热点"区域和大片不携带人类基因的"荒漠"区域，其中长片段重复序列的作用有待进一步研究；③与蛋白质合成有关的基因占 1%～1.5%，提示一个基因可以编码多种蛋白质；④所有人的基因相似度达 99.99%，任何两个不同个体之间大约每 1000 个核苷酸序列中会有一个不同，称为单核苷酸多态性（single nucleotide polymorphisms，SNP），SNP 对"个性"起着决定的作用；⑤男性的基因突变率是女性的两倍，人类大部分遗传疾病是在 Y 染色体上发生的，男性可能在人类的遗传中起着更重要的作用。

哈佛大学科学家麦克贝斯指出，人类基因组图谱并没有告诉我们所有基因的"身份"以及它们所编码的蛋白质；人体内真正发挥作用的是蛋白质，蛋白质扮演着构筑生命大厦的"砖块"角色，其中可能藏着开发疾病诊断方法和新药的"钥匙"。目前发现和定位了 26000 多个功能基因，其中 42% 的基因尚不明确其功能。在已知基因的作用中，酶占 10.28%、核酸酶占 7.5%、信号传导占 12.2%、转录因子占 6.0%、信号分子占 1.2%、受体分子占 5.3%、选择性调节分子占 3.2%。研究并认识这些功能基因的作用对于新药的发现与筛选具有重要的意义。

3. 基因组学及其发展

伴随人类基因组计划的实施，基因组学得到快速发展。基因组学包括以全基因组测序为目标的结构基因组学和以基因功能鉴定为目标的功能基因组学两方面的研究内容。

结构基因组学通过基因作图、核苷酸序列分析确定基因组成、基因定位，已成为继人类基因组计划之后一个国际性研究热点。其主要目的是力求在生物体的整体水平（如全基因组、全细胞或完整的生物体）上，以实验为主包括理论预测来确定全部蛋白质分子、蛋白质-蛋白质、蛋白质-核酸、蛋白质-多糖、蛋白质-蛋白质-核酸-多糖、蛋白质与其他生物分子复合体的精细三维结构，从而获得一幅完整的、能够在细胞中定位，以及在各种生理途径、信号传导途径、生物学代谢途径中全部蛋白质在原子水平的三维结构全息图。在此基础上，人类便有可能在基因组学、蛋白质组学、分子细胞生物学乃至生物体整体水平上理解生命的原理，这对疾病机理的解释、新药的研制和新疗法的探索尤为关键。

功能基因组学也称后基因组学，它利用结构基因组学提供的信息和产物，从基因组信息与外界环境相互作用的高度，阐明基因组的功能。其内容包括：①基因组表达及调控的研究，即在全细胞的水平识别所有基因组表达产物 mRNA 和蛋白质以及两者的相互作用，明确基因组表达在发育过程和不同环境下的时空整体调控网络；②人类基因信息的识别是必不可少的基础工作，需采用生物信息学、计算生物学技术和生物学实验手段，并将理论方法和实验结合起来；③基因功能的检测、基因改变-功能改变的鉴定等，如健康人与遗传病人反映在表型上的基因组差异；④基因多样性分析；⑤将人类基因组与模式生物基因组进行比较，一方面有助于根据同源性方法分析人类基因的功能，另一方面有助于发现人类和其他生物的本质差异，探索遗传语言的奥秘。

三、生物技术概述

生物技术（biotechnology）又称生物工程，它是在分子生物学基础上创建新的生物类型或生物机能的实用技术，为现代生物科学和工程技术相结合的产物。生物技术分为传统生物技术、工业生物发酵技术和现代生物技术，一般所说的生物技术主要是指现代生物技术。

现代生物技术是一个复杂的技术群，包括基因工程、蛋白质工程、细胞工程、酶工程和发酵工程。基因工程是生物技术的核心，其特征是在分子水平创造或改造生物类型和生物机能，而基于染色体、细胞、组织、器官乃至生物个体水平，同样可进行创造或改造生物类型和生物机能的工程；还有为这些工程服务的一些工艺体系如发酵工程、酶工程、生物反应器工程等，均属现代生物技术的范畴。

1. 基因工程

基因工程（gene engineering）也称重组 DNA（recombinant DNA）、遗传工程（genetic engineering）、基因克隆（gene cloning）等，它是将目的基因导入病毒、质粒或其他载体分子上，构成遗传物质的新组合，使之参与到原先没有这些基因的宿主（如大肠杆菌）细胞中而持续稳定地繁殖，通过工程化为人类提供产品及服务的技术（图 1-4）。

凡在基因工程中使用的酶称为工具酶，如限制性内切酶、甲基化酶、Klenow 聚合酶、T-DNA 聚合酶、polyA 聚合酶、T-DNA 连接酶、末端脱氧核苷酸转移酶、T4-RNA 转移酶、逆转录酶等。比如起初分离得到的微量基因，通过聚合酶链式反应（polymerase chain reaction，PCR）就能够扩增。

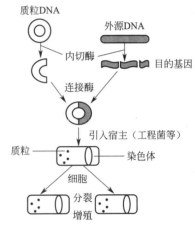

图 1-4 基因工程操作示意图

1972 年，美国斯坦福大学的保罗·伯格使用一种限制性内切酶，打开一种环状 DNA 分子，再通过连接酶，第一次将两种不同的 DNA 联结在一起。1973 年，以美国科学家科恩为首的研究小组，在斯坦福大学用大肠杆菌完成了第一个成功的基因工程实验。1977 年，美国加洲大学和国立医学中心实现了将生长激素释放抑制因子基因与大肠杆菌 pBB322 质粒 DNA 的体外重组，从 10L 大肠杆菌发酵液中提取到按常规需要 50 万只羊脑才能提取到的 5mg 此种激素，这是首次得到的基因工程药物。1982 年，美国批准基因工程药物胰岛素上市，表明人们利用基因工程可以生产天然稀有的医用活性多肽或蛋白质。

基因工程药物就是先确定对某种疾病有预防和治疗作用的蛋白质，多为人体固有的内源性物质，然后将该蛋白质对应的基因提取出来，经过基因重组和分子克隆等操作将该基因转移到一定的载体上，然后将重组的载体转入可以高效表达的宿主细胞中，大规模生产具有预防和治疗这些疾病的蛋白质，即基因工程药物。

以治疗糖尿病的胰岛素为例，现在由基因克隆的办法可得到胰岛素的基因，再利用基因克隆载体（gene cloning vector）进入到大肠杆菌细胞里；大肠杆菌 20min 繁殖一代，便能很快地产生胰岛素。再如使儿童长高的人生长因子，同样可以将相应的基因转到大肠杆菌里，由大肠杆菌生产人生长因子，就实现了 DNA 重组或基因工程大量合成药物的目标。

获得目的基因的方法有：①从生物基因组中分离；②以 RNA 为模板，在逆转酶下合成 DNA（称为 cDNA）；③如果某种蛋白质的基因已知，还可以通过化学方法合成。目的基因的导入：①直接导入法有电击、显微注射、直接吸收、基因枪等；②间接导入法常用的载体是质粒、λ噬菌体、科斯质粒等。目的基因引入宿主细胞后，可与宿主细胞 DNA 整合并一起表达，所产生的蛋白质采用一般分离蛋白质的方法予以分离和纯化。

合成基因工程药物的宿主为原核细胞微生物（如大肠杆菌）、真核细胞微生物（如酵母菌）和动物细胞，如果将动、植物个体本身作为宿主就是转基因动、植物制药。2006 年 6 月 2 日，世界上第一个利用转基因动物乳腺生物反应器生产的基因工程蛋白药物——重组人抗凝血酶Ⅲ（商品名：ATryn）获得了欧洲医药评价署人用医药产品委员会的上市许可。现已有多种蛋白在转基因动物的乳腺或血液中获得表达。转基因动物乳腺生物反应器是 21 世纪生物医药产业一种新的生产模式，具有高产出、高活性、低成本、周期短、低耗能、无污染等优点。美国权威机构预测，转基因动物生产的药物将占整个基因工程药物种类的 90％以上。

2. 蛋白质工程

蛋白质工程（protein engineering）是在基因工程的基础上延伸出来的第二代基因工程。它综合蛋白质化学、蛋白质晶体学、基因重组技术和计算机辅助设计等多学科知识，通过从简单的物理、化学方法到复杂的基因人工定向改造等手段，确定蛋白质化学组成、空间结构与生物功能之间的关系，对蛋白质进行修饰、改造和拼接，以生产出具有特定生物功能或满足人类需要的新型蛋白质。

蛋白质工程开创了人类按照自身意愿改造、创造蛋白质的新纪元，展示出诱人的前景。例如，研究蛋白质与核酸、酶抑制剂与蛋白质的结合情况，可以开发具有高度专一性的药用蛋白质；通过 DNA 改组对蛋白酶进行合理化设计，可以提高酶的活性；而通过对胰岛素的改造，已使其成为速效型药物等。

3. 细胞工程

细胞工程（cell engineering）是应用细胞生物学和分子生物学的方法，以细胞为基本单位，在体外条件下进行培养、繁殖或人为地使细胞某些生物学特性按人们的意愿予以改变，从而达到改良生物品种和创造新品种、加速繁育动植物个体、获得某种有用物质的过程。细胞工程包括动植物细胞的体外培养技术、组织培养技术、细胞融合技术（也称细胞杂交技术）、细胞器移植技术、胚胎移植技术以及基因转移技术等，它从细胞结构的不同层次亦即从细胞整体水平、核质水平、染色体水平以及基因水平上对细胞进行遗传操作，基因水平上的遗传操作实质上已步入与基因工程重叠的范围。

1975 年，Kohler 和 Milstein 用能够产生抗体的淋巴细胞与无限增殖的瘤细胞相融合，得到了杂交瘤细胞。这种杂交瘤细胞既可产生抗体，又可无限增殖，并只针对一种抗原决定簇合成抗体，故称为单克隆抗体（monoclonal antibody，MCAb）。MCAb 因特异性强、纯度高、均一性好，而在生物和医学的基础研究，疾病的诊断、预防和治疗中成为强有力的工具。

令人关注的还有 1996 年英国 Roslin 研究所克隆羊 Dolly 的诞生，它表明成年机体的一个体细胞核可以复制出一个基因完全相同的新生命个体的全新概念，克隆鼠、克隆牛等实验的成功进一步验证了其科学性，也翻开了人类以体细胞核克隆哺乳动物的新篇章。将体细胞核植入去核卵细胞形成的克隆细胞，其基因组 DNA 与细胞核供体一致；由克隆细胞可复制出供移植、无免疫排斥的各种组织细胞或器官。

4. 酶工程

酶工程（enzyme engineering）为酶的生产和应用的技术，是生物工程的一个重要组成部分。其中包括酶源开发、酶的固定化、酶分子的修饰改造及酶反应器的设计等技术。它的主要任务是通过预先设计、经人工操作而获得大量所需的酶，或利用各种方法使酶发挥其最大的催化功能来生产所需产品。

酶的固定化技术是酶工程的核心。固定着的酶可反复使用，而使产品成本降低，酶在工业生产中的价值才能真正得以体现。酶的固定方法主要有：通过非特异性物理吸附法或生物物质的特异吸附作用将酶固定到载体表面，称作吸附法；利用化学方法将载体活化，再与酶分子上的某些基因形成共价的化学键，使酶分子结合到载体上，称作共价键合法，是广泛采用的制备固定化酶的方法。新的固定化、分子修饰和非水相催化等技术正越来越受到科学家的青睐。

已知的酶有几千种，目前受人关注的有核酸酶、抗体酶、端粒酶、糖基转移酶以及极端环境微生物和不可培养微生物的酶种等。酶工程具有投资小、工艺简单、能耗粮耗低、产品收率高和污染小等优点，已成为医药工业应用方面的主力军。在不久的将来，众多新酶的发现将使酶的应用达到前所未有的广度和深度。

现有药物中，菠萝蛋白酶、纤维素酶、淀粉酶、胃蛋白酶等十几种可以进行食物转化的酶用以解除胃分泌功能障碍患者的痛苦；还有抗肿瘤的 L-天冬酰胺酶、白喉毒素，治疗炎症的胰凝乳蛋白酶，降血压的激肽释放酶，溶解血凝块的尿激酶等。许多维生素、抗生素如新型青霉素产品及青霉素酶抑制剂等都是酶工程在医药领域的应用实例，合成青霉素和头孢菌素前体物的最新工艺也采用酶工程的方法。这些以往化学合成、微生物发酵及生物材料提取的药品，如今皆可通过现代酶工程生产，甚至获得传统技术难以得到的昂贵药品。

5. 发酵工程

发酵工程（fermentation engineering）又称微生物工程，它是将微生物学、生物化学和化学工程学的基本原理有机地结合起来，利用微生物的生长和代谢活动来生产各种有用物质的工程技术。其主要技术包括生产菌种的选育、发酵条件的优化与控制、反应器的设计及产物的提取分离与精制等；发酵类型分为微生物菌体发酵、微生物酶发酵、微生物代谢产物（包括初级代谢产物和次级代谢产物）发酵、微生物转化发酵和生物工程细胞发酵五种。抗生素已成为发酵工业的重要支柱，不仅具有广泛的抗菌作用，而且还有抗病毒、抗癌和其他生理活性，因而得到了大力发展。

20 世纪 40 年代初，青霉素的大规模液体深层发酵开创了现代发酵工程之先河。50 年代，发酵产品种类迅速扩大。随着生物化学、基因工程和酶工程的发展，抗生素及其他微生物代谢药物的生产进入了一个新阶段。采用微生物转化反应对化学方法难以合成的中间体进行合成，结合化学方法研制新的合成路线而生产活力更强的衍生物，如更高效的抗肿瘤药物羟基喜树碱和前列腺素等。通过基因诱变，使微生物产生新的合成途径而获得新的代谢产物，如去甲基四环素等。利用微生物产生的酶对药物进行化学修饰，如多种半合成青霉素的生产等。

四、新药研发与生命科学

21 世纪无疑是现代生物科学的世纪。据统计，美国科学引文索引（Science Citation Index，SCI）约收录 4500 余种学术刊物，其中 2350 种左右为生物科学相关杂志。全世界影响因子（impact factor，IF）在 10 以上的超一流学术刊物，80％左右是生物科学相关刊物（表 1-1）。

表 1-1　影响因子 10 以上的超一流刊物分科比较

学　科	杂志总数	平均影响因子	影响因子＞30 的杂志数
总论	2	17.8	0
化学	2	11.8	0
物理	5	22.0	2
数学	1	18.2	0
生物	38	19.1	7

分子生物学贯穿于新药研发的基本原理之中，它阐明人类许多疾病的根本原因与人体的基因有关。基因上一个碱基的突变影响蛋白质合成的某个氨基酸，引起某些酶、受体、离子通道的变异和缺陷等错误而发病。人类基因组 3 万～3.5 万个基因中，估计约 5000 个基因产物可能成为潜在的药物靶标。迄今已应用的药物靶标约 500 种，包括受体、酶、信号转导分子等，开发成功的药物约在 2000 种以上。

1. 分子药理学

生命科学的发展由宏观到微观，药理学的发展也由整体水平、器官水平、组织水平深入到细胞水平和分子水平。分子药理学（molecular pharmacology）是新兴交叉学科，研究药物分子与生物大分子（如离子通道、受体、酶、DNA 或 RNA 等）间相互作用及其规律，与传统药理学的最大区别就是从分子水平和基因表达的角度去阐释药物作用及其机制。

例如，近些年来在心肌肥厚的患者心脏中发现有 40 余种基因过度表达；在遗传性 LQT 综合征患者中至少分离到 3 种变异基因 *KvLQT*1、*HERG* 和一种钠通道基因，它们使患者 QT 间期延长，导致尖端扭转型心律失常和患者猝死，而 *HERG* 所表达的离子通道正是多数Ⅲ类抗心律失常药的作用靶点。

分子药理学的研究内容，一是肾上腺素类受体、阿片受体、多巴胺类受体及离子通道等；二是近年来发展迅速的遗传药理学、细胞色素氧化酶、立体结构、药物代谢和效应等新领域，还包括基因治疗；三是某些系统的分子药理学，如肾素-血管紧张素系统及其抑制剂的分子药理学、抗胆碱能药物作用的分子机制、抗肿瘤药物的分子药理学、免疫药物分子药理学、甾体激素分子药理学等。这些研究成果对指导新药研发以及临床药物精准治疗意义深远，由此衍生出各种诊断剂、治疗药物等，极具应用价值。

2. 基因组药物

基因组药物有两重含义，一是研究疾病基因，根据其结构及功能特点设计开发具有基因活性的化学或基因工程药物；二是基因本身作为药物进行基因治疗，对于一些遗传缺陷性以及目前常规疗法难以奏效的疾病患者来说，无疑是一个福音。

基因组药物的种类包括：①以人类基因编码蛋白为靶标的化学药物；②基因工程重组蛋白质药物；③以人类基因编码蛋白为靶标的人源化抗体；④反义核酸类和RNA类药物；⑤基因治疗。基因组药物研制流程如图1-5所示。

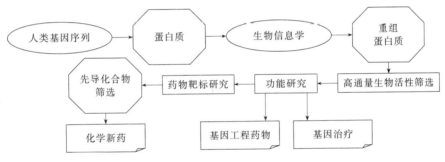

图 1-5　基因组药物研制流程

从具体技术上讲，基因治疗的成败取决于对基因功能及其与疾病关系的了解、携带基因的载体以及选择相关的适应证。而从治疗策略上讲，系通过基因置换、基因修复、基因修饰、基因失活、免疫调节等，纠正病体缺陷基因或辅助机体抵抗疾病。当然，人类距离真正基因治疗的目标尚有较远路程。

利用基因工程已经生产出许多种疫苗及药品，乙肝疫苗、人胰岛素、人生长激素、干扰素、EPO（人促红细胞生成素）、GM-CSF（巨噬细胞粒细胞集落刺激因子）、白细胞介素、肿瘤坏死因子、表皮生长因子、组织溶纤酶原激活素等已经研制成功并应用于临床。在人体进行转基因动物器官移植也将成为现实。越来越多的与人类疾病相似的动物模型通过转基因动物或整体基因敲除建立起来，以解决在新药研究中需要很多动物模型的难题。

生命科学正在引领着药物创制发生革命性变化，如今上市的新药大多有赖于生命科学的研究基础。人类基因组研究提供了理论基础支撑，为新药研发注入了新源泉。基因克隆技术和高表达系统在寻找高选择性受体、通道亚型阻断剂、酶调节剂等方面提供了前所未有的条件，加之突飞猛进的生物信息学、生物芯片、各种信息数据库与信息技术的应用，可方便地检索和使用所需的信息资料，使新药研制水平和效率大为提高。统计数据表明，约有 60% 以上的生物技术成果被用于医药产业进行新药研发或改良传统医药，促进了生物制药的快速发展。化学药物目前主导着医药市场，同时抗体药物、新型疫苗等针对一些复杂性疾病显现出理想效果，预示生物药物包括生物类似药的广阔前景。

第三节　新药及其研发过程

一、新药的定义和类型

新药是指新研制的、临床尚未应用的药物，其化学本质应为新的化合物或称新化学实体（new chemical entities，NCE）、新分子实体（new molecular entities，NME）、新活性实体（new active substances，NAS）。此外，已批准药品相同化学成分的新盐基（酯基）、已批准药品的新配方组成、已批准药品的新适应证（包括处方药转非处方药使用）、两种以上已批准药品的新组合，以及新剂型、新给药途径、新规格（单位含量）等，均属于新药注册范畴。由于世界各国新药发展水平、实际应用情况和药政管理要求等方面有所不同，因而各国法规上的新药概念存在差异。

美国食品药品管理局（Food and Drug Administration，FDA）定义新药是在1938 年《联邦食品、药品和化妆品法案》颁布实施后，"任何未被充分认识，需要凭借专家的科学知识和经验去评价其安全性和有效性，并在处方条件下以及标签推荐或建议下使用才能保证其安全性和有效性的药品"。"未被充分认识"包括物质基础或者临床应用两个方面的创新，FDA 更为注重临床价值的突破；而解析新药研究数据、判断其安全性和有效性常会面临新的难题，审评专家的知识和经验至关重要。日本定义新药是全新的化学品、第一次作为药用的物质（虽然国外药典已收载，但首次用于日本）、具有新的适应证的已知药品、给药途径有所改变的已知药品、剂量有所改变的已知药品。

我国上市药品分为中药、化学药品和生物制品，分别按其创新程度及上市状况，予以新药或仿制药的注册分类管理。2015 年 8 月 9 日，国务院印发的《关于改革药品医疗器械审评审批制度的意见》中，定义新药为"未在中国境内外上市销售的药品"，并根据物质基础的原创性和新颖性，将新药分为创新药和改良型新药。2016 年 3 月 4 日，国家食品药品监督管理总局发布《化学药品注册分类改革工作方案》，对化学药品注册类别进行了调整；化学药品注册分类 1 为创新药，指含有新的结构明确的、具有药理作用的化合物，且具有临床价值的原料药及其制剂；注册分类 2 为改良型新药，包含四种在已知活性成分基础上改良的情形，强调应具有明显的临床优势。本教材在第六章中予以详细介绍。

二、新药研发的基本过程

新药研发是指新药从实验室发现到上市应用的整个过程，历经新药的发现研究和开发研究两大阶段，包括先导化合物的产生与优化、候选药物的临床前和临床试验等诸多研究内容而完成新药创制，如图 1-6 所示。

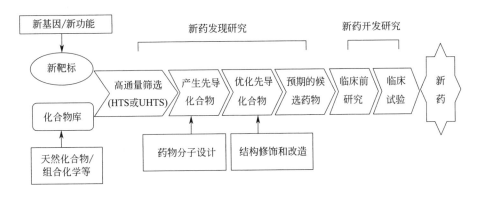

图 1-6 新药研发的基本过程

新药发现主要依托生命科学研究基础，通过各种途径创制先导化合物；新药开发则对候选药物的应用价值进行科学评估，并要求研究方法的合法规范化。前者属于药物化学研究的范畴，目标是确定候选药物；后者分为药理、毒理和药学研究，目的是验证候选药物有效、安全且质量稳定可控。按照现代新药研发规律及法定程序，可将其过程归纳为以下四个发展时期。

1. 先导物的产生与优化

先导化合物（lead compound）简称先导物，又称原型或模型化合物，它是经各种途径或方法得到的具有某种特定生物活性且结构新颖的化合物。新药的发现研究即通过先导物设计和筛选获得候选药物，为创制新药的起始和关键环节。先导物可能存在着某些缺陷，如药效不够高、选择性不够强、药代动力学性质不适宜、化学稳定性差或毒性较大等，并非都能直接药用，但可作为结构修饰和改造的模型而进一步优化成为预期的候选药物。

新药发现是创新性极强的研究过程，创新的源泉来自科技进步与科学家灵感的有机结合，并且已经构建起一些新颖结构的发现模式。天然活性成分的提取分离、药物分子的合理设计、组合化学的合成方法等成为产生先导物的重要途径，而传统或经典的新药发明案例，对于现代新药发现研究颇有启示和借鉴意义。在科学技术水平巨大进步的 21 世纪，基因组学、转录组学、蛋白质组学、代谢组学分别在 DNA、RNA（mRNA）、蛋白质、代谢产物等多个层面为新药靶标以及新药先导化合物的研究奠定理论基础，而不断发展和完善的计算机辅助药物设计、组合化学、高通量筛选等则为新药发现提供了强大的技术保证。

2. 临床前研究及新药研究申请

新药开发研究是验证候选药物有效、安全、稳定、质量可控，直至获准生产上市的研究过程。开发研究分为临床前和临床试验两个研究阶段，应参照国家药品监督管理局（National Medical Products Administration，NMPA）发布的相关技术指导原则及指南进行。

临床前研究也称非临床研究，包括药学和药理毒理学研究两方面内容。前者主要指工艺和质量研究；后者系使用适宜的基因、细胞、组织或整体动物模型代替人体进行的药理、毒理试验，对候选药物从实验室研究过渡到临床研究不可或缺，所获得的安全性和有效性结论则用来决定是否值得进行以人体为试验对象的临床试验。

临床前研究为临床试验必备的前提条件，其中的安全性评价应执行《药物非临床研究质量管理规范》（Good Laboratory Practice，GLP）。GLP 是有关非临床安全性评价研究机构运行管理及其研究项目试验方案设计、组织实施、执行、检查、记录、存档和报告等全过程的质量管理要求，以保证各项试验的科学性和试验结果的可靠性；GLP 为国际上新药安全性评价实验室共同遵循的准则，也是新药研究数据国际互认的基础。

临床前研究完成后，可提出新药研究申请（investigational new drug，IND），经 NMPA 核准并获得《药物临床试验通知书》之后，才能进行新药临床试验。对于在菌毒种选种阶段制备的疫苗或者其他特殊药物，确无合适的动物模型且实验室无法评价其疗效，在保证受试者安全的前提下，可以申请开展临床试验。

IND 的内容包括确定的临床试验方案、临床试验负责单位的主要研究者姓名、参加研究单位及其研究者名单、伦理委员会审核同意书、知情同意书样本等。新药临床试验在批准后 3 年内实施，临床试验期间至少每年需向 NMPA 提交一份进展报告并得到准许。

3. 临床试验及新药申请

候选药物通过了临床前评价，能否上市则由临床试验结果最终加以判定。由于临床前试验模型与人体疾病真实性存在差异，对动物有效、毒副作用小的候选药物，对人体的效应并不一定相同，而且在临床试验中淘汰率较高。

新药的临床试验分为 Ⅰ、Ⅱ、Ⅲ、Ⅳ 期，均应遵守《药物临床试验质量管理规范》（Good Clinic Practice，GCP）。完成 Ⅰ、Ⅱ、Ⅲ 期临床试验后，可提出新药申请（new drug application，NDA）；NDA 包括临床试验总结报告以及统计分析报告等。如果研究及试验数据等能够充分证明药物安全性、有效性和质量稳定可控并通过综合审评后，NMPA 核准、颁发《药品注册批件》及附件，新药即可生产上市。

4. 新药上市监测

新药生产、上市后，尚需考察在广泛使用条件下的疗效和不良反应，评价在普通或者特殊人群（临床试验前三期被排除在外的老人、儿童、孕妇等）中使用的利益与风险以及改进给药剂量等，即Ⅳ期临床试验。Ⅳ期临床试验是与同类型其他药品在安全有效性和药物经济学等附加值方面的益处相比较的过程，可以认为是新药研发的最后阶段。

三、新药研发的基本属性

新药研发是一项特殊的科学研究，要求符合科学性、规范性、合法性、商品性的基本属性。除了遵循科学研究的一般规律以外，还应该执行 GLP、GCP 和 GMP，按照有关法规和道德伦理要求开展研究工作，包括新药研发的内容、程序和方法等都要规范化、合法化。例如，必须如实报送研制方法、质量标准、药理及毒理试验结果等资料和样品以及伦理委员会审核同意书等，经 NMPA 批准后方可进行临床试验。再如，研发麻醉药或者用于替代治疗的戒毒药，必须符合国家麻醉药品管理的规定、依法办理审批手续等。新药研发相关的部分法律法规如图 1-7 所示。

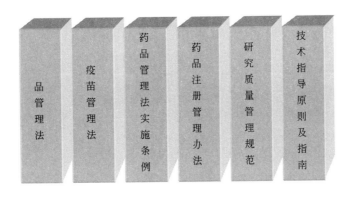

图 1-7　新药研发相关的部分法律法规

药品是特殊商品，其商业属性应体现在以临床价值为导向，最大程度地满足临床需求。新药研发的根本目的是治疗疑难危重疾病，研制出来的药物即使是全新的化学结构，但是疗效或安全性却不及现有的药物便失去新药价值，更不会产生预期的经济效益。现代人类疾病谱状况如图 1-8 所示，也是新药研发应该关注的重要领域。

环境污染、人口老龄化等是肿瘤发病率上升的主要影响因素。我国每年新发肿瘤病例约 350 万例，最为常见的三大恶性肿瘤是肺癌、胃癌和肝癌，在城市已经超过心脑血管疾病成为居民第一大死因；结直肠癌、乳腺癌和前列腺癌的发病率在近些年上升较快。

抗肿瘤药包括植物类、抗代谢类、烷化剂、抗肿瘤抗生素、铂类、激素类、单抗类、蛋白激酶抑制剂类、免疫调节类以及中药制剂等。当前，其市场规模快速增长受益于小分子蛋白酶抑制剂和单抗药物等的推动，其中单抗药物以其独特的作用机制和靶向性强、临床表现突出等优势，成为发展最为活跃的增长亮点。多西他赛、紫杉醇、奥沙利铂、卡培他滨、吉西他滨、利妥昔单抗、表柔比星、培美曲塞、曲妥珠单抗和吉非替尼等品种在我国市场份额较大，中药制剂在肿瘤辅助用药

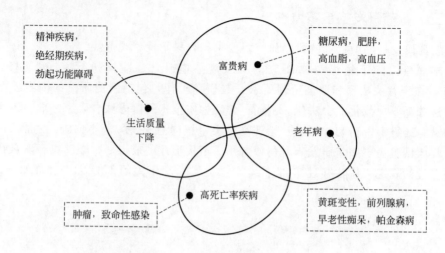

精神疾病,
绝经期疾病,
勃起功能障碍

富贵病

糖尿病,肥胖,
高血脂,高血压

生活质量
下降

老年病

肿瘤,致命性感染

高死亡率疾病

黄斑变性,前列腺病,
早老性痴呆,帕金森病

图 1-8　现代人类的疾病谱

领域中的增长潜力较大。

医药行业市场调研机构 IMS Health 分析认为,近 10 年来由于以靶向药物为主的创新肿瘤疗法进入临床,延缓了疾病进程、提高了生存率、改善了患者的生活质量,加之肿瘤检查诊断技术的进步,使得接受化疗的肿瘤患者数量增加、治疗周期延长,对该类药物需求量明显加大。此外,心脑血管、呼吸、消化及神经系统用药等虽居于抗肿瘤药之后,但同样占据主要地位。

第四节　新药研发的风险和利益

作为充满挑战、错综复杂并且有着严格法律规范约束的科技创新工程,新药研发的结果必然通过可观的经济效益予以体现。新药上市后真正盈利品种仅为总上市药物的 30%,而研发费用 30 年间增长了近 7 倍,新药研发面临着投入与产出严重不均衡的挑战。药物经济学 (pharmaceutical economics) 是药学与经济学领域的新兴交叉学科,是意义重大而艰巨的课题。在新药研发之初就应该充分调研、评估、平衡其利益与风险,以有效保障项目决策的科学合理性。

一、新药研发的特点

新药研发涉及人才、市场、资金、技术、管理、政策、环境等多种因素,其基本特点可以概括为以下四个方面。

1. 多学科交叉渗透

新药研究是一项多学科相互渗透、相互合作的技术密集型系统工程,需要药学、化学、生物学、医学等多类学科的技术人员协同攻关;国家整体科学技术水平往往决定着新药研究水平。通过对美国 10 家著名制药公司近 30 年的统计分析表明，药学领域的学科渗透程度直接影响新药成果的产生。

2. 多角度、深层次

新药不仅需要研究候选药物结构与活性之间的关系（构-效关系），还要研究结构与毒性之间的关系（构-毒关系），以及结构与代谢之间的关系（构-代关系）等，经历发现与筛选、合成与改造、制剂与设计、工艺与质量、药效学与药动学研究、安全性与临床评价、注册审批和上市监测等环节。必须解决诸多难题，才能使新药成功应用于临床。

3. 周期长、成功率低

为了保证新药的安全有效，各国法律法规都对新药研制实施规范管理，新药需要经历一个复杂而漫长的研究周期（表 1-2）。在各个环节缩短时间，是提升效率、最大化实现利润的重要保障。即便如此，资料显示一类新药从初筛发现到批准投产上市，美国一般需要 10～15 年时间，我国也要 6～10 年的时间。其中，开发研究周期相对固定，采取国际多中心临床试验应是效率较佳的研究方式。

表 1-2　新药的常规研发周期

研究过程	研究目的	研究方法	所需时间
发现研究	获得候选药物	先导物产生及优化	2～10 年
临床前研究	新药初步评价	药学研究及动物或人体外药理毒理试验	1～3 年
IND	获准进行临床试验	NMPA 审批	90 日*
临床研究	新药进一步评价	Ⅰ、Ⅱ、Ⅲ期人体临床试验	4～7 年
NDA	获准上市新药	NMPA 审批	150 日*

＊仅指首轮审评时限，全部审评完成时间还与研究质量、申报资料质量、沟通交流质量等因素密切相关。

新药研发中会出现许多令人无法预料的情况，每一个阶段都有可能失败，导致新药研发的低成功率。FDA 统计资料表明，能够进行临床前研究的先导化合物少于 5％，仅有 2％符合临床试验要求，但进入Ⅰ期试验的临床候选药物 80％会在上市前被淘汰。也就是说，在新药审批完成之前的研发过程中，总留存率约在 1/5000。此外，新药上市应用后仍存在退市的风险。

4. 经费投入巨大

其他类型的高科技公司用于研发的经费约占其销售额的 4％，而制药公司需要销售额的 10％～25％用于新药研发。欧美等国家的一些学术机构参与新药研究，实际操作的资金主要来自制药公司。我国由于病源丰富、招募患者比较快等原因，新药研发成本仅为欧美国家的 20％～30％，每个化学创新药经费接近 10 亿元人民币，仿制药开发费用也达到千万级以上。在美国，一个拥有知识产权的新药平均耗资 8 亿～10 亿美元，而制药公司要保持创新潜力还需至少每年 1 亿美元的投入。

创新药物在研制过程中利用资源很多、代价昂贵，需要世界上不同地区的人群和研究者共同参与，还需要在有限的时间内完成。跨国制药公司是世界新药研发的主体，为此投入了巨大的资金，每年研究费用多数在 10 亿美元以上，如辉瑞约为 28 亿美元、默克约为 21 亿美元，罗氏、诺华等均达到这一水平；还有通过兼并重组实现强强联合的研究经费可能达到数十亿美元。

二、新药研发的风险

新药研发风险是指在新药开发、工艺放大、产业化和商品化的过程中，由于研究难度、研究主体综合创新能力制约以及各种不确定性因素，使得项目失败或未达到预期效果，造成巨大经济损失或其他严重不良后果的可能性危险。主要包括技术风险、市场风险、政策风险、生产风险、财务风险等多个方面。

1. 技术风险

技术风险来源于能否以现有的技术能力完成对新药项目的研制。一是由于技术本身存在若干缺陷而使新药研发可能终止或失败，如寻找治疗多基因疾病（肿瘤、神经退行性疾病、代谢性疾病等）和抗病毒感染（艾滋病、肝炎等）的有效药物至今仍很困难；而当更新的技术比预期提前出现时，原有技术也会遭受被提前淘汰的结局。二是由于科学技术的进步，使得上市药物面临新的考验，如新药成功上市后所发现的不良反应等。

技术风险的高低或者说新药研发的难易程度一般取决于技术的可行性。在考察技术风险过程中，通常应从技术先进性、技术成熟性、技术配套性、技术生命周期等角度，结合实际研究条件加以综合分析与评估，从而在尽可能短的时间内，以尽可能低的成本推出高质量的新药。

比如，治疗艾滋病的药物是很有前景的项目，但对实验动物的要求较高，所以介入的研究者较少。如果待开发项目在新药指导原则中尚没有疾病研究模型，新建立模型难度又很大，这样的问题需要及早考虑和慎重决策。此外，患者都更倾向于使用经过实践检验的疗法，而不愿意尝试最新的疗法，这使很多新药临床试验因招不到足够数量的志愿者而中断，也是发达国家各大制药公司逐渐将新药临床试验转移到发展中国家进行的原因之一。

一个时期以来，药物创制的发现难度增大、研究周期延长、开发费用提高等加剧了新药研发的技术风险。图 1-9 分析了候选药物中断开发的原因，其统计数据提示除了药效学（活性筛选）、不良反应等因素以外，尽早开展先导物的药动学或成药性研究极其重要。显而易见，前期的评价筛选要有门槛，不能等到进入第二阶段、第三阶段再发现问题；新药研究中失败环节出现得越早，伴随的风险就越小，投资的损失也越少。经验丰富的制药公司会大力推进有前景的研究，而对前期结论不支

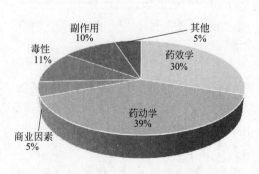

图 1-9　候选药物中断开发的原因

持的后续研究则及早终止，这是降低风险、减少损失的明智选择。

新药上市后的技术风险同样不可低估，对其疗效以及不良反应、滥用情况等应该持续给予关注。比如，2018 年 7 月因发现缬沙坦原料药中含有微量基因毒性杂质 NDMA，引发了较大范围的药品召回事件。被限制使用甚至退市的药物不胜枚举，涉及抗生素、抗真菌药、抗高血压药、抗肿瘤药等；有些新药上市仅几个月就出现致患者死亡事件而被撤市。辉瑞、葛兰素史克和雅培等大型制药公司均经历了药物退市的风波（表 1-3），主要源于新药的安全性问题。

表 1-3 一些药物退市事件及原因

公司	品名	退市原因
雅培	诺美婷（西布曲明）	心脏病发作和卒中不良反应增加
辉瑞	Mylotarg 西他生坦（Thelin）	治疗急性单核细胞性白血病缺乏疗效且发生意外死亡 诱发肝损伤导致 3 例死亡
葛兰素史克	文迪雅（罗格列酮）	心血管风险增加
Xanodyne	达尔丰（Darvon），达尔持特（Darvocet）和其他含有丙氧酚的止痛药	增加心脏节律异常风险
ReGen	Menaflex 膝关节植入物	潜在的政治压力和无科学依据性
罗氏	Avastin	该药给患者带来的益处并不能超过其潜在的用药风险。FDA 和 EMA 撤销了 Avastin 在晚期乳腺癌的应用并要求罗氏修改处方药标签信息

资料来源：中国医药报。

新药因严重不良反应退市，意味着药企先前的巨额投入损失殆尽。在美国、瑞典等国家，存在有关药品不良反应的险种，制药公司通过购买药品保险或几大制药企业联合购买集团保险的方式，可在一定程度上降低风险。此类险种 2008 年在我国也已出现。

2. 市场风险

新药具有独特的优势，比如疗效显著、临床上紧缺甚至空白等；卓越的新药完全经得起市场竞争的考验，也是避免市场风险的前提条件。但需要注意的是市场表现也决定着新药的命运。医药市场处于不断变化之中，一系列复杂的市场因素可能会引起销售危机，比如市场定位、推广力度、品牌影响、价格质量、供货渠道、终端服务、竞争品种、医疗保险、产品包装等。

新化合物的专利保护期为 20 年，扣除研制时间，新药上市销售期限一般为 7～8 年。期满后就会失去市场排他性地位，原研药的盈利空间会因为非专利产品的上市冲击而不断被压缩。例如，每年为制药巨头辉瑞带来百亿美元收益的立普妥，2011 年 11 月失去在美国的专利保护，再加上络活喜、万艾可等其他畅销药的专利相继到期，辉瑞营收来源由此缩水 70% 以上。故制药公司应该充分利用拥有的垄断销售良机，加大市场开发力度，及时获取新药的巨大收益。

新药的科技含量、附加值高，又是一种特殊商品，市场开发有其自身的特点。

企业家必须针对目标市场，积极展示产品的鲜活个性，创造性地进行资源优化组合，寻找竞争突破口，快速培育市场，实现利益最大化。新药上市前充分进行市场调研，对营销方案深思熟虑，包括组织、实施、控制等均需细致统筹规划，制定切实可行的阶段性和长远性推广目标。新药进入市场后，无论医生、患者、中间商还是药企营销人员都有一个从药理学、毒理学以及临床应用等方面进行的教育培训过程，需要投入足够的人力、财力和时间。营销手段还应注重选择有效的广告方式和开展多方位的公关活动，密切关注国际国内同类竞争品种的发展趋势、医药市场政策等信息，及时调整营销策略开拓、巩固和发展市场。同时，新药的销售、质量和服务管理必须按药政法规办事，容不得丝毫马虎，否则就会功亏一篑，造成企业不可挽回的损失。

3. 政策风险

世界各国药监部门不断提高新药上市标准，监督管理与审核日益强化。完成新药注册过程必须符合国家相关法规，包括以《药品注册管理办法》为基础制定的注册受理要求、研究规范以及相关的指导原则等，还要面临着"更安全，更有效，更经济，更快速"的严峻考验。新药研发应该准确把握注册审评的政策信息、国家基本药物及医疗保险目录变动、药品集中采购制度改革等，主动顺应法规调整并积极防范政策风险。

比如，最为昂贵的专利生物药显现的政策风险。快速发展的生物制药技术使得生物药在疾病治疗中脱颖而出，全球畅销药品排行榜中的生物药愈加多见，市场业绩斐然，立普妥之后连续三年最畅销的药物即为年销售额过百亿美元的生物药修美乐（阿达木单抗）。但由于每位患者使用专利生物药的耗费高达 10 万美元/年，而生物类似药（biosimilar）即"生物仿制药"却有 20%～30% 的价格折扣，因此各国政府陆续出台相关鼓励政策，以促进生物类似药的研发。2013 年，欧盟批准了两个类克（英夫利昔单抗）的生物类似药 Remsima 和 Inflectra，对生物药发展方向具有标志性意义；2014 年，全球共有 12 个生物类似药获准上市；2015 年 3 月，诺华公司的 Zarxio 作为安进公司抗肿瘤生物药 Neupogen（非格司亭）的生物类似药首个在美国被 FDA 批准上市，这对全球制药业意味着一个重要拐点：专利生物药已面临生物类似药的激烈竞争。根据不完全统计，仅针对修美乐（阿达木单抗）目前就有 11 个在研生物类似药。有关 2020 年的销售预测认为，基于在欧洲市场面临生物类似药的竞争，赛诺菲的来得时（甘精胰岛素）销量将下降 9%；强生和默沙东的类克（英夫利昔单抗）销量将下降 5%；其余生物药的市场份额也均有下降。

新药研发的专利风险容易发生在两个方面，一是在药物创新过程中使用相关专利技术时未经专利人许可，导致创新成果不具合法性；二是在药物创新过程中未注意从知识产权的角度保护创新成果，被他人廉价使用或侵犯，导致新药收益下降或损失。需要指出，专利与新药并不一定相关，即化合物不等于药物，有化合物专利并不代表能将其开发成为上市新药。

除了上述风险以外，新药研发的生产风险、财务风险等在这里不做赘述。新药是高风险产品，如果能够充分认识研发风险的特点和规律，同时进行科学有效的组织管理，对于同一项目可使成功率提高 30%、周期缩短 20%～60%、成本降低8%左右，因而可使新药研发风险显著降低。

三、新药研发的利益

尽管伴随着无数的挑战和风险，但新药研发永恒的魅力触发着科学家的激情。这源于人类对生命质量的追求，也包含着勇于探索的科学精神和经济层面的因素。

新药研发的最根本利益在于提升人类的生命水平和生存质量。19 世纪人类的平均寿命只有 39～40 岁；因为人类生活状况的不断改善，也因为对疾病有了更好的诊断方法以及新药应用，至 21 世纪约增加了一倍，在一些发达国家和地区已达到 80 岁以上（表 1-4）。创制药物改变了疾病发展的自然过程，如抗生素、胰岛素的发现和使用为延长人类寿命作出了重要贡献。科学家对人类基因组更多地了解和发掘后，便可以根据疾病遗传机制设计、开发新药，这将对以往治疗没有效果的人群起作用。预计在未来的 50 年内，人类将攻克那些曾经被认为无法治愈的疾病。

表 1-4 2012 年部分国家和地区人均寿命排行

排名	国家和地区	平均寿命预期	男性预期	女性预期
1	摩纳哥	89.73	85.77	93.69
2	中国澳门	84.43	81.45	87.52
5	日本	82.25	78.96	85.72
8	中国香港	82.04	79.32	84.97
11	法国	81.5	78.2	84.8
28	英国	80.05	77.95	82.25
39	中国台湾	79.35	76	82.7
43	韩国	79.05	75.84	82.49
51	美国	78.37	75.92	80.93
77	中国大陆	76.04	74.79	77.3
142	俄罗斯	70.3	64.3	76.4
222	安哥拉	38.2	37.24	39.22
223	斯威士兰	31.88	31.62	32.15

来源：美国中央情报局世界人口寿命数据。

新药凸显制药企业经济利益最大化之所在。研究表明，20% 的药品能够产生70% 的利润；事实上，只有新药才能达到这种令人瞠目的业绩。受到专利保护的原研药产生高额垄断利润，是药企最核心的竞争力，并推动其持续良性发展。按平均水平估算，一个成功的新药年销售额达 10 亿～40 亿美元，利润可达销售额的 30%以上；而高度同质化的仿制药常引发恶性竞争，只能获得低微利润，难以产生稳定的经济效益。可以说，没有新药开发的药企便有生存危机的隐忧。

统计资料显示，医药产业的利润位居各行业之首，在全球 500 强乃至 50 强中，医药企业占有相当比例（表 1-5）。究其原因，新药对医药经济的提升功不可没。

表 1-5　2015 年福布斯排名中全球前十位制药企业

药企排名	总排名	公司名称	国家	财务指标/亿美元			
				销售额	利润	资产	市值
1	34	强生/Johnson & Johnson	美国	742	163	1311	2757
2	48	辉瑞/Pfizer	美国	496	91	1693	2117
3	52	诺华/Novartis	瑞士	536	101	1258	2726
4	80	默克/Merck & Co	美国	422	119	983	1623
5	81	罗氏控股/Roche Holding	瑞士	518	102	761	2404
6	89	赛诺菲/Sanofi	法国	448	58	1178	1360
7	108	拜耳/Bayer	德国	560	45	850	1264
8	135	葛兰素史克/GlaxoSmithKline	英国	379	45	634	1141
9	161	安进/Amgen	美国	201	52	690	1177
10	192	吉利德科学/Gilead Sciences	美国	249	121	347	1450

来源：根据公开资料整理。

　　国际上通常把年销售额超过 10 亿美元的品牌药称为"重磅炸弹"级药物；其主要特点是针对常见病和多发病、适应人群广泛，引领国际主流药品市场。显然，"重磅炸弹"级药物是衡量医药科技创新综合实力的重要标志，也是医药产业的主要盈利点。大型制药公司为了维持其发展，每年都要推出 2～3 个"重磅炸弹"级新药。

　　总体来看，新药发明主要源于美国和英国的制药公司，其次是瑞士、德国和日本。2017 年 6 月，NMPA 加入国际人用药品注册技术协调会（International Council for Harmonization of Technical Requirements for Pharmaceuticals for Human Use, ICH）。随着国际化进程的推进，我国已建立一批实力相当的研究机构，培养了相关研究人员，每年申报新药发明专利的数量在不断增加，药企逐步成为新药研发的主体而渐入佳境。可以期待，我国新药创制必定在世界研发领域中占据应有的位置。

思考题

　　1. 简述新药的定义和类型。

　　2. 简述基因组药物的含义和类型。

　　3. 简述分子药理学的研究内容。

　　4. 简述新药研发的基本特点。

　　5. 简述新药研发的基本过程。

　　6. 简析新药研发的政策风险。

　　7. 新药研究为何是一种特殊的科学研究？

　　8. 生命科学研究对新药研发有何重要作用？

第二章

新药设计与发现研究

提要 新药发现研究为创制新药的起始和关键阶段。随着生命科学的快速发展，人们在分子或细胞水平上对生命现象的认识和理解逐渐深入，合理药物设计、组合化学、高通量筛选、虚拟筛选等新技术和新方法应运而生。本章主要介绍新药发现研究的基本原理，先导化合物的产生途径，以及先导化合物的优化方法等内容。

第一节 概 述

半个世纪以前，人类已获得相当多的临床治疗药物，但这些药物的发现多基于经验和尝试，主要依靠对大量化合物的筛选和偶然发现。显然，这样的方式带有盲目性和不可预见性的缺陷，也耗费大量的人力和物力，而且研究效率、成功概率越来越低。

构建药物化学结构是创制新药的基本思路。先导化合物（lead compound）是指经各种途径或方法得到的具有某种特定生物活性且结构新颖的化合物。一般而言，先导物常因其活性不强、选择性低、吸收差、毒性较大等缺点，不能够直接药用。但作为一个新的结构类型和线索，通过改变或修饰结构进一步优化，就可能获得符合要求的候选药物（drug candidate）。这已被上市新药与其先导物的较高结构相似性所佐证。

随着生命科学的迅速发展，定量构效关系、合理药物设计、计算机辅助药物设计、组合化学、高通量筛选等技术方法被广泛应用到新药发现研究之中，由此诞生了药物分子设计学。药物分子设计（molecular drug design）通过科学的构思和策略，构建具有预期药理活性的新化学实体（new chemical entities，NCE），目标是在相关理论和技术方法指导下，发现与优化先导化合物。

现代新药研究已成为系统性的创制工程，涉及生命科学、药物化学、药理毒理学、生物信息学、计算机科学等诸多领域。这些学科之间的有机结合，能够提高新药发现的速度和质量，使创制的新药更具安全性、有效性和质量可控性。

一、配基与靶点

配基（ligand）是指能够与受体（receptor）产生特异性结合的生物活性物质，包括激素、神经递质、细胞因子和信息分子等内源性以及药物等外源性生物活性物质。配基与生物大分子在特定位置结合后，可导致整个受体分子构象改变并产生生理活性。受点（binding site）即配基与受体结合的关键部位。

靶点是指能够与药物结合并产生特定药理效应的生物大分子，存在于机体靶器官细胞膜上或细胞浆内，包括各种内源性物质与细胞上识别部位结合的受点。

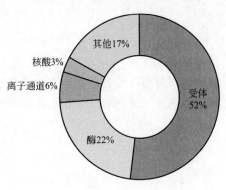

图 2-1　药物靶点的分类及占比

创制新药，首先应确定防治疾病的目标，再选定药物作用的靶点。人体的病理过程由多个环节构成，当某个环节或靶点被抑制或切断，则可达到治疗的目的。靶点类型主要有受体、酶、离子通道和核酸等。已发现可作为治疗药物靶点总数（未计入抗菌、抗病毒、抗寄生虫药的作用靶点）约 500 个。其中，受体靶点约占 52%；酶靶点约占 22%；离子通道靶点约占 6%；核酸靶点约占 3%；其他尚未明确的靶点约占 17%（图 2-1）。

1. 配基（药物）

大部分配基信号分子有亲水性，如细胞因子、蛋白质多肽类激素、水溶性激素、前列腺素、亲水性神经递质等，不能通过靶细胞膜进入细胞内，故这类配基信号分子的受体定位于靶细胞膜上。另一类配基信号分子包括脂溶性的固醇类激素、甲状腺激素和维甲酸以及气体一氧化氮等，可以直接穿过靶细胞膜与细胞质或细胞核受体相互作用，通过调控特定基因的转录，利用基因表达产物的表达上调或下调，启动一系列的生化反应，最终导致靶细胞产生生物效应，这类配基信号分子的受体则定位于靶细胞内。

药物与受体结合后形成复合物，使受体激动产生信号传递至效应器以产生生物学效应的物质称为受体激动剂（agonist），并且激动剂的活性强度正比于受体被结合的量。如图 2-2 所示，乙酰胆碱与心肌细胞的膜受体结合，使得 G 蛋白的 α 亚基与 β、γ 亚基分开；激活的 β-γ 亚基复合物同 K^+ 离子通道结合并将 K^+ 离子通道打开。如果与受体结合后，阻碍受体产生生理作用则称为受体拮抗剂（antagonist）；阿托品是 M 型受体阻断剂，它仅能和 M 型受体结合，阻断乙酰胆碱的 M 样作用而导致心肌舒张。表2-1列出了部分受体激动剂、受体拮抗剂。

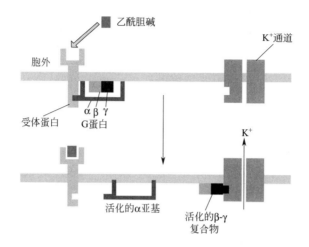

图 2-2　乙酰胆碱调节心肌收缩示意图

表 2-1　部分受体激动剂和受体拮抗剂

类型	名称	结构式	药理作用
受体激动剂	丁丙诺啡		中枢镇痛的阿片受体激动剂
	布托啡诺		中枢镇痛的阿片受体激动剂
	氯贝胆碱		治疗胃肠道痉挛的 M 型乙酰胆碱受体激动剂
受体拮抗剂	米非司酮		有抗早孕作用的孕激素受体拮抗剂

续表

类型	名称	结构式	药理作用
受体拮抗剂	氯沙坦		治疗高血压的血管紧张素Ⅱ受体拮抗剂
	普仑司特		抗过敏性哮喘的白三烯LT受体拮抗剂
	西咪替丁		抗胃溃疡的组胺 H_2 受体拮抗剂
	雷尼替丁		抗胃溃疡的组胺 H_2 受体拮抗剂

2. 药物作用的靶点

（1）**受体靶点** 指生物体细胞膜上或细胞内能选择性地与相应递质、激素、自体活性物质相结合，而且可以产生具有特定效应的生物大分子物质，主要是糖蛋白、脂蛋白、核酸或酶的一部分。如图 2-3 所示，受体一部分在细胞膜上，一部分在细胞内。而根据其在细胞中的位置，受体可分为细胞膜受体和细胞内受体。受体

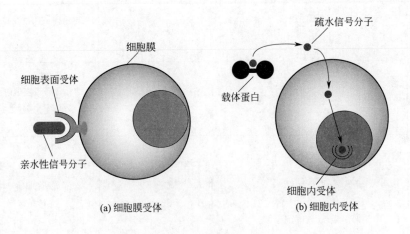

(a) 细胞膜受体   (b) 细胞内受体

图 2-3　信号分子与受体结合示意图

本身至少含有两个活性部位：一个是识别并结合配体的活性部位；另一个是负责产生应答反应的功能活性部位，这一部位只有在与配基结合形成二元复合物并变构后才能产生应答反应，由此启动一系列的生化反应，最终导致靶细胞产生生物效应。受体的功能包括两个方面：一是识别特异的配基信号分子并与之结合，通过受体与信号配基分子的识别，使得细胞能够在充满无数生物分子的环境中，辨认和接收某一特定信号。二是识别和接收信号，准确放大并传递至细胞，而开始一系列细胞内的信号级联，产生特定的细胞生物效应。

受体具有特异性、结构专一性、立体选择性、饱和性、可逆性及阻断性等特征（图 2-4）。①特异性：一种特定受体只能与其特定的配基相结合，产生特定的生理效应而不被其他生理信号干扰；②结构专一性：受体对其配基具有高度识别能力，只有结构与其相匹配的配基才能结合；③立体选择性：受体与配基结合具有严格的构象要求，同一化合物不同光学异构体与受体亲和力差异大；④饱和性：每一细胞或每一定量组织内，受体的数量是有限的，它能结合的配基的量

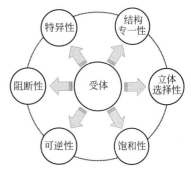

图 2-4　受体的主要特性

也有限的，当配基达到一定量后，再增加用量效应却不再增加，即出现饱和性；⑤可逆性：受体与配基结合后可以解离恢复常态；⑥阻断性：某些外源性药物、代谢产物、抗体等可以同受体结合，占据内源性活性物质与受体结合的部位，阻断其生物效应。理想的药物必须具有高度的选择性和特异性，选择性要求药物对某种病理状态产生稳定的功效，而特异性是指药物对疾病的某一生理、生化过程有特定的作用，即要求药物仅与疾病治疗相关联的受体或受体亚型产生结合。

现已证明有几百种药物作用于受体，其中大部分是 G 蛋白偶联受体（G protein-coupled receptors，GPCR）的激动剂或拮抗剂。孤儿受体（orphan receptor）是近些年来提出的一种新概念受体类型，是指其编码基因与某一类受体家族的编码有同源性，目前在体内还没有发现其相应的配基。但是，孤儿受体的发现及其受体模型的建立，可以为新药的发现提供更多的有效手段。此外，新受体及受体亚型不断被发现（表 2-2），其生化、生理、药理等性质相继被阐明，为新药设计与发现提供了理论基础和更准确的靶点，也为降低药物毒副作用提供了有效的依据。

表 2-2　部分药物作用的受体靶点

名称	结构式	药理作用	作用靶点
曲唑酮		治疗抑郁症的激动剂	5-HT$_{1B}$ 亚型

续表

名称	结构式	药理作用	作用靶点
莫沙必利	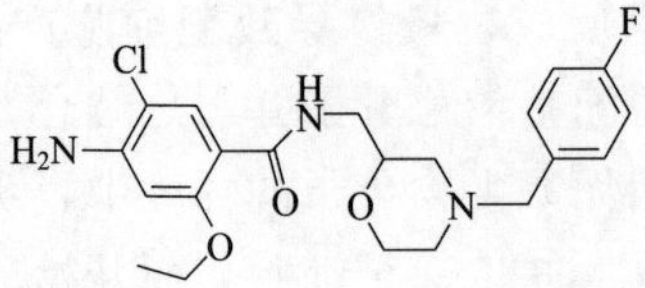	治疗胃肠运动障碍的激动剂	5-HT$_4$ 亚型
利坦色林	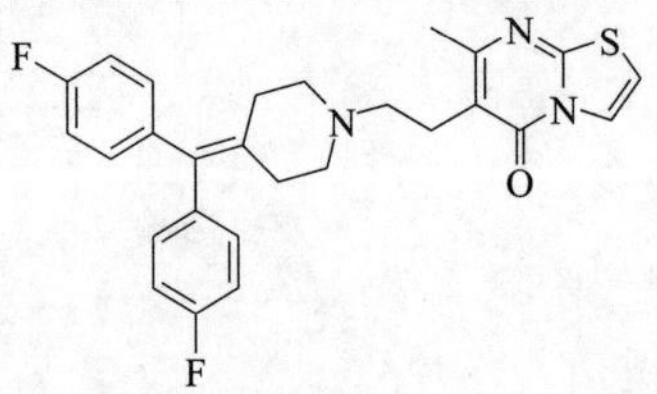	具有止吐作用的拮抗剂	5-HT$_3$ 亚型
沙丁醇胺	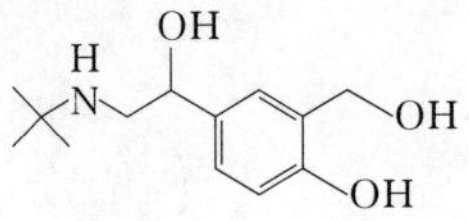	治疗支气管哮喘的激动剂	β$_2$ 亚型
可乐定	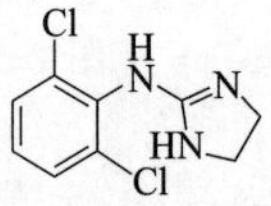	治疗高血压的激动剂	α$_2$ 亚型
特拉唑嗪	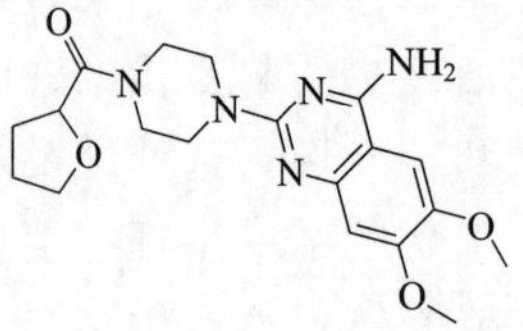	治疗高血压的拮抗剂	α$_1$ 亚型
茶苯海明	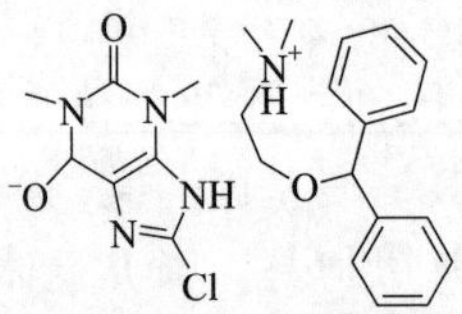	治疗晕动症的拮抗剂	H$_1$ 亚型
雷尼替丁	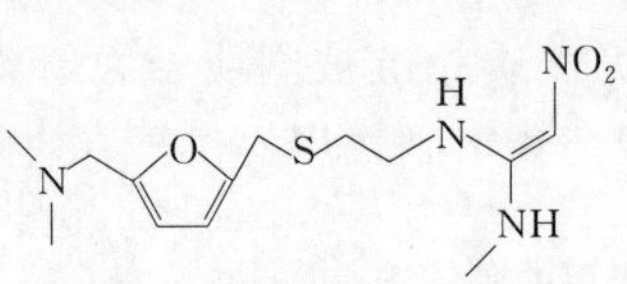	治疗胃肠道溃疡的拮抗剂	H$_1$ 亚型
吗啡	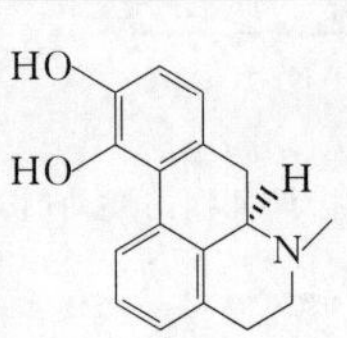	具有中枢镇痛作用的激动剂	μ 亚型

续表

名称	结构式	药理作用	作用靶点
阿芬他尼		具有中枢镇痛作用的激动剂	κ 亚型
氟哌啶醇		治疗精神病的拮抗剂	D_2 亚型

（2）**酶靶点**　酶（enzyme）是一种维持"生命正常运转"的重要催化剂，其本质是一类具有特殊三维结构且担负着专一催化作用的蛋白质，能使许多生物化学反应在温和的条件下以很高的速率和效率进行。由于酶催化生成或灭活一些生理反应的介质和调控剂，从而构成了一类重要的药物作用靶点。

酶促反应（enzyme reaction）即酶催化的生物化学反应；在酶的催化下发生化学变化的物质称为底物（substrate），酶催化过程如图 2-5 所示。作为催化剂，酶具有一般催化剂的共性，如可以改变反应速度但不能改变化学反应的平衡，与底物形成稳定的过渡态，降低反应的活化能。此外，酶作为一类特殊的蛋白质又具有其特殊性，酶的催化效率高、反应条件温和且具有高度的专一性（反应专一性、底物专一性和结构专一性）等。其中，反应专一性是指酶能够选择性地催化一种或一类化学反应，而对其他反应没有影响；底物专一性是指只能作用于某种或某类结构相似的底物；结构专一性专指酶对底物的结构选择性，只作用于一个特定的底物进行一种特殊反应称为酶的绝对专一性，如果作用于一类化合物或一类化学键上则称为酶的相对专一性。

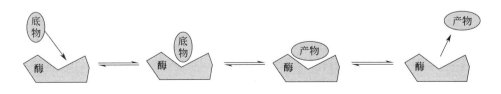

图 2-5　酶的催化过程

酶的种类很多，包括转移酶、裂合酶、合成酶、异构酶、水解酶、氧化还原酶等。酶与底物作用时，先与底物生成一个中间产物，然后中间产物再转变为产物并析出酶。在催化反应过程中，直接参加与底物结合并起催化作用的不是整个酶分子，而只是分子中的一小部分，因此就把酶分子中直接与底物结合并与酶催化直接有关的部分称为酶的活性中心（active center）。酶的活性中心是由某些氨基酸残基的侧链基团或其他一些基团所构成，数目有限，空间位置相互接近。活性中心可分为结合部位和活性部位，酶分子中直接与底物结合的部位称为结合部位，而直接参与催化作用，促使底物发生化学变化的部位称作活性部位或催化部位。前者是酶的专一性作用，而后者是酶的催化性质。酶分子活性中心部位一般都含有多个具有催化活性的不对称中心，这些不对称中心对底物分子的构型取向起着诱导和定向作用，可以使反应按单一方向进行。酶的作用机制如图 2-6 所示。

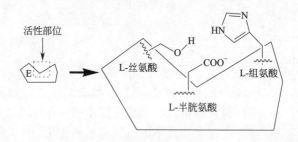

图 2-6　酶的作用机制

　　药物作用于酶以后能够提高酶活力，导致催化反应能正常进行的物质称作酶激动剂（enzyme activator），按照亲和力和内在活性学说，亲和力和内在活力都大的药物为激动剂，主要是无机离子或小分子有机物。值得注意的是，激动剂并不是绝对的，一种激动剂对某种酶来说有激活作用，但对另一种酶来说有可能相反。即使是同一种物质，在低浓度时可能为某种酶的激动剂，在高浓度时可能会成为酶抑制剂（enzyme agonist）。酶抑制剂是指可以减弱、抑制甚至破坏酶作用的物质，或使酶分子本身受到破坏，但不引起酶蛋白变性的化学物质，其作用过程如图 2-7 所示。酶抑制剂通过抑制某些代谢过程，降低酶促反应产物的浓度而发挥其药理作用。抑制剂的作用基础是通过抑

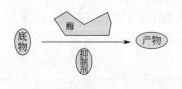

图 2-7　酶抑制剂的作用过程

制剂与酶活性中心的催化基团或结合基团、调控基团等结合，或与相应的辅酶、激活剂等的结合以达到限制酶催化底物的反应能力，使底物浓度增加或代谢物浓度降低。

　　酶活性受到抑制后，底物在体内累加，从而增加底物的生理效应，如胆碱酯酶抑制剂溴吡斯的明可使乙酰胆碱（acetylcholine）水平提高，用于治疗重症肌无力或青光眼。如果产物引起不良后果时，使用抑制剂也可减轻或消除病理状态。按抑制作用不同可将抑制剂分为可逆抑制剂（reversible inhibitor）（图 2-8、图 2-9）和

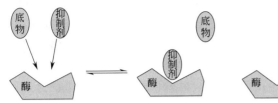

图 2-8　竞争性抑制剂

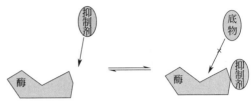

图 2-9　非竞争性抑制剂

不可逆抑制剂（irreversible inhibitor）（图 2-10）。可逆抑制剂与酶分子之间通过非共价键或弱的键合作用而可逆结合，抑制作用的强弱取决于抑制剂的浓度，可通过稀释、透析或凝胶过滤方法将抑制剂去除，解除对酶的抑制，恢复酶活性。可逆抑制剂根据抑制剂与酶、底物之间的作用方式和相互关系的不同

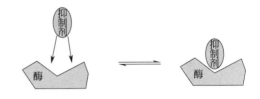

图 2-10　不可逆抑制剂

又可分为竞争性抑制剂（competitive inhibitor，图 2-8）和非竞争性抑制剂（non-competitive inhibitor，图 2-9），竞争性抑制剂与底物结构相似（图 2-11），竞争性地结合酶的结合部位，抑制剂与底物在同一位置结合，生成酶抑制剂复合物，引起酶分子构象改变，使底物不能再与酶结合形成中间复合物而进一步转化为产物。非竞争性抑制剂与底物分别结合酶的不同位点，引起酶分子构象改变并导致酶活性下降，抑制剂与酶结合后会影响底物与酶的结合或使不能进一步的生成产物。

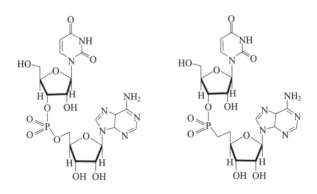

图 2-11　UPA 核酶的底物（左）及其竞争性抑制剂（右）

（3）离子通道靶点　细胞膜上的一类特殊亲水性蛋白质微孔通道（图 2-12），是神经元、肌肉细胞电活动的物质基础，其作用类似于活化酶，能够参与调节人体多种生物功能。神经和肌肉活动的基础起源于细胞膜两侧离子的浓度差异导致可

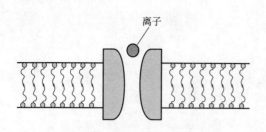

图 2-12　离子通道示意图

兴奋膜产生特殊的电位变化，从而引发信号传导。细胞膜离子通道（ion channel）的分布及活性对细胞、组织的兴奋性及功能十分重要。人体组织中存在多种离子通道，如钠通道、钾通道、氯通道、钙通道等，每种通道又存在多种亚型，钾通道甚至多达数十种通道亚型，这些离子通道既是生理调节的重要因素，又是药物作用的靶点。

组成离子通道蛋白的亲脂性残基侧链在离子通道的外部，与膜的亲脂性部分结合，通道内的亲水性残基侧链可与穿过的相关金属离子相互作用。为满足快速传递的需求，整个通道大部分是宽敞的，多数通道具有漏斗式的门厅，然后逐渐狭窄，一直到离子通道的门，进门之后通道又逐渐变宽。离子和通道的相互协调是离子快速通过通道的关键，通道通过对离子的识别改变构象，控制孔道门的开关。

离子通道分为电压门控型、配体门控型和机械门控型三大类。其中，电压门控型是因膜电位的变化而开启和关闭，通常以最容易通过的离子来分类命名，如 K^+、Na^+、Ca^{2+}、Cl^- 通道 4 种主要类型，每种类型又包含若干亚型。配体门控型是由递质和通道蛋白质受体分子上结合位点的结合而开启，通常以递质受体来分类命名，如乙酰胆碱、谷氨酸、天冬氨酸等受体通道。机械门控型是感受细胞膜表面应力的变化，而实现胞外机械信号向胞内转导的通道，通常根据通透性来分为离子和非离子选择性通道，而根据功能作用又可分为张力激活型和张力失活型离子通道。

离子通道是离子透过膜的脂质双层的唯一有效催化剂，可以使离子渗透速率提高 10^5 倍，并且具有高选择性和催化活性。由于不同的离子通道孔径不同，只允许特定离子贴紧通道壁进行转运，所以只有半径大小和所带电荷合适的离子才能通过，因为水合离子所带的水分子影响转运速率，在转运过程中，被转运的离子必须除去所带的水分子才能穿透膜通道的狭窄部位。离子通道不是连续开放的，只可能短暂开放，随即便关闭，且转运速率极快。离子通道只能被动地跨膜扩散（顺浓度梯度或顺电化学梯度），允许特异的无机离子，主要是 Ca^{2+}、Na^+、Cl^- 或 K^+ 等快速地顺化学梯度跨膜扩散。

通过离子通道的转运可以提高细胞内 Ca^{2+}、Na^+ 浓度从而触发相关的生理效应，如在神经、肌肉等兴奋性细胞中决定细胞的兴奋性、去极性和传导性；调节血管平滑肌舒缩活动；参与突触的传递；维持细胞的正常体积。离子通道可作为恶性肿瘤、糖尿病、心律失常、哮喘等疾病的治疗靶点。

① 钾离子通道的组织细胞中分布很广，大多数类型的离子通道，在细胞增殖、分化和肿瘤细胞的侵袭转移中发挥着关键作用。颅内神经胶质瘤是最常见的恶性肿瘤，目前主要的治疗方法是手术加术后放疗和化疗，术后 5 年生存率低，寻找相关

的发病机理和化疗靶点具有重要意义。多项研究表明，钾离子通道在神经胶质瘤呈现出特异性高，并与神经胶质瘤的增殖和分化有密切关系，一些钾离子通道可以作为神经胶质瘤的诊断和预防因子，有望成为未来神经胶质瘤化疗的新靶点，研究钾离子通道与神经胶质瘤诊断的关系，对预防和治疗神经胶质瘤有重要作用。

②　血管并发症是糖尿病高死亡率的主要原因之一，尽管当前在临床上能有效控制患者血糖水平，但是糖尿病患者最终死亡于并发症。研究表明血管平滑肌上钙、钾离子通道与糖尿病血管并发症的发生发展关系密切，因而探明其病理生理变化有重大意义，可为 2 型糖尿病血管并发症的治疗提供新的靶点。

③　心律失常是心脏猝死的主要因素，心肌离子通道病变是导致心律失常发生的主要机制。对 Na^+、K^+、Ca^{2+} 通道，肌浆网钙调控系统，钠钙交换体过磷酸化等心肌离子通道病的主要分子生物学基础进行阐述，为寻找新型抗心律失常药物提供新的靶点。

④　近些年来，支气管哮喘的全球发病率呈上升趋势，哮喘发病机制及治疗靶点的相关研究也越来越深入和广泛。目前发现与哮喘相关的离子通道包括钙离子通道、钾离子通道、上皮钠离子通道、酸敏感离子通道及瞬时感受器电位通道等，这些离子通道有望成为哮喘的治疗靶点。

离子通道药物一直是全球药物研发的热点，离子通道也是继受体后的第二大类药物靶点。除上述研究之外，还有许多研究表明细胞膜离子通道的功能异常与心脑血管疾病、老年性痴呆、精神分裂症、重度抑郁症、糖尿病和癌症等的发生发展密切相关。因此调节离子通道的功能，纠正由基因（遗传）或疾病引起的病理改变，是药物治疗的一个重要手段。同时基于离子通道筛选的高通量药物筛选模型能够加快离子通道药物的研究和发展。

（4）核酸靶点　核酸是基因的基本化学物质，按照其作用不同，核酸可分为脱氧核糖核酸（DNA）和核糖核酸（RNA）两大类，结构如图 2-13 所示。DNA 链是由两条脱氧核苷酸链通过碱基互补（A-T，G-C 相互补充结合）反向平行、旋转而形成的双螺旋结构，每个脱氧核苷酸都是由一个相应的碱基、一个脱氧核糖及一个磷酸分子组成。除了碱基种类有腺嘌呤（A）、鸟嘌呤（G）、胸腺嘧啶（T）、胞嘧啶（C）四种外，糖基和磷酸基是相同的，碱基的不同决定了脱氧核苷酸种类和性质的差别。RNA 链由碱基不同的核苷酸结合形成，一般以单链形式存在，主要是负责 DNA 遗传信息的翻译和表达。每个核苷酸也是由一个碱基、一个核糖及一个磷酸分子组成，但碱基中的 T 用尿嘧啶（U）取代，可通过 A-U、G-C 互补自身形成局部双链和双螺旋。

根据 RNA 的功能，可以分为信使 RNA（mRNA）、转运 RNA（tRNA）和核糖体 RNA（rRNA），三种 RNA 异同如表 2-3 所示。mRNA 主要功能是将 DNA 的遗传信息传递到蛋白质合成基地——核糖体，约占全部 RNA 的 5%。tRNA 主要功能是将相应的氨基酸转运到核糖核蛋白体，约占全部 RNA 的 10%～15%。rRNA 则是核糖核蛋白体的主要组成部分，约占全部 RNA 的 80%。

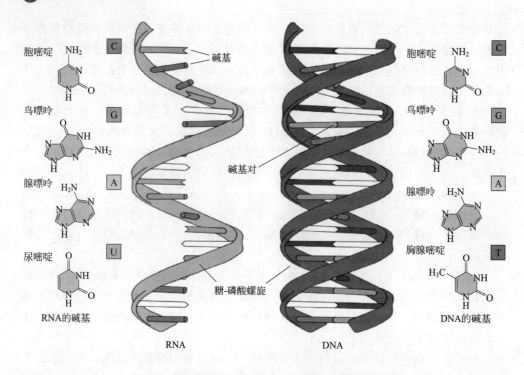

图 2-13　DNA 和 RNA 结构示意图

表 2-3　三种 RNA 的比较

项目	mRNA	tRNA	rRNA
分布部位	常与核糖体结合	细胞质中	与蛋白质结合形成核糖体
特点	带有从 DNA 上转录的遗传信息	一端能与氨基酸结合,另一端有反密码子与 mRNA 上遗传密码配对	由核仁组织区的 DNA 转录而来,是核糖体的组成物质
功能	翻译时作为模板	翻译时作为搬运氨基酸的工具	参与构成合成蛋白质的场所
结构	单链	单链,常有部分碱基配对形成三叶草结构	单链
共同点	①都有转录过程产生;②基本单位相同;③都与翻译过程有关		

　　多聚核苷酸是由四种不同的核苷酸单元按特定的顺序组合而成的线性结构聚合物,因此,它具有一定的核苷酸顺序,即碱基顺序。碱基顺序是能够存储遗传信息的分子形式,DNA 分子中四种核苷酸分子不同形式的排列组合决定了生物界物种的多样性。而 mRNA 的碱基顺序是蛋白质的氨基酸编码,决定了蛋白质的氨基酸顺序。DNA 分子的双螺旋结构是分子中两条 DNA 单链之间基团相互识别和作用的结果,是 DNA 二级结构的最基本形式。而在 RNA 分子中,并不遵守碱基种类和数量比例关系,因为 RNA 是单链分子,其分子中的嘌呤碱基总数不一定等于嘧啶碱基的总数。RNA 分子中,部分区域也能形成双螺旋结构,不能形成双螺旋的部分则可形成突环,类似"发夹型"结构。

　　药物设计可以以蛋白质为靶点,同样可以以核酸为靶点。对肿瘤、病毒等基因表达环节（复制、转录、翻译等）进行阻断，或通过抑制肿瘤、病毒等有害蛋白的合成，即是调整或关闭导致疾病产生的酶和受体的合成来达到药物设计、治疗疾病的目的。目前，以核酸为靶点的药物设计主要集中在反义核酸技术（antisense nucleic acid technology）和核酶（ribozyme）的设计及小分子与核酸的相互作用两个方面。反义核酸技术是指用人工合成的或天然存在的寡核苷酸，以碱基互补的方式抑制或封闭靶基因的表达，从而抑制细胞的繁殖。核酶是具有核酸结构但可以发挥酶的功效，既能存储和转运遗传信息，又能发挥生物催化功能的 RNA 分子，是一种金属依赖酶。

　　小分子药物与核酸等生物大分子相互作用包括识别过程和键合过程。这种识别作用不仅包括对于生物靶分子的整体识别，也包括对于生物靶分子某一特定部位特定结构的识别，为此识别双方应该尽可能满足空间互补、电性互补和能量互补等必需条件。其中空间互补包括静态的、动态的和诱导契合过程，即构象的重组性；电性特征的互补是包括氢键的形成、静电作用、π 键的堆积、疏水作用以及键合位点上电荷分布的最佳匹配等。实际上多数小分子药物与 DNA 的作用是通过非共价键结合，二者作用的特异性和作用强度的大小就取决于它们之间的非键作用，包括外部静电作用、沟区（大沟区、小沟区）结合、嵌插结合等。如抗病毒药物纺锤霉素属于 DNA 小沟结合配基，研究表明通过形成氢键、范德华力等作用实现沟区结合。而柔红霉素对 β-DNA 具有强的构象识别特异性，嵌插入 DNA 小沟中。

纺锤霉素(Netropsin)　　　　　　　　　　R=H 柔红霉素
　　　　　　　　　　　　　　　　　　　R=OH 阿霉素

3. 药物-受体相互作用

　　药物分子与受体相互作用除静电作用以外还包括共价键和非共价键，非共价键包括离子键、氢键、范德华力等，如图 2-14 所示。

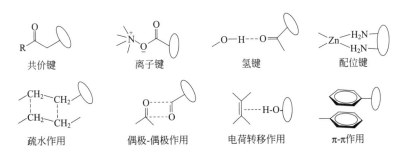

共价键　　　离子键　　　氢键　　　配位键

疏水作用　　偶极-偶极作用　　电荷转移作用　　π-π作用

图 2-14　药物分子与受体相互作用主要类型

共价键是药物和受体之间可以产生最强相互作用的组合键，形成较难，但是一旦形成便不容易断裂。几种类型的相互作用强度如表 2-4 所示。如一些有机磷农药、胆碱酯酶抑制剂和烷化剂类抗肿瘤的药物是通过它与受体间存在共价键作用而发挥作用。具有高张力的四元环内酯或内酰胺类药物如 β-内酰胺类抗生素也是同样的情况。

表 2-4　药物-受体作用的强度

作用类型	强度（kcal*/mol）	作用类型	强度（kcal*/mol）
共价键	4～110	电荷转移	1
离子键	5～10	疏水作用	1
配位键	2～5	范德华力	0.5～1
静电作用	1～7	π-π 作用	0.5～1
氢键	1～7		

* 1kcal≈4186J。

青霉素的抗菌作用就是由于它能和细菌细胞壁生物合成中的转肽酶生成共价键，从而使转肽酶失活（图 2-15）。

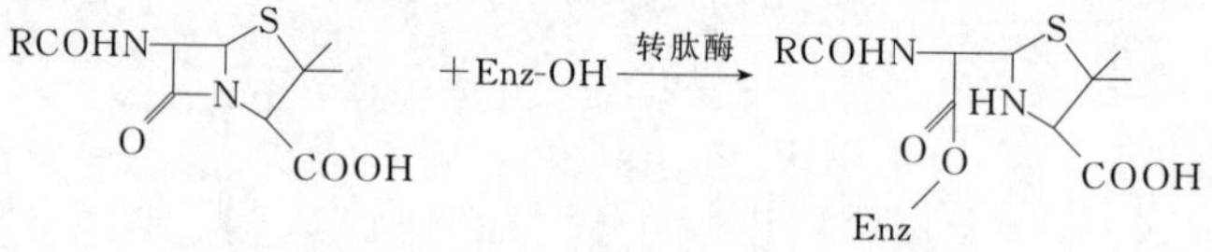

图 2-15　青霉素共价结合转肽酶

在生理 pH 值时，药物分子中的一些官能团，如羧基、磺酰氨基以及脂肪族氨基都呈现出解离状态，而季铵盐在任何 pH 时都呈电离状态。大多数带电荷的药物为阳离子，少数为阴离子。另一方面主要由蛋白质构成的受体，其分子表面也有许多可以电离的基团，如精氨酸和赖氨酸的碱性基团，在生理 pH 时全部质子化，生成带正电荷的阳离子。组氨酸的咪唑环，色氨酸的吲哚环也可以质子化，但程度较低。天冬氨酸和谷氨酸的酸性基团在生理 pH 时，通常完全电离，生成阴离子基团（图 2-16）。药物的离子与受体带相反电荷的离子可形成离子键结合，药物-受体之间形成的这种离子键的结合，是非共价键中最强的一种，是药物受体复合物形成过程中的第一个结合点。

受体大多是蛋白质，从蛋白质分子的空间结构来看，电子云密度分布是不均匀的，若干局部区域的电子云密度较高，即带有负电荷或部分负电荷，反之则带正电荷或部分正电荷。如果药物分子与受体的电荷分布匹配，那么药物的正电荷与受体的负电荷以及药物的负电荷与受体的正电荷产生静电引力，使得药物分子与受体相互接近。当接近到一定程度时，药物分子其他部分与受体通过分子间普遍存在范德

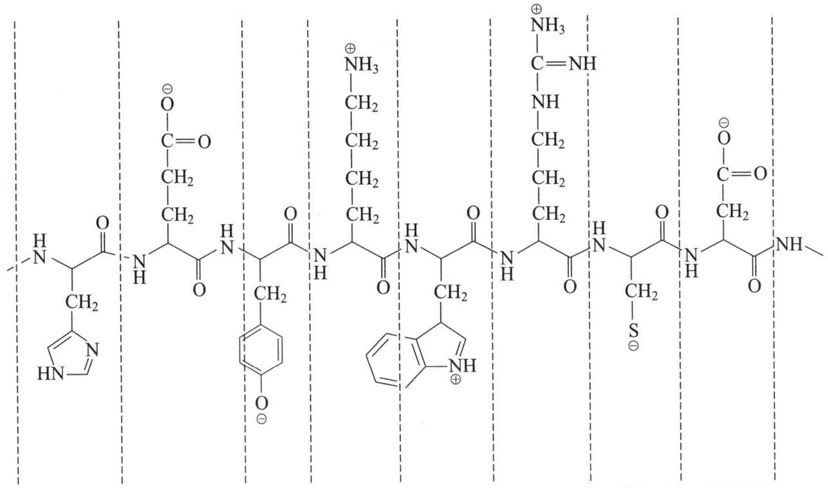

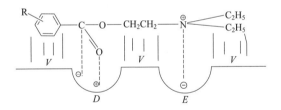

组氨酸　　谷氨酸　　酪氨酸　　赖氨酸　　色氨酸　　精氨酸　　半胱氨酸　天冬氨酸

图 2-16　带有电荷的蛋白多肽链

华作用，从而形成药物与受体的复合物。如局部麻醉药分子与受体的结合模型（图 2-17）。

受体的空间结构对于药物与受体相互作用有重要的影响。另外，药物分子中官能团距离、手性中心及取代基团的空间分布等都对药物与受体间的相互作用产生严重影响。药物分子中光学异构体同样对药物与受体结合影响较大。一般认为，

图 2-17　局部麻醉药分子与受体相互作用模型

E—静电引力（离子键）；*D*—偶极相互引力；

V—分子间引力

这类药物需要通过三点与受体结合，如图 2-18 中 D-(−) 肾上腺素通过下列三个基团与受体在三点结合：①氨基；②苯环及其二个酚羟基；③侧链上的醇羟基。而 L-异构体只能有两点结合。

一些药物，左旋体和右旋体的生物活性类型都不一样，如扎考必利（Zacopride）是通过拮抗 5-HT$_3$ 受体而起作用，为一类新型的抗精神病药。研究表明，(*R*)-扎考必利是 5-HT$_3$ 受体的拮抗剂，而 (*S*)-扎考必利则是 5-HT$_3$ 受体的激动剂。

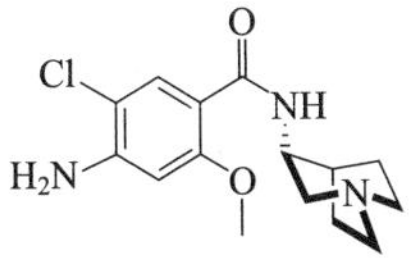

扎考必利

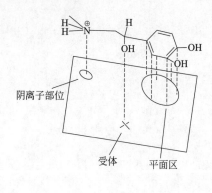

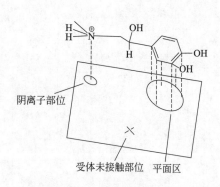

图 2-18   D-(—) 和 L-(+) 肾上腺素与受体结合示意图

二、定量构效关系

药物因不同的结构，而产生不同的药效。影响药物产生药效的主要因素有两个方面：药物到达作用部位的浓度以及药物与受体的作用。

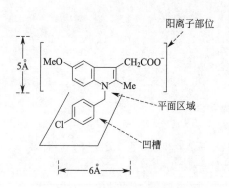

图 2-19   酸性非甾类抗炎药的结构
特征及其与受体的互补性

药物到达作用部位后，与受体形成复合物，产生生理和生化的变化，达到调节机体功能或治疗疾病的目的。药物与受体的作用一方面依赖于药物特定的化学结构，以及该结构与受体的空间互补性，酸性非甾类抗炎药的结构特征及其与受体的互补性如图 2-19 所示，另一方面还取决于药物和受体的结合方式。药物和受体的结合方式有化学方式和物理方式。

根据药物作用影响因素将药物分成两种类型。①结构非特异性药物，是指药物的药效作用主要受药物的理化性质影响，受结构影响较小；②结构特异性药物，是指药物的作用主要依赖于药物分子的化学结构，化学结构的变化会直接影响其药效。大多数药物属于结构特异性药物。结构特异性药物中，能被受体所识别和结合的三维结构要素的组合又称为药效团。受体与药物的结合实际上是与药物结构中药效团的结合，这与药物结构上官能团的静电性、疏水性及基团的大小有关。

（1）电子云密度和立体结构与药效的关系   受体和酶都是以蛋白质为主要成分的生物大分子，蛋白质分子从组成上来讲是由各种氨基酸经肽键结合而成，在整个蛋白质的链上存在各种极性基团造成电子云密度的分布不均匀，有些区域的电子云密度较高，形成负电荷或部分负电荷；一些区域的电子云密度较低，通常带有正电荷或部分正电荷。如果药物分子的电子云密度分布与受体特定位点相适应，由于电荷产生的静电力，有利于药物与受体结合，形成相对稳定的药物-受体复合物。

在药物和受体相互作用时，两者之间原子或基团的空间互补程度对药效产生重要的影响，来自药物立体结构对药效的影响主要有：药物结构中官能团间的距离，药物结构中取代基的空间排列，以及药物的手性中心。但是值得注意的是这些药物的对映异构体之间在生物活性上有时存在很大的差别，有时还会带来代谢途径的不同和代谢产物毒副作用的不同。

几何异构是由双键或环的刚性或半刚性系统导致分子内旋转受到限制而产生的。由于几何异构体的产生，导致药物结构中的某些官能团在空间排列上的差异，不仅影响药物的理化性质，而且也改变药物的生理活性。例如己烯雌酚，其反式异构体中两个酚羟基排列的空间距离和雌二醇的二个羟基的距离近似，表现出与雌二醇相同的生理活性，而顺式异构体中两个羟基的排列距离比较短，而不具有雌激素活性。

构象是由分子中单键的旋转而造成的分子内各原子不同的空间排列状态，这种构象异构体的产生并没有破坏化学键，而产生分子形状的变化，如组胺的构象不同，结合的受体种类不同（图 2-20）。药物分子构象的变化与生物活性间有着极其重要的关系，这是由于药物与受体间相互作用时，要求其结构和构象产生互补性，这种互补的药物构象称为药效构象。药效构象不一定是药物的最低能量构象。

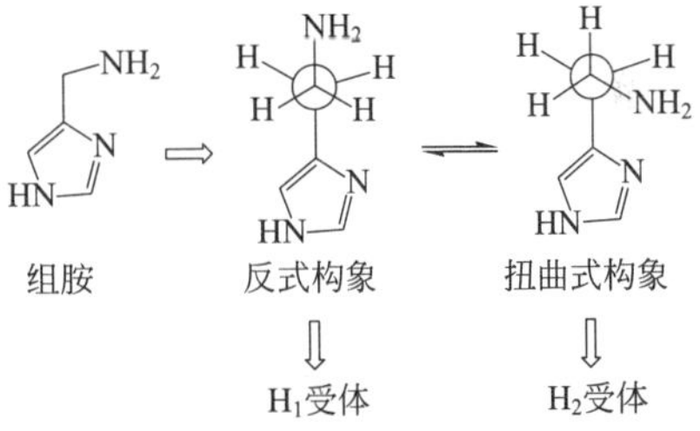

图 2-20 不同构象的组胺与受体结合

（2）键合特性与药效的关系 药物和生物大分子作用时的键合形式对药效的影响药物与生物大分子作用时，一般是通过键合的形式进行结合，这种键合形式有共价键和非共价键二大类。

共价键键合类型与发生的有机合成反应相类似，是一种不可逆的结合形式。共价键键合类型多发生在化学治疗药物的作用机制上。例如烷化剂类抗肿瘤药物，对 DNA 中鸟嘌呤碱基产生共价结合键，产生细胞毒活性。

非共价键键合类型是一种可逆的结合形式，主要通过以下形式进行键合，如：氢键、静电引力、偶极相互作用力、电荷转移复合物、范德华力、疏水键等。

氢键是有机反应中应用最广泛的一种非共价键键合作用形式，同时也是药物与生物大分子相互作用的最基本化学键合形式。氢键一般通过带有孤对电子的 N、O、S 等原子和氢原子之间形成的弱化学键。药物和生物大分子以氢键键合形式相结合的例子非常多，比如磺酰胺类利尿药是通过氢键和碳酸酐酶相结合，其结构位点与碳酸和碳酸酐酶的结合位点相同。另外药物自身还可以形成分子间氢键和分子内氢键，一方面可以对药物的理化性质产生影响，如影响溶解度、极性、酸碱性等。另一方面也会影响药物的生物活性，如水杨酸甲酯，由于形成分子内氢键，用于肌肉疼痛的治疗；而对羟基苯甲酸甲酯的酚羟基则无法形成这种分子内氢键，其对细菌生长具有抑制作用。

在药物与生物大分子相互作用时，当碳原子与其他电负性较大的原子，如 N、O、S 或卤素等键合时，N、O、S 或卤素等电负性较大原子的诱导作用使得电荷分布不均匀，可能会导致电子的不对称分布，产生电偶极。药物分子的偶极受到来自生物大分子的离子或其他电偶极基团的相互吸引，而产生相互作用，这种相互作用对稳定药物受体复合物起到重要作用，但是这种离子-偶极、偶极-偶极的作用比离子产生的静电作用要弱得多。离子-偶极、偶极-偶极相互作用的例子通常见于羰基类化合物，如乙酰胆碱和受体的作用。

电荷转移复合物发生在缺电子的电子接受体和富电子的电子供给体之间。这种复合物其实质是分子间的偶极-偶极相互作用。

范德华作用力是由分子之间暂时偶极产生的相互吸引力。由非极性分子中不同原子之间产生的暂时不对称的电荷分布而导致暂时偶极的形成，其形成使得药物分子和生物大分子相互作用时得到弱性的引力。范德华作用力是非共价键键合形式中最弱的一种，其随着分子间的距离缩短而加强。

上述不同的键合方式是药物和生物大分子相互作用的主要形式。通过这些键合作用，有时是弱性的非共价键合作用，降低了药物与生物大分子复合物的能量，增加了复合物的稳定性，发挥药物的药理活性作用。药物与生物大分子的相互作用有时不单纯是一种结合模式。如普鲁卡因与受体可通过范德华力、偶极-偶极相互作用、疏水性相互作用和静电引力产生相互作用。

三、分子结构设计

药物分子结构设计根据受体-配基作用原理，寻找和设计药物分子。合理药物设计是在社会对医药需求的强大推动下逐步发展起来的，主要通过化学学科、生物学科、数学学科、物理学科和计算机学科等理论计算方法和分子图形模拟技术得以实现。合理药物设计方法包括直接药物设计和间接药物设计两种方法。

1. 直接药物设计

直接药物设计又称为基于受体的合理药物设计，一般指应用由 X 射线衍射（x-ray diffraction，XRD）、核磁共振（nuclear magnetic resonance，NMR）或分子模拟（molecular simulation，MS）等检测手段提供的受体分子的三维结构信息，来辅助寻找、设计能够与之发生相互作用并调节其功能的小分子化合物的过程。

在药物分子设计中，直接药物设计占有非常重要的地位。计算机分子模拟技术辅助药物设计成为合理药物设计中的重要工具。通常在通过 XRD 技术或多维 NMR 获得受体分子结合部位的结构后，就可以采用计算机分子模拟技术分析结合部位的结构，然后运用数据库搜寻或运用全新药物分子设计技术，识别得到分子形状和理化性质与受体作用位点相匹配的分子结构，合成并测试这些分子的生物活性，经过几轮循环，就可以发现新的先导化合物。

计算机分子模拟技术辅助药物设计是药物设计发展的一个新阶段，对基于结构的药物分子设计具有较大推动作用，此方法仍然存在一些问题亟待解决，如蛋白质受体三维结构的真实性问题；设计出来的药物分子能否顺利地化学合成以及合成的成本问题；药物在体内的稳定性问题以及药物的毒副作用问题。但是，它为新药开发提供了一种新的思维模式，并且可行性很强，其发展前景是非常广阔的。

直接药物设计方法的最大优点在于它对靶点的把控，能够迅速进行设计和优化，得到高效配体，有可能构造出全新结构的先导化合物，但是局限性在于设计的化合物在化学合成上可能存在困难，分子设计的成功率较低。直接药物设计仍属于定向合成和筛选，即使得到的高效配体与受体有很强的亲和性，一旦其生物利用度不高或者体内代谢毒性较大，也就意味着药物开发的失败。研究表明，药物代谢和毒性分析（ADME/TOX）在开发新药的早期阶段是极为关键的因素。所以在直接药物设计的过程中，必须同时将设计药物在体内的吸收、分布、代谢、排泄和毒理方面的性质考虑进去。将基于结构和基于药物作用机制的计算机辅助药物设计方法相结合，必定会在新药发现研究中发挥更大的作用。

2. 间接药物设计

合理药物分子设计在未知受体结构时同样也可以进行，通常根据间接药物设计方法，即基于配体结构的药物设计方法。这方面的研究可分为两类：一是探索系列小分子药物三维结构与活性的关系，主要有定量构效关系（3D-QSAR）；二是根据已知药物结构反推受体结构模型，如药效基团模型（pharmacophore modeling）等，再进行合理药物设计。

（1）3D-QSAR方法　通过引入分子的三维结构信息来研究分子的构效关系的一种定量方法。能够反映分子与生物大分子在相互作用过程中的非键相互作用的特点，比2D-QSAR具有更清晰的物理意义和更丰富的信息。

3D-QSAR主要是通过使用药物化学结构信息的数学模型（如各种取代基参数、拓扑指数、量子化学与分子力学计算参数）及其生物活性之间的关系进行定量分析，并找出结构和活性之间的定量变化规律，然后根据这种规律和未知化合物的结构预测未知化合物的性能。

3D-QSAR的建立观念：①分子的形状在一定程度上影响其生物活性，分子的活性构象是研究3D-QSAR的关键；②药物与受体之间的相互作用通常是借助可逆的、非共价结合的弱作用力来实现，如氢键、范德华引力、静电引力、疏水作用等。由于3D-QSAR直接反映药物分子与受体三维空间上的互补性，更准确表达了药物与受体之间的相互作用，近十多年来3D-QSAR方法得到了迅速发展。

比较分子力场分析方法（CoMFA）是目前最成熟、应用最广泛的方法。CoM-FA的基本原理是：如果一组类似的化合物以同样的方式与受体位点相互作用，其生物活性的强弱取决于每个化合物周围的分子场，这种分子场可以反映药物分子与受体之间的非键相互作用特性。其设计的流程包括数据集设计、3D构象生成、手动分子叠合、分子场计算、计算生成模型、解释分析结果以及预测生物活性等过程，设计流程如图 2-21 所示。

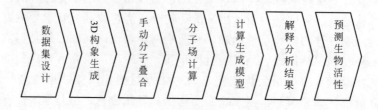

图 2-21　CoMFA 设计流程

CoMFA 将具有相同结构母环分子在空间中叠合，使空间方向尽可能一致，然后用一个探针粒子在分子周围的空间中游走，计算探针粒子和分子之间的相互作用，并记录不同的空间坐标的相互作用能，从而获得分子场数据。不同的探针粒子可以探测分子周围不同性质的分子场，甲烷分子作为探针可以探测立体场，水分子作为探针可以探测疏水场，氢离子作为探针可以探测静电场等，一些成熟的比较分子场程序可以提供数十种探针粒子供用户选择。

分子生物学和计算机科学的迅速发展，使得计算机辅助药物设计（CADD）在新药研究中起着非常重要的作用。当受体的三维结构未知时，采用对一组具有类似活性的化合物建立定量结构-活性关系模型，根据 QSAR 计算结果，药物化学家可以更有目的性地对生理活性物质进行结构改造。

（2）药效基团模型方法　为另一种重要的间接药物设计方法。药效团是一组具有共同特征的活性化合物（包括特定的化学基团、氢键基团、带正电和负电的基团、疏水基团等）。结合这些药效基因信息，药效团模型方法总结了一些原子和基团和关键的空间关系，然后推导出与之结合的受体的三维形状、结构及性质，从而推断出靶点物质的信息，获得虚拟受体模型，设计新的配体分子。药效基团模型方法通常被用于先导物发现。

QSAR 与药效基团模型方法的共同点在于两者均研究具有同类活性的一系列化合物与靶点相互作用，并认定其活性部位是一致的。而不同点是 QSAR 研究的是基于同一母核（或骨架）的系列化合物，侧重于对先导化合物的优化；药效基团模型方法研究不同结构类型的多种先导化合物的构效关系，更体现了活性配体分子的抽象特征，涵盖了设计新配体分子所需要的三维结构信息，为发现先导化合物新结构类型提供有效途径。

四、先导物的质量评价

先导化合物的产生及优化影响到候选药物的质量。因此，高质量的先导化合物发现和确定是新药研发成败的重要起点因素。

1. 先导物的质量要求

先导化合物并无统一的评判标准，而且不同类别的药物评判标准也不尽相同，但其结构及类型应具有新颖性，能够获得专利以保障研发药物的知识产权。另外，从优化过程的结果预测方面已有形成共识的标准，如类药（drug-like）特征即先导物在药效学、药代动力学和理化性质上应达到一定的要求（见表 2-5）。

表 2-5　先导物的质量要求

类别	内容	参数
药效学	强度	$0.1 \sim 1\mu mol/L$
	选择性（其他相关靶标）	$>10\mu g/mL$
	体内活性和量效关系	明确
	与类似物的构效关系	明确
药代动力学	生物利用度 $F/\%$	>10
	消除半衰期（$t_{1/2}$）	$>30min$
	分布容积（V_d）	$>0.5\ L/kg$
	血浆蛋白结合率/%	<99.5
	大鼠静脉注射消除率	$<\mu L/(min \cdot mg)$
代谢作用	对 5 种常见 P450 抑制作用 IC_{50}	$>10\mu mol/L$
	大鼠肝细胞的清除率	$<14\mu L/(min \cdot 10^6\ 细胞)$
	大鼠微粒体的清除率	$<23\mu L/(min \cdot mg)$
安全性	细胞毒作用	无（细胞毒类抗癌化合物除外）
	体内初步毒性试验	明显大于治疗剂量
	hERG 试验	阴性
	致突致畸试验	阴性
理化性质	溶解度	$>10\mu g/mL$
	脂水分配系数	<3
	分配系数	<3
化学结构	相对分子质量	<450
	芳香环	$\leqslant 3$
	柔性键	$2 \sim 15$
	氢键给体	$\leqslant 2$
	氢键接受体	$\leqslant 8$

（1）**药效学方面**　先导物具有活性是首要前提，活性强度一般在 $1\mu mol/L$（酶）$\sim 0.1\mu mol/L$（受体）范围。应在细胞水平上呈现活性，因为酶（或受体）和细胞试验的区别，还在于后者涉及过膜、多靶标和特异性作用；应有明确的作用机制、方式和环节；应存在剂量（浓度）与活性的相关性；应具有明确的构效关系，以表明药理活性的特异性作用。

（2）**药代动力学方面**　应达到药物在生物体内吸收、分布、代谢以及排泄的基本要求。例如生物利用度应该大于 10%，以确保口服的吸收性；消除的半衰期应该大于 30min；静脉注射的清除率应该低于 35mL/(min·kg)，大鼠肝细胞的清除率应低于 $14\mu L/(min \cdot 10^6$ 细胞$)$，人肝微粒体的清除率应低于 $23\mu L/(min \cdot mg)$，以显示与细胞色素 P450 有较弱的作用（不是底物、抑制剂或诱导剂），从而保障先导物有起码的代谢稳定性；分布容积应大于 0.5L/kg；与血浆蛋白的结合率低于99.5%，以避免发生药物-药物相互作用。

（3）化学结构与理化性质 先导化合物一般含有 1～5 个脂肪链或芳香环，一般含 2～15 个可旋转的柔性键，不超过 2 个氢键给体和不多于 8 个氢键接受体；相对分子质量应低于 400，以便在优化过程中有较大化学空间添加原子、基团或片段和增加相对分子质量的余地；水溶性应大于 $10\mu g/mL$，脂水分配系数或分布系数在 3.0 之内，确保被优化分子的溶解性和分配性低限。偏离这些因素难以保障上述的药效、药代性质。

2. 先导物的质量判断

（1）化学空间较大 活性强度不应作为选择苗头或先导化合物的唯一指标，其他因素也不应忽视。相对分子质量高的先导化合物与靶标的结合力更强，一般比分子质量低的先导化合物活性更强。这似乎是优点，但因为结构中往往有"冗余"的原子或基团，对吸收、过膜和代谢等是不利因素，以致活性强度被这些不利因素影响或抵消，而且过多的原子减小了化学修饰空间，难以添加更有益的基团。因此，先导化合物的相对分子质量不应过大、单凭活性强度不能作为确定先导物的单一指标。

传统的高通量筛选（HTS）筛选出来的先导化合物，往往忽略分子的成药性，即使发现了高活性较高的化合物，却也会因药代性质等缺陷而无研发前景。基于片段筛选的方法是筛选相对分子质量低的分子。虽然只与靶标的一部分结合且活性较弱，但这些片段分子有其独特优势：相对分子质量低的分子与靶标结合的原子效率较高；分子结构简单，优化设计与合成容易；所筛选的化合物数量不多，只有千余个，结构简单，还提高了与靶标蛋白的结合和匹配的概率。Congreve 等分析了一系列苗头物片段的结构特征，发现相对分子质量小于 300，氢键的给体或接受不超过 3 个，脂水分配系数值低于 3，概括为"片段 3 规则"。这个规则对于筛选良好理化和药代性质而有发展前景的苗头化合物具有重要指导意义。

（2）配体效率 用于衡量苗头化合物或先导物及其优化质量的指标之一。配体效率（ligand efficiency，LE）是指配体（苗头、先导物等）中每个原子对结合能的贡献，以表征化合物的活性效率，在选取先导物和优化过程中是很有价值的参数。配体效率整合了 Andrews 提出的功能基的结合能贡献和 Kuntz 提出的每个原子实际的实验结合力，用以评估配体与受体结合的能力。

LE 的计算方法首先是将复合物结合常数 K_d 转换为在温度 300K 时的结合自由能（ΔG），然后 ΔG 除以非氢原子数，得出每个原子的自由能贡献即配体效率。

$$\Delta G = -RT\ln K_d$$

$$LE = \Delta G / N$$

式中，R 为气体常数；T 为热力学温度；N 为非氢原子数。

配体效率将配体化合物的相对分子质量与活性强度有机统一起来，用以比较活性化合物的质量，评价先导物的成药性。因此，应选取有较高配体效率的化合物，而相对分子质量低、结构简单的化合物往往有较高的配体效率，具有提高活性的潜力。

第二节　先导化合物的产生途径

新药创制是将非药的活性化合物转化为专利药物，以满足安全性、有效性、稳定性和质量控制的要求。转化过程由许多环节组成，在化学方面是发现苗头（hit）及先导化合物，通过优化结构，确定一批有成药前景的候选药物（drug candidate）；在生物学方面则对其进行系统的药理、毒理学研究和临床试验评价，最终经批准上市应用。先导化合物是现代新药研究的起点，通过各种途径或者方法产生的具有某种生物活性的化学结构，最常用和最有效的获得途径和方法源于天然产物，以及合理的药物分子设计等。

一、传统或经典途径

在人类药物发展史上，主要依靠经验积累或临床筛选获得了大量的新药，原因是这种方法直接从人体试验中获取了宝贵信息，或者说通讨人体试验进行了筛选。临床实践途径发现先导物极具实用价值。例如，原来作为抗组胺药的氯丙嗪经临床认识到其治疗精神病作用后，不但发展了抗精神病药，而且翻开了现代精神药理学的新一页。又如，临床上注意到磺胺类抗菌药对心力衰竭引起代偿失调而致水肿的患者有利尿作用，属磺胺类药物的副作用，由磺胺类药物抑制碳酸酐酶所引起；以磺胺类药物为先导物进行结构优化，研究出碳酸酐酶抑制剂类利尿药。再如，1942年发现磺胺异丙噻二唑大剂量用于治疗伤寒病时会造成死亡，分析其因是药物刺激胰腺释放出胰岛素，导致急性或持久地降低血糖；1955 年，临床上发现氨磺丁脲的降血糖作用强于磺胺异丙噻二唑，之后开始用于治疗糖尿病；由此以磺酰脲为先导物合成了甲苯磺丁脲、氯磺丙脲、格列吡嗪、格列齐特等降血糖药物。

磺胺异丙噻二唑　　　　　　　　　　　　　　　　氨磺丁脲

至今，临床发现先导物的途径仍然值得关注和重视，它与临床医生的细致观察密切相关。但按照现代新药审批和管理规定，即使临床实践过程中发现了新的药物活性，也必须回到实验室开展系统研究和科学评估，必要时对其结构和活性重新进行优化和筛选。转化医学（translational medicine）是近些年来国际医学界大力倡导的新兴交叉学科，其将基础研究、药物开发及医学实践三者进行整合，旨在打破基础研究与临床医学之间的屏障，缩短从基础研究到临床应用的时间，同时也大大提高了药物的综合临床价值。转化医学强调以临床为中心，从临床工作中发现问题、提供反馈意见，获得创新的源泉。

另一新药成功率较高的先导物产生途径是对已知药物进行发掘研究。例如，对乙酰氨基酚是研究非那西丁的体内代谢时发现的新药；奥沙西泮、替马西泮为地西泮的体内活性中间代谢物；在合成五味子丙素的中间体时发现了治疗肝炎降酶药联苯双酯等。再如，美伐他汀的十氢萘部位与羟甲戊二酰辅酶 A（HMG-CoA）活性中心的疏水腔结合非常牢固，成为其强效抑制剂；因美伐他汀分子中含有内酯结构，进入体内被血清或组织中的酯酶酶解后转化成活性代谢物羟基酸，这种羟基酸是与酶的结合基团，故作为活性代谢物的普伐他汀活性强于美伐他汀；后又以此类代谢物为先导物开发出氟伐他汀等他汀类降血脂药。

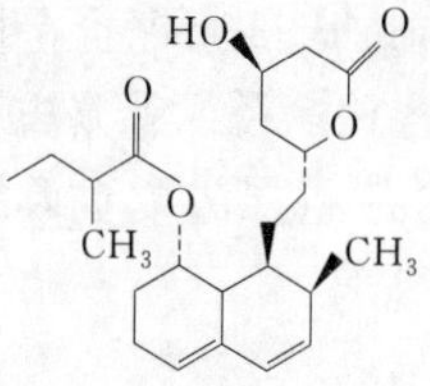

美伐他汀 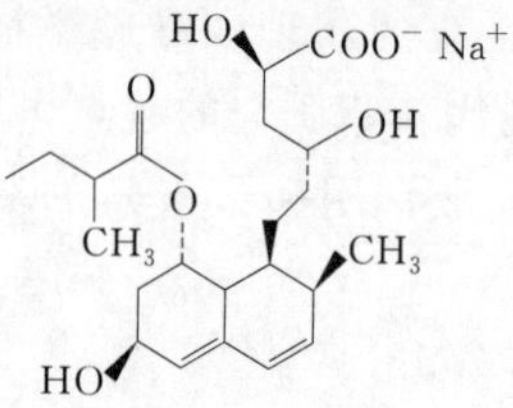   普伐他汀 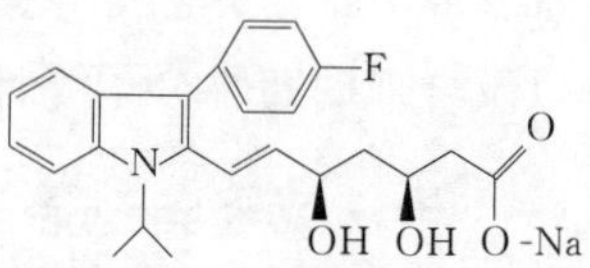   氟伐他汀

实验室研究过程中偶然发现新药的例子也很多。1928 年，英国年轻的细菌学家 Fleming 在研究葡萄球菌的实验中，发现有一次培养的细菌中一些菌落没有生长。他没有轻易放过这一现象，通过分析研究后得知这次实验中培养基被一种霉菌污染了，而正是这种霉菌，杀灭了培养基中的葡萄球菌。这一意外的发现，不仅为人类提供了青霉素这一良药，而且首次写下了抗生素这一辉煌篇章。同样，第一个作为安定药的氯氮䓬也是偶然发现所获。Sternbach 在进行新型安定药物研究中，原计划合成苯并庚氧二嗪，当 R^1 为 CH_2NHCH_3、R^2 为苯基时，得到喹唑啉 N-氧化物而未得到目的物，该化合物并无安定作用，于是此项研究终止。但在两年后清洗仪器时，发现瓶中存在的结晶，原以为是喹唑啉 N-氧化物，药理试验却表明有明显的安定作用，最后确证该结晶是苯并二氮䓬的结构。

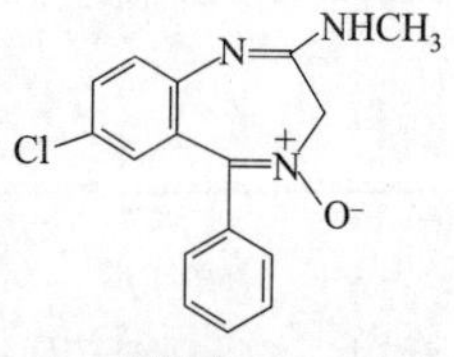

氯氮䓬 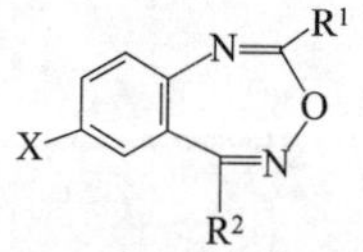   苯并庚氧二嗪 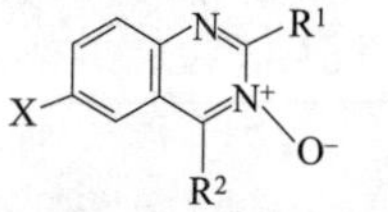   喹唑啉 N-氧化物

二、天然化合物的筛选

天然的植物、动物、微生物、海洋生物和人体内源性活性物质一直是新药的主要来源，至今仍然占据重要地位。根据 Newman 等报道，1981～2014 年共有 1211 个药物小分子新化学实体被批准上市，约有 65％来源于天然产物或受天然产物的启发而合成的衍生物或类似物；具体到小分子抗肿瘤药物，源于天然产物的比例更是高达 83％。目前临床上普遍使用的药物多半来自天然产物及其衍生物，抗生素、维生素、生物碱、甾体激素类等都是从天然资源中提取、分离出的活性成分。近50 年，我国自行研发成功的新药 90％以上与天然产物有关，故基于天然产物的新

药研究是一条行之有效的创新药物研究途径。

1. 寻找资源和获取样品

寻找资源和获取样品的目的，是获得最大的化学多样性和生物活性成分。样品经处理和制备是为了除去那些可能以非特异性方式干扰生物分析的无用化合物，准备好与已有的或未来的生物分析方法相兼容的样品，并用容易回收、具有最大稳定性的方法储存未处理或已处理的样品。有关寻找资源和样品准备的关键因素有：研究工作集中在何种资源，搜集样品的数量，用何种方法得到样品，如何储存和处理搜集的样品（通常是提取物）。

人们已发展了许多能寻找和获得最有可能产生先导物的策略和方法。有些方法目前仍在使用，包括民族植物学和民间信息，探索基因多样性和环境因素对化学多样性、特殊生物活性的影响，检测动植物的化学生态学（主要集中在植物，微生物或在非常环境中的生物），研究植物的不同部位或不同年龄的植物是否都能产生新颖的有生物活性的天然产物，以及生物多样性的寻找。

在任何一个天然药物的开发项目中，特别是基于民族植物学和生物多样性药物发现，一个最基本的考虑就是热带地区含有最大的生物多样性，在那里各种文明记载了最丰富的民族植物学知识，而西医并不使用，这两种情况通常出现在发展中国家。从这些发展中国家获得基因所有权的途径十分复杂而且敏感。这就要求对所有涉及问题都必须认真思考和注意。所有集中工作都需要合作进行，并且要注意知识产权、控制获得生物多样性的法律以及政治、社会和经济因素等。

初试样品的量随着与生物评价、分离及结构解析有关技术的发展而逐渐缩小。尽管如此，制备初试样品仍需要注意，必须保证充足的资源以便能重新得到相同的样品及结果。标准样品（或典型培养或其他恰当的真实来源物）的制备必须按照通用的标准方法，而且搜集的资源必须经过提取或其他的处理方法来制备样品以供生物评价。大量文献报道了各种有利于样品搜集和评价的方法，它们包括培养和发现特殊微生物（成长缓慢、不丰富的土壤微生物，海洋微生物、植物内寄生菌等）的方法，如封闭循环、水下呼吸装备、极端环境下的深潜搜索等。此外，自动化微量提取和生物分析技术，允许制备规模更小的初试样品，为以前不能得到或量不够充分的样品提供了制备和评价的机会。地缘定位系统及活性测定能力和检测微量成分结构能力的提高也减少了筛选时初试样品的规模。

（1）植物资源　植物作为新药研究来源，其优势就是植物的次级代谢已经演变了成千上万年，保留了多样性的生物化学特征。但是也有观点认为，这并不能保证一定具有治疗活性，也就是说化学多样性不一定意味着对人体有生物活性。即使这样，天然产物是各种新型的化学模板的源泉，从植物中寻找新结构类型的化合物具有显著优势。此外，植物保持了许多自我保护功能的生物化学特征，化学生态学的共栖、从周围的生物中寻找保护的理论可以解释植物产生的许多种次级代谢物的原因，因而植物资源成为一条极其重要的寻找先导物途径。

从植物中发现新药，主要有两大挑战：①发现可能产生新型或全新的天然产物的植物，而且这些天然产物有潜在生物活性；②从植物体中提取并分离这些天然产物，它们应是新化合物或全新的化学类型。此外，如何获得大量的植物资源供应也是一个重要问题。其中最能代表研究机会的问题就是：发展一种合理的可以验证的方法来识别和发现"高命中率"的植物。季节变化，不同的植物和不同年龄的植物或其他因素，都能影响重现性。因此，天然产物的研究必须有一个系统的路线。同时，还必须保证通过从植物中重新分离或组织培养或合成（全合成或半合成）方法，来大量生产有希望的新药候选物。

从天然产物中发现的新药，近二十年来引人瞩目的首推紫杉醇。1963年，美国化学家 M. C. Wani 和 Monre E. Wall 首次从一种生长在美国西部大森林中的太平洋杉（Pacific Yew）树皮和木材中分离到了紫杉醇的粗提物。筛选试验时，他们发现紫杉醇粗提物对离体培养的鼠肿瘤细胞有很高活性，于是开始分离这种活性成分。由于该活性成分在植物中含量极低，直到1971年，他们与杜克大学的化学教授姆克法尔合作，通过 X-射线分析才确定了该活性成分的化学结构为一种四环二萜化合物，并把它命名为紫杉醇（taxol，泰素）。

紫杉醇

1989年，美国国家癌症研究所指定百时美施贵宝公司为合作伙伴，共同对紫杉醇进行开发，使其产业化。1992年12月，FDA批准紫杉醇为晚期卵巢癌的治疗药物。紫杉醇上市当年即创下年销2亿多美元的业绩，上市第7年全球市场销售额已突破10亿美元，2006年统计的包括天然原料加工和半合成的紫杉醇注射剂的国际市场总销售额已达37亿美元，高居世界抗癌药物之首。

紫杉醇已经广泛应用于包括乳腺癌、肺癌、卵巢癌、卡波肉瘤在内的多种恶性肿瘤的治疗，测试证明它对其他多种肿瘤也有潜在的疗效。由于该类植物资源有限、生长缓慢并且其中紫杉醇的含量仅为百万分之二，故其价格昂贵。通过从红豆杉等植物中分离得到的前体化合物（10-脱酰基巴卡丁Ⅲ、巴卡丁Ⅲ、10-脱酰基紫杉醇、10-脱酰基三尖杉宁碱、7-戊醛基-10-脱酰基紫杉醇等）可以进行化学半合成，美国的科学家采用真菌发酵生产紫杉醇取得了较大的进展，国内外也研究成功红豆杉栽培和紫杉树皮细胞培养法制备紫杉醇的多种途径。

再以我国发现的青蒿素为例。在20世纪50年代，氯喹等化学治疗药物有效控制了疟疾的传染，但60年代初，恶性疟原虫对氯喹产生了耐药性。70年代，我国科学家从中草药黄花蒿中分离出抗耐氯喹恶性疟原虫、结构类型新颖的过氧化物倍半萜类抗疟药青蒿素。对青蒿素进一步结构优化，以期解决其生物利用度低、溶解性差和复发率高的缺点。用四氢硼钠还原青蒿素得到的双氢青蒿素比青蒿素疗效高一倍，双氢青蒿素的甲基化产物蒿甲醚抗疟活性强于青蒿素 10～20 倍，双氢青蒿素制成的琥珀酸单酯钠盐（青蒿琥酯）可制备注射剂，用于危重的脑型疟疾。青蒿素、蒿甲醚、青蒿琥酯均已收入中国药典并进入国际市场。青蒿素研究过程中的乙醚提纯、分离晶体、化学结构确定以及临床试验、动物毒性试验等，使用的都是现代科学方法。

青蒿素　　　　　双氢青蒿素　　　　　蒿甲醚　　　　　青蒿琥酯

复方蒿甲醚由蒿甲醚和苯芴醇两种成分组成，进一步解决了蒿甲醚作用时间短、复发率高等缺点。1994 年，中瑞双方正式签署专利开发许可协议，由诺华公司负责复方蒿甲醚在国际上的开发研究工作，组织了由国际著名科学家和中方合作者参与的研究队伍，在全球 20 多个国家开展了复方蒿甲醚的国际多中心临床试验。中方的中信技术公司是项目联络人，昆明制药负责生产蒿甲醚，新昌制药负责生产苯芴醇。2001 年，WHO 正式将复方蒿甲醚等青蒿素类复方药物作为一线抗疟药物在全球范围内推广，并于次年将复方蒿甲醚列入其基本药物核心目录。复方蒿甲醚 2002 年的全球需求仅为 10 万剂，2005 年就达到 3200 万剂。

疟疾病例虽然在中国现已罕见，但中国科学家耗费数十年心血研制的抗疟新药，正在为全球公共卫生事业作出卓越贡献，逐渐赢得了世界的认可。复方蒿甲醚已获得中、美等 49 个国家和地区的发明专利，并在 80 个国家和地区获得药品注册。WHO 驻华代表贝汉卫博士评价，"中国科学家对青蒿素的重新发现以及随后若干年的研发工作，如今已载入现代医学史；人们一致认为，它在疟疾治疗上的里程碑地位世无匹敌"。中国中医科学院中药研究所屠呦呦教授"因为发现青蒿素，一种用于治疗疟疾的药，挽救了全球特别是发展中国家的数百万人的生命"，并因此获得 2011 年度美国拉斯克-狄贝基临床医学研究奖。2015 年 10 月 5 日，屠呦呦又被授予 2015 年诺贝尔生理学或医学奖；新华社评述："这是中国科学家因为在中国本土进行的科学研究而首次获诺贝尔科学奖，是中国医学界迄今为止获得的最高奖项，也是中医药成果获得的最高奖项"。

我国的药材资源丰富。仅从植物药来看，已知种子植物 301 科 2980 属 24500 种，现在有据可查的中药总数有 6000 余种，临床常用中药 600～800 种，由之构成的中药方剂可按其 10 倍量计数。中药成分复杂、疗效独特，经过人们几千年的体验和实践而保留至今，其中蕴藏着巨大的新药资源，有待深入研究。

（2）微生物资源　在研究前期需要解决一些问题，如活性确证的困难（特别是土壤微生物），最初建立培养条件的困难（特别是海洋微生物），以及保持稳定培养的困难等。一个日益提升的优势就是通过组合生物合成，有能力改变微生物天然合成途径。而且，目前还有许多没有被探索的微生物资源，例如海洋水生微生物，极端环境下的微生物和植物内寄生菌。分离、培养和鉴别特殊微生物技术的最新发展，毫无疑问将继续促进人们对这些微生物化学成分进行探索。比如，海洋海绵 *Hyrtios altum* 所含的细胞毒活性成分 Altohyrtins A、Altohyrtins B、Altohyrtins C 和 5-desacetylaltohyrtin A 对 KB 细胞的 IC_{50} 为 $0.01 \sim 0.3 \text{ng/mL}$，显示了较强的细胞毒活性。海洋是生物资源的宝库，一系列的研究表明海洋生物中所含化学成分结构新颖、复杂，常具有较强的生物活性。从微生物资源中，能有效获得新药或先导化合物，第一代他汀类药物——洛伐他汀由霉菌培养法中提取；近代应用超敏菌株与特异靶方法发现了许多新的抗生素。比如，对 β-内酰胺类抗生素特别敏感的菌株，采用不同 β-内酰胺酶作区别实验，发现了克拉维酸和硫霉素等强力抑制 β-内酰胺酶活性的药物；从土壤链霉菌 MC974-A5 发酵液中分离得到的苯丁亮氨酸能抑制细胞膜上的碱性磷酸酶和氨肽酶 N，可增强机体的免疫功能。苯丁亮氨酸已上市，用于恶性肿瘤的免疫辅助治疗。

克拉维酸　　　　　　　硫霉素

L-(4-甲酰基-3-羟苯基)甘氨酸　　　　　苯丁亮氨酸

（3）动物资源　动物作为有生物活性的天然产物来源，可能发展、利用化学防御的方法来抵抗其他动物的捕食，由此非常可能获得有药理活性的化合物，并且作为新药的来源，它们被研究得较少。最新的发现已经开始促使这一来源成为天然产物研究领域的主流。例如，Daly 及同事从幽灵箭毒蛙中发现了一种毒素，虽然其毒性较大，不可能成为治疗药物，但是它促进了寻找烟碱受体抑制剂作为麻醉药的深入研究。还有，Oliviera 及其同事通过对锥蛇毒液的研究表明，这种动物具有组合化学的能力。海洋来源的生物，特别是海绵以及其他无脊椎生物，也被认为是新药的重要资源。

（4）样品的提取分离　天然产物研究中的一个关键问题就是如何提取生物体中的物质，以最大程度地发现具有重要生物活性的次级代谢物，同时减少那些"无用"化合物的出现，这些无用物是许多生物分析中出现非特异性的假阳性结果的原因。因此，样品制备的目的就是选择阳性物而去除"无用"物，同时使其与现有的或未来的生物分析、储存和获取相兼容。

大部分生物体，无论是植物还是微生物，过去通常都是用有机溶剂提取，故得到的产物大多数都是小分子亲脂性化合物。对于一个植物样品来说，还需要考虑被提取的生物体是鲜品还是干品，因为植物鲜品和干品的化学性质在质和量方面均存在差别。有报道指出，一些次级代谢物隐藏在特定的植物器官内，因此可以更高效地收集。在从植物体中寻找全新的有生物活性的天然产物时，需要做许多工作才能确定各种样品制备方法对整体客观性的影响。

在分离化学领域，目前已取得了重要进展，包括超临界流体萃取，各种色谱分离技术及水溶性天然产物的纯化，这些技术为样品制备提供了新思路，并且能和随后进行的大量分离技术保持一致性。

2. 活性成分的发现与评价

天然药物发现研究中，通常的挑战是对有效成分的分离和结构解析，即在一系列活性相当的样品中决定哪一个样品值得进一步研究。这个工作应该通过系统性的优先顺序，并结合活性确证完成。为了得到全新结构类型的化合物，最好能够得到独一无二的资源；而选择出可能产生全新化学类型的提取物，必须注重可靠的活性确证方法。分离和结构解析是最费力、耗时且昂贵的一步，色谱-质谱联用技术的进步可以对少量物质提供快速可靠的结构信息，加速活性确证过程。另外，灵活使用文献也是活性确证的成功要素之一。

优先安排主要基于各种信息的组合，包括生物活性方面、文献调研结果（可以说明一个样品以前的研究情况）、能得到的可供大规模分离使用的生物体数量等。一旦一个样品的优先位置被确定后，将开始在生物分析的指导下进行纯的活性成分分离。最新的技术进展对于微量活性成分的分离具有重要意义，包括超临界流体色谱分析、毛细管电泳技术、逆流色谱分析、离心色谱分析、离心柱等技术。分离的活性化合物的结构特征，常用当前技术水平较高的波谱技术来完成，例如，各种核磁共振（NMR）、质谱（MS）及其他各种测定绝对和相对立体化学构型的方法，如 X-线晶体衍射等。

生物评价即发现对目前相关疾病靶标有选择性和特殊生物活性的化合物，以及有效地预测体外活性、毒性和药动学。经典的方法就是建立一个阶梯式的分析方程，首先使用有相当高通量筛选能力的方法进行一级筛选，主要目的是探测最有可能成药的化合物，通常可以筛出低活性、中等活性或非选择性的样品。在分子生物学、分子药理学和基因组学重大发现之前，大多数新药筛选都基于动物试验观察反应，对抗生素则是观察其抑制靶菌生长的情况。虽然在整个细胞或者整个动物身上，这种探测方法非常有利，但是比较费时、昂贵且难以操作。随着分子生物学技术的出现，基于作用机制的特定分子靶标的生物分析成为基本分析方法，并迅速发展为高通量筛选，用以筛选大量的样品库。与纯化合物或通过组合化学合成的混合物相比，筛选天然提取物时十分困难。特别是天然产物的提取物大都有色而且不溶，由无数个可以相互作用（协同或拮抗）的化合物组成，因此导致假阳性的出现，这是对分析灵敏度的一个重大挑战。然后进行二级筛选，目的是确证和定量一级筛选中发现的活性物质，建立活性谱，揭示作用机制，预测体内药物特性。三级筛选（通常用动物模型）是评价有希望的化合物的临床潜力。

一种先导化合物的确定，应证明其通过新作用机制发挥作用，其具有所需要的药物特性。在设计、利用和解释生物分析的结果时，关键是选择靶标（治疗的、细胞的、分子的）与建立活性标准，体内生物分析的设计要参考体外试验结果。功能与结构基因组的发展、转基因技术的应用和微型化、自动化生物分析技术共同促进了对各种天然合成的产物进行生物评价的技术革命。而且，分子生物学技术的运用，如把荧光酶报告基因整合进入细胞系，以及荧光和比色分析设备的进步形成的色谱、质谱和生物分析联用技术，甚至可以实现在线生物分析。

3. 天然先导物的研究发展

发现天然药物的挑战在于如何高效地确定天然产物的生物活性，这在开始时是一个不断反复尝试的过程。经过多年发展，通过经验观察决定何种动植物的产物对某种疾病有效，被同样随机但更科学有效的手段——系统筛选所取代。该领域目前也存在较多争议，有人认为最好的方法是"生物多样考察"，即通过搜集大量的各种物质、微生物和动物种群来寻找具有所需生物活性的化合物，其目标是尽可能地筛选样品种类。全球植物种类据统计有 30 万种以上，而目前仅评价了很少的数量。虽然这是一个有意义的工作，但是想要评价所有的具有某种生物活性的植物是一个庞大的工程，需要长期大量的系统性工作。另一种发现天然药物的方法是利用民族植物学或民族药学。各民族在使用植物或动物产品来控制疾病和损伤过程中积累了丰富的经验，在寻找新的治疗药物方面，可以提供有用的信息，目前市场上大多数天然药物制剂都是来源于这些民族药物，这些药物已经被连续使用几十年甚至几百年。

许多讨论主要集中在如何评价天然产物的活性方面。在 20 世纪 70～80 年代之前，除了抗生素外，新药的发现主要依靠动物模型。随着分子生物学的发展，新药的发现开始利用基于酶或受体的分析系统来测定药物的特异性和选择性。这些发展促进了药物发现中二级学科的发展，即基于特定的酶或受体，大规模评价纯化合物或天然产物提取物的特殊生物活性。这种方法被称为高通量筛选，主要依赖于机器人和自动化操作，目前已经具有日测 1 万个样品的能力。使用特定酶或受体的新分析方法也在迅速发展，并且适宜于高通量筛选，使短时间内筛选巨量化合物库成为可能。当发现一种新的分析方法后，整个化合物库被筛选一次，当另一个新分析方法出现时，化合物库再被筛选一次，如此重复。高通量筛选在药物发现中具有重要作用，但必须明确药物潜在的靶标，这通常来自靶标体系基础生物学或对药物全新作用机制的掌握程度。但已知生物活性的大多数化合物并非通过作用机制而是基于筛选发现的。基于作用机制的高通量筛选还有一个不足，就是只能筛选具有特定作用机制的活性化合物，其他机制的活性化合物可能会漏掉。虽然这种方法目的明确，但在某种程度上，仍然限制了药物被发现的机会；而对于某一疾病而言，筛选结构新颖且具有新的作用机制的生物活性化合物十分必要。此外需要注意，发现的新化合物应该对整个细胞体系有效，必须能透过细胞或组织屏障。

药企层面普遍关注的问题是，一旦确定开发某个候选药物之后，这些天然来源的药物能否得到可靠而充分的供应。目前大量供应某些植物或海洋来源化合物几乎是不可逾越的困难，但是又不能因为供应问题而放弃对潜力化合物的研究。如果一个候选药物非常有效时，充分供应问题不容忽视。对于植物来源的化合物，满足大量供应的方法可以通过合成、半合成、从野生与培养的植物中再分离或大规模组织培养；对微生物来源的化合物，培养和大规模的发酵已经非常成功。很明显，如果是可培养的土壤或水生微生物（例如细菌或真菌等）来源的化合物，这个问题就相对容易解决，也是工业化的天然药物研究主要集中在发酵化学的原因。但是大量供应其他来源的候选物仍具有很大的困难，包括植物的组织培养和海洋无脊椎动物的水培养。

第一种成功的方法就是全合成、半合成或合成类似物，即通过设计含有复杂天然产物的必需药效团，以及改善其药物特性如药动学、兼容性和稳定性等。在这种情况下，天然产物的作用是作为先导物提供设计和开发的模型，其结构相对简单，具有改良的特性并通过合成获得，从而使工业化生产不再需要大量的原型天然产物。但如果该药是用一种天然产物作为起始原料半合成的衍生物，而其他很多天然药物在结构上没有可以替代的化合物，则供应问题仍显得十分重要。第二种方法是确定影响关键次级代谢物的基因或环境因素，并把这些信息与生物技术结合起来。至于利用组织培养生产植物来源的药物、解决供应难题的方法，在理论上非常诱人，但目前仍有待完善。

三、合理药物设计与虚拟筛选

随着生物化学、分子生物学、分子图形学和蛋白质结构测定技术等的发展，出现了合理药物设计与虚拟筛选，使新药研究进入了一个新的阶段。

1. 合理药物设计

合理药物分子设计（rational drug design）是当前新药先导物产生的主要途径和手段，它以诸多科学理论为指导来构建具有预期药理活性的新分子实体。这样目标明确地进行先导物人工设计与优化具有合理性，可减小筛选化合物的数目，缩短新药研制周期。

生物体内存在众多的酶系，许多药物与酶结合改变了酶的特性，从而干扰有关的生化反应，产生药物效应。药物以酶或受体为作用靶点，研究酶抑制剂及受体激动剂和拮抗剂，可以从中发现先导物。如通过研究 ACE（血管紧张素转化酶）的作用及其天然底物的结构后，发现了 ACE 抑制剂类降血压药卡托普利等。其他如 AChE（乙酰胆碱酯酶）抑制剂、MAO（单胺氧化酶）抑制剂、CA（碳酸酐酶）抑制剂等都已成为临床使用的药物。随着对一些在生理上至关重要的内源性物质功能的认识，各系统的酶抑制剂将不断问世。另外，受体是一种特异性大分子，内源性激素或神经递质在极低浓度就能和有关受体相互作用，生成可逆性复合物而启动功能性变化、开启离子通道或激活有关的酶等，最终导致生理变化或药物效应。比如，由组胺的结构及其 H_2 受体的功能，设计出西咪替丁等 H_2 受体拮抗剂类抗溃疡药等。

所谓合理药物设计就是基于结构、性质和机理的药物分子综合设计。通过对疾病过程的分子病理学等研究，明确药物靶分子（酶、受体、离子通道、核酸等）结构后，按照靶分子结构并参考相关的化学结构特征，借助有机化学、量子化学、立体化学及计算机技术，可找出最佳的与靶分子结合的先导物分子结构，从而设计出药效学、药动学性质良好并可选择性作用于靶点的药物。

合理药物设计有两种基本方法：①靶物质的三维结构已知，以底物-靶物复合物模式直接进行药物设计；②靶物质的三维结构未知，则利用药物分子与靶物质的互补性，推测底物-靶物质相互作用模式，进行间接药物设计，常用分子形状分析法（molecular shape analysis，MSA）、距离几何法（distance geometry，DG）和比较分子力场分析法（comparative molecular field analysis，CoMFA）等 3D-QSAR（三维定量构效关系）的方法。

例如，抗癌药伊马替尼（imatinib）的设计。20 世纪 80 年代，科学研究表明大多数慢性粒细胞白血病患者的粒细胞有两条染色体发生换位，产生了融合激酶 BCR-ABL，导致了该激酶活性的持续激活，从而造成细胞失控性增生。在此基础上，美国生物学家 Druker 提出了以 BCR-ABL 作为药物靶点的假想，通过开发该靶点的激酶抑制剂治疗慢性粒细胞白血病。Druker 博士与诺华公司的化学家 Nick Lydon 合作，从化合物库中筛选出抑制 BCR-ABL 激酶的小分子抑制剂，优化后开发出伊马替尼。临床前研究和临床试验结果表明伊马替尼安全有效，绝大多数慢粒患者获得完全的血液学的缓解，而副作用比细胞毒抗肿瘤药物少很多。伊马替尼由诺华公司于 2001 年推出，成为人类第一个成功的靶向抗肿瘤化学药物。

再如，胸苷酸合成酶抑制剂已被证明具有广谱抗肿瘤活性，在胸苷酸合成酶活性位点的结构信息研究清楚后，以其结构为基础的药物设计便成为可能。Agouron 公司的研究人员采用 E.coli 胸苷酸合成酶与 5-氟-2′-脱氧尿苷酸复合物的晶体结构设计抑制剂。他们用 GRID 软件包，利用甲基作为探针在结合位点找到疏水区域，结果表明萘环可使它的芳香环与 GRID 等高线图很好地吻合。采用萘环作为模板后，为使其在结合位点与天冬氨酸和结合的水分子提供化学匹配，在 1-位连上 N-取代基的苯并[c,d]吲哚（I），苯环作为 N 上的取代基，其 4-位被胍磺酰胺取代，从而增加分子的水溶性。结合位点的分析，胍嗪环朝向溶剂。实验结果显示，化合物（I）对人的胸苷酸合成酶抑制的 K_i 值为 1.6μmol/L。X 线衍射结果显示，该化合物与酶的结合方式与模拟研究预测的结果相似。采用交替的以结果为基础的药物设计方法对该化合物的结合亲和性进行改进后，得到化合物（II）和（III），它们对胸苷酸合成酶抑制的 K_i 值分别为 34nmol/L 和 2nmol/L。

(Ⅰ)　　　　　　　　　　　　　　　(Ⅱ)

(Ⅲ)

2003 年 SARS 流行期间，中国科学院上海药物所利用 Insight Ⅱ分子模拟软件所提供的生物信息学方法，对 SARS 病毒的 3CL 蛋白水解酶的同源性进行了分析，进而利用 Insight Ⅱ软件对 3CL 蛋白水解酶的三维结构进行了成功的同源建模，并根据所模建的三维结构对 3CL 蛋白水解酶的活性位点进行分析，获得了作为抗 SARS 药物作用靶点的 3CL 蛋白水解酶的详细信息。之后，他们利用药物虚拟筛选技术发现的抗 SARS 活性的潜在药物，证明了利用 Insight Ⅱ所模建的 3CL 蛋白水解酶的三维结构的合理性及所预测活性位点的正确性。在成功锁定抗 SARS 病毒药物的作用靶点并揭示了 SARS 病毒感染途径和作用机理之后，组成了包括数十万个化合物的抗 SARS 药物虚拟筛选数据系统，并利用这一系统在拥有 64 个 CPU 的 SGI 超级计算服务器上，针对 SARS 病毒靶点和作用机理进行了大规模的抗 SARS 药物的虚拟筛选，找到了上百个具有潜在抗 SARS 活性的化合物。再经过专家的认真分析和实验验证，在不到一个月的时间里，发现了 19 个有抗 SARS 活性的潜在药物。

然而，基因的功能及其调控远比人们起初想象要复杂得多，人体内存在着基因网络复杂的动态调控机制，研究估计每一种多因素疾病的相关基因数目在 5～10 之间，大多数疾病是由多种基因共同影响的结果。故针对单个分子靶点的研究难以全面、完整地反映化合物与疾病的相关性，必须深入研究基因之间的作用与联系，考虑信号转导通路和功能系统的调控。这也是一段时期以来科技手段越来越先进，但新药研制成功率较低的重要原因之一。国际普遍的研究情况为每 10000 个新化合物可能有 5 个进入临床研究，最终可能只有 1 个成为新药。这些化合物均经过多种模型和多靶点筛选，筛选量非常之大；中药提取物或单体凭借鉴前人经验，筛选的阳性率可能会高一些，但其工作量也十分可观。

新近发展起来的系统生物学（systems biology）为发现多基因和病毒感染等复杂疾病的治疗药物提供了新的思路和方法，使得在疾病相关基因调控通路和网络水平上研究药物的作用机理、代谢途径和潜在毒性，以及在细胞水平全面评价活性化合物的成药性（druggability）等成为可能。高内涵筛选（high content screening，HCS）的创立是这一新兴研究领域的重大技术发展，它在保持细胞结构和功能完整性的前提下，尽可能同时检测被筛样品对细胞生长、分化、迁移、凋亡、代谢途径及信号转导等多个环节的影响，从单一实验中获取大量相关信息，而确定化合物的生物活性和潜在毒性。从技术层面讲，HCS 是一种应用高分辨率的荧光数码影像系统，在细胞水平上实现检测指标的多元化和功能化的筛选技术，旨在获得被筛样品对细胞产生的多维立体和实时快速的生物效应信息。国外业界人士认为，如果说高通量自动化 DNA 测序技术对顺利完成人类基因组计划的贡献是革命性的，那么高内涵筛选在当今药物发现中将起到同样关键的作用。

2. 虚拟筛选

虚拟筛选（virtual screening）是基于药物设计理论，借助计算机技术和专业应用软件，从大量化合物中挑选出一些有"苗头"的化合物，进行实验活性评价的一种方法，其目的是从几十乃至上百万个分子中筛选出新的先导化合物（图 2-22），虚拟筛选包括以下四种方式。

（1）**基于分子对接的虚拟筛选** 对于一个生物靶点（如受体、酶、离子通道、核酸等）的三维结构，通常采用基于分子对接的虚拟筛选方法，从小分子的数据库中找到能与此靶点匹配的候选化合物。所谓分子对接是基于两个或两个以上分子之间通过几何匹配或能量匹配相互识别的过程，也就是在药物分子和靶酶产生药效的反应过程中，两个分子先充分接近，然后采取合适的取向，使两者在必要的部位相互契合、发生作用，进而通过构象调整形成稳定的复合物。2002 年 Grunberg 等采用基于分子对接的虚拟筛选方法成功地找到了多种人碳酸酐酶（humancarbonic anhydrase）的抑制剂。在整个设计过程中，他们采用多次初筛的办法对 Maybridge 数据库和 LeadQuest 数据库进行过滤，将数据库缩小为几千个；然后与已知抑制剂进行相似性筛选，得到了 100 个候选化合物；最后将这 100 个分子利用 FlexX 程序进行对接筛选，从中挑选出 13 个进行生物活性测试，结果 7 个分子的 IC_{50} 值达到了微摩尔级别（图 2-23）。

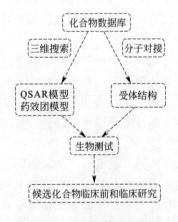

图 2-22　虚拟筛选流程

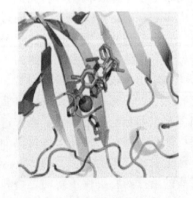

图 2-23　人碳酸酐酶与其抑制剂复合物

在 1 型艾滋病病毒 HIV-1 药物筛选过程中，将已发现的高效非核苷类反转录酶抑制剂作为先导化合物进行药物设计，利用分子对接手段分析和筛选再采用生物试验验证的方法，可以克服仅依赖于数据库进行大面积盲目筛选而导致的低效率、低阳性的缺点，这为非核苷类反转录酶抑制剂的进一步研究和发展提供了有利的基础。通过研究发现，在腙衍生物、吲哚酮类、嘧啶羧酸类、二芳基三嗪类、富勒烯衍生物等多类化合物中均发现了具有微摩尔级的抑制 HIV 活性的物质，有些药物也已经试验验证具有微摩尔级的抗核糖核酸酶 H 的活性，并能够对以往药物无法作用的 RT 酶突变株产生明显的抑制作用。

有丝分裂原活化蛋白激酶激酶 1（mitogen-activated protein kinase kinase，MEK1）的过度磷酸化是黑色素瘤成因之一，基于该靶点的中药成分虚拟筛选有望发现中药在治疗黑色素瘤方面的潜在应用价值。采用 MEK1 晶体构象构建口袋模型（图 2-24）和 Flex Search 模型，可很好重现晶体结构，对接配体构象与晶体结构中原配体构象 Similarity 评分为 0.784（图 2-25）；对接评分与已有 MEK1 抑制剂活性数据 pIC_{50} 呈线性关系，$R^2=0.937$，进一步表明虚拟筛选模型可靠，以口袋模型对 Lipinsk 五规则初筛的中药成分库进行分子对接，根据 Flex Search 模型精筛，最终得到 50 个总分高于 7.0 的化合物，该研究给出总分高于阳性对照的前 10 个中药成分，有望进一步用于 MEK1 和黑色素瘤抑制的研究。

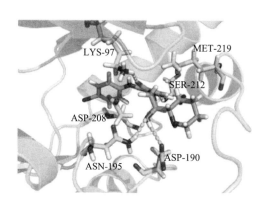

图 2-24　MEK1 基于"配体"的口袋模型

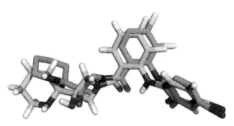

图 2-25　Similarity 评分为 0.784 的对接后配体和原配体构象对比

在研究延胡索抗心肌缺血的物质基础及作用机制时，通过 TCMSP 平台筛选到符合条件的目标小分子化合物，运用 Maesrto 11.1 分子对接软件筛选延胡索中与相应靶点蛋白对接较好的小分子化合物，再运用 Cytoscape 3.6.1 构建多成分-靶点网络药理图，通过拓扑学分析，阐释其网络特征。季铵碱类化合物和黄酮类槲皮素对接结果普遍优于叔胺碱类，对接结果中季铵碱打分平均值高于叔胺碱的靶点蛋白有 10 种。网络药理学结果分析得知多化合物-靶点的网络异质性为 0.57，平均相邻节点数 3.59，特征网络长度 3.02，网络中心度 0.21。说明延胡索季铵碱类化合物黄连碱、巴马汀、去氢紫堇鳞茎碱、药根碱、非洲防己碱、小檗碱，黄酮类槲皮素可能是其治疗心肌缺血的物质基础，延胡索治疗心肌缺血是多成分与多靶点相互作用的结果。

(2) 基于药效团的虚拟筛选　药效团 (pharmacophore) 是特征化的三维结构要素的组合,可以分为两种类型。一类是具有相同药理作用的类似物,它们具有某种基本结构,即相同的化学结构部分,如磺胺类药物、局麻药、受体阻断剂、拟肾上腺素药物等;另一类是一组化学结构完全不同的分子,但它们以相同的机理与同一受体键合,产生同样的药理作用,如已烯雌酚的化学结构比较简单,但因其立体构象与雌二醇相似,也具有雌激素样作用。

过敏性肠道综合征与慢性阻塞性气管病均与受体 Muscarinic M3 有关。1999年,Marriott 等采用基于药效团搜索的方法进行了 Muscarinic M3 受体拮抗剂的筛选。他们从文献中选出 3 个已知的抑制剂,利用 DISCO 程序构建药效团模型,最终有 2 个四点模型用于数据库搜索。数据库搜索使用 UNITY 程序,数据库为自己课题组所构建,2 个药效团模型筛选得到 177 个完全不同的分子,生物活性检测发现其中有 3 个分子具有较高的活性。

肾小球毛细血管中的血管系膜细胞 (mesangial cell,MC) 的增生与许多血管疾病的发生有关。2001 年,Kurogi 等采用基于药效团的数据库搜索对 MC 增生抑制剂进行了筛选,研究组从现有抑制剂出发,药效团识别采用 CATALYST,构建了包含 7 个药效特征元素的药效团模型。然后用 CATALYST 搜索了包含 47045 个分子的数据库,得到 41 个命中结构,生物活性检测其中 4 个化合物具有明显的MC 增生抑制活性。

基于药效团的筛选通常包含 3 个基本步骤。首先是初筛,初步筛除不能与目标结构相匹配的分子,减少进入下一个阶段的候选分子数;然后是二维子结构匹配,筛除测试分子中药效模式间的连接方式与目标结构不符合的分子,此过程较为耗时;最后是三维结构搜索,在通过二维子结构匹配证明其包含药效团以后,验证其在数据库中的构象和药效特征元素是否满足空间限制条件,如果满足则该分子是一个命中结构,不满足的则筛除。

S-腺苷同型半胱氨酸水解酶 (SAHH) 是细胞内广泛存在的一种酶,它催化S-腺苷同型半胱氨酸 (AdoHcy) 水解生成腺苷和同型半胱氨酸。抑制 SAHH 将导致细胞内甲基化抑制物 AdoHcy 的堆积,从而对转甲基反应产生反馈性抑制作用。而甲基化对于维持细胞的活性是必需的。鉴于 SAHH 在调节生物体转甲基化反应中的核心地位,它已被选择作为多种新药研发的重要靶标,包括免疫抑制剂、抗病毒药、防治动脉粥样硬化和阿尔茨海默病药物。以 30 个 SAHH 抑制剂活性分子为训练集产生药效团模型,并以该药效团模型筛选具有活性的 63 个抑制剂分子以及无活性的 3241 个分子。63 个活性分子中命中 62 个,3241 个非活性分子命中1143 个。富集率为 2.7 (富集率为衡量药效团模型的一项标准)。最后以此药效团模型筛选了包含 23715 个分子的中草药数据库,命中分子 6301 个。

基于药效团虚拟筛选具有自身的优点与缺点。优点在于:①可以不依赖于受体结构,在受体结构未知的情况下同样可以做虚拟筛选;②筛选速度快,对基于分子对接要一天完成的虚拟筛选，用基于药效团虚拟筛选在几十分钟之内即可完成。而缺点是筛选结果由药效团的好坏决定，活性小分子的选取直接决定筛选结果；在药效团特征数较少的情况下，筛选结果可能命中分子数目较多。在受体结构已知的情况下可结合分子对接或基于受体的药效团等进行筛选，在受体未知的情况下可结合分子相似性或 ADMET 等进行筛选，通过结合多种方法来共同进行虚拟筛选来提高先导化合物的命中率。

（3）基于 QSAR 的虚拟筛选　定量构效关系(quantitative structure-activity relationship，QSAR) 研究方法在现代药物设计方法中占有重要的地位，也是应用最为广泛的药物设计方法。其目的是采用数理统计的方法研究和揭示化合物的活性与其分子理化性质之间的定量变化规律。传统的二维定量构效关系方法，如 Hansh 法、模式识别 Free-Wilson 法、电子拓扑法等早已为大家所熟知。随着 QSAR 理论及统计方法的发展，反映更加丰富信息的三维定量构效关系方法如比较分子场分析 (CoMFA) 方法、距离几何法及分子形状分析方法等都迅速得到了广泛应用。基于定量构效关系筛选的方法也是最早发展起来的虚拟筛选方法，并已由平面的 2D 发展至空间的 3D 模式。利用软件（如 Tripos 公司的 CoMFA 或 Accelrys 公司的 CATALYST）分析一系列已知化合物的各种性质、理化指标，构建定量构效关系。在构效关系确定之后，即可应用于搜索各类数据库，筛选常使用的有 Cerius2 中的 Diversity 模块。

磺酰脲类除草剂最初开发在 20 世纪 70 年代，当时由于目标受体 ALS 酶的三维结构尚不确定，南开大学李正名教授课题组从配体出发，选定了 32 个化合物进行构效关系研究。利用分子模拟与设计软件包 SYBYL 中的 CoMFA 构建了相应的三维定量构效关系模型。利用此模型以及 Cerius 2 的 Diversity 模块进行数据库的虚拟筛选及活性预测，并挑选出 20 个预测活性高的化合物进行合成，取得了较好的结果。

徐闻曦等人通过一系列肌钙蛋白 I 相关激酶抑制剂苯磺酰胺衍生物构建了其 3D-QSAR 模型，研究其结构与活性关系。所得 CoMFA 和 Topomer CoMFA 模型的交叉验证相关系数 q^2 分别为 0.622、0.768，非交叉验证系数 r^2 分别为 0.952、0.981，外部验证相关系数 R^2_{pred} 分别为 0.823、0.754，说明模型具有良好的预测性能和稳定性。采用 Topomer Search 对 ZINC 数据库进行虚拟筛选，共得到 25 个分子，其预测活性均高于活性最高的模板分子。最后通过分子对接筛选得到 11 个分子可作为 TNNI3K 抑制剂进一步研究。

采用 Topomer CoMFA 对 37 个 6-氮杂甾醇类抑制剂进行三维定量构效关系分析，新建模型的交互验证和拟合相关系数为 $q^2 = 0.774$，$r^2 = 0.965$，结果表明模型具有良好的可信度和预测能力。将基于配体的 Topomer search 虚拟筛选、基于受体的分子对接虚拟筛选和基于 3D-QSAR 模型的分子活性预测等方法运用到新抑制剂的分级筛选，最终获得 4 个高活性的新抑制剂分子。新抑制剂的 Surflex-dock 结果显示 6-氮杂甾醇类抑制剂与 5AR-II 靶点的作用模式主要是氢键作用。MTT

法生物学活性测试结果显示新抑制剂能显著抑制 BPH-1 细胞增殖，且抑制程度呈浓度依赖性。通过分子对接机理解释和细胞学实验的抑制前列腺增生活性测试，这两种研究方式相互验证，证明此虚拟筛选方法能够为治疗良性前列腺增生的新药设计提供有效候选化合物。

采用 Topomer CoMFA 方法对 21 个 6-(1-萘甲基) 取代 S-DABO 类化合物进行三维定量构效关系研究，建立了 3D-QSAR 模型，所得优化模型的主要参数分别为 $N=3$，$q^2=0.659$，$r^2=0.917$，$F=44.418$，$SEE=0.222$，$q^2_{stderr}=0.45$，$r^2_{stderr}=0.22$。结果表明，该模型具有良好的稳定性及预测能力。采用 Topomer search 在 ZINC 分子数据库中进行 R 基团的虚拟筛选，设计了 8 个活性优于模板分子的新化合物，借助 Surflex-dock 分子对接研究了新化合物与 HIV-1 逆转录酶作用模式与机制。结果显示，新化合物与 HIV-1 逆转录酶的 LYS101、LYS103、TYR318 位点作用显著。

（4）基于药代动力学的虚拟筛选　在传统的药物设计流程中，对于候选化合物最关心的往往是其能否与靶酶的活性位点结合，至于这个化合物能否在肠道溶解、透过细胞膜达到有效部位等问题考虑得并不多。而在药物研制的早期阶段对化合物的药代动力学和毒性进行全面的评价也是十分重要的。

得到药代动力学模型通常包含三个步骤：利用小型化技术（miniaturization）制作一系列体外培养基；借助计算机虚拟筛选一系列化合物，并对这些培养基进行评价；对预测模型进行实际检验并修正，从而这些虚拟模型将最终取代真实体内或体外实验，成为筛选的模型。Chris Lipinski 及其合作者通过高通量筛选以及组合化学取样，分析了 WDI 中的 2245 个药物。为了查明普通口服药物的共同特性，总结出了著名的 Chris Lipinski "5 规则"，包括分子量不能超过 500、油水分配系数小于 5 等。基于药代动力学筛选较快捷，主要针对整个数据库，通常先于药效团筛选、对接筛选。因此筛选条件应尽量完善，否则很可能剔除潜在先导化合物。除上述 "5 规则" 之外，可极化表面积（PSA，一般应小于 140.2）、在生理条件下油水分配系数、溶解度、在小肠及脑渗透率都应是被考虑的筛选条件，这样才能保证整个虚拟筛选过程准确性、高效性。

除了上述四种筛选方法外，还有子结构匹配筛选、相似性搜索筛选等，这些技术都已经在一些虚拟筛选实践中得到应用。

四、组合化学与高通量筛选

新药研制的效率在很大程度上取决于化合物的合成和生物评价的速度，这关系到人力和资金是否得到充分的利用和快速的回报。数十年以来，合成药物的传统模式是一次合成并评价一个化合物，而且一直沿用至今。组合化学采用了完全不同的策略，能同时制备含众多分子的化合物库，库容量则以几何级数增加，与高通量筛选（high-throughput screening，HTS）技术结合，可极大地加快先导物发现和优化的速度。

1. 组合化学

组合化学是在不同结构的构建模块之间，以共价键系统反复地进行连结，从而能在短时间制备出数目众多的化合物；它是在合成多肽的基础上发展起来的一项快速高效的合成技术，亦称同步多重合成化学或组合合成化学，是一种将化学合成、组合理论、计算机辅助设计和机械手结为一体的技术。

组合化学源于如下原理：用随机筛选的方式发现活性分子的概率，与所筛选化合物的数目成正比，即筛选的化合物数量越多，得到活性化合物的可能性越大。它基于一系列组建模块（building block）产生所有可能的组合方式，而合成数量巨大的化合物库。表 2-6 列举的数据表明，以指数级增加组建模块的数目，所生成的化合物数量呈几何级数的增加。

表 2-6　组建模块与形成化合物数量间的关系

一个分子中连接的模块数	模块总数为 10 个	模块总数为 100 个
3	1×10^3	1×10^6
4	1×10^4	1×10^8
5	1×10^5	1×10^{10}

将不同结构的基础模块通过化学合成或生物合成，产生大批相关的化合物（化合物库），构建化合物库是组合化学的主要内容。化合物的合成可以在固相或液相中进行。其中，固相反应占主要地位，具有诸多的优点：可与过量试剂完全反应；产物易于提纯；适于多步反应；另外，操作简单有利于自动化，因此也得以快速发展。固相上合成一般包括三要素，分别是固相载体、连接的基团以及产物解离的方法等。其中固相载体包括玻璃、树脂、硅胶、纤维素等；连接基团包括氯甲基苯、苯甲醇、胺、二氢吡喃等。固相合成方法较多，一般包括多孔固相合成法、混合固相肽合成、光控合成法和混合-均分法等，其中混合-均分法最为常用。

以混合-均分法为例，用丙氨酸（A）、缬氨酸（V）和甘氨酸（G）作基础模块，如图 2-26 所示，首先将它们结合固定在树脂上，均匀混合，随机平均分成 3 份；然后，将上述 3 份产物分别与丙氨酸、缬氨酸和甘氨酸再反应结合，均匀混合，形成 $3\times3=$ 9 种二肽；可以将 9 种二肽产物再随机均分成 3 份，第三步，重复前面的步骤分别与丙氨酸、缬氨酸和甘氨酸再反应结合，形成 $9\times3=27$ 种三肽。如此下去，可以很快地合成出相当数目的化合物，组成化合物库。混合-均

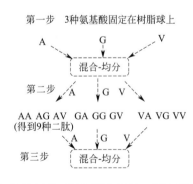

第一步　3种氨基酸固定在树脂球上

AA AG AV　GA GG GV　　VA VG VV
（得到9种二肽）

AAA AAG AAV　GAA GAG GAV　　VAA VAG VAV
AGA AGG AGV　GGA GGG GGV　　VGA VGG VGV
AVA AVG AVV　GVA GVG GVV　　VVA VVG VVV

（得到27种三肽。如此继续，可得到更大化合物库）

图 2-26　三肽化合物库的合成示意

分法在每步反应完成后，得到的产物都与树脂球相互作用，使其在溶剂中不能溶解，这样可十分方便地将杂质、催化剂及过量试剂等洗涤干净，所得化合物库经筛选后检出。

与固相合成相比，液相合成尽管操作相对繁琐，但有工艺路线相对成熟，合成方法也得心应手、广泛应用。液相合成化合物库，能提高合成速度；没有树脂负载量的影响，成本低；反应过程中能进行产物跟踪分析等。相对于固相来说，对步骤少、结构多样性的小分子合成有优势。液相合成法现已成功合成了三氟甲基吡啶库、α-氨基酸库、非肽基 α,α-二氟亚甲基磷酸库、苯并咪唑衍生物库、1,5-二烷氧基-2,4-二硝基苯库、多环天然产物类似物等大量化合物库。液相合成的方法应用较多的主要有同步平行法和索引组合库法两种。

同步平行法是固相合成和液相合成的通用方法，其是指在不同的反应器内分别合成一系列单个分子。通常使用微滴定板（一块模制的塑料 96 孔板，包含 8 排×12 列小穴）作为容器，每个小穴装有要反应的几毫升液体。这样的排与列的排布能确定库化合物的结构，并推知每一个孔中化合物的结构，通常在库容量小时采用。

比如一个底物 S 与多个反应物 R_1、R_2、R_3、$\cdots$、R_n 反应，产生一个含有 n 个产物 SR_1、SR_2、$SR_3\cdots SR_n$ 的化合物库（见图 2-27）；或者，若 m 个 A_1、A_2、A_3、$\cdots$、A_m 反应物分别与 n 个 B_1、B_2、B_3、$\cdots$、B_n 反应物反应，则得到 $m×n$ 个产物的单个分子。采用同步平行法所获化合物库规模比较小，但是产物单一纯净，筛选数据比较准确。

$$\left.\begin{matrix}R_1\\R_2\\R_3\\\vdots\\R_n\end{matrix}\right\}+S\longrightarrow \begin{matrix}SR_1\\SR_2\\SR_3\\\vdots\\SR_n\end{matrix} \quad 或 \quad \left.\begin{matrix}A_1\\A_2\\A_3\\\vdots\\A_n\end{matrix}\right\}+\left\{\begin{matrix}B_1\\B_2\\B_3\\\vdots\\B_n\end{matrix}\right. \longrightarrow A_{1\sim m}B_{1\sim n}$$

$m×n$ 个产物

图 2-27　同步平行合成法示意

Gordeev 等使用固相法合成了 1,4-二氢吡啶组合库，库容量为 300 个化合物，以期创制钙通道拮抗剂。使用的 3 个组建模块为 β-酮酸酯或二酯（10 种），第二个模块也为 β-酮酸酯或二酯（3 种），第三个模块为取代的芳香醛（10 种），生成 300 个化合物均匀地分布在 30 个合成器内，每个合成器内含有 10 种化合物。分别对 30 个合成器中的样品作活性筛选，找到活性最强的一组（10 个）或两组（20 个）化合物，再进一步试验得出阻断该钙通道活性最强的化合物（图 2-28）。

在活性筛选中，含有 6A 模块（乙酰乙酸甲酯）的 100 个化合物（包含在 10 个反应器中）的亚库活性最高，进一步发现于含 2c 模块（乙酰乙酸乙酯）的 10 种化合物和 2g 模块（乙酰乙酸烯丙酯）的 10 种化合物为高活性亚库，最后在 6A-c 和 6A-g 中得到高活性的 5 个单一化合物（图 2-29）。

合成化合物库的目的是寻找活性产物。化合物库的构建与筛选是相互联系的，对于不同类型的化合物库应选用不同的筛选方法。筛选既可以直接在固相中进行，也

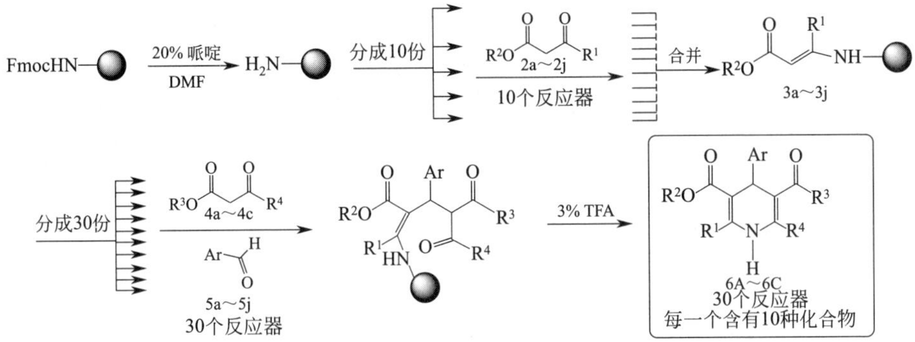

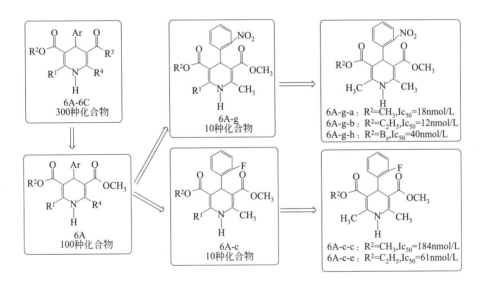

图 2-28　二氢吡啶化合物库的合成模式

可以将化合物库切入液相中进行。对于平行合成法所得的化合物库可采用位置扫描法，即对每个小穴中的产物活性进行扫描检测；对混合-均分法构建的库，通常采用解析法筛选，其特点是通过子库提供的结构信息，无需仪器就能确定库中的活性结构。

图 2-29　二氢吡啶化合物的活性分组

2. 高通量筛选

药物活性筛选的基本形式有很多，如随机筛选、计算机筛选、高通量筛选、利用生物信息学筛选等。而配合组合化学技术、灵敏的检测技术、微电子技术、自动化技术和计算机技术形成的高通量筛选（high throughput screening，HTS）是当今最为广泛和有效的筛选方法。HTS 就是以分子细胞水平的实验方法为基础，以微型板为实验工具载体，以自动化操作系统执行实验过程，以灵敏快速的检测仪器采集实验数据，以计算机对实验获得的数据进行分析处理，同时对数以万计的样品进行检测。

满足高通量药物筛选需要具备若干特点：①筛选疾病基因或其表达的蛋白，需要有完备的基因或蛋白库；②需要将检测指标转化为简便、灵敏、稳定的客观检测信号，如荧光、化学发光、放射性核素等；③需有制作快速检测微量样本的仪器，保证高通量筛选的信息能够快速准确读出；④针对短时间获得的庞大的实验数据，必须有相应的计算机硬件和软件的支持；⑤研制有自动化加样和取样系统以保证完成上千次操作；⑥还需要有数十万至上百万化合物库进行筛选。

高通量筛选所采用的是细胞水平和分子水平的筛选模型，如基于反向酵母双杂交系统的药物筛选模型是研究蛋白-蛋白相互作用的一种有效的遗传学方法。基于细胞平台的药物筛选模型能够提供化合物对于特定受体、离子通道或者细胞内的药理活性，而传统的生化分析往往不能得到这些活性数据，如细胞平台上的高通量筛选能够区别药物发挥的究竟是激动剂还是拮抗剂作用，也能够提供有关药物膜通透性及毒性方面的信息。基于动物平台的药物筛选为体内筛选模型，很多药物在体外具有很高的活性，但进入人体或动物体内检测时活性却大为下降，这是由于在人体或动物体内，药物作用的发挥除了必须具备药理活性外，还与其吸收、分布、代谢、排泄（ADME）情况有关，所以该模型解决了筛选药物的药理活性和对药物的 ADME 进行研究的问题。

传统药理学研究方法对药物开发有两个重要的制约环节。①发现新药效率低、规模小、成本高、难度大，因而制约了新药发展的速度。②作用机制研究难度大，需要进行大量的探索工作。如强心苷类药物，首先在临床上认识到该类药物具有强心作用，此后经过几十年的探讨和研究，才证明了强心苷类药物主要作用机制是通过抑制 Na^+-K^+-ATP 酶活性，从而增强心肌收缩力。高通量药物筛选的药物发现过程是基于反向药理学（reverse pharmacology）研究过程，这种研究模式是相对于传统药理学研究过程，是对高通量药物筛选引发的研究过程的概括，该模式不仅成功地揭示了大量已知药物的作用机制，而且还发现了大量新现象和作用机制，促进了药理学的发展。

反向药理学的最大特点是从药物作用机制开始研究药物作用的特点和规律。由于高通量药物筛选多数是在分子水平的筛选模型上进行，故获得的药物作用信息是药物与作用靶点之间的关系，或者说是直接认识了药物作用机制。但无论所采用的药物作用靶点属于何种类型，仅根据药物与靶点之间的关系，不能说明药物的全部药理作用。因此，要在药物作用机制的引导下，进行全面的药理学研究，直至整体动物药效学研究。由于该过程与传统药理学研究的模式相反，故称为反向药理学。反向药理学的最大优势是可以从药物作用的靶点水平，大规模地筛选药物，高效率地发现新药。利用药物靶点进行药物筛选，已成功地发现了大批临床用药，如血管紧张素转化酶抑制剂卡托普利、依那普利、赖诺普利等降血压药物，β-肾上腺素受体拮抗剂普萘洛尔、阿替洛尔等也是利用分子靶点筛选而发现的药物，并经进一步的研究成为临床应用的抗心律失常药。

药物高通量筛选的分析方法主要有以靶点为基础的分析方法和以细胞功能为基础的分析方法。以靶点为基础的分析方法主要有：①以酶为靶标的高通量检测方法，绝大多数是直接检测酶活性，方法是基于放射性的方法和基于比色、荧光的方法两类；②以受体为靶标的高通量检测方法，主要包括检测功能反应、第二信使生成和标记配基与受体相互作用等类型；③以离子通道为靶标的高通量检测方法，如用酵母双杂交的方法高通量筛选干扰 N 型钙通道 β_3 亚单位与 $\alpha_1\beta$ 亚单位相互作用的小分子，寻找新型钙通道拮抗剂；④以核酸为靶标的高通量检测方法，可以建立以核酸编码结构区域为靶标的筛选方法，寻找类似氨基糖苷类抗生素而亲和力更高或作用于相同核酸的其他位点的新化合物，以及不易被代谢失活的新化合物。以细胞功能为基础的分析方法主要包括内皮细胞激活、细胞凋亡、抗肿瘤活性、信号转导通路、细菌蛋白分泌以及细菌生长等，都已建立了高通量筛选分析方法。

影响高通量筛选结果的因素包括微孔板性能的差异和细胞株。对于用在细胞水平检测过程中所有的材料，需要精确地评估它的性能，因为不同来源的微孔板可以对细胞的生长繁殖产生不同的影响；为了更好地配合细胞毒性检测，已有适合细胞生长繁殖的最优化培养板，这些培养板不会对细胞的毒性检测产生较大或负面的影响。对于细胞株，细胞筛选法不仅需要数量巨大，也需要平行处理多批次、小量不同组织来源的细胞株，这些细胞株必须不断地供给培养基来维持其生长需要，而通常在细胞冻存、复苏和培养过程中会出现一些问题，应优化细胞培养基以使细胞能较好地生长和繁殖；许多细胞是使用含胎牛血清的培养基来维持生长，但不同批次的胎牛血清质量有差异，对试验结果产生不利影响，故无血清培养基被应用得越来越多；但细胞株和培养基价格非常昂贵，限制了细胞水平筛选的广泛应用。

五、其他筛选方法

筛选技术在新药发现研究中必不可少并需反复应用，而每一发展阶段的筛选方法和指标也不尽相同。筛选化合物库分子产生先导物时，目的在于发现化合物活性，绝大多数均采用体外试验指标，方法上应符合大规模、高效率的要求；确定候选药物时，还要考虑药物的组织选择性、治疗适应证等，应安排整体动物或病理动物模型进行评价筛选。此外，其他一些筛选思路和方法可在具体研究工作中灵活运用。

（1）定向筛选　就是采用特定的筛选方法进行专门筛选防治某种疾病的药物。定向筛选是现代医学研究过程中长期使用的方法，并在药学研究中具有重要影响，如用来治疗心血管疾病或是抗肿瘤的药物等。定向筛选对于发现某一类型的药物是非常有效果的，但是不能够全面反映被筛选的物质的内在作用，因此在定向筛选的同时应实现一药多筛，从多方面发现这些物质的作用是最为理想的方法。

（2）特定样品筛选　指的是使用现有的信息，在特定范围内进行样本筛选。例如抗生素药物筛选，筛选各种细菌的抗菌活性的产物，因此发现大量新的抗生素。中药的研究也采用这种方法，根据中药现有的信息，筛选特定的中药有效成分。这种方式具有较高的成功率，但筛查范围受到限制，忽略了更广泛的资源，对比的样本范围很小，容易导致低效的样本高投入研究，尤其是不可靠的信息可能会对筛选产生误导。

（3）比较筛选　是指根据对现有药物的理解，在确定的模型中进行筛选，筛选出相同的类型而功能更好的新药，包括"me-too"药物。通常能够利用的药物信息有药物作用机制、药物代谢过程以及病理机制等。比如根据阿片类镇痛作用原理，发现了新的镇痛药物；根据甾体激素类药物的结构，找到了大量抗炎药物等。

（4）随机筛选　是用于确定要筛选的药物的治疗方向，或者利用有限的模型测定大量化合物的活性。到目前为止，新抗生素的发现就是利用这种方法，对从世界各地收集的土壤标本进行选择性抗细菌或抗真菌活性筛选。现在，抗感染药物的种类非常丰富，已达到了临床医生可以自由选择的程度。在第二次世界大战期间，为了解决植物来源抗疟药奎宁的不足，以疟原虫感染的鸡为动物模型，对数千种合成化合物进行了抗疟活性筛选，但由于运气不佳最终没能得到满意的抗疟药。为了寻找新的抗癌药和抗癫痫药，欧美国家的研究人员都在进行大规模筛选，这种方法最重要的是要选择便宜的细胞或动物模型。随机筛选由于缺乏合理的先导化合物，在寻找新的抗疟药和抗肿瘤药方面没有什么效果，但在发现抗生素方面却表现出优势。这种方法比较成功的例子是洛伐他汀（Lovastatin）的发现，它是新一代具有抑制 HMG-CoA 还原酶作用的降胆固醇药。

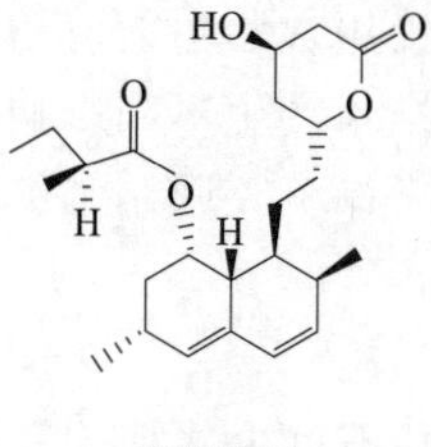

洛伐他汀

随机筛选是系统筛选的一部分。系统筛选还包括彻底筛选（extensive screening）。彻底筛选是对于少数结构复杂的独特化合物进行彻底的药理学评价，通常是用于设计合成或者由天然物提取得到的全新化合物，通过广泛的药理学研究（中枢神经系统、心血管系统、肺和消化系统抗病毒、抗菌及化学疗法等）确定是否有令人感兴趣的药理活性。

一般来说，进行彻底筛选的化合物应该具备以下条件：①化学方面研究得较少；②容易得到；③可以进行大量的结构变换；④具备多个具有挑战性的化学问题；⑤预见能够得到活性化合物。进行彻底筛选较为成功的例子包括中枢系统苯并二氮䓬受体配基的发现、紫杉醇的发现等。

第三节　先导化合物的优化

在新药研究过程中，先导化合物产生后，进一步的工作就是对先导化合物进行优化，以得到与先导化合物结构类似的较佳候选药物，其活性更强、选择性更好、毒副作用更小以及具有符合临床使用的药代动力学性质。通常优化先导化合物的策略及方法包括：生物电子等排、前药修饰、软药设计、立体异构及外消旋转换，以及其他方法如活性亚结构拼接、局部修饰等。

一、生物电子等排

生物电子等排概念最早可以追溯至 1919 年，Langmuir 用电子等排来解释具有相同原子数和相同价电子数的分子或离子在理化性质方面的相似性，比如 O^{2-}、F^- 和 Ne，N_2 和 CO，N_2O 和 CO_2，N_3 和 NCO 以及 NO_3^- 与 CO_3^{2-} 等。在这些相似分子和离子的基础上，他确定了 21 组电子等排体，进一步推断这些分子的电子数目和分布情况也相同，提出电子等排体（isostere）是具有相等数量的原子和电子，并且电子排列状况也相同的分子、原子或基团（离子）等。1932 年，Erlenmeyer 等首先把电子等排概念与生物活性相联系，并解释电子等排体生物活性的相似性。他将外层电子数相等的原子、离子或分子都称作电子等排体（表 2-7），并认为电子等排体外围电子层结构必须在形状、大小、极化等方面近似，并且化合物应是同晶形的或可共晶的。

表 2-7　外层电子数相同的原子或原子团

4	5	6	7	8
N^+	P	S	Cl	HCl
P^+	As	Se	Br	HBr
S^{2+}	Sb	Te	I	HI
As^+		PH	SH	H_2S
Sb^+			PH_2	PH_3

Friedman 等考虑到电子等排体的性质及广泛应用，将电子等排体与生物活性联系起来，真正提出了生物电子等排（bio-isosterism）的概念，就是分子或基团的外层电子相似，或电子密度有相似的分布，分子的大小或形状相似者称作生物电子等排体。Friedman 还认为具有相反性质的基团（如拮抗剂等）也是生物电子等排体，因为其与相同的识别部位发生相同的作用。从广义上来说，凡是具有相似的物理和化学特征，并能产生广泛相似性生物活性的基团或分子都可称为"生物电子等排体"。随着生物电子等排原理的广泛应用，生物电子等排体的范围逐渐扩大，研究者把生物电子等排体分为两类，即经典和非经典的生物电子等排体。经典的生物电子等排体包括，一价原子和基团（如-OH 与-NH_2）、二价原子与基团（如-CH_2-与-O-）、三价原子与基团（如=N-与=CH-）、四价原子与基团（如=C=与=Si=）。取代基团的形状、大小和外层电子构型大致相同，组成基团的原子数、价键数、不饱和程度及芳香性等方面极其相似，按照 Erlenmeyer 氢化物取代规律可分为一价、二价、三价、四价及环内等价 5 种类型。非经典的生物电子等排体不符合 Erlenmeyer 的电子等排定义，基团的原子数可以不同，形状和大小变化亦较大，但保留了原药效团的 pK_a 值、静电势能、最高占据分子轨道和最低空轨道等性能，因而仍显示相应的生物活性，如-CO-和-SO$_2$V 以及-SO$_2$NH$_2$ 和-PO(OH)NH$_2$ 等。

1. 经典生物电子等排体

（1）一价生物电子等排　单价的原子或基团一价生物电子等排体在药物先导化合物优化中的例子很多，主要包括 F 替代 H，-NH$_2$ 替代-OH，-SH 替代-OH，F、-OH、-NH$_2$、-CH$_3$ 之间的相互替换和 Cl、Br、-SH、-OH 之间的相互替换等。F 取代 H 为一价生物电子等排替换中最常用的。因为氟在卤素中的特殊性，它与氢原子更为类似。空间大小上更像 H，两者范德华力半径分别为 1.2Å 及 1.35Å。其次，氟为卤素中电负性最强的原子，与碳形成非常稳定的键，这一特点可解释氟衍生物对代谢降解更稳定的原因。另外，由于氟没有空的 d 轨道，因此不能与电子供体形成共振效应。正是由于氟原子的上述特殊性，在药物设计中经常用 F 取代 H 以提高其代谢稳定性。

利用电子等排体进行药物设计，所得的化合物的生物活性没有规律性，活性可以增加，也可能减弱，有时甚至得到生理作用相拮抗的化合物。一般同一主族元素的相互置换，生物活性不会发生质的变化，如 F、Cl、Br、I 相互置换活性往往相似。在化合物中引入 Cl、Br、I 代替氢原子均可增加其脂溶性，而氟原子在芳香族化合物中可增加脂溶性，在脂肪等族化合物中则降低脂溶性。卤素主要是吸电子诱导效应，以氯和溴作用最强、碘次之，氟的作用最弱。

艾格福公司开发的含三唑基团的喹唑啉类杀菌剂氟喹唑是用 F 替代喹唑中的 H 而得。

喹唑　　　　　　　　　　氟喹唑

从磺胺类药物发现的口服降血糖药氨磺丁脲的芳氨基用甲基取代得到甲苯磺丁脲，降血糖活性明显增加，以后用卤素取代其中的甲基，并将丁基改成丙基，得到的氯磺丙脲，半衰期延长，毒副作用大为减小。

R=NH$_2$ 氨磺丁脲
R=CH$_3$ 甲苯磺丁脲

（2）二价电子等排体　二价基团的电子等排体最常见的二价电子等排体的代表是-O-、-S-、-NH-、-CH$_2$-，由于它们键角的相似性导致立体相似性，但疏水性相差较大，因此在化合物结构中相互替代时，生物活性将会发生变化。如组胺 H$_1$ 受体拮抗剂苯海拉明，先用-NH-代替-O-，后来又将一个苯基取代氨基中的氢原子，得到有效的抗组胺药苯苄胺。另外用-CH_2CH_2-取代氯丙嗪杂环中的-S-，得到有价值的抗抑郁药物丙咪嗪和阿米替林，环中的-CH_2-再分别用-O-、-S-、-NH-代替，得到系列抗精神病药物，其中多塞平（Doxepin）已用于临床。

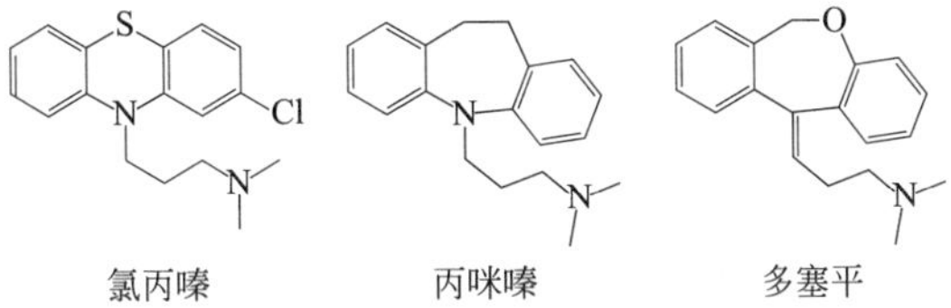

氯丙嗪   丙咪嗪   多塞平

Hong 等人利用生物电子等排原理设计合成了一系列酚妥拉明类似物。用 N 原子替换酚妥拉明上与环相连的 C 原子，合成的新化合物对小鼠肾上腺素受体的活性分别是酚妥拉明的 1.6 倍和 4.1 倍。

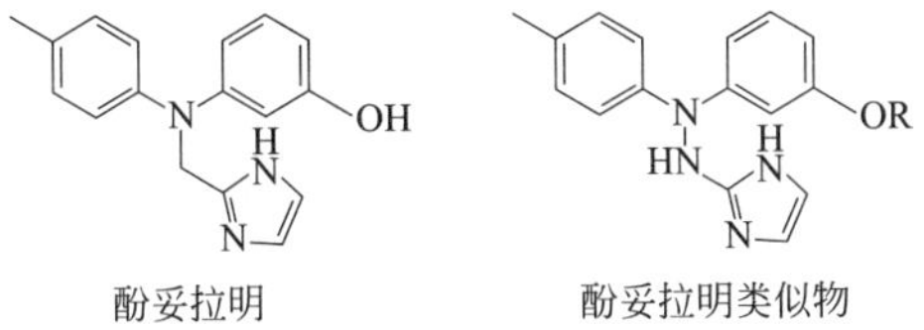

酚妥拉明   酚妥拉明类似物

（3）三价电子等排体　　在开链结构中三价生物电子等排体应用较少，应用最多的为 -CH＝与-N＝的环内互换。例如乙二胺类的抗过敏药用-CH＝代替-N＝得到丙胺类化合物，其抗过敏作用比前者有所增强。

用吡啶替换苯苄胺的苯环可以得到抗组胺药美吡拉敏。由于吡啶氮原子上的孤对电子能与水形成氢键，增加药物的亲水性，从而增加了对抗组胺的活性。将新安替根分子侧链中的-N＝用-CH＝代替，苯环上的用替代而得到的氯苯那敏是一个镇静副作用较小的抗组胺药。

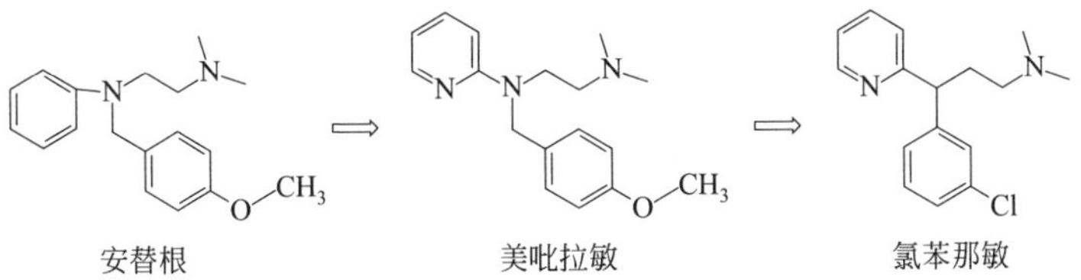

安替根   美吡拉敏   氯苯那敏

吲哚美辛具有极好的抗炎作用，但有严重的胃肠道副反应。用-N＝C 替换-C＝C 其 5-OCH_3 用 F 替换。将 Cl 用 CH_3SO-取代得舒林酸，有极强的抗炎活性。F 原子增强药效，CH_3SO-增加溶解度，改善药物动力学性质，抗炎活性显著。CH_3SO 也由于-S^+→O^-键的形成构成一个手性中心。舒林酸是一个 D 和 L 型的消旋体混合物，二者有等同的活性。

选择性磷酸二酯酶 Ⅳ 抑制剂（PDE-4），4-甲氧基-3-环己基-苯甲胺（IC_{50} ＝

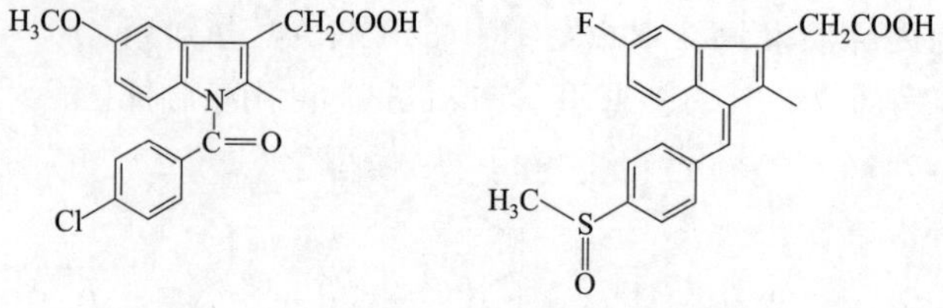

吲哚美辛   舒林酸

$2.6\mu mol/L$）。将与氨基相的苯基用电子等排体吡啶取代形成 2,6-二氯吡啶-4-胺。有较好的治疗哮喘的作用，活性增强 1 倍以上（$IC_{50}=1\mu mol/L$），现正处于临床试验阶段。

（4）四价生物电子等排体及环系等价体

四价电子等排体主要有$=C=$、$=N=$和$=P=$。环等排体（ring equivalent）如含有胍基的吲哚衍生物对 5-HT$_3$ 受体有很强的亲和结合力，能抑制 5-HT$_3$ 诱导的心动过缓作用，但对 5-HT$_3$ 的拮抗作用不专一，同时由于胍基极性较大，降低了穿透血-脑屏障的能力。利用电子等排原理，将胍基环合成咪唑，并以取代苯基代替吲哚基，所得的化合物拮抗 5-HT$_3$ 受体作用专一，并提高了脂溶性。

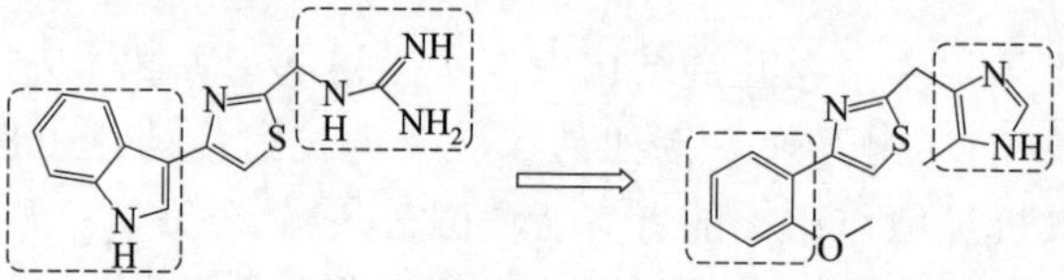

噻吩与苯的相似性是二价硫-S-和亚乙烯基-C=C-交换的结果。在药物分子结构的设计中，巧妙地运用苯环和噻吩环的互相交换，能事半功倍地研制出新的合成药物。在非甾体消炎镇痛药 2-芳基丙酸类药物的合成中，利用噻吩 3-基交换苯基，可用酮洛芬的合成方法制得生物电子等排体——舒洛芬系非麻醉性镇痛新药，其镇痛效果比酮洛芬强。

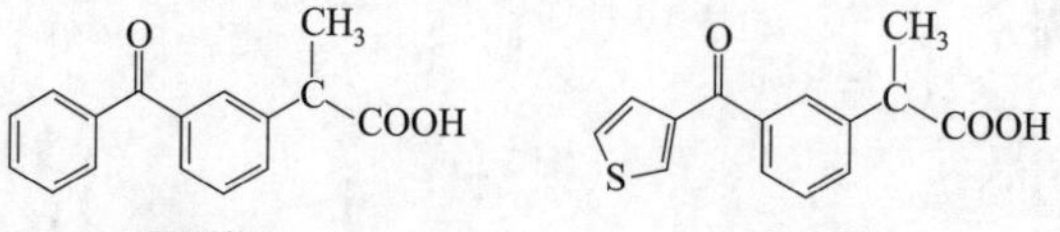

酮洛芬   舒洛芬

2. 非经典生物电子等排体

非经典电子等排不仅包括经典生物电子等排以外具有相似或拮抗生理效应的生物电子等排，还包括具有相似的疏水性、电性能、空间效应等重要参数具有相似或拮抗生理效应的生物电子等压线，因此，这种等排体涉及的范围很广。

（1）基团反转等排体设计 -COR 和-ROC 都为酯类基团，而且具有相似的疏水性能，因此在原来的羧酸和醇的结构差别不大的情况下，这两种酯的空间效应和电性效应亦较近似，所以这种酯基反转常可作为电子等排体应用。镇痛类药物盐酸哌替啶是哌啶羧酸酯，而安那度尔是哌啶醇的酯，盐酸哌替啶和安那度尔具有相似的溶解度，药理作用也相同。但安那度尔的镇痛效果比盐酸哌替啶增强了 15 倍。

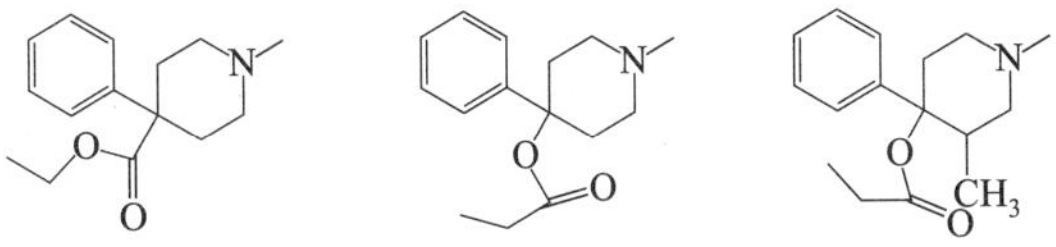

哌替啶　　　　哌替啶反转物　　　　安那度尔

基团反转可以使活性增加，也可以使活性降低，如塞奥芬及其酰胺键的反转物反塞奥芬与锌蛋白酶的结合模式相同，对嗜热聚蛋白酶和中型肽链内切酶抑制能力相似，但是对 ACE 的抑制能力有很大差别。

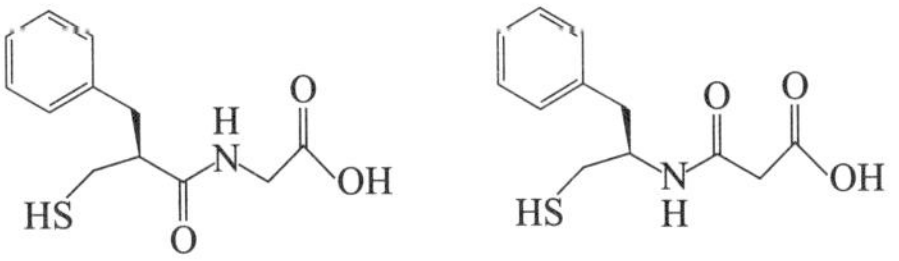

塞奥芬　　　　　　反塞奥芬

（2）pK_a 值相近的电子等排体设计　羧基的 pK_a 值与四氮唑相似，两组相互作用产生相似或相抵抗的药理作用。例如，烟酸是一种降血脂的药物，其主要作用是降低血液中甘油三酯的含量。用四氮唑来代替它的羧基后，降低血液中胆固醇的作用增加了三倍，副作用也减少了。羧苄西林钠为耐酸性、酶抗性、广谱半合成青霉素，但不能口服，这是由于胃酸环境中羧基不稳定，容易发生脱羧反应而失败。羧基被四氮唑取代，增强了药效，具有高效广谱抗菌活性。

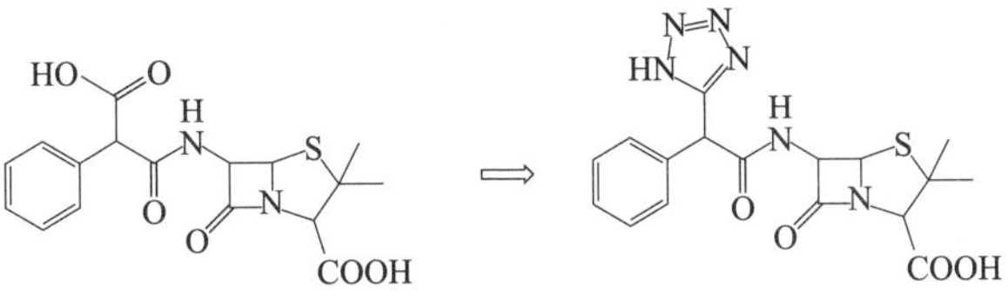

羧苄西林　　　　　　羧苄西林的四氮唑的衍生物

非甾体性抗炎药恶丙嗪主要引起胃肠道不良反应，表现为消化不良和胃溃疡。基于其不良反应的机理及四氮唑是羧基的生物电子等排体，与羧基具有相似的理化性质并可能产生类似的生物活性的设想，研究者将恶丙嗪分子中的羧基用其生物电子等排体四氮唑基替代，得到了新的非甾体抗炎药，降低了副作用，提高了生物利用度。

恶丙嗪　　　　　　　　　　恶丙嗪四氮唑基替代物

生物电子等排原理广泛应用于药物设计当中。在深入研究已知药物或酶的底物的物理化学、生物学、作用机理、构效关系等基础上，先确定药物结构的哪些因素对生物活性起主导作用，然后选择不同取代基。用生物电子等排体对已知药物进行修饰后虽然已达到了预定改造的目的，但这种局部结构的修饰往往使整个分子的性质发生改变，此时可在该分子的其他部位引入适当基团，进行再修饰，以补偿或调整这种非期望的变化，一般都能获得较好活性。

生物电子等排原理将会以它的简便、有效、直观等特点而得到更广泛的应用。可以预言，随着合成技术、化学信息学和生物信息学等研究水平的不断提高与发展，生物电子等排原理还将更多地被应用。

二、前药修饰

通过体外筛选得到的化合物，其生物利用度可能较低，由于化合物本身官能团的极性，会使它们吸收差或体内分布不当，也可能存在首过效应或其他降解作用，导致在体内被过早地谢降解，生物半衰期较短，临床应用受到限制。通过对活性化合物的结构进行修饰来改善它们的药代动力学性质，将活性化合物转变为临床上可接受的药物，包括利用前药原理（principle of prodrug）设计前体药物，也是药物设计中重要的修饰手段之一。

前体药物的概念最初是由 Albert 提出来的，用于描述经过生物转化后才显示出药理作用的任何化合物。Harper 提出的"药物潜伏化"是通过对生物活性化合物进行化学修饰得到新的化合物，新化合物在体内酶的作用下释放出母体化合物而发挥作用。前药是一类在体外几乎没有活性，但在体内通过酶或非酶作用而释放生物活性，发挥药理作用的化合物。前药设计目的是改善药物在体内的吸收、分布、转运和代谢的药代动力学过程，增加药物的溶解度和代谢稳定性，提高生物利用度，提高药物对靶位的选择性，减少毒副作用，改善药物不良气味等。为达到上述要求，对药物结构进行修饰，是母体药物（parent drug）在生理条件下，根据机体组织中酶、受体、pH 等条件的差异，按照需要逐步、分别释放出来。

前体药物可分为载体前体药物和生物前体。载体前体药物（carrier-linked prodrug）是活性化合物与通常是亲脂性的起运输作用的结构部分（载体）暂时性结合，在适当时候，通过简单水解作用裂解掉而起运输作用的载体。这种载体前药与母体化合物相比，活性微弱或没有活性，载体部分应该是无毒的，并且有足够的释放活性化合物的能力（图 2-30）。生物前体（bioprecursor）不是活性化合物和载体暂时性结合，而是活性成分本身分子结构改变的结果；通过结构修饰可以产生作为代谢酶底物的新化合物，其代谢产物就是所期待的活性化合物。

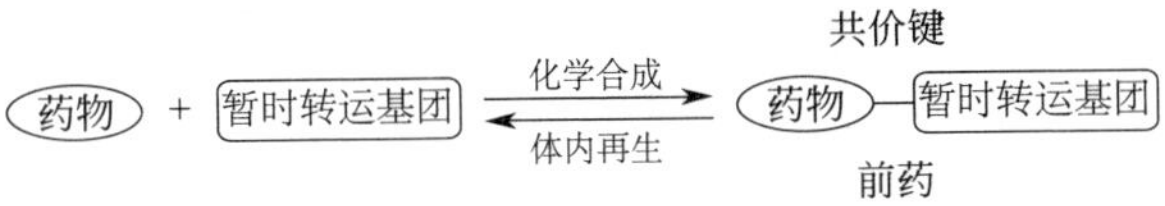

图 2-30　前药生成和作用的模式

最常见的前药是载体前药，其在体内释放母药的方法很多，可以通过被动水解作用产生，也可以通过特异性的方式如酶促释放或者 pH 控制等方法释放。酯、碳酸盐、酰胺以及氨基甲酸乙酯等易于水解，通过这些键连接的药物，可能在体液条件下水解释放。以内酯作载体形成前药，首先将药物酰化，羟基被另一个羧酸或者母药中的羧基酯化，当前药在体内经酶催化释放出羟基后，由于内酯分子内具有较高的亲和力，迅速释放出母药。如 4，4-二烷基-丁-2-烯酸内酯是个良好的载体（图 2-31）。前药在体内也可经酶促释放，如酯键可被水解酶（羧酸酯酶、芳香酯酶、胆碱酯酶、葡萄糖苷酸酶、环氧水解酶、芳基硫酸酶等）水解释放，酰胺键易被氨基酸内切酶、羧肽酶等催化释放，磷酰酯键易被磷酸酯酶催化释放出母药等。

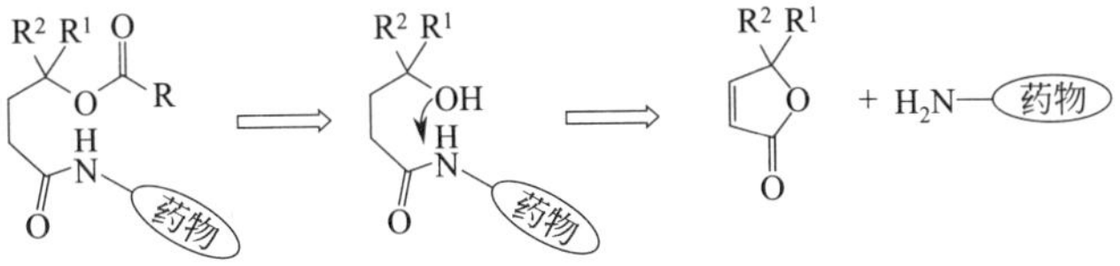

图 2-31　内酯类作为载体的前药的作用机制

在进行前药设计以前，应该首先充分进行文献查阅，根据设计目的，确定前体药物的结构及其物化性质，了解希望释放母药的靶点性质和结构。故设计时需遵循一定的原则，如前药应当易于合成和纯化，载体价廉易得；在原药最适宜的功能基团处键合载体分子，原药与暂时转运基团以共价键连接且在体内易于断裂得到原药；应当明确前药在体内的活化机理；前药应当无活性或活性很低，同时前药及暂时转运基团无毒性；在体内前药转化为原药速度快，以确保原药在作用部位有足够的药物浓度，并尽可能降低原药的直接代谢。

在具体设计时，若原药的连接基团为羧酸、醇或酚时，最好形成酯；为胺时可形成酰胺、亚胺、磷酰胺或 Mannich 碱；为醛、酮时以形成半缩醛、半缩酮或者缩酮为佳（图 2-32）。此外，也可在分子中引入偶氮、糖苷、肽键或醚键等官能团。经典的前药有时是无效的，需要设计前药的前药即双前药（double prodrug）；将在特异性部位裂解的前药，进一步潜伏化，改善其转运功能，制成体内具有良好转运性能，能有效地到达作用靶点的药物，活性化合物要经过两步以上的反应才能从前体药物中释放出来。

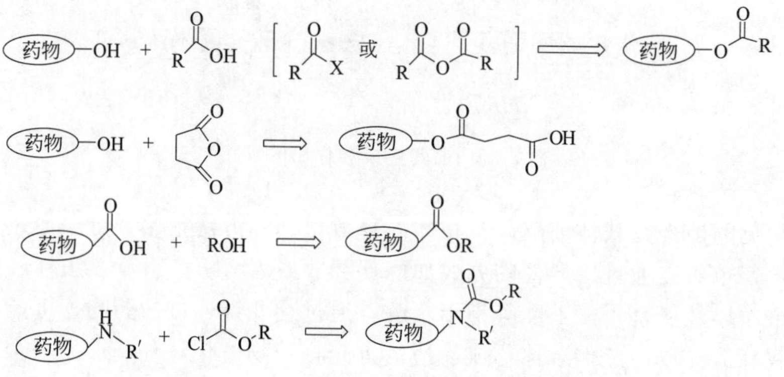

图 2-32　某些前药的生成方法

利用前药可以改善药物在体内的动力学特性，如增加药物的溶解性、膜的通透性，延长作用时间等。降低药物的毒性和副作用，提高药物的选择性，在指定的靶点释放药物，改善药物的质量，增加患者的依从性等。

① 溶解度小的药物，难以被吸收而影响其临床应用，传统的方法是利用加入增溶剂或成盐等来处理，但存在一定的毒副作用等问题。如增加抗生素氯霉素的溶解性，加入约 6 倍的 1,3-丙二醇增溶，大量的 1,3-丙二醇的加入增加了心脏毒性，如将其改造成前药琥珀氯霉素，即在药物的适当位置利用共价结合的方法引进一个增溶侧链，不仅可以肌内注射也可以静脉注射，增加了药物的吸收也避免了副作用。

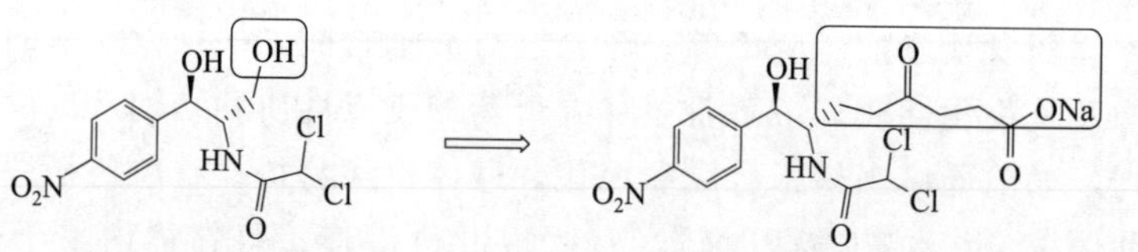

② 由于药物只有通过细胞膜到达靶点后才能起作用，而通过细胞膜的能力与药物的水溶性和脂溶性有关，即药物本身的脂水分配系数密切相关。通过改变药物的脂水分配系数，可明显增加药物的膜透过率，从而提高药物的生物利用度。如 ACE 抑制剂依那普利拉（enaprilat）离体活性较强，但消化道吸收较差，口服无降压活性，制成的前药依那普利（enalapril）在人体胃肠道吸收良好，吸收后在肝脏被酯酶水解，以原药形式发挥作用。

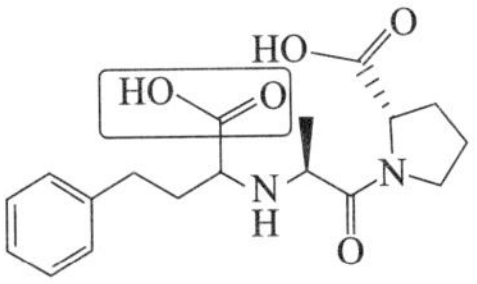

依那普利拉 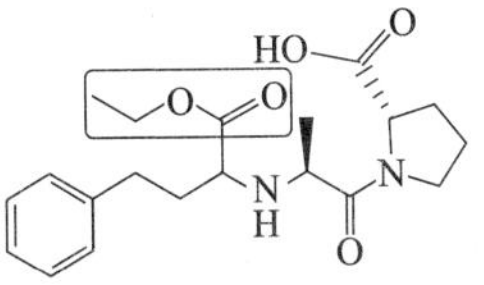　　　　　　　　　依那普利

③ 应用前药原理可以增加活性化合物的体内代谢稳定性，减少首过效应的不良影响。如羧苄青霉素口服时对胃酸不稳定，易被分解失效。将其侧链上的羧基酯化为茚满酯则对酸稳定，可供口服，吸收得以改善。

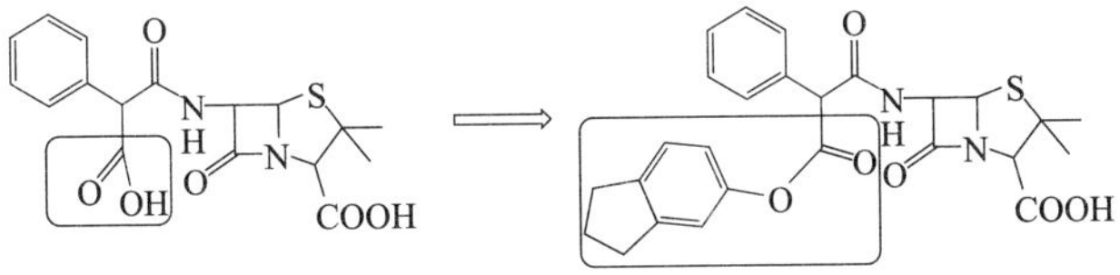

羧苄青霉素　　　　　　　　　　　　　　茚满酯化

④ 同样利用前药原理，可以延长药物的作用时间。如雌二醇等天然雌激素在体内迅速代谢，作用时间短暂。与长链脂肪酸形成的酯类，因不溶于水而贮存于体内脂肪组织中成为延效制剂，如雌二醇的二丙酸酯、庚酸酯、戊酸酯以及苯甲酸酯等都可以在体内缓慢水解释放母体药物，作用时间可持续数周。

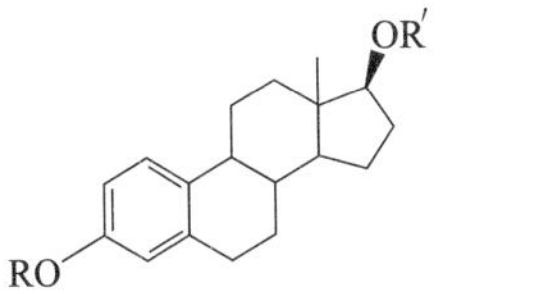

雌二醇：R=R′=H；
雌二醇二丙酸酯：R=R′=COCH$_2$CH$_3$；
雌二醇庚酸酯：R=H，R′=CO(CH$_2$)$_5$CH$_3$；
雌二醇戊酸酯：R=H，R′=CO(CH$_2$)$_3$CH$_3$；
雌二醇苯甲酸酯：R=H，R′=COC$_6$H$_5$

⑤ 利用作用位点的特异的理化或生物学特性，利用前药原理设计前体药物，使药物能够定位于某些特定的靶组织，从而提高药物作用的选择性和有效性，降低毒性。如果化合物毒性较大，但对病理细胞具有良好的治疗效果，可以引入到药物载体分子，使得药物可以运输到靶组织细胞部位，然后，通过酶的作用或化学环境的差异，组织部位的前药可以分解，释放出母体药物。许多有效的抗癌药物已经被设计出来，例如从氮芥到环磷酰胺（图 2-33）。氮芥是一种有效的抗癌药物，但其选择性差，毒性大。肿瘤组织中酰胺含量和酶活性高于正常组织，所以拟合成酰胺氮芥，希望它进入人体的肿瘤组织后，当酰胺酶水解，释放氮芥发挥抗癌的作用，合成一系列氨基化合物，包括环磷酰胺是最常用的临床低细胞毒性抗癌药物。它不具有细胞毒性活性，但通过体内代谢转化，通过肝微粒体混合功能氧化酶的激活可产生烷基化活性。

⑥ 许多药物因味道不良而限制了其应用，可以通过前药的方法来解决。如抗疟药奎宁有强烈的苦味，儿童用药受到限制，后将奎宁分子中的羟基替换改为碳酸

乙酯，由于水溶性下降而成无味奎宁，适合小儿服用。

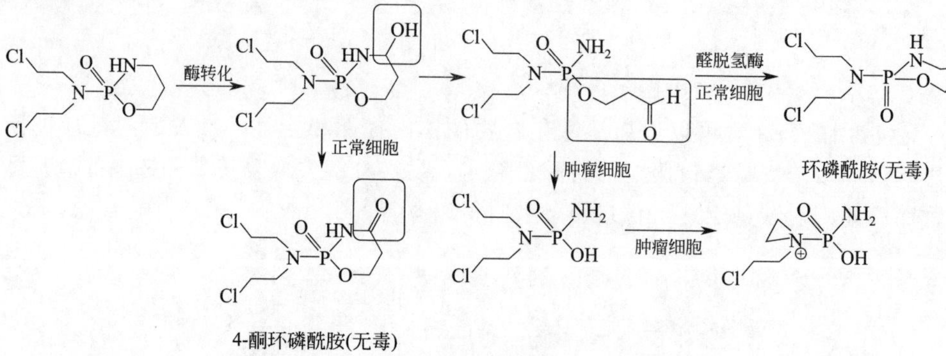

图 2-33　从氮芥到环磷酰胺的设计过程

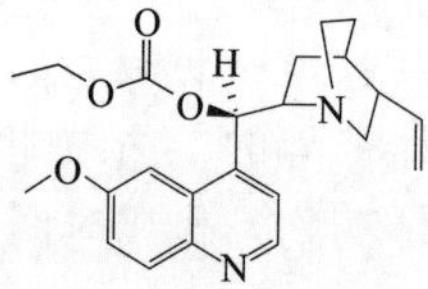

奎宁碳酸乙酯

⑦ 药物进入人体后，应选择性转运和浓集于作用靶点部位，即提高药物的特异性分布是增加药效，降低毒副作用的重要方法之一。利用前药，如改变分子的体积、溶解度或脂水分配系数；引入或除去离子基团；改变化合物的 pK_a；引入适当的稳定性和易变性基团；引入可向特定组织或器官中转运的载体等，都可以提高药物部位特异性。所以设计的前药要么能增加或选择性转运母体药物到达作用部位，在该作用部位专一性释放（部位指向性药物输送）；要么只有在靶器官才产生作用（部位特异性药物释放）。绝大多数成功的前体药物的部位指向性药物输送都是局部给药（如眼、皮肤给药），即是通过选择性转运将药物输送到特定部位或器官。如青光眼治疗药物肾上腺素的极性大、代谢快、角膜吸收差，酚羟基酯化后得地匹福林（Dipiverin），亲脂性增加，代谢缓慢，增强了角膜渗透性，降低了原药在非靶点部位的浓度，减少了剂量和副作用，活性比母药增加 20 倍，对心脏副作用也明显降低。部位特异性药物释放是指药物靶向特定器官或组织，如靶向脑和中枢系统的药物、靶向胃肠道系统的药物以及靶向肝脏的药物。如在生理条件下，胺类药物易发生质子化，脂溶性小，难以透过血-脑屏障，为了能获得进入脑内并产生药效的药物，将其与脂溶性的二氢吡啶载体通过酰氨键连接，很快分布到脑内及全身，脑外的转化为季铵盐而分解，脑内的缓慢分解为母体药物而起作用。抗溃疡药奥美拉唑（Omeprazole）也是一个前药，通过抑制胃酸细胞膜上的 H^+-K^+-

ATP酶，有效抑制胃酸的分泌。奥美拉唑具有很高的选择性，由于其具有弱碱性，可集中低pH的泌酸细胞，并被转化为有活性的酶抑制剂，活性物带有阳离子不易穿透细胞膜，因而停留在作用部位。

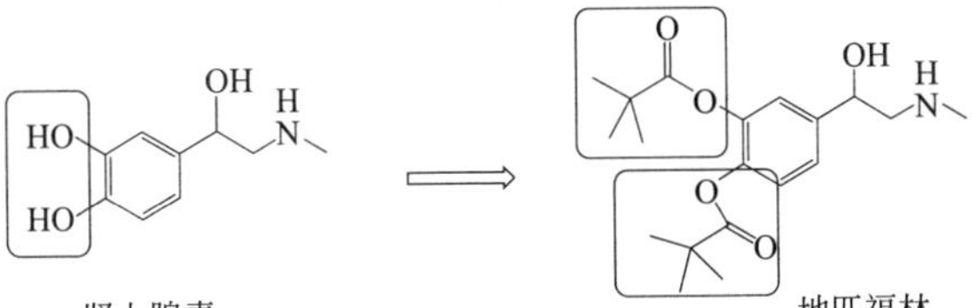

肾上腺素 → 地匹福林

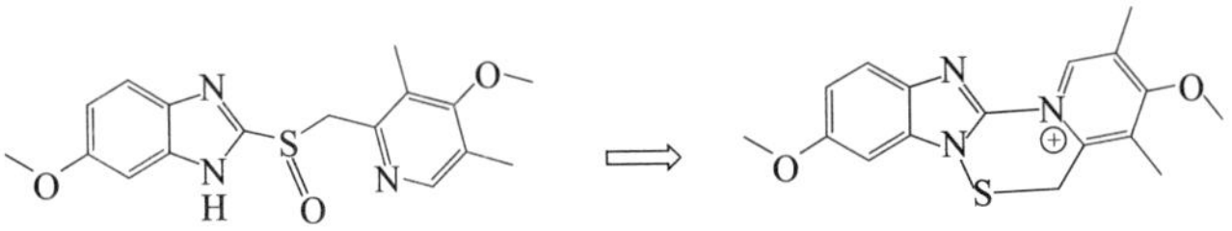

奥美拉唑 → 奥美拉唑代谢物

三、软药设计

20世纪70年代末期，有人提出了为避免有害代谢物的产生而设计出不受任何酶攻击的有效药物，这类药物称之为硬药（hard drug）。硬药主要通过肾脏排泄，不但可排除中间产物和活性代谢物带来的毒性，而且由于不被代谢，其体内药物动力学行为大为简化。但实际上硬药是不可能存在的，任何一个具有药理活性的药物，都不可能在体内不受酶的进攻。通过合理的设计方法，设计出容易代谢失活的药物，使得药物在发挥完治疗作用后，能够按照预先设定的代谢途径并且可以迅速排出体外，避免药物的蓄积毒性，这类药物被称为软药（soft drug）。

简单地说软药是一类本身具有治疗作用或生物活性的化学实体，但在体内起作用后，经预期的和可控制的代谢作用，经一步简单反应转变为无活性的或无毒性的化合物。软药和前药的区别在于各自先导化合物和作用方式不同。前药的先导化合物是原药，而软药是以原药或者其代谢物为先导化合物；前药的作用方式是在体外无活性，只有到达靶点释放出原药才显示活性，而软药的作用方式在体外是有活性的，它们到达靶点发挥作用后会代谢失活。

软药的设计目的是当药物发挥药效后，可以经过简单的代谢，转变为无毒或无活性的物质，减小毒副作用，增加安全性和治疗指数。导致软药失活的过程通常是酶促反应，其中水解酶最为常用。酯酶在人体组织和器官内广泛分布，能够高效地催化各种含酯基、酰胺基的药物水解，因此它是软药设计中经常考虑的酶系统。所设计的软药常常含有酯基或酰胺基，它们经羧酸酯酶代谢一步失活，这是软药设计的逆代谢原理。根据设计来源不同，软药可分为软性类似物、活化的软性类似物、用控释内源物设计天然软药、活性代谢物、无活性代谢物等。

目前软药设计主要有四种途径，分别是基于活性和无活性代谢物的软药途径，以及软性类似物途径和前药型软药途径。其中软性类似物和基于无活性代谢物的软药途径应用最为广泛，也最有成效。基于软药设计的策略，已合成一系列药物如抗胆碱药、抗心律失常药、镇痛药、β受体阻滞药以及甾体药物等。

1. 软性类似物的设计

软性类似物是一类重要的软药，是指结构上与已知的有效药物相似，但存在有特定的代谢敏感点，这类软性类似物一旦呈现作用后，迅速经一步反应代谢成无活性的化合物，避免了不良反应。如胆碱酯酶抑制剂溴吡斯的明（Pyridostigmine）的软性类似物可选择性地降低低密度脂蛋白而不影响高密度脂蛋白，这是因为抑制了胆碱酯酶。溴吡斯的明不能降低低密度脂蛋白是因为作为硬药在所需的剂量下毒性太大，而其软性类似物在体内经酶促迅速纾解变成无毒的产物。即使在这短时间内的抑制胆碱酯酶也能足以抑制了低密度脂蛋白的生成。

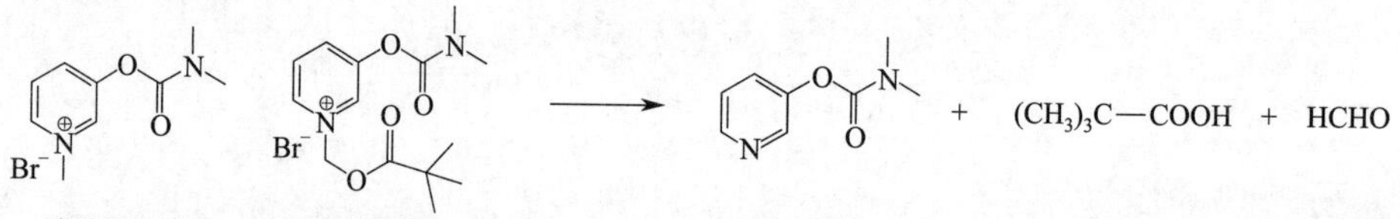

溴吡斯的明　　溴吡斯的明软性类似物

在已知药物的非活性中心中，引入容易代谢的结构组分，而且该结构组分无毒性和明显的生物活性。软性类似物的一般设计原则通常包括五个主要方面：①利用电子等排原理进行结构改造；②容易代谢的部位能被代谢酶水解，分子骨架稳定；③容易代谢部位为药物代谢失活的主要部位；④代谢产物不产生高度活性中间体；⑤通过易代谢部位附近的立体或电性因素，控制可预测的反应速度。

2. 无活性代谢物的设计

基于无活性的化合物（或者代谢物）的设计指的是以已知的无毒、无活性的化合物（包括现有药物的无活性代谢物）为先导物，引进必要的活性基团将其活化为有活性的化合物，在体内发挥药理作用后，活性基团离去，回复到无毒性的化合物或进一步分解为无毒产物。当药物发生氧化代谢时经过有毒的、高活性的中间体或经过具有药理活性的中间体时，在活性和药物动力学允许的情况下，应选用最高氧化态的活性代谢物作为先导物，产生药效后一步代谢失活。无活性代谢物的设计原则包括三个方面，分别是：①以无活性代谢物为先导化合物；②对代谢物进行结构修饰，以获得无活性代谢物的结构类似物；③对活化阶段的分子进行结构修饰，以控制所设计软药的转运、结合及代谢。

如图 2-34 所示，强效非选择性 β-受体拮抗剂丁呋洛尔（Bufuralol）在降低血压、减慢心率方面非常有效，它的氧化代谢物有相应的醇、酮和酸，其中醇型和酮型是活性代谢物，它们的消除半衰期教长，且选择性和药物动力学性质也不同；酸型是无活性的代谢物，酮型是最高氧化态的活性代谢物。基于活性代谢物的软药设计应该以酮型作为先导物，设计所得的软药保留了最高的活性，产生药效后经一步代谢失活成为酸型；若基于无活性的代谢物的软药设计应以酸型作为先导物，其羧基部分可以改造成相应的酯类。

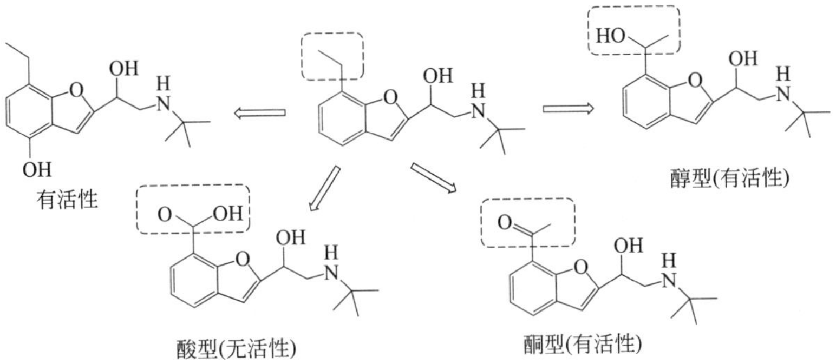

图 2-34 丁呋洛尔的代谢物

像甾体激素类或神经递质类多巴胺、氨基丁酸（GABA）等内源性物质，当其在履行了它们的生理和生化功能后，机体就会迅速而高效地将其代谢，预计不会产生意外毒性，可以认为内源性物质是天然的软药，以它们作为前体制成软药，在使用剂量接近于体内正常水平前提下，在呈现药效的同时不会引发不良反应。这类软药的设计实际上是将内源性活性物质与化学转释系统相结合，使药物有控释放到特异性部位或局部作用，以达到较高的治疗指数。如内源性糖皮质激素局部使用时，会导致局部高浓度，引起胸腺衰退，使肾上腺、下丘脑和垂体功能受到抑制，产生副作用。将其转化为无活性物质，在皮肤蓄积，然后以接近周身代谢的速率水解释放原药，可使毒性与活性分开，R 基团的差异使活性不同（图 2-35）。

3. 活性代谢物的设计

体内药物代谢研究是发现新药的重要途径之一。活性代谢物的设计原则是：药物发生氧化代谢得到具有毒性中间体时，应选择氧化态较高的活性代谢物。药物在体内的代谢主要通过一相代谢和两相代谢两个过程。一相代谢物是指药物在氧化代谢过程中将药物转化为极性高、易于吸收和转运的化合物。比如对乙酰氨基酚、羟布宗、奥沙西泮等是具有较强药理活性的一相代谢物。对乙酰氨基酚是对乙酰氨基酚的氧脱乙基代谢物，但对乙酰氨基酚的作用强于对乙酰氨基酚，引起高铁血红蛋白和溶血性贫血的可能性较小。二相代谢是药物共价结合形成可溶性物质，促进药物排泄。吗啡-6-葡萄糖醛酸是吗啡二相共价结合产生的代谢物，是比吗啡镇痛作用更强的阿片受体激动剂。

4. 前药型软药设计

人体激素、神经递质等内源性物质在体内有快速有效的代谢途径，可视为天然软药。但是，如果药物浓度过高，超过正常代谢速度，仍会产生严重的毒副作用。

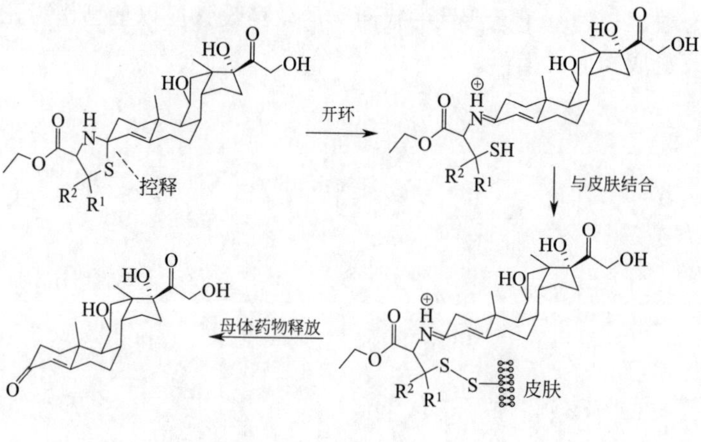

图 2-35　控释内源性活性物质用于软药设计的原理

如高活性皮质激素、氟氢化可的松大面积给药，可导致皮肤吸收药物浓度过高，导致胸腺功能衰退，肾上腺、垂体、下丘脑等功能的反馈抑制。若将氢化可的松的 3 位酮基改造为螺四氢噻唑甲酸乙酯，则成为无生理活性的前药型软药，药物可储存于皮肤中，并以接近正常的全身代谢的速度释放，从而避免毒副作用。

　　软药设计的四种主要途径都将代谢因素考虑至设计过程。软药设计的过程中寻找新的药物具有深远的意义，它是理性药物设计的一个重要组成部分，其目的是设计一个更安全，治疗效果更好的药物。

四、立体异构及外消旋转换

　　立体异构体包括对映体、几何异构体、非对映体三种，分子中一般含有一个以上的不对称中心（手性中心）。立体异构药物（stereomeric drug）中非对应异构体和几何异构体一般化学性质差异较大，无需进行手性分离，除了少数药物在体内发生相互转化的特例外，大多数药物都是作为单独化学实体进行处理和开发。而对映体的拆分则是一项复杂的工作，相当长的时间内人们虽然认识到外消旋药物会引起一些问题，但由于技术的原因难以拆分而带来不良后果。沙利度胺是 20 世纪 60 年代使用的一种镇静剂，不仅是一种很好的镇静剂，孕妇也用它来减少呕吐。但很快就发现（尤其是在欧洲），其中一些婴儿出生时是畸形的，或没有上肢，或双手直接贴在肩膀上。这一现象震惊了医学界。后来发现，这种畸形是由当时使用的外消旋化合物和代谢产物造成的。(S)-(−)-沙利度胺的二酰亚胺经酶解产生邻苯二甲酰谷氨酸，而邻苯二甲酰谷氨酸可以穿透胎盘，干扰胎儿的谷氨酸类物质到叶酸的生化反应，从而干扰胎儿发育，造成畸形。但是，(R)-(+)-异构体不易与代谢水解酶结合，不会产生相同的代谢物，不具有致畸性。两个对映体都有镇静作用，若当时生产该药时将旋光异构体分开，去除(S)-(−)-异构体，单用(R)-(+)-异构体治疗孕吐，就可以避免产生畸胎的惨祸。1992 年，美国 FDA 发布了一系列准则，要求当开发的药物作为外消旋物时，必须对两种同分异构体进行研究，并证明它们没有有害的副作用。

　　当存在一个以上不对称中心，可能存在非对映异构体。如麻黄碱（Ephedrine）共有 4 种异构体，但其 β-碳的（R）-构型，并非必然与其高的 β-受体激动活性密切相关。（－）-麻黄碱与（－）-伪麻黄碱（Pseudoephedrine），两者的 β-碳均为（R）-构型，但只有（－）-麻黄碱为激动剂。通过对这两个构象进行计算比较发现，造成这种结果是因为（－）-麻黄碱分子中，氨基的 α-碳原子上的甲基处于由苯基-乙基-氨基组成的平面上方，而伪麻黄碱中相应的甲基却处于平面的下方，阻碍了药物与受体的充分作用（图 2-36）。

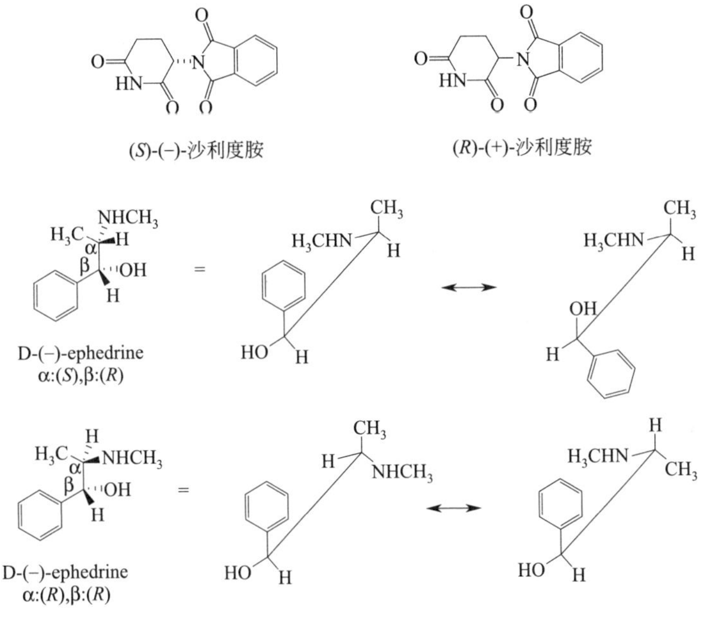

(S)-(–)-沙利度胺　　　　　　　　(R)-(+)-沙利度胺

D-(–)-ephedrine
α:(S),β:(R)

D-(–)-ephedrine
α:(R),β:(R)

图 2-36　D-（－）-麻黄碱与 D-（－）-伪麻黄碱的优势构象

　　按照药物立体选择性的不同，药物对映体的生物活性较为多样。如不同对映体的作用相同，这类药物的活性中心不是手性中心，属于静态手性药物，典型的像多数的 I 类抗心律失常药的两个对映体作用类似，与外消旋体的临床效果一致。同样如只有一种对映体有活性，与受体有较强的亲和力，另一种无活性或活性很弱。像（S）-氨己烯酸（Vigabatrin）是 GABA 转氨酶抑制剂，其对映体无活性。还有两种对映体作用相反，这类对映体均对受体有亲和力，但其中一种具有活性，另一种异构体具有拮抗作用，如（R）-（－）-异丙肾上腺素（Isoprenaline）是 β_1 受体激动剂，而其（S）-（＋）-对映体则呈拮抗作用。

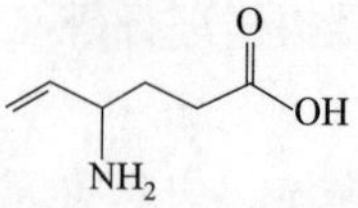

氨己烯酸 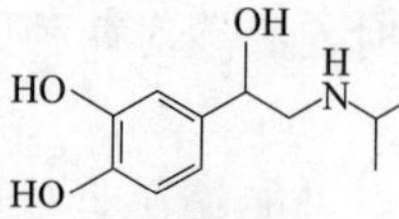　　　　　　　异丙肾上腺素 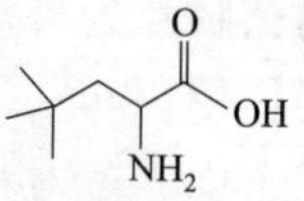　　　　　　青霉胺

一种异构体具有药理活性，另一种对映体却具有毒性，如 D-青霉胺 (Penini-cillamine) 具有抗风湿活性，且毒性较低，而 L-青霉胺却具有较强的毒性以及潜在的致癌性。一个药物的不同对映体作用于不同的靶点，如果这些靶点所产生的生理效应具有互补性，就有可能导致活性增加或毒副作用降低，如普萘洛尔的（S）-（－）-对映体具有 β-受体阻断作用，虽然其（R）-（＋）-对映体对 β-受体的抑制作用较低，但对钠离子通道具有阻断作用，二者在治疗心律失常时具有协同作用，应用外消旋体比任何一种对映体的效果都好。

对一个生物靶点，两个对映体的作用有时相似，有时却明显不同。通常是一个对映体在起作用，当出现这种高度选择性时，在分子水平上，配基或手性分子与识别位点间存有显著特异性作用。从亲和力大小来看，通常可以认为具有最高活性的异构体能与受体之间形成较好的互补，而作用较弱的则相反。进行体内活性研究时，所观察到的两种对映体作用的不同，不一定就是配基与受体间结合好坏的直接反映。还可能是体内药代动力学过程（ADME）所导致活性的差异。也即是药物进入人体以后，在达到作用部位之前，药物要经过一系列的生理过程：吸收、分布、代谢、储存部位的摄取和排泄，这些过程多数是立体选择性的过程。

异构体对吸收和分布的影响如海索巴比妥 (Hexobarbital) 的（S）-（＋）-异构体在体内有较强的麻醉作用，这是由于它更易透过血-脑屏障，在中枢神经系统的浓度比（R）-（－）型高。由于自然界中所有酶都是手性的，在反应中心处，很可能存在某种程度的不对称性，因此不同异构体的多数代谢反应，都会引起代谢产物的不同。如烯丙位的羟基化反应速度，（S）-（＋）-海索巴比妥几乎为（R）-（－）-异构体的两倍。异构体对摄取的影响如大鼠体内，（S）-（－）-与（R）-（＋）-苯并香豆素 (Phenprocoumon) 在肝脏或血浆中的浓度比不同（分别为 6.9 和 5.2），这说明优先摄取的是活性较高的异构体。异构体对排泄的影响如镇静剂海索巴比妥，活性较高的（＋）-异构体的人体内消除半衰期比活性较差的（－）-异构体长 3 倍，这是由于肝脏代谢清除率的不同，而非异构体间分布率或血浆结合率不同所致。

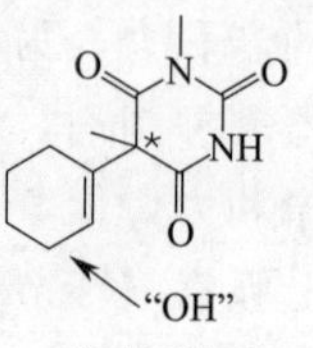

海索巴比妥 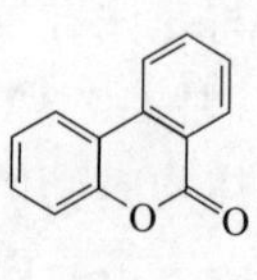　　　　　苯并香豆素

Rauws 将立体选择性定义为：立体选择性时酶或其他生物大分子结构（抗体或受体）对一种异构体的亲和力与另一种的亲和力的差异。这种差异可以用优劣亲何比（eudismic affinity quotient）表示，即把结合较好的异构体（eutomer，优异构体）与结合较差的异构体（distomer，劣异构体）的活性比，又叫优劣比。有时候也用优劣指数（eudismic index，EI）即优劣比的对数值来表示。当比较优异构体与外消旋体的活性时，常考虑以下几种情况：①当活性比（优异构体与外消旋体之比）等于 2 时，手性化合物呈现立体选择性，优异构体起作用而劣异构体不发挥作用；②当活性比大于 2 时，劣异构体为优异构体的竞争性拮抗剂，这种情况较少见；③当活性比小于 2 时，劣异构体增强优异构体的作用，受体的选择性较低，两种异构体都有效；④当优异构体与外消旋体的活性比等于 1 时，无立体选择性，两种异构体等效。这种情况的产生是由于该化合物属于非特异性作用机制，要么是化合物与受体的活性中心采取两点结合或者不对称中心不参与结合。表 2-8 所示为不同对映体作用的比较。

表 2-8　不同对映体的作用

化合物	优异构体	劣异构体	外消旋体
N-异丙去甲肾上腺素	（—）α-肾上腺素激动剂	（＋）低活性的竞争抑制剂	（±）部分激动剂
甲丙哌芬	（＋）吗啡样作用	（—）麻醉拮抗剂	（±）部分激动剂
6-乙基-9-氯麦角灵	（—）多巴胺激动剂	（＋）多巴胺拮抗剂	（±）多巴胺激动剂
5-乙基-5-(1,3-二甲丁基)巴比妥酸	（＋）惊厥剂	（—）抑郁剂	（±）惊厥剂

普遍认为，药物的手性中心与受体相互作用位点越接近，两种对映体的作用差别就越大。因此，1956 年 Pfeiffer 认为活性高的一对对映体常常比活性差的一对对映体的活性比大。换言之，就是 R-和 S-对映体的药理活性差异越大，高活性异构体的药效就越强。但也有一些不符合 Pfeiffer 规则的情况如配基的构象柔性等情形。

对于开发单一对映体药物，通常可以从如下几个方面着手。

① 外消旋转换（racemic switch）　该法是将外消旋药物再开发成单一对映体药物的方法，具有开发费用低、节约时间、药物剂量减半、毒性减低等优势，如 (R)-(—)维拉帕米、(S)-氟西汀、(R)-沙丁醇胺等。

② 去除手性中心　外消旋体和其中两种单一对映体往往是药理作用不同的 3 种实体，对其进行深入药理、毒理和临床研究之后，才能决定究竟是外消旋体或哪一单一异构体更好，可以认为如果有亲和力类似或更高、又不存在对称中心的分子最理想，如吗啡有 5 个不对称中心，而活性超过吗啡的、毒性和成瘾性又较小的芬太尼连一个不对称中心都没有；去掉不对称中心的方法很多，其中通过产生对称性是较为常用的方法之一。如 3-氨基哒嗪类毒蕈碱样胆碱受体激动剂的侧链修饰是其中一个例证，经过修饰后对 M_1 受体的亲和力与相应的对映体类似（图 2-37）。

③ 手性药物合成　手性药物的合成包括药物的拆分和不对称合成等方法，不

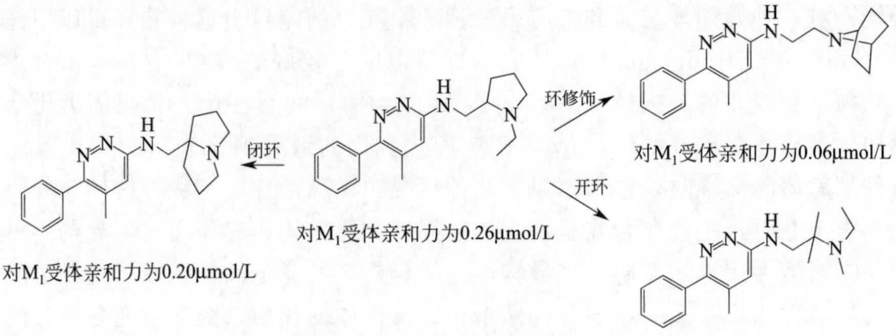

图 2-37　消除不对称中心对 M₁ 受体亲和力的影响

对称合成方法与对映体拆分技术在当今已愈来愈成熟，如新的拆分试剂的不断发现、空心膜技术、模拟移动床色谱技术、不对称合成酶催化技术等。

实际上，如果两种光学异构体有相似的药效和药代动力学过程，那么继续拆分外消旋体可能就是无用的。如抗血栓化合物 Q-0098 和 W-8902 相应的单一异构体与其外消旋体有几乎相同的血栓素受体拮抗作用和血栓素合成酶抑制作用。有些情况下，外消旋体的活性比单独使用任一对映体的活性更强，如抗组胺药异西喷地（Isothipendyl）就是如此。

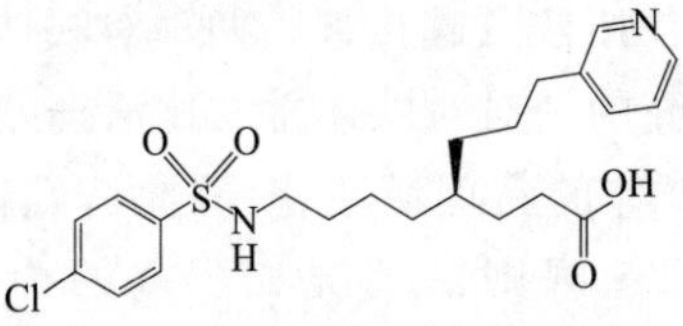

Q-0098 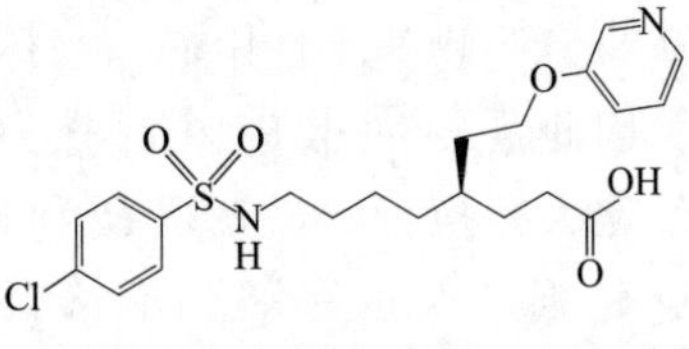　　　　　　　　　　　W-8902

五、其他优化方法

先导化合物的优化方法除了文中列举的以外，还有很多，如利用活性亚结构拼接法、局部修饰法、定量构效关系法、"me-too" 药物等。

活性亚结构拼接法是指将两种药物的药效结构单元拼合在一个分子中，或将两者的药效基团通过共价键兼容于一个分子中，使形成的药物或兼具两者的性质，强化药理作用，减少各自相应的毒副作用，或是两者取长补短，发挥各自的药理活性，协同完成治疗作用。因为多数情况下是将两个药物结合在一起，所以有时将其称为孪药（twin drug）。如钙通道拮抗剂尼群地平（Nitrendipine）经间隔基丁二醇连接得到的孪药 BDHP，活性大约是尼群地平的 10 倍。两个不同的药物缀合成新化合物，希望产生双重作用的药物，即作用于两个不同的受体，或同一受体的两个不同位点。两种药物缀合在一起与同时服用该两种药物相比较，往往因改变了原有各自的药代动力学性质，改善了药效。组成孪药的两个药物的药效要适当，即在化学计量下的两种药物与各自受体作用的浓度相匹配，否则，双重的孪药会失去意义。如将安定与乙酰水杨酸以一比一缀合的孪药是没有意义的。然而将氯磺酰胺类利尿药与β-肾上腺能受体阻断剂缀合，兼有利尿和β-阻断剂作用。同样将具有扩张血管作用的肼基哒嗪与β-阻断剂拼合成兼具β-阻断和扩张血管作用的药物普齐地洛（Prizidilol）。

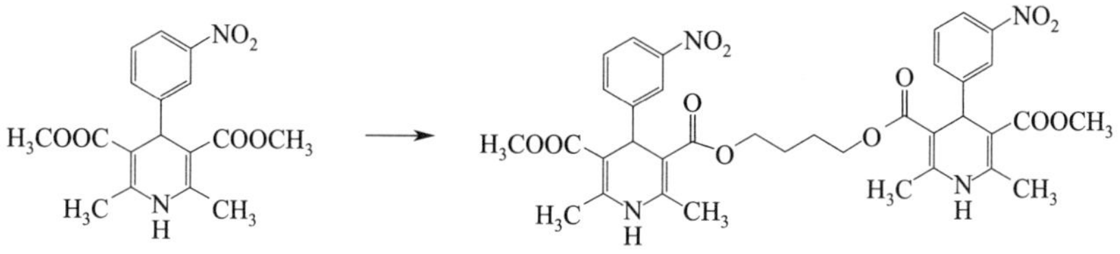

尼群地平　　　　　　　　　　　　　BDHP

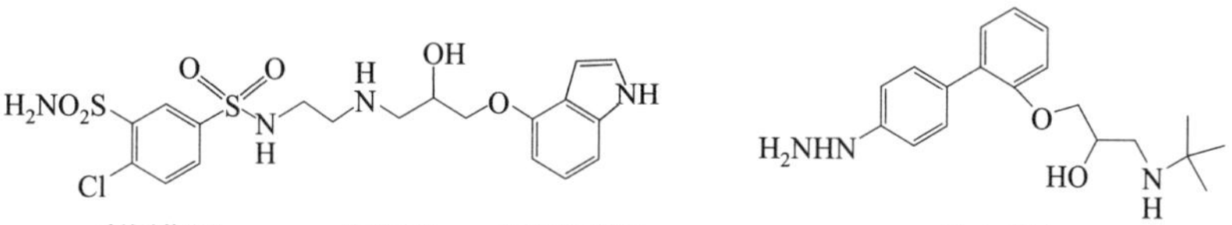

利尿作用　　　　间隔基　　β-阻断作用　　　　　　　普齐地洛

　　局部修饰（local manipulation）是先导化合物结构改造使用最多的方法之一，修饰的方法很多，如将复杂结构化合物简化、链状化合物的闭环以及环的开裂、双键的引入、大基团的移入或置换、改变基团的电性等。

　　将结构复杂的化合物简化，以获得具有生物活性、结构简单的化合物的方法称为结构简化（simplification of structure），对于结构复杂的天然产物的优化尤其适用。结构简化的目的在于发现易于合成并保持所需药效的简单结构，具体方法是移去不属于药效团的功能基团，使合成容易，减少副反应。如将吗啡（Morphine）结构简化为多种镇痛片段和最简结构哌替啶，得出镇痛药的基本结构。从吗啡到芬太尼，结构大大简化，适于工业化生产。

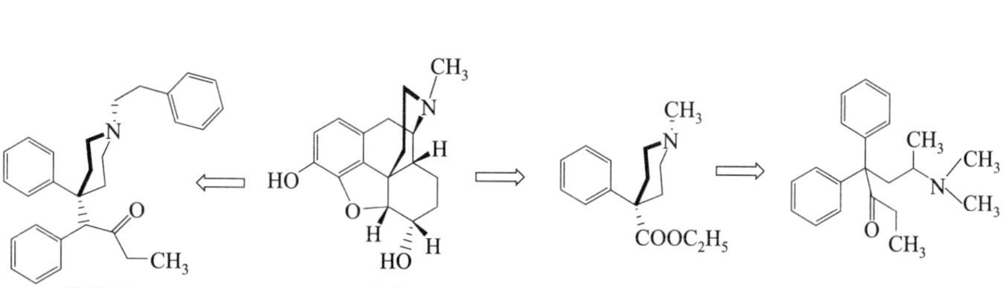

芬太尼　　　　　　　吗啡　　　　　哌替啶　　　　　美沙酮

　　饱和链状化合物环合成环状化合物，或环状化合物开环成链状物，是分子设计中常见的方法。由于合环或开环，分子的形状、构象和表面积发生了变化，会影响与受体的结合，也会改变药代动力学性质。如平喘药麻黄碱（Ephedrine）的相应环状化合物芬美曲秦（phenmetrazine）无平喘作用，为食欲抑制剂。开环的分子有时会降低活性，如钾离子通道开放剂色满卡林（Cromacalin）开环后活性降低 60%。

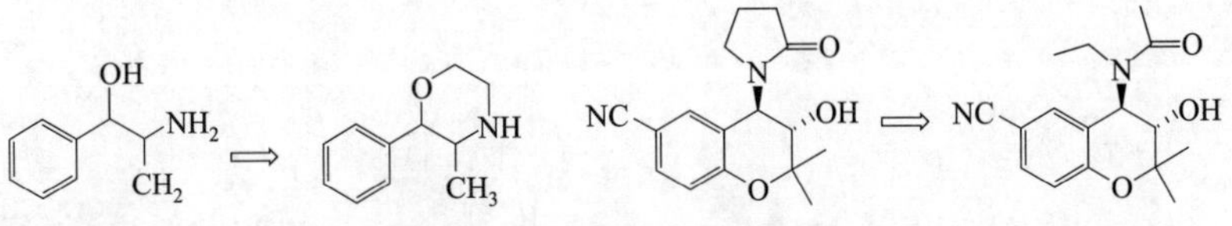

麻黄碱　　　　　　　芬美曲秦　　　　　色满卡林　　　　　　开环物

　　生物活性分子中引入不饱和键可以改变分子的电性、立体化学性质、分子构型和构象等，从而影响药物的生物活性、代谢以及毒性。与相应的饱和化合物相比，不饱和键具有拉电子效应，有时 π 键也可以输送电子，因而导致化合物的化学环境发生改变。如儿茶酚-*O*-甲基转移酶抑制剂，可避免多巴胺和左旋多巴的甲基化，延长它们的治疗效果，其中儿茶酚-*O*-甲基转移酶抑制剂托卡朋有助于抑制左旋多巴的脱羧，但副作用（肝损伤作用）较严重，而它的插烯衍生物无此副作用。

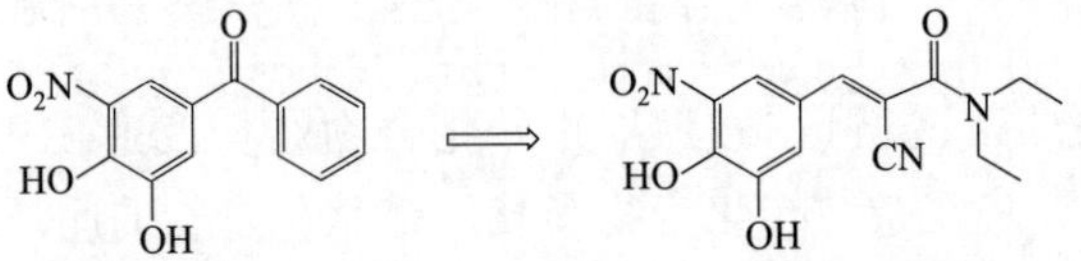

托卡朋　　　　　　　　　　　　　　托卡朋插烯物

　　药物分子中引入体积较大基团，会阻碍与酶或受体的相互作用，导致生物活性改变。如青霉素和头孢菌素类抗生素分子中引入大体积基团，会阻断 β-内酰胺酶对 β-内酰胺环的水解破坏，提高耐受 β-内酰胺酶的能力。在药物设计中，向内源活性物质分子中引入大体积基团，可造成分子与受体作用的强烈变化，甚至反转活性。如 α-肾上腺能激动剂去甲肾上腺素分子中引入大体积基团，可转变成拮抗剂。乙酰胆碱的甲基被三环代替，成为抗胆碱药溴丙胺太林（Propantheline Bromide）。

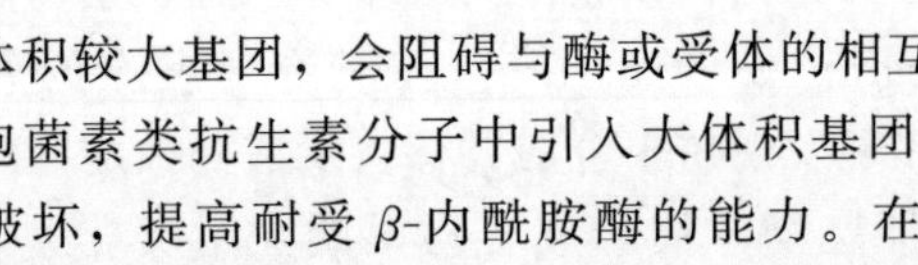

乙酰胆碱　　　　　　　　　　　溴丙胺太林

　　基团的变换引起分子电荷分布变化，主要通过诱导效应（inductive effect）和共轭效应（conjugative effect）产生作用，会引起分子整体电性的改变，导致药物的物化性质发生深刻的变化，从而影响化合物的生物活性。如分子设计中常常把卤素（尤其是氟和氯）原子引入芳香环上，从而改变了药代动力学和药效学性质。芳香环上引入卤原子可产生立体效应、电性效应和阻断效应，氟和氯占据了苯环的对位，可以阻止因生物氧化而形成的环氧化合物或羟基，从而可能降低毒性及延长作用时间。

利用定量构效关系方法进行先导化合物的优化是目前比较流行的方法之一，近30年来，发表的定量构效关系式已超过千个，在预测同类化合物的生物活性、药物选择性、药物代谢动力学的研究以及了解药物作用机制等方面均取得了一定的成果。其一般过程可如图 2-38 所示。

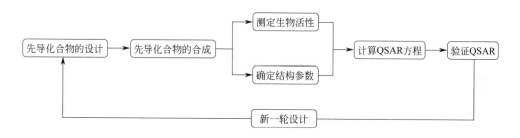

图 2-38　利用定量构效关系优化先导物流程

例如，1962 年发现了 (S)-萘啶酸（Nalidixic Acid）具有抑菌作用，古贺等人用喹啉酮酸为母体，考查 6、7、8-位引入取代基对活性的影响，建立 QSAR 方程，最终发现在喹啉酮酸母核 1-位上引入乙基，7-位为哌嗪基取代，6-位为氟原子取代，得到活性很好的化合物 AM_{715} 并成功上市。该例子表明经定量构效关系研究具有一定的预见性与合理性。

萘啶酸　　　　　　　　AM_{715}

结构类似的药物尤其带有相仿药效构象的化合物理论上可与同一酶或受体相互作用，产生类似的药效。每一个结构新颖的药物问世以后，其他人便将其结构作局部改变，探索类似作用药物，这是一种节约资金和时间的快捷之道，也是开发新药的一种途径。因此，这种"模仿"有别于完全照抄别人的化学结构的仿制，在仿制这类新药的同时，对原形化合物结构在专利保护范围以外加以改造，合成类似化合物进行筛选，以期得到疗效更好、毒副作用更小的新药，称为"me-too"药物。实

际上，"me-too"药物的主要技术手段就是正确地应用生物电子等排原理。如 1971
年上市的抗菌药咪康唑（Miconazele），在上市后数年内一系列的药物随之上市，
如酮康唑（Ketoconazole，1981 年）、硫康唑（Sulconazole，1985 年）、氟康唑
（Fluconazole，1988 年）、伊曲康唑（Itraconazole，1988 年）、舍他康唑（Sertac-
onazole，1992 年）等，不仅相应的研究经费远远低于咪康唑，而且药效强于咪康
唑，副作用也大为降低。

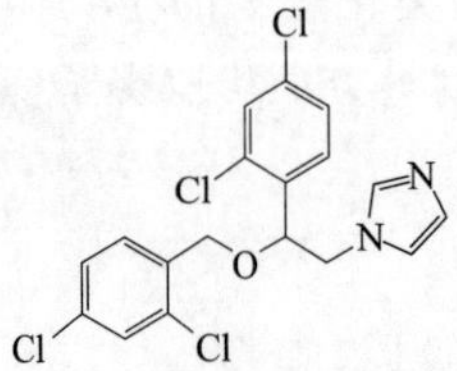

咪康唑 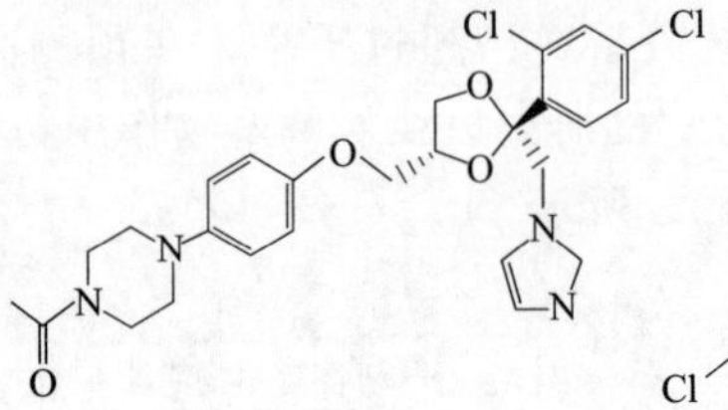　　　　　　　　　酮康唑 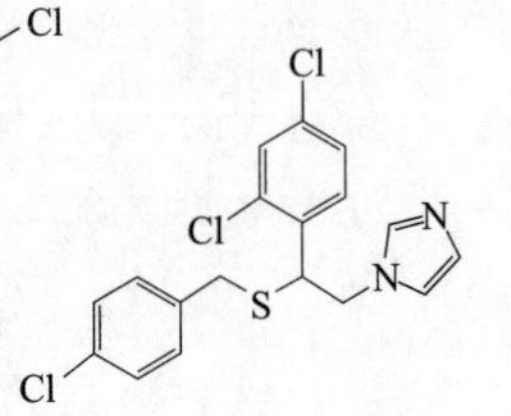　　　　　　　　　硫康唑

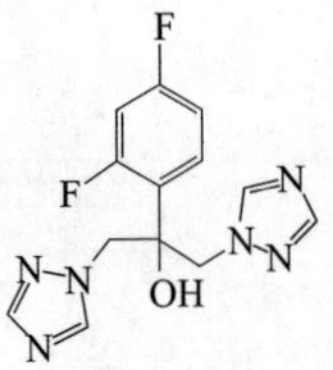

氟康唑 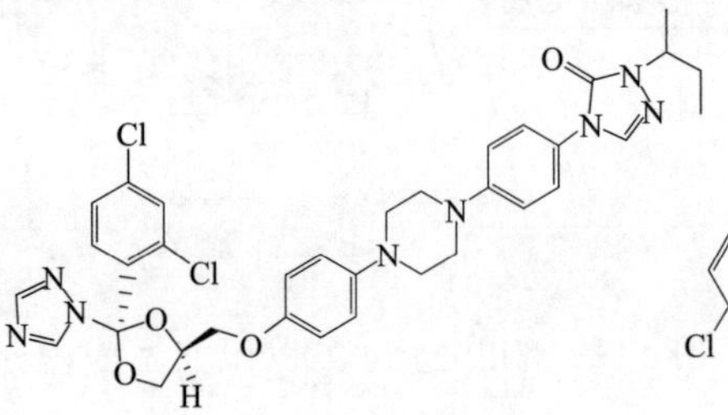　　　　　伊曲康唑 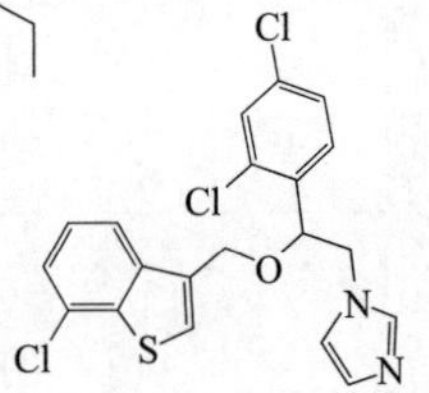　　　　　　　　舍他康唑

思考题

1. 何为受体？其功能和主要特征有哪些？
2. 药物与受体相互作用的化学本质是什么？
3. 合理药物设计的方法及相互区别是什么？
4. 何为先导化合物？其产生途径有哪些？
5. 满足高通量药物筛选需要具备的特点有哪些？
6. 载体前体药物和生物前体药物有何区别？
7. 简述虚拟筛选的原理和方法。
8. 简述反向药理学的含义及特点。
9. 简述软药设计的方法。
10. 试析天然化合物途径的新药筛选方法。

第三章

新药工艺与质量研究

提要 新药工艺与质量研究涉及广泛的药学知识体系，也称为药学研究。应在充分的文献检索基础上，从样品的小量试制开始，对新药制备工艺、关键参数进行试验设计、优化，进而通过中试样品的制备确定工艺耐用性，并经工艺的验证体现不同批次产品质量的重现性，最终建立生产工艺操作和过程控制规程，同时制定质量项目控制标准，以使制备工艺科学、合理、先进、可行，使生产的新药安全、有效且质量稳定可控。

第一节 概 述

新药发现研究的主要目标是通过各种途径寻找先导化合物，对其结构进行修饰或改造，并利用各种手段确证化学结构。为了尽快制备样品供药理、毒理筛选，常采用多种分离纯化手段，如反复分馏、多次重结晶、各种层析技术等，而在先导化合物的制备及质量控制方面通常未做深入研究，这样的样品制备方法显然与工业生产差别很大。

先导化合物被确立为候选药物（drug candidate）以后，即可按照从临床前到临床研究的程序，逐步开展制备工艺、质量控制，以及验证安全性、有效性的新药开发研究（图 3-1），以提供充分的数据和研究资料支撑新药上市应用。为保障药理、毒理学评价所需合格药品，候选药物的药学研究工作应起始于临床前研究初期。本章对原料药及其制剂的制备工艺、工艺参数优化、质量控制方法等进行详细阐述。

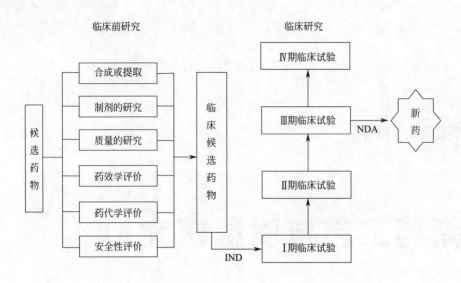

图 3-1　新药开发研究流程

一、工艺与质量研究内容

对原材料或半成品制备成产品的工作、方法、技术等进行实验研究的过程称为工艺研究，其目的是保证在产品的制备条件和参数的控制下，生产出质量符合要求的药品。

新药研究进入开发阶段后，需要详尽细致地进行工艺与质量研究工作。①研究原料药及其制剂的生产工艺，如原料药制备所采用的合成、提取或生物技术方法的工艺流程、工艺参数、工艺设备以及制剂工艺中的剂型选择、处方设计、制备方法等，中药制剂还包括原药材的来源、加工及炮制等的研究，生物制品还包括菌毒种、细胞株、生物组织等起始原材料的来源、质量标准、保存条件、生物学特征、遗传稳定性及免疫学的研究等；②研究原料药及其制剂的质量控制方法，包括质量标准研究、标准物质研究和质量稳定性研究。

即使进入正式生产以后，工艺质量研究仍有必要继续进行。①生产工艺可能发现以前没有发现的问题；②随着原料供应和新工艺、新技术的发展，常导致车间采用新原料、新工艺或新设备，需要重新研究工艺过程和工艺参数；③中间体和成品的收率和质量要求不断提高；④副反应产品和三废的回收、综合利用及处理问题难以完全解决。

二、工艺与质量研究程序

新药工艺研究过程包括小量试制、中试放大和工艺验证三个阶段，各个阶段前后衔接、逐步推进，制备规模由小而大，研究重点有所差异。

1. 小量试制

新药苗头确定后即可进行小量试制研究，对实验室原有的合成路线或制备方法进行全面的、系统的改进，并提供足够数量的药物供临床前评价。小试主要是探索、开发性的工作，通过仔细研究每一步骤单元工艺技术和参数，试制出达到预期要求的样品，同时选择和确定对产品质量影响最大的关键性因素，作为制备过程中必须监控的工艺参数，才可以使产品质量得到保证。

例如，对于小剂量规格的制剂工艺，其粉碎时间、粉碎粒度以及与辅料的混合时间等，对于产品的含量均匀性影响较大，均可视为工艺的关键参数。又如，在片剂包衣工艺中，片芯的预热温度、预热时间、泵的型号、喷枪数量、喷枪的分布、喷射速度、喷枪孔径、喷枪与包衣锅的角度、喷枪与片芯的距离等均影响片剂的包衣，需要研究和确定这些关键工艺参数。在此基础上经过实验室批量合成或制备，积累数据，提出一条基本适合于中试生产的合成或制备工艺路线。

小试阶段应该完成的任务：①收率稳定，产品质量可靠；②制备或合成以及分析检验方法、条件和设备的确定；③某些设备，管道材质的耐腐蚀实验；④提出原材料的规格和单耗数量；⑤初步处理物料衡算、三废问题；⑥提出安全生产的要求。

2. 中试放大

中试是指在完成小试工艺研究后，采用与生产基本相符的条件进行工艺放大研究的过程。由于实验室设备、操作条件等与工业化生产有许多不同之处，实验室工艺在工业化生产中常常会遇到问题。如胶囊剂工业化生产采用的高速填装设备与实验室设备不一致，实验室确定的处方颗粒的流动性并不完全适合生产的需要，可能导致重量差异变大；对于缓释、控释等新剂型，工艺放大研究更为必要。工艺放大是实验室制备技术向工业化生产转移的重要研究内容，同时也是工艺进一步完善和优化的过程。故不经过中试放大的结果，不可能成功用于工业化生产。

中试规模一般为生产规模的 1/5～1/3，研究设备与生产设备的技术参数应基本相符。中试放大的工艺研究应在 GMP 车间内，结合小试样品工艺研究数据，确定生产工艺的基本流程、工艺的耐用性、足够的过程控制点以及建立工艺参数操作范围等，为产品的生产奠定基础。工艺耐用性，就是在关键参数控制范围内，均能较好地重复生产，有效保证批间产品质量的稳定性和工艺的可行性。

化学原料药制备中试放大是对已确定的工艺路线进行实践性审查，而且要考察工人的劳动强度和环境保护；中试放大阶段对车间布置、车间面积、安全生产、设备投资、生产成本等也必须进行审慎的分析比较，最后确定工艺操作方法，划分和安排工序等。

中药新药的放大试验应注意以下问题：①规模与批次，投料量、半成品率、成品率是衡量中试研究可行性、稳定性的重要指标。一般情况下，中试研究的投料量为制剂处方量（以制成 1000 个制剂单位计算）的 10 倍以上。装量大于或等于 100mL 的液体制剂应适当扩大中试规模；以有效成分、有效部位为原料或以全生药粉入药的制剂，可适当降低中试研究的投料量，但均要达到中试研究的目的。半成品率、成品率应相对稳定。中试研究一般需经过多批次试验，以达到工艺稳定的目的。申报临床研究时，应提供至少 1 批稳定的中试研究数据，包括批号、投料量、半成品量、辅料量、成品量、成品率等。变更药品规格的补充申请一般不需要提供中试研究资料，但改变辅料的除外。②质量控制，中试研究过程中应考察各关键工序的工艺参数及相关的检测数据，注意建立中间体的内控质量标准。与样品含量测定相关的药材，应提供所有药材及中试样品含量测定数据，并计算转移率。

中试是工业化生产的雏形。采用金属或玻璃制造的小型工业器械、工业级原料等，按照实验室研究获得的最佳工艺条件进行操作，可以核对、校正和补充小试研究获得的数据。实验室中应用小型玻璃仪器和小量原料，操作简便，热量的取得和散失都比较容易，不存在物料输送、设备腐蚀、搅拌器效率等问题，而这些问题在中试时必须加以妥善解决。比如，加热和冷却必须根据需要有效控制，否则，将直接影响到中间体或成品的收率和纯度。中试放大的目的就是要设法解决"小样放大"时遇到的各种工艺问题，为工程设计提供必要的工程数据或技术经济资料，同时培养一批符合要求的技术人员。目前，工艺放大试验主要有以下几种方法。

（1）逐级经验放大　当放大过程缺乏依据时，只能依靠小规模试验成功的方法和实测数据，加上开发者的经验，不断适当加大实验的规模修正前一次试验的参数的方法。欲达到一定生产规模，按保险的低放大系数逐级经验放大，开发周期长、人力物力耗费大；提高放大系数，虽然理论上可省去若干中间环节，缩短开发周期，但相应的风险也增大，难达到预期目的。逐级经验放大是经典的放大方法，至今仍常采用。优点是每次放大均建立在实验基础之上，至少经历了一次中试实验，可靠程度高。缺点是缺乏理论指导，对放大过程中存在的问题很难提出解决方法。因放大系数不可能太高，开发周期较长。对同一过程，每次放大都要建立装置，开发成本高。

（2）相似模拟放大　是指运用相似理论和相似准数概念，依据放大后体系与原体系之间的相似性进行放大的方法。应当指出，两体系之间实际上连最基本的几何相似也不能完全实现。如圆柱形设备将其直径和高度都放大 10 倍，两体系径高比相等，而表面积与体积比相差 10 倍，严格来说并没有做到完全相似。对更复杂的实际化工过程，往往涉及若干个相似准数，放大中无法做到使它们都对应相等，而只能满足最主要的相似准数相等，因此，相似模拟放大仍带有强烈的经验色彩。数量放大法是仅增添过程设备单元的放大方法，可视为相似模拟的特例，新增体系与原体系完全相同，各项操作参数不变，形成双系列或多系列，扩大生产能力。

（3）数学模拟放大　通过建立数学模型来实现放大的方法称为数学模拟放大。随着化学反应工程学和计算机技术的发展，数学模拟放大法取得了很大发展，模拟或仿真成为热门话题。但数学模型本身并不能揭示放大规律，模型的建立、检验、完善都只有在大量严密的试验工作基础上才能完成。数学模拟放大虽具有先进性，但建模十分艰难，故至今成功的例子并不多。

（4）化学反应工程理论指导放大　化学反应工程学认为，在化学反应器的放大工程中，化学反应动力学规律并没有改变，只是反应器的尺寸变化导致物料的流动状况发生改变，产生放大效应。在连续反应器中存在各物料团停留时间不一致的现象，化学反应工程学把这种具有不同停留时间物料的混合称为返混，若干反应物料可能尚未来得及变化就已经离开了反应器，导致转化率降低；若干产物不能从反应器及时移出，一方面可能进入串联副反应，降低了选择性，另一方面还对主反应起到稀释作用，减缓反应。是否存在返混以及返混程度大小，是工业反应器性能存在差异的原因，也是反应器放大要解决的关键问题。返混现象可通过多个连续搅拌釜串联操作来改善，串联愈多，返混愈得到改善。

3. 工艺验证

工艺验证是对生产工艺及其各项参数有效性的确定过程，一般通过样品的生产过程控制和质量检验，全面评价工艺是否具有良好的重现性以及产品质量的稳定性。按照中试放大研究结果，在符合 GMP 要求的车间内，对工艺的关键参数、工艺的耐用性以及过程控制点进行验证；按照中试规模或生产规模，至少需要连续生产三批质量符合要求的产品。

第二节　新药的制备工艺研究

制药生产工艺类型包括提取、化学合成、生物工程、制剂 4 种，工艺研究的内容应紧密围绕工业化生产的关键性问题。比如，缩短合成路线、提高产率、简化操作、降低成本和安全生产等；一条较佳的合成工艺路线应考虑以下几个方面：①选择相对成熟的工艺路线；②用工业级原料代替化学试剂；③原料和溶剂的回收套用；④安全生产和环境保护。

一、化学合成药物

化学药物的合成要求原料易得、操作简便、反应时间短、收率高、产品纯度好、三废污染少，研究的重点是优化各步反应的合成工艺参数，以加速反应和提高收率，从而确定较为合理的合成路线。

为了使单元反应能加速进行并获得较高的收率，必须掌握反应原理，研究有关反应条件对反应速度和收率的影响，保证反应在适宜的条件下进行，以及反应终点的控制和产物的后处理。研究反应条件的影响时，通常采用单因素平行实验优选法、多因素正交设计优选法和均匀设计优选法。各单元反应在实际生产中的一些共同点，包括配料比、反应物的浓度与纯度、加料次序、反应时间、反应温度与压力、溶剂、催化剂、酸碱度、搅拌状况及设备情况等，在各化学单元反应中千差万别，变化很多，又相辅相成或相互制约。

1. 配料比与反应物浓度

参与反应的各物料相互的物质量的比例称为配料比（也称投料比）。通常物料以摩尔为单位，又称为投料的摩尔比。有机化学反应很少按理论值定量完成，也很少按理论配料比进行反应的。这是由于许多反应可逆，有些反应平行竞争，除了主反应还有平行或串联的副反应存在，此外还有其他因素，因此需要采取各种措施来摸索最合适的配料比。

合适的配料比，既可以提高收率，降低成本，又可以减少后处理负担。选择合适的配料比首先要分析化学反应的类型和可能存在的副反应，然后根据不同的化学反应类型的特征进行考虑。①凡属可逆反应，可采用增加反应物之一的浓度，通常是将价格较低或易得的原料的投料量较理论值多加 5%～20% 不等，个别甚至达几倍以上，或从反应系统中不断除去生成物之一以提高反应速度和增加产物的收率；②当反应生成物的产量取决于反应液中某一反应物的浓度时则增加其配料比，最合适的配料比应符合收率较高和单耗较低的要求；③若反应中有一反应物不稳定，则可增加其用量，以保证有足够的量参与主反应；④当参与主、副反应的反应物不尽相同时，可利用这一差异，通过增加某一反应物的用量，增加主反应的竞争能力；⑤为了防止连续反应（副反应），有些反应的配料比宜小于理论量，使反应进行到一定程度停止。

2. 溶剂

在药物合成中，绝大部分化学反应都是在溶剂中进行的。溶剂是稀释剂，它可以帮助反应散热或传热，并使反应分子能够均匀分布，增加分子间碰撞的机会，从而加速反应进程。采用重结晶法精制反应产物，也需要溶剂。无论是反应溶剂，还是重结晶溶剂，都要求溶剂性质不活泼，即在化学反应或在重结晶条件下，溶剂应是稳定而惰性的。尽管溶剂分子可能是过渡状态的一个重要组成部分，并在化学反应过程中发挥一定的作用，但是总的来说，尽量不要让溶剂干扰反应。

按介电常数（ε）大小来分，ε 在 15 以上的溶剂为极性溶剂，ε 在 15 以下的溶剂为非极性溶剂；按溶剂发挥氢键给体作用的能力来分，含有易取代的氢原子的为质子性溶剂，不含易取代的氢原子的为非质子性溶剂。质子性溶剂可与含负离子的反应物发生氢键结合，发生溶剂化作用，可用于正离子的孤对电子进行配位结合，或与中性分子中的氧原子或氮原子形成氢键，或由于偶极距的相互作用而产生溶剂化作用；非质子性溶剂主要靠偶极距或范德华力的相互作用而产生较弱的溶剂化作用。

（1）反应溶剂的作用和选择　为什么有机化学反应多在溶液状态下进行呢？一个重要的原因是在溶液中分子间的作用力比在气相条件下更强些，更容易变化，并可以多种方式影响反应物的性质。溶剂不仅为化学反应提供了反应进行的场所，也直接影响化学反应的反应速率、反应方向、转化率和产物构型等。在选用溶剂时还要考虑如何将产物从反应液中分离。为了使反应能成功地按预定方向进行，必须选择适当的溶剂。在依靠直观经验外，还要探索一般规律，为合理地选择反应溶剂提供客观标准。

① 溶剂对反应速率的影响 有机化学反应按其反应机理来说，大体可分成两大类：一类是游离基反应，另一类是离子型反应。在游离基反应中，溶剂对反应无显著影响，但在离子型反应中，溶剂对反应影响很大。化学反应速率决定于反应物和过渡态之间的能量差即活化能，一般来说，当过渡态更容易发生溶剂化，则过渡态位能降低，反应活化能降低，故反应加速，溶剂化效应越强，对反应越有利 ［图 3-2(a)］；如果反应物比过渡态更容易发生溶剂化，则反应物位能降低，反应活化能增加，反应速率降低 ［图 3-2(b)］。

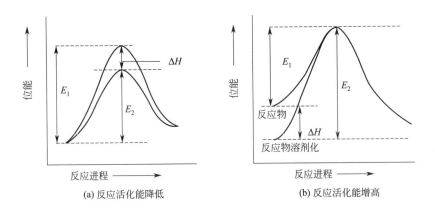

图 3-2 溶剂化与活化能关系示意图

② 溶剂对反应方向的影响 相同反应物，不同溶剂，得到的产物可能不同。例如甲苯与溴反应时，以硝基苯为溶剂，取代反应发生在苯环上；以二硫化碳为溶剂，取代反应发生在甲基侧链上。

③ 溶剂对产物构型的影响 溶剂极性不同，有的反应顺反异构体产物的比例也不同。例如 Wittig 反应，DMF 为溶剂时，顺式双键产物为主；苯为溶剂时，反式双键产物为主。光学活性的仲醇用氯化亚砜在不同溶剂中进行反应，得到不同构型的氯化物。

*C—OH $\xrightarrow[\text{-HCl}]{SOCl_2}$ *C*—O—S=O (Cl) 反应中间体，经 S_N1、S_N2 及 $-SO_2$ 途径：

1,4-二氧六环 S_N1 途径 → *C*—Cl + SO_2 + 1,4-二氧六环

Py S_N2 途径 → 构型保持 Cl—*C* + SO_2 + Cl⁻ ；构型翻转

$-SO_2$ 途径 → 消旋体

（2）**重结晶溶剂的选择** 应用重结晶法精制最终产物，即原料药时，一方面要除去由原辅材料和副反应带来的杂质；另一方面要注意重结晶过程对精制品结晶大小、晶型和溶剂化等的影响。理想的重结晶溶剂：①不与被提纯物质起化学反应；②在较高的温度时能溶解多量的被提纯物质，而在室温或更低温度时只能溶解很少量；③对杂质的溶解度非常大或非常小；④容易挥发，易与结晶分离；⑤能给出较好的结晶。

药物是一类特殊的化学品，在药物制备及纯化过程中，ICH 规定应避免使用第一类溶剂、控制使用第二类溶剂、合理使用第三类溶剂。

第一类溶剂是指已知可以致癌并被强烈怀疑对人和环境有害的溶剂。如果在生产治疗价值较大的药品时不可避免地使用了这类溶剂，除非能证明其合理性，残留量必须控制在规定的范围内，主要有：苯（2mg/kg）、四氯化碳（4mg/kg）、1,2-二氯乙烷（5mg/kg）、1,1-二氯乙烷（8mg/kg）、1,1,1-三氯乙烷（1500mg/kg）等。

第二类溶剂是指无基因毒性但有动物致癌性的溶剂。按每日用药 10g 计算的每日允许接触量，主要有：2-甲氧基乙醇（50mg/kg）、三氯甲烷（60mg/kg）、1,1,2-三氯乙烯（80mg/kg）、1,2-二甲氧基乙烷（100mg/kg）、2-乙氧基乙醇（160mg/kg）、环丁砜（160mg/kg）、嘧啶（200mg/kg）、甲酰胺（220mg/kg）、正己烷（290mg/kg）、氯苯（360mg/kg）、乙腈（410mg/kg）、二氯甲烷（600mg/kg）、N,N-二甲基甲酰胺（880mg/kg）、甲苯（890mg/kg）、二甲苯（21700mg/kg）、甲醇（3000mg/kg）、环己烷（3880mg/kg）、N-甲基吡咯烷酮（4840mg/kg）等。

第三类溶剂是指对人体低毒的溶剂。极性或短期研究显示，这些溶剂毒性较低，基因毒性研究结果呈阴性，但尚无这些溶剂的长期毒性或致癌性的数据。在无需论证的情况下，残留溶剂的量不高于 0.5% 是可接受的，但高于此值则须证明其合理性。主要有：戊烷、甲酸、乙酸、乙醚、丙酮、苯甲醚、1-丙醇、2-丙醇、1-丁醇、2-丁醇、戊醇、乙酸丁酯、甲乙酮、二甲基亚砜、异丙基苯、乙酸乙酯、3-甲基-1-丁醇、甲基异丁酮、2-甲基-1-丙醇、乙酸丙酯等。

3. 催化剂

催化剂是化学工业的支柱，也是化学研究的前沿领域。现代化学工业生产，80% 以上涉及催化过程。化学制药生产工艺研究上也常应用催化反应，如酸碱催

化、金属催化、相转移、酶催化等加速化学反应，缩短生产周期，提高产品的纯度和收率。

某一种物质在化学反应系统中能改变化学反应速率，而其本身在反应前后化学性质并无变化，这种物质称之为催化剂。工业上对催化剂的评价主要有催化剂的活性、选择性和稳定性。催化剂的活性就是催化剂的催化能力，是评价催化剂好坏的重要指标。影响催化剂活性主要因素如下。

(1) 温度　温度对催化剂活性影响较大，温度太低时，催化剂的活性小，反应速率很慢；随着温度升高，反应速率逐渐增大；但达到最大速度后，又开始降低。绝大多数催化剂都有活性温度范围，最适宜的温度要通过试验确定。

(2) 助催化剂　在制备催化剂时，往往加入某种少量物质（一般少于催化剂量的 10%），这种物质对反应的影响很小，但能显著地提高催化剂的活性、稳定性和选择性。例如，在合成氨的铁催化剂中，加入 45% 氧化铝，1%～2% 氧化钾和 1% 氧化铜等作助催化剂，虽然氧化铝等本身对合成氨无催化作用，但是可显著提高铁催化剂的活性。

(3) 载体　在大多数情况下，常常把催化剂负载于某种惰性物质上，这种惰性物质称为载体。常用的载体有石棉、活性炭、硅藻土、氧化铝、硅胶等。例如对硝基乙苯用空气氧化制备对硝基苯乙酮，所用催化剂为硬脂酸钴，载体为碳酸钙。使用载体可以使催化剂分散，增大有效面积，既可提高催化剂的活性，又可节约其用量，还可增加催化剂的机械强度，防止其活性组分在高温下发生熔结现象，延长其使用寿命。

(4) 催化毒物　对于催化剂的活性有抑制作用的物质，称作"催化毒物"或"催化抑制剂"。有些催化剂对于毒物非常敏感，微量的催化毒物即可使催化剂的活性减小甚至消失。

毒化现象，有的是由于反应物中含有杂物如硫、磷、砷、硫化氢、砷化氢、磷化氢以及一些含氧化合物如一氧化碳、二氧化碳、水等造成的；有的是由于反应中的生成物或分解物所造成的。毒化现象有时表现为催化剂部分活性的消失，呈现出选择性催化作用。如噻吩对镍催化剂的影响，可使其对芳核的催化氢化能力消失，但保留其对侧链及烯烃的氢化作用。这种选择性毒化作用在很多药物的合成中加以利用，例如，被硫毒化后活性降低的钯，可用来还原酰卤基，使之停留在醛基阶段，即罗森蒙德（Rosenmund）反应。

又如在维生素 A 的合成中，用乙酸铅处理的钯-碳催化剂，选择性地将羟基去氢维生素 A 醇分子中的炔键还原成烯键，生成羟基维生素 A 醇，而不影响烯键。

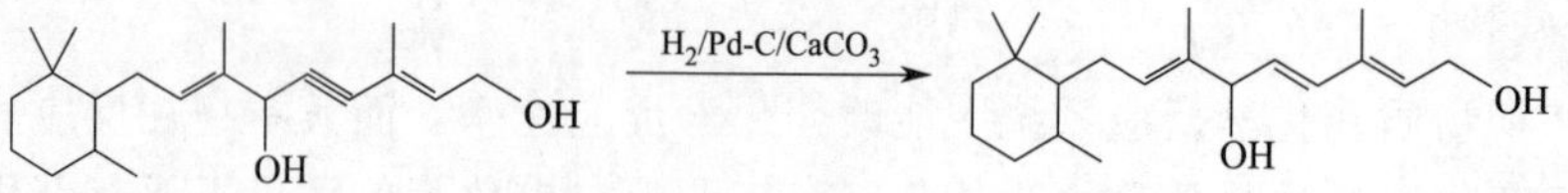

4. 能量的供给

化学反应需要热、光、搅拌等能量的传输和转换等。药物合成工艺研究需要考察反应时的温度变化和搅拌速度等。

(1) 反应温度　反应温度的选择和控制室合成工艺研究的一个重要的内容。常根据文献报道的类似反应的反应温度初步确定反应温度,然后根据反应物的性质作适当的改变,如与文献中的反应实例相比,立体位阻是否大了,或其亲电性是否小了等,综合各种影响因素,进行设计和试验。如果是全新反应,不妨从室温开始,用薄层层析法追踪发生的变化,若无反应发生,可逐步升温或延长时间;若反应温度过快或激烈,可以降温或控温。

温度升高,一般可以使反应速率加快。根据大量实验数据归纳总结得到 van't Hoff 经验规则,即反应温度每升高 10℃,反应速率大约提高 1~2 倍。温度对反应速率的影响是复杂的,有 4 种类型。

① 对于一般反应,反应速率随温度的升高而逐渐加快,它们之间呈指数关系,这类化学反应最为常见。

② 对于有爆炸极限的化学反应,开始的温度影响很小,当达到一定温度时,反应即以爆炸速度进行。

③ 酶催化反应及催化加氢反应,在温度不高的条件下,反应速率随温度升高而加速,但到达某一温度后,再升高温度,反应速率反而下降。这是由于酶在高温时会受到破坏,而催化剂的吸附数量在高温时随着温度的升高而下降。

④ 反应随着温度的升高,反应速率反而下降。温度对化学平衡的关系式为:

$$\lg K = \frac{-\Delta H}{2.303RT} + C \tag{3-1}$$

式中　R——气体常数;

$\quad\quad T$——热力学温度;

$\quad\quad K$——平衡常数;

$\quad\quad \Delta H$——热效应;

$\quad\quad C$——常数。

从式 (3-1) 可以看出,若 ΔH 为负值时,为放热反应,温度升高,K 值减小。对于这类反应,一般是降低反应温度有利于反应的进行。反之,若 ΔH 为正值时,即吸热反应,温度升高,K 值增大,也就是升高温度对反应有利。即使是放热反应,也需要一定的活化能,即需要先加热到一定温度后才开始反应。因此,应该结合该化学反应的热效应(反应热、稀释热和溶解热等)和反应速率常数等数据,找出最适宜的反应温度。

（2）搅拌　搅拌是使两个或两个以上反应物发生反应的重要措施。通过搅拌，在一定程度内加速了传热和传质，这样不仅可以达到加快反应速度、缩短反应时间的目的，还可以避免或减少由于局部浓度过大或局部温度过高引起的某些副反应，因此搅拌是影响反应结果的主要因素之一。搅拌对于互不相溶的液-液相反应、液-固相反应、固-固相反应以及固-液-气三相反应等特别重要。在结晶、萃取等物理过程中，搅拌也很重要。

不同的反应要求不同的搅拌器型式和搅拌速度，正确选择搅拌器的型式和速度，不仅能使反应顺利进行、提高收率，而且还有利于安全生产；反之，不仅产生副反应、降低收率，还可能发生安全事故和生产事故。例如，在抗生素发酵中以采用转速 140r/min 左右的涡轮式搅拌器为宜。由于菌种发酵需要氧气，所以必须有较高的转速，才能使氧气在发酵罐内均匀分布。搅拌器型式选定后，搅拌速度对产品生产的影响要通过实验研究才能选择最佳搅拌速度，有时会采用变速搅拌。常见的搅拌器有以下 4 种。

① 浆式搅拌器。浆式搅拌器是最简单的搅拌器。制造简便，转速一般在 20～80r/min。比较适合用于液-液互溶系统的混合或可溶性固体的溶解。

② 框式或锚式搅拌器。框式或锚式搅拌器仍属于浆式搅拌器。主要用于不需要剧烈搅拌及含有相当多的固体悬浮物或有沉淀析出的场合。需注意，固体和液体的相对密度差不能太大。此类搅拌器在重氮化等反应中较为常用，转速一般控制在 15～60r/min。

③ 推进式搅拌器。推进式搅拌器一般有三片浆叶，呈螺旋推进器型式，犹如轮船上的推进器。此类搅拌器用于需要剧烈搅拌的反应，例如，使互不相溶的液体呈乳浊状态，使少量固体物质保持悬浮状态，以利反应的进行。此类搅拌器转速较高，一般在 300～600r/min，最高可达 1000r/min。

④ 涡轮式搅拌器。涡轮式搅拌器能够最剧烈地搅拌液体，它特别适用于混合黏度相差较大的两种液体，含有较高浓度固体微粒的悬浮液，比重相差较大的两种液体或气体在液体中需要充分分散等场合，转速一般可达 200～1000r/min。

5. 反应时间及反应终点的监控

每个化学反应都有一个最佳反应时间，它是影响收率和产品质量的重要因素之一。反应时间常常与浓度、温度等其他反应条件有交互作用，在进行工艺优化时，可应用正交试验设计法对有交互作用的因素进行考察。反应时间不够，反应当然不会完全，转化率不高，影响收率及产品质量；反应时间过长不一定增加收率，有时还会使收率急剧下降。因此，控制反应终点十分重要。在规定条件下，达到反应时间后就必须停止反应，进行后处理，使反应生成物尽快从反应系统中分离出来，否则，可能会使反应产物发生分解、破坏、副反应增多或产生其他复杂变化，使收率下降、产品质量劣化等。此外，反应时间与生产周期和劳动生产率也息息相关。

反应时间主要取决于反应过程化学变化的完成情况，最佳反应时间是通过对反应终点的控制摸索得到的。控制反应终点主要是控制主反应终点，测定反应系统中是否有未反应的原料，或其残存量是否达到了一定的限度。一般可用简易快捷的化学或物理方法测定反应终点，如显色、沉淀、酸碱度、薄层色谱、气相色谱等。确定一个反应的时间是，首先可根据相关文献，设定一个反应时间值，然后对反应过程跟踪检测，判断反应终点。

实验室中常用薄层色谱（TLC）跟踪检测：①有紫外吸收的药物用硅胶GF254 制成的薄板在 254nm 紫外灯下可观察到荧光斑点，先将原料用适当的溶剂溶解，用毛细管或微量点样器取少量原料溶液点于薄层板上并作相应的记号，再取反应一定时间的反应液点于板上，然后将板放于展开槽中用合适的展开剂展开，当溶剂前沿比较合适时，取出吹干，置紫外灯下观察荧光斑点，判断原料点是否消失或原料点几乎不再变化，除了产物和原料外是否有新的杂质斑点生成；②无紫外吸收的原料、产品可用碘缸等显色观察原料和产品的位置，并根据斑点颜色的深浅初步判断反应液中各斑点的浓度。原料点消失说明原料反应完全；原料点几乎不再变化，说明反应达到平衡；有新的杂质斑点，说明有新的副反应发生或产物发生分解。

在工业生产中通常用气相色谱、液相色谱、化学或物理方法来监测化学反应。例如在维生素 E 的合成中，用气相色谱来检测其中一步的相转移催化反应转化率，反应式见图 3-3。在 0.5h 时，副产物 β 体已占总产物的 10%，随着时间的延长 β 体比例继续增多，因为 β 体是热力学稳定体，生成的 α 体双键会发生移位转化成 β 体。因此该步反应时间选择 0.5h 比较合适。

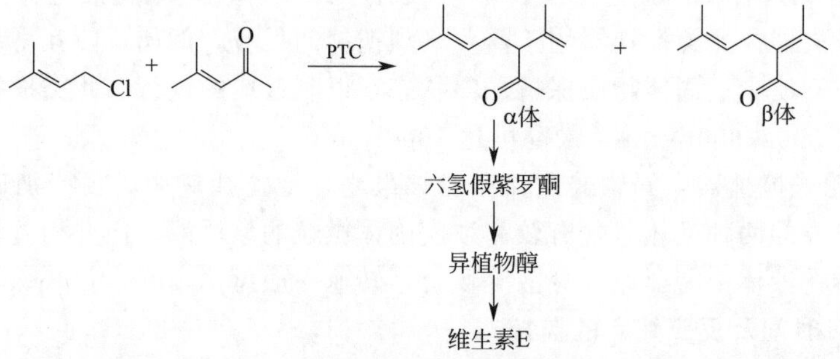

图 3-3 维生素 E 的合成

6. 后处理

药物合成反应常伴有副反应，反应结束后常需要从反应液中分离出主产物。分离所用的技术基本上与实验室的蒸馏、萃取、重结晶、柱分离、过滤、膜分离等分离技术类似。药物合成反应产生的三废必须制定相应的处理措施加以处理，经环保部门评估后，方可进行大工业生产。

7. 产品的纯化和检验

为了保证产品质量，所有的原料和中间体都必须制定一定的质量控制标准，最终产品必须符合国家规定的药品标准。化学原料药的最后工序（精制、干燥和包装）必须在符合 GMP 规定的车间进行。

二、中药及天然药物

中药及天然药物工艺研究，即运用现代工业化生产将中药材饮片或天然药物提取制成一定规格制剂的研究。根据 NMPA 工艺设计原则，一般工艺设计按中医药理论和临床治疗作用的要求，分析处方内容和复方各药味之间的关系，参考各药味所含成分的理化性质及药理作用的研究结果，根据与治疗作用相关的有效成分或有效部位的理化性质，结合剂型制备上的要求，进行提取和制剂工艺路线的设计和筛选。新药的制备工艺研究应尽可能采用新技术、新工艺、新设备，以提高新药的研制水平。

中药及天然药物的制备过程所涉及的内容繁杂、工艺路线长。为保证新药的安全性、有效性和质量可控性，需对原材料（包括药材、中药饮片、提取物和有效成分）进行前处理。这里主要介绍中药及天然药物的制剂前处理工艺的研究方法，包括鉴定与检验、炮制与加工、粉碎、提纯工艺研究等内容。

1. 鉴定与检验

药材品种繁多，来源复杂，即使同一品种，由于产地、生态环境、栽培技术、加工方法等不同，其质量也会有差别。中药饮片、提取物、有效成分等原料也可能存在一定的质量问题。为了保证制剂质量，应对原料进行鉴定和检验。检验合格方可投料。

原料的鉴定与检验的依据应选择法定标准。无法定标准的原料，应按照自行制定的质量标准进行鉴定与检验。药材和中药饮片的法定标准为国家药品标准和地方标准或炮制规范；提取物和有效成分的法定标准仅为国家药品标准。标准如有修订，应执行修订后的标准。

多来源的药材除必须符合质量标准的要求外，一般应固定品种。对品种不同而质量差异较大的药材，必须固定品种，并提供品种选用的依据。药材质量随产地不同而有较大变化时，应固定产地；药材质量随采收期不同而明显变化时，应注意采收期。

原料质量标准若过于简单，难以满足新药研究的要求时，应自行完善标准。如药材标准未收载制剂中所测成分的含量测定项时，应建立含量测定方法，并制定含量限度，但要注意所定限度应尽量符合原料的实际情况。完善后的标准可作为企业的内控标准。

对于列入国务院颁布的《医疗用毒性药品管理办法》中的 28 种药材，应提供自检报告。涉及濒危物种的药材应符合国家的有关规定，并特别注意来源的合法性。提取物和有效成分应特别注意有机溶剂残留的检查。

2. 炮制与加工

炮制和制剂的关系密切，大部分药材需经过炮制才能用于制剂的生产。在完成药材的鉴定与检验之后，应根据处方对药材的要求以及药材质地、特性的不同和提取方法的需要，对药材进行必要的炮制与加工，即净制、切制、炮炙、粉碎等。

净制即净选加工，是药材的初步加工过程。药材中有时会含有泥沙、灰屑、非药用部位等杂质，甚至会混有霉烂品、虫蛀品，必须通过净制除去，以符合药用要求。净制后的药材称为"净药材"。常用方法有挑选、风选、水选、筛选、剪、切、刮、削、剔除、刷、擦、碾、撞、抽、压榨。切制是指将净药材切成适用于生产的片、段、块等，其类型和规格应综合考虑药材质地、炮炙加工方法、制剂提取工艺等。除少数药材鲜切、干切外，一般需经过软化处理，使药材利于切制。软化时，需控制时间、吸水量、温度等影响因素，以避免有效成分损失或破坏。炮炙是指将净制、切制后的药材进行火制或水火共制等。常用的方法有炒、炙、煨、煅、蒸、煮、烫、炖、制、水飞等。炮炙方法应符合国家标准或各省、直辖市、自治区制定的炮制规范。如炮炙方法不为上述标准或规范所收载，应自行制定炮炙方法和炮炙品德规格标准。提供相应的研究资料。制定的炮炙方法应具有科学性和可行性。

3. 粉碎

指将药材加工成一定粒度的粉粒，其粒度大小应根据制剂生产需求确定。对质地坚硬、不易切制的药材，一般应粉碎后提取；一些贵重药材常粉碎成细粉直接入药，以避免损失；另有一些药材粉碎成细粉后参与制剂成型，兼具赋形剂的作用。经粉碎的药材应说明粉碎粒度及依据，并注意出粉率。含挥发性成分的药材应注意粉碎温度；含糖或胶质较多且质地柔软的药材应注意粉碎方法；毒性药材应单独粉碎。

4. 提取纯化

指根据临床用药和制剂要求，用适宜溶剂和方法从净药材中富集有效物质、除去杂质的过程。由于提取纯化工艺的方法与技术繁多，以及新方法与新技术的不断涌现，致使应用不同方法与技术所应考虑的重点、研究的难点和技术参数有可能不同。既要遵循药品研究的一般规律，注重对其个性特征的研究，又要根据用药理论与经验，在分析处方组成和复方中各药味之间的关系的基础上，参考各药味所含成分的理化性质和药理作用的研究资料。结合制剂工艺和大生产的实际、环境保护的要求，采用合理的试验设计和评价指标，确定工艺路线，优选工艺条件。

（1）工艺路线　中药提取纯化的工艺路线是中药生产工艺科学性、合理性和可行性的基础和核心。工艺路线的设计应以保证其安全性和有效性为前提，一般应考虑处方的特点和药材的性质、制剂的类型和临床用药要求、大生产的可行性和生产成本，以及环境保护的要求。在此基础上，还要充分注意工艺的科学性和先进性。

中药的提取应尽可能多地提取出有效成分，或根据某一成分或某类成分的性质提取目的物。提取溶剂选择应尽量避免使用一、二类有机溶剂。中药的纯化应依据中药传统用药经验或根据提取物中已确认的一些有效成分的存在状态、极性、溶解性等特性设计科学、合理、稳定、可行的工艺，采用一系列纯化技术尽可能多地富集有效成分，除去无效成分。不同的提取纯化方法均有其特点与使用范围，应根据与治疗作用相关的有效成分（或有效部位）的理化性质，或药效研究结果，通过试验对比，选择适宜的工艺路线与方法。浓缩与干燥工艺应主要依据物料的理化性质、制剂的要求，以及影响浓缩、干燥效果的因素，选择相应工艺线路，使所得物达到所要求的相对密度或含水量，以便于制剂成型。对含有热不稳定成分、易熔化物料的浓缩与干燥，尤其需要注意方法的选择，以保障浓缩物或干燥物的质量。

（2）工艺条件　工艺路线初步确定后，对采用的工艺方法，应进行科学、合理的试验设计，对工艺条件进行优化。鼓励新技术新方法的应用，但对于新建立的方法，应进行方法的可行性、安全性研究。应根据具体品种的情况选择适宜的工艺及设备。为了保证工艺的稳定、减少批间质量差异，应固定工艺流程及相应设备。

影响工艺的因素通常是多方面的，工艺的优选应采用准确、简便、具有代表性可量化的综合性评价指标与合理的方法，对多因素、多水平同时进行考察。采用的提取方法不同，影响提取效果的因素有别，应根据所采用的提取方法与设备，考虑影响因素的选择和工艺参数的确定。一般需对溶媒、工艺条件进行选择、优化。中药的纯化工艺，应根据纯化的目的、可采用方法的原理和影响因素进行选择。一般应考虑拟制成的剂型与服用量、有效成分与去除成分的性质、后续制剂成型工艺的需要、生产的可行性、环保问题等。通过有针对性的试验，考察各步骤有关指标的情况，以评价各步骤工艺的合理性，选择可行的工艺条件，确定适宜的工艺参数，从而确保生产工艺和药品质量的稳定。浓缩与干燥的方法和程度、设备和工艺参数等因素都直接影响着物料中成分的稳定。在物料浓缩与干燥工艺过程中应结合制剂的要求对工艺条件进行研究和优化。

（3）评价指标　工艺研究过程中，对试验结果作出合理判断的评价指标应该是科学、客观、可量化的。在具体评价指标的选择上，应结合中药的特点，从化学成分、生物学指标以及环保、工艺成本等多方面综合考虑。

① 提取与纯化工艺评价指标。有效成分提取、纯化的评价指标主要是得率、纯度。有效部位提取、纯化的评价指标除得率、含量外，还应关注有效部位主要成分组成的变化情况，确保其组成基本稳定。

单方或复方提取纯化的评价指标应考虑其多成分作用的特点，既要重视传统用药经验、组方理论、充分考虑药物作用的物质基础不清楚的现状，又要尽量改善制剂状况，以满足临床用药要求。在评价指标的选择上，应结合品种的具体情况，探讨能够对其安全、有效、质量可控作出合理判断的综合评价指标，必要时可采用生物学指标等。在提取纯化研究过程中，有可能引起安全性隐患的成分应纳入评价指标。

② 浓缩与干燥工艺评价指标。应根据具体品种的情况，结合工艺、设备等特点，选择相应的评价指标。对含有有效成分为挥发性、热敏性成分的物料在浓缩、干燥时还应考察挥发性、热敏性成分的保留情况。

三、生物技术药物

生物技术就是利用生物有机体（包括从微生物至高等动、植物）或其组成部分

（包括器官、组织、细胞或细胞器等）发展新产品或新工艺的一种技术体系。生物技术自问世以来就向世人展示它可以多方面应用并可发展成相应的产业，因而迅速引起农业、医药卫生、化学与食品工业以及环境保护等各行业的极大兴趣和高度重视。

生物技术具有以下的优越性。①生物技术可完成一般常规技术所不能完成的任务，能生产出其他方法所无法生产或难以生产的产品，很多人体内的生长代谢必需的物质由于其含量极微，很难通过分离、提取或合成的方式生产。例如，治疗"肢端肥大症"的特效药——生长激素释放抑制因子，人类第一次分离得到它是1793年，经过了21次的努力，用了50万个羊脑，得到了5mg样品；后来用化学法合成，但5mg价格仍在300多美元；基因工程方法成功以后，7.5L大肠杆菌发酵就可得5mg，成本仅几十美分。②用生物技术生产的试剂盒可以快速、精确地对人类和动、植物疾病进行有效的早期诊断，这对疾病的预防和及时治疗十分重要（尤其是遗传病、病毒引起的疾病和癌症等严重影响人类健康的疾病）。③用生物技术对化学工业和制药工业进行技术改造具有能耗低、效率高和不依赖特定原料等优点，例如用生物催化剂"酶"催化化学反应，不像用化学催化剂那样需要高温、高压和强酸碱等苛刻条件，这样就大大降低了能耗的成本；通过生物技术降低成本和能耗的例子，在有机酸和氨基酸的生产中已很明显：用生物技术生产L-苹果酸的成本要比化学合成降低几十倍。④ 制药（特别是化学合成药）工业是一种高污染产业，废气、废水和一些副产物多有毒性；又如疫苗生产的传统方法就是用血液，这不仅成本高，同时也有可能带来病毒感染的危险性；通过生物技术，用大肠杆菌来生产这些药物就大大提高了安全性。

生物药物是利用生物体、生物组织或其成分，综合应用生物学、生物化学、微生物学、免疫学、物理化学和药学的原理与方法进行加工、制造而成的一大类预防、诊断、治疗制品。广义的生物药物包括从动物、植物、微生物等生物体中制取的各种天然生物活性物质及其人工合成或半合成的天然物质类似物。生物药物发展到今天已经经历了三代变化。第一代生物药物就是来自生物体某些天然活性物质加工制成的制剂；第二代生物药物是指利用近代生化技术从生物材料中分离、纯化获得的具有针对性治疗作用的生物活性物质；第三代生物药物就是利用生物技术生产的天然生化物质，以及经过生物工程手段改造的具有比天然物质更高药理活性的新物质。目前正利用现代生物技术大力发展生物药物，包括生理活性物质、干扰素、抗体、疫苗、抗生素、维生素、医疗诊断制品、其他药物等，从事研究的技术领域有重组DNA技术、蛋白质工程技术、细胞工程技术、酶工程技术、发酵工程技术等。

（1）重组DNA技术　重组DNA技术作为现代生物技术的核心，其主要战略目标是外源目的基因的稳定高效表达。要达到目的，必须从一系列技术原理加以考虑：①利用载体DNA在受体细胞中独立于染色体DNA而自主复制的特征，将外源基因与载体分子重组，通过载体分子的扩增提高外源基因在受体细胞中的剂量，借此提高其宏观表达水平；②筛选、修饰和重组启动子、增强子、操作子、终止子等基因的转录调控元件，并将这些元件与外源基因精细拼接，通过强化外源基因的转录提高其表达水平；③选择、修饰和重组核糖体位点及密码子等 mRNA 的翻译调控元件，强化受体细胞中蛋白质的生物合成过程；④基因工程菌（细胞）是现代生物工程中的微型生物反应器，在强化并维持其最佳生产效能的基础上，从工程菌（细胞）大规模培养的工程和工艺角度切入，合理控制微型生物反应器的增值进度的最终数量，也是提高外源基因表达目的产物产量的主要环节。

基因重组 DNA 技术的基本过程就是将重组外源目的基因插入载体，拼接后转入新的受体宿主细胞，构建成工程菌（或细胞），实现遗传物质的重新组合，并使目的基因在工程菌内进行复制和表达，要实现基本过程至少要有四个主要条件：工具酶、基因、载体、受体细胞。

（2）蛋白质工程技术　蛋白质工程是第二代基因工程，是在 DNA 水平上位点专一性地改变结构基因编码的氨基酸序列，使之表达出比天然蛋白质性能更优的突变蛋白；或者通过基因化学合成，设计制造自然界不存在崭新工程蛋白。蛋白质工程通过蛋白质化学，蛋白质晶体学的动力学的研究获取关于蛋白质物理、化学等各方面的信息，在此基础上对编码蛋白基因进行有目的设计改造，并通过基因工程手段将其进行表达而分离纯化，最终将其投入实际应用。

蛋白质工程与 DNA 重组技术、常规 DNA 诱变技术以及蛋白质侧链修饰技术有着本质区别。DNA 重组技术使得分离任何存在的基因并在特殊受体细胞中表达成为可能，其所使用的基因是天然存在的，在目标蛋白的编码区中未作任何改动，因而表达产物仍为天然蛋白。常规的诱变及筛选技术能创造一个突变基因并产生相应的突变蛋白，但这种诱变方式是随机的，无法预先确知哪个核苷酸发生了变化，因此导致靶基因定点发生改变的频率极低，可能产生的突变蛋白数目很多。多肽链水平上的化学修饰也能在一定程度上改变天然蛋白的结构及性质，但其工艺十分繁杂，并且由于基因未发生突变，所以修饰的蛋白质不能再生。因此与上述基因工程、常规诱变以及多肽修饰技术相比，蛋白质工程的特征是在基因水平上特异定做一个非天然的优良工程蛋白，在蛋白质工程中最常用的技术是定点诱变技术，即专一改变基因中某个或某些特定氨基酸的技术，可以产生具有工业上和医药上所需性状的蛋白。

（3）细胞工程技术　细胞工程技术是以细胞作为研究对象，运用细胞生物学、分子生物学等学科的原理与方法，按照人们的意志设计改造细胞的某些遗传性状，从而培育出新的生物改良品种或通过细胞培养获得自然界中难以获得的珍贵产品的新兴生物技术。主要包括细胞培养、细胞融合、细胞重组和遗传物质转移等多个方面。

细胞培养是将生物体内的某一块组织取出，用酶消化法将组织块分散成单个的细胞，然后接种至特定的培养容器中并给予必要的生长条件，使其在体外生长繁殖的技术。细胞融合又称体细胞杂交，是在离体条件下用人工的方法将两个或多个不同种的细胞通过无性方式融合成一个杂合细胞的过程；融合后的细胞含有两个或多个不同的细胞核，称为异核体，而在随后的细胞有丝分裂中，有些异核体的来自不同细胞核的染色体有可能合并到一个核中，成为单核的杂种细胞，而那些不能形成单核的融合细胞则在培养过程中逐步死亡。细胞重组是在体外条件下运用一定的实验技术从活细胞中分离出各种细胞的结构或组成"部件"，再把它们在不同的细胞之间重新进行装配，从而得到新的生物活性细胞。遗传物质转移主要指基因在细胞水平上的转移与导入。

（4）酶工程技术　酶是生物活细胞产生的具有催化功能的蛋白质，酶作为生物催化剂具有高效、立体选择性高、反应条件温和的特点。制药工业用酶反应来代替需要高温、高压、强酸、强碱的化学反应，在简化工艺、降低设备投资与生产成本、提高产品的质量与收率、节约原料与能源以及改善劳动力条件、减少环境污染等方面，已经受到了人们高度的重视。①利用酶的立体专一性可用于手性合成和拆分，用酶法拆分外消旋体或直接采用酶催化进行不对称合成；②用于药物的结构改造，如半合成青霉素、头孢菌素的制备；③用酶、酶系统，代谢体系或包含该体系的细胞来催化一些药物的合成反应可化繁为简，如可的松的生产如果用化学合成法需要经过多个步骤才能完成，而且立体选择性不高，借助酶法或部分地借助酶法可大大简化化学合成的步骤。

酶反应多在水溶液中进行，属于均相反应系统，但酶不易回收、稳定性差限制了其工业应用，固定化酶技术克服了这些缺点，可将酶制剂制成既能保持其原有的催化活性、性能稳定、又不溶于水的固形物。固定化酶的制备方法大体可分为四种类型：载体结合法、交联法、包埋法和热处理（细胞）法，到目前为止，没有一种固定化技术能普遍适用于每一种酶，所以要根据每一种应用目的和特性来选择其固定的方法。固定化细胞技术是固定化酶技术的发展，是将细胞限制或定位于特定空间位置，既有细胞的特征也有生物催化剂的功能，其优点在于：①无需进行酶的分离纯化；②细胞保持酶的原始状态，酶回收率高；③细胞内酶比固定化酶稳定性更高；④细胞内酶的辅因子可以自动再生；⑤细胞本身含有酶体系，可催化一系列反应；⑥抗污染能力强，所以它的应用比固定化酶更为普遍。

（5）发酵工程技术　发酵工程又称为微生物工程，是利用微生物制造工业原料与工业产品并提供服务的技术，内容涉及菌种的培养和选育、菌的代谢与调节、培养基灭菌、通气搅拌、溶氧、发酵条件的优化、发酵过程各种参数与动力学、发酵反应器的设计和自动控制、产品的分离纯化和精制等。微生物细胞具有完善的代谢调节机制，使细胞内复杂生化反应高度有序地进行，并对外界环境的改变迅速做出反应。因此，必须控制微生物的培养和生长环境条件，影响其代谢过程，以便获得高产量的产物。

为了使发酵生产能够得到最佳效果，可采用测定与发酵条件和内在代谢变化有关的各个参数，以了解产生菌对环境条件的要求和代谢变化规律，并根据各个参数的变化情况，结合代谢调控理论，来有效地控制发酵。

四、药物制剂

制剂工艺研究在新药研发中占有十分重要的地位。药物必须制成适宜的剂型才能用于临床，而且药物发挥作用不仅与其化学结构有关，还受到剂型、生物学等因素影响。若剂型选择不当、处方设计或制剂工艺不合理，就会影响药物制剂的理化和生物特性（如外观、稳定性、溶出度、生物利用度），降低临床应用的安全性与有效性。

药物剂型的种类很多，制剂工艺也各有特点，研究中会面临许多具体情况和特殊问题。制剂工艺研究包括选择适宜多样的剂型，合理设计与优化制剂处方，生产工艺的有效控制等一系列工作，从而保证药物制剂的安全有效、质量稳定可控以及良好的患者顺应性。

1. 处方前研究

在进行新药剂型设计和制剂工艺研究之前，需全面了解药物的理化、生物学、药理学等性质，即进行处方前研究工作，这是药物剂型研究必要的基础。处方前研究主要包括：①获取药物的理化参数（熔点、沸点、溶解度、分配系数、解离常数、多晶型）；②测定与处方有关的理化性质、测定药物与辅料之间的相互作用；③掌握药物的生物学性质（药物的膜通透性，药物在体内的吸收、分布、代谢、排泄等过程的动态变化规律）。

例如，药物的溶解性可能对制剂性能及分析方法产生影响，药物的粒度可能影响难溶性药物的溶解性、混悬性、制剂中含量的均匀性，有时还会对生物利用度及临床疗效产生显著影响。还有，辅料理化性质（包括分子量及其分布、取代度、黏度、性状、粒度及其分布、流动性、水分、pH 值等）及用量的变化可能影响制剂的质量；如稀释剂的粒度、密度变化可能对固体制剂的含量均匀性产生影响，缓释、控释制剂中使用的高分子材料的分子量或黏度变化可能对药物释放行为有较显著的影响；应制订或完善相应的质控指标，以保证辅料质量的稳定。再如，制剂中药物或辅料相互之间的作用，可以查阅文献资料了解或进行相容性研究；相容性研究通常将药物与药物、药物与辅料或辅料与辅料混合后，根据药物稳定性实验方法，选取反应灵敏的考察指标，重点考察混合物性状、含量、有关物质、溶出度或生物学或免疫学效价指标等。另外在生物学性质方面，若药代动力学研究结果提示药物口服吸收差，可考虑改善药物的吸收或选择注射剂等剂型；缓释、控释制剂对药物的半衰期、治疗指数、吸收部位等均有一定要求，研发中需要特别注意。

2. 剂型的选择

通常根据药物理化和生物学性质、临床治疗需要，并综合各方面因素来确定给药途径和剂型。

（1）**药物理化性质和生物学性质** 药物的理化性质和生物学特性是剂型选择的重要依据。例如对于在胃液中不稳定的药物，一般不宜开发为胃溶制剂；对一些稳定性差，宜在固态下贮藏的药物（如某些头孢类抗生素），在溶液状态下易降解或产生聚合物，临床使用会引发安全性方面的问题，不适宜开发注射液、输液等液体剂型；对存在明显肝脏首过效应的药物，可考虑制成非口服给药途径的制剂等。

（2）临床治疗的需要　例如，用于出血、休克、中毒等急救治疗的药物，通常应选择注射剂型；心律失常抢救用药宜选择静脉推注的注射剂；控制哮喘急性发作宜选择吸入剂等。

（3）临床用药的顺应性　对于老年、儿童及吞咽困难的患者，选择口服溶液、泡腾片、分散片等剂型有一定优点。开发缓释、控释制剂可以减少给药次数，减小波动系数，平稳血药浓度，降低毒副作用，提高患者的顺应性。

此外，一些抗菌药物在剂型选择时应考虑到尽量减少耐药菌的产生，延长药物临床应用周期。剂型选择还要考虑制剂工业化生产的可行性及生产成本。

3. 处方设计及评价

处方设计是在处方前研究和剂型选择的基础上，根据剂型的特点及临床应用的需要，制定几种基本合理的处方，以开展筛选和优化。处方设计与制剂质量研究、稳定性实验和安全性、有效性评价密切相关，它是制定制剂生产过程控制参数的依据，也是制定制剂质量标准的依据。

除各种剂型的基本处方组成外，有时还需要考虑药物、辅料的性质。如片剂处方组成通常为稀释剂、黏合剂、崩解剂、润滑剂等，对难溶性药物，可考虑使用适量的改善药物溶出度的辅料；对于某些稳定性差的药物，处方中可考虑使用适量的抗氧剂、金属离子络合剂等。制剂处方筛选和优化主要包括制剂基本性能评价、稳定性评价、临床前和临床评价。对研究过程中发现的对制剂质量、稳定性、药效有重要影响的因素，如原料药或辅料的某些指标应进行控制。经过制剂基本性能及稳定性评价确定的处方，为后续相关体内外研究奠定了基础，但制剂处方的合理性最终需要根据临床前和临床研究的结果进行判定。

（1）制剂基本性能评价　根据剂型的特点，选择影响制剂质量的相关项目，比较不同处方对制剂质量的影响。例如，可以设计不同的 pH 系列处方，考察评价 pH 对处方质量及稳定性的影响，初步确定处方的 pH 范围。也可选用正交设计、均匀设计或其他科学的方法进行处方筛选和优化。应尽可能阐明对药品处方有显著性影响的因素，如原料药的粒度、晶型、辅料的流动性、分子量及制剂的 pH 值等。对某些制剂还需要进行其他相关性能的研究，证明其合理性。如对带有刻痕的可分割片剂，需要对分割后片剂的含量均匀性进行检查，对分割后片剂的药物溶出度与完整片剂进行比较。

（2）稳定性评价　根据外观、pH 值、药物溶出或释放行为、有关物质及含量等制剂关键项目考察筛选出相对满意的处方。例如，制剂给药时拟使用专用溶剂的，或使用前需要用其他溶剂溶解、稀释的（如静脉注射用粉针），需考察制剂与稀释溶剂配伍后，制剂的物理及化学稳定性（如药物吸附、沉淀、变色、含量下降、杂质增加等）；溶液剂若药物浓度很高或接近饱和，在温度改变时药物可能析出结晶，则需要进行低温或冻融实验。

（3）临床前及临床评价　需要根据临床前和临床研究（生物等效性、药代动力学研究等）结果，对处方作出最终评价，这也是制剂处方筛选和优化的重要环节。例如，对于难溶性药物的口服固体制剂，药物粒度对生物利用度可能有较大影响，处方中药物粒度范围的确定主要依据有关临床前和临床研究的结果。而对于缓释、控释制剂，经皮给药制剂等，药代动力学研究结果是处方研究的重要依据。

通过制剂基本性能评价、稳定性评价和临床前评价，一般可以确定制剂处方。主要剂型及其评价项目见表3-1。在完成主要稳定性试验和有关临床研究后，可根据结果对制剂处方进行调整，但要通过实验证明这种变化的合理性；其基本思路和方法可参考处方研究方法进行，如体外比较性研究（如溶出曲线比较）和稳定性考察等，必要时还需考虑进行有关临床研究，如生物等效性试验等。

表 3-1　主要剂型及其评价项目

剂型	质量评价项目
片剂	性状、硬度、脆碎度、崩解时限、水分、溶出度或释放度、含量均匀度（小规格）、有关物质、含量
胶囊	性状、内容物的流动性和堆密度、水分、溶出度或释放度、含量均匀度（小规格）、有关物质、含量
颗粒剂	性状、粒度、流动性、溶出度或释放度、溶化性、干燥失重、有关物质、含量
注射剂	性状、溶液的颜色与澄清度、澄明度、pH 值、不溶性微粒、渗透压、有关物质、含量、无菌、细菌内毒素或热原、刺激性等
滴眼剂	溶液型：性状、可见异物、pH 值、渗透压、有关物质、含量 混悬型：性状、沉降体积比、粒度、渗透压、再分散性（多剂量产品）、pH 值、有关物质、含量
半固体制剂	软膏剂、乳膏剂、糊剂：性状、粒度（混悬型）、稠度或黏度、有关物质、含量
液体制剂	溶液型：性状、溶液的颜色、澄清度、pH 值、有关物质、含量 混悬性：性状、沉降体积比、粒度、pH 值、再分散性、干燥失重（干混悬剂）、有关物质、含量 乳剂型：性状、物理稳定性、有关物质、含量
贴剂	性状、剥脱力、黏附强度、透皮速率、释放度、含量均匀性、有关物质、含量
凝胶剂	性状、pH 值、粒度（混悬型）、黏度、有关物质、含量
栓剂	性状、融变时限、溶出度或释放度、有关物质、含量

另外，制剂处方筛选、制剂成型均需在一定的制剂技术和设备条件下才能实现；特定的制剂技术和设备往往可能对成型工艺，以及所使用辅料的种类、用量产生很大影响，应正确选用。固定所用设备及其工艺参数，以减少批间质量差异，保证药品的安全、有效，及其质量的稳定；先进的制剂技术以及相应的制剂设备，是提高制剂水平和产品质量的重要因素，也应予以关注。

4. 制剂工艺研究

根据剂型的特点，结合药物理化性质和稳定性等情况，考虑生产条件和设备，进行工艺研究，初步确定实验室样品的制备工艺，并建立相应的过程控制指标。再进行工艺放大研究及验证，必要时对处方、工艺、设备等进行适当的调整。

（1）工艺研究和过程控制　首先考察工艺过程各主要环节对产品质量的影响，

可根据剂型及药物特点选择有代表性的检查项目作为考察指标，根据工艺过程各环节的考察结果，分析工艺过程中影响制剂质量的关键环节。如普通片剂，原料药和辅料粉碎、混合、湿颗粒的干燥以及压片过程均可能对片剂质量产生较大影响；采用新方法、新技术、新设备的制剂，对其制剂工艺应进行更详细的研究。

在初步研究的基础上，应通过研究建立关键工艺环节的控制指标。可根据剂型与制剂工艺的特点，选择有代表性的检查项目作为考察指标，研究工艺条件、操作参数、设备型号等变化对制剂质量的影响。根据研究结果，对工艺过程中关键环节建立控制指标，这是保证制剂生产和药品质量稳定的重要方法，也是工艺放大及向工业化生产过渡的重要参考。指标的制订宜根据剂型及工艺的特点进行。指标的允许波动范围应由研究结果确定，并随着对制备工艺研究的深入和完善不断修订，最终根据工艺放大和工业化生产有关数据确定合理范围。

（2）工艺重现性研究　工艺重现性研究的主要目的是保证制剂质量的一致性，一般至少需要对连续三批样品的制备过程进行考察，详细记录制备过程的工艺条件、操作参数、生产设备型号等，及各批样品的质量检验结果。

（3）研究数据的汇总和积累　制剂工艺研究过程提供了丰富的实验数据和信息。通过对这些数据的分析，对确定制剂工艺的关键环节，建立相应的控制指标，保证制剂生产和药品质量的重现性有重要意义。这些数据可为制剂工艺放大和工业化生产提供依据。

例如，片剂是一种常见的固体制剂，物理、化学稳定性好，生产制造成本较低，服用与携带方便。将药物与辅料均匀混合后经制粒或不经制粒压制成片状或异形片状即片剂，可供内服和外用。片剂一般是用压片机压制而成的制剂。根据制备、用法和作用不同，主要可分为：压制片、包衣片、多层片、泡腾片、口含片、咀嚼片、舌下片、溶液片、植入片、皮下注射用片、阴道片、缓释片、控释片和分散片。除个别品种另有特别要求外，优良的片剂一般要求：药物的含量准确，片剂的重量差异小，小剂量药物片剂的均匀度应符合规定，有足够的硬度，片剂外观的色泽应均匀，光洁美观，崩解时限或溶出度和生物利用度符合规定，在规定贮藏期内不得变质，符合卫生学检查的要求。片剂试制工艺研究的程序和应考虑的主要问题如下：①根据主药的各项性质，结合医疗要求及各类片剂的特点，初步拟定片剂的种类和规格；②结合生产设备条件选择适当的辅料和制备方法，可同时设计几个处方，采取适宜的工艺过程，小量试制素片；③对素片进行一系列检查，视需要分别进行外观、稳定性、生物利用度、含量及安全性等试验；④将各种处方的成品质量进行分析比较，选出较好的处方和工艺（或在此基础上进一步试制），选用合适的包装材料，进行加速试验并留样观察；⑤在小试的基础上进行放大试验，鉴定质量，提供生产依据，并按新药审批办法中有关规定准备材料，申报生产。

再如，注射剂生产在我国医药工业的生产中占据着重要的地位。生产品种的类型主要有水针剂、粉针剂和输液等。注射剂系指药物制成的供注入体内的灭菌溶液、乳状液和混悬液以及供临用前配成溶液或混悬液的无菌粉末。注射剂的给药途径主要有静脉注射、脊髓腔注射、肌内注射、皮下注射和皮内注射等五种。由于注射剂直接注入人体，所以必须确保注射剂质量，要求无菌、无热原、澄明、安全、合适的渗透压、pH 值一般控制在 4～9 范围内、必要的稳定性。注射剂工艺研究包括：①药物物理、化学性质的测定；②药物的溶解性；③药物的化学稳定性和生物学稳定性；④注射剂的安全性和渗透压的调节。注射给药是不可替代的一种给药途径，因此不断开发各种药物注射剂是制剂工艺研究重点，水不溶性或难溶性药物的注射给药系统的研究及靶向给药成为现今研究的热点。脂质体、微球、微囊等制剂已有成功的商业化产品。处于后期研究的有毫微粒（纳米粒）、微粒及微滴技术（insoluble drug delivery，IDD）的制剂；给药装置及相应的制剂研究，如无针头注射液等。

5. 直接接触药品的包材选择

在选择直接接触药品的包装材料时，应对同类药品及其包装材料进行相应的文献调研，证明选择的可行性，并结合药品稳定性研究进行相应的考察。在某些特殊情况或文献资料不充分的情况下，应加强药品与直接接触药品的包装材料的相容性考察。采用新的包装材料或特定剂型，在包装材料的选择研究中除应进行稳定性实验需要进行的项目外，还应增加相应的特殊考察项目。

五、制备工艺研究实例

1. 帕博西尼

帕博西尼是美国辉瑞公司研发的一类周期蛋白依赖性激酶（CDK4/CDK6）小分子抑制剂，临床上与来曲唑联合用于治疗绝经后雌激素受体（ER）阳性、人表皮生长因子受体 2（HER2）阴性的晚期乳腺癌。本品适应证还有卵巢癌、多发性骨髓瘤和急性淋巴细胞白血病等。

目前国内外报道帕博西尼合成路线主要有以下几种。

① 以 4-氯-2-甲硫基嘧啶-5-羧酸乙酯为原料，路线共 11 步，依次经过取代、还原、氧化、甲基化、Wittig-Horner 反应、NBS 溴化和戴维斯氧化，再经过两次偶联反应最后在酸性条件下脱去保护基得到帕博西尼。总收率低，多步反应涉及柱色谱分离，因此该方法不适合工业生产。

② 以 5-溴-2,4-二氯嘧啶为原料，首先与环戊胺发生亲核取代反应，然后在双（氰基苯）二氯化钯催化下与巴豆酸偶联并在乙酸酐条件下脱水环合，再与溴素反应，然后在双三甲基硅基氨基锂作用下发生偶联，再在钯催化下发生偶联，最后脱保护得到帕博西尼的羟基乙磺酸盐。该路线步骤较短，总收率较高，但用到了强腐蚀性溴素并两次用到昂贵的钯催化剂，工业应用受到影响。

③ 以 5-乙酰基-6-氨基-2（1H）嘧啶酮为原料，与三氯氧磷发生氯代，然后在微波条件下与乙酰乙酸乙酯反应得到中间体 2-氯-6-乙酰基-8-环戊基-5-甲基-吡啶并嘧啶酮，然后在强碱作用下与溴代环戊烷发生亲核取代反应，再经偶联脱保护得到帕博西尼。该路线进一步缩短了，但三氯氧磷和吡啶属于剧毒物质且具有强腐蚀

性，并且微波的工业化生产仍处在探索阶段，限制了该路线的实际应用。

国内的医药学者在研究帕博西尼国外合成路线的基础上，进行了提高、创新，合成工艺改进如图 3-4。以价格相对便宜的 4-氯-2-甲硫基嘧啶-5-羧酸乙酯为原料，首先在三乙胺作用下与环戊胺发生亲核取代反应，再在碱性条件下水解，缩合，甲基化后经 Wittig-Horner 反应，再经 NBS 溴化以及氧化得到关键中间体。该路线缩短了原研路线的反应步骤，用价格低廉的原料替代了选择性差的以 5-溴-2,4-二氯嘧啶，同时避免了易燃易爆的氢化铝锂和昂贵试剂的使用，降低了反应成本，简化了反应过程。

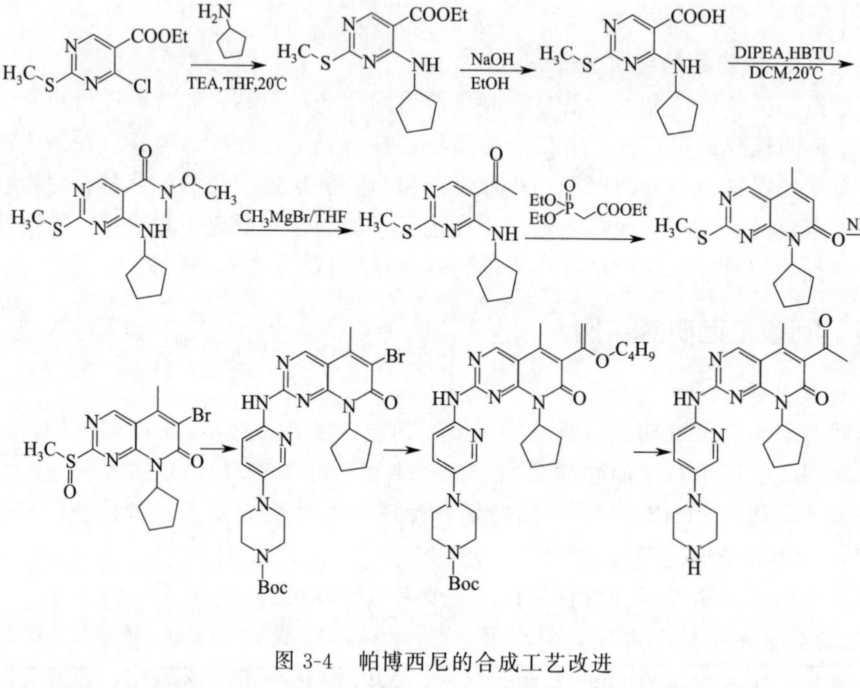

图 3-4　帕博西尼的合成工艺改进

2. 复方银黄颗粒剂

本品属辛凉解表、清热解毒方药，主用于感冒、气管炎等引起发热、鼻塞、流涕、咽红、苔黄、脉浮等症，故宜选择速效类制剂。根据目前工厂设备条件，先制成口服液，但制品味苦、气臭难于掩盖，且稳定性差。因此，拟进行颗粒剂的工艺研究。

（1）**处方**　银花 2550g、黄芩 1660g、大青叶 1660g、射干 1660g、青蒿 840g、糊精 200g、乙醇（80%）400mL，共制颗粒 1000g。

（2）**处方中药物的性质**　黄芩药材含的黄芩苷、汉黄芩苷是其主要有效成分，易被根中所含酶分解，需先用热水将酶灭活；该类成分易溶于热水，几乎不溶于冷水，若与其他药混煎后，过滤时易进入滤饼被作为杂质除去，需单独提取。青蒿中含有的主要成分青蒿素无清热、发汗、镇痛等作用，而青蒿直接入本方汤剂时是有效的，不需要单独提取青蒿素。方中银花、青蒿含有挥发油，可采用水蒸气蒸馏法提取。方中其他各药有效成分基本上能溶于水，故采用共煎的方法提取。

（3）工艺研究　参照颗粒剂的基本工艺路线，拟定复方银黄颗粒剂的具体制备工艺流程如图 3-5。

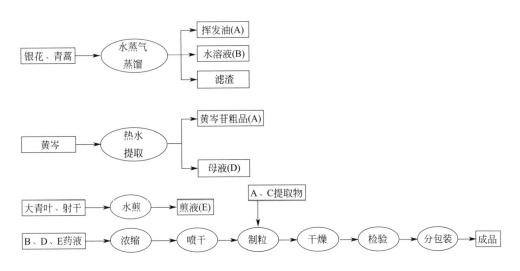

图 3-5　复方银黄颗粒剂的制备工艺流程

① 提取工艺优选

（a）挥发油的提取。由于银花和青蒿属花草类，组织中多为薄壁细胞构成，且排列疏松，不宜蒸馏时间过长。

（b）黄芩苷的提取。煎煮两次，可有效保证黄芩苷的提取率。

（c）大青叶、射干煎煮。煎煮效果的主要影响因素有：加水量、浸泡时间、煎煮时间、煎煮次数。因素水平表见表 3-2，用 $L_9(3^4)$ 正交表进行正交试验，结果见表 3-3 和表 3-4。

表 3-2　因素水平 （1）

水平	加水量/倍	浸泡时间/h	煎煮时间/h	煎煮次数/次
I	8	0.5	0.5	1
II	10	1.0	1.0	2
III	12	1.5	1.5	3

表 3-3　煎煮工艺条件正交试验

试验号	加水量	浸泡时间	煎煮时间	煎煮次数	得率/%
1	I	I	I	I	15.1
2	I	II	II	II	19.6
3	I	III	III	III	21.7

续表

试验号	加水量	浸泡时间	煎煮时间	煎煮次数	得率/%
4	II	I	II	III	21.7
5	II	II	III	I	17.1
6	II	III	I	II	21.1
7	III	I	III	II	21.8
8	III	II	I	III	21.6
9	III	III	II	I	17.9
K_1	56.4	58.0	57.8	50.1	
K_2	59.3	58.3	58.6	62.5	
K_3	61.3	60.7	60.6	64.4	
R	1.6	0.90	0.90	4.8	
SS	4.05	1.46	1.39	40.21	

表 3-4　方差分析（1）

方差来源	离差平方和	自由度	方差	F 值	P 值范围
加水量	4.05	2	2.025	405	<0.005
浸泡时间	1.46	2	0.73	146	<0.01
煎煮时间	1.39	2	0.695	139	<0.01
煎煮次数	40.21	2	20.105	4021	<0.005
误差	0.01	2	0.005		

结果分析：各因素对固体物收率均有显著影响。综合考虑最佳方案为每次加水 12 倍量，浸泡 1h，煎煮 1.5h，煎煮 2 次。

② 分离除杂工艺优选。为了除去液体中固体微粒，工厂多用过滤方法，如用板框压滤机。但由于药材在加热过程中易烂，难于过滤，故用板框压滤机进行粗滤后再精滤。

③ 浓缩及干燥工艺优选。本工艺采用喷雾干燥制备浸膏粉，再制粒。浸膏粉的含水量对制粒影响很大，必须控制在 2.5% 以内。而浸膏粉的含水量与喷雾时药液的相对密度、进液速度、喷嘴离心盘转速、进风温度四个因素有较大关系，因素水平表见表 3-5。用 $L_8(2^7)$ 正交表安排试验，结果见表 3-6 和表 3-7。

表 3-5　因素水平（2）

水平	A 进液速度/(mL/min)	B 盘的转速/(r/min)	A×B	C 进风温度/℃	D 药液的相对密度
1	6000	8000	同水平	100	1.05
2	9000	14000	不同水平	120	1.10

表 3-6　正交试验结果（1）

试验号	A 1	B 2	A×B 3	4	C 5	6	D 7	含水量 /%
1	I	I	I	I	I	I	I	1.372

试验号	A	B	A×B		C		D	含水量
	1	2	3	4	5	6	7	/%
2	I	I	I	II	II	II	II	2.182
3	I	II	II	I	I	II	II	1.254
4	I	II	II	II	II	I	I	2.424
5	II	I	II	I	I	II	II	2.476
6	II	I	II	II	II	I	I	3.346
7	II	II	I	I	I	II	I	3.070
8	II	II	I	II	I	I	II	4.982
K_1	7.23	9.38	11.61	8.17	10.95	11.25	10.21	
K_2	13.87	11.72	9.49	12.93	10.15	9.85	10.89	
R	1.66	0.59	0.53	1.19	0.20	0.35	0.17	

表 3-7　方差分析（2）

方差来源	离差平方和	自由度	方差	F 值	P 值范围
A	5.69	1	5.69	39.24	<0.05
B	0.763	1	0.763	5.262	
A×B	1.293	1	1.293	8.917	
C	1.685	1	1.685	11.62	<0.1
D	0.03	1	0.03	0.207	
误差	0.29	2	0.145		

方差分析结果，因素 A 具显著性。最佳工艺条件组合为 $A_1B_2C_1D_2$，即喷雾时，进液速度为 6000mL/min，离心盘转速为 14000r/min，进风口温度为 100℃，药液的相对密度 1.10。

④ 制粒成型工艺优选。喷干浸膏粉制成颗粒需润湿剂，用乙醇适量即可成型。但制粒时黏性大，难过筛，且干燥时结块、花斑，颗粒硬度大，加适量糊精可克服此缺点。湿颗粒用沸腾床干燥。颗粒合格率与乙醇用量、糊精用量、混合时间、沸腾干燥的湿度有关，因素水平表见表 3-8。选取四因素三水平正交表安排试验，结果见表 3-9。

表 3-8　因素水平（3）

水平	A乙醇用量/mL	B糊精用量/g	C混合时间/min	D干燥温度/℃
1	30000	1000	8	70
2	40000	1200	10	80
3	50000	1800	13	90

表 3-9　正交试验结果（2）

试验号	乙醇用量	糊精用量	混合时间	干燥温度	颗粒收率/%
1	I	I	I	I	76.20
2	I	II	II	II	79.94

续表

试验号	乙醇用量	糊精用量	混合时间	干燥温度	颗粒收率/%
3	I	III	III	III	66.96
4	II	I	II	III	72.74
5	II	II	III	I	80.45
6	II	III	I	II	85.03
7	III	I	III	II	68.81
8	III	II	I	III	79.58
9	III	III	II	I	79.56
K_1	74.367	72.583	80.270	78.737	
K_2	79.407	79.990	77.413	77.927	
K_3	75.983	77.183	72.073	73.093	
R	5.040	7.407	8.197	5.644	

经正交设计优化的条件为 $A_2B_2C_1D_1$，即乙醇用量为 40000mL、糊精用量为 1200g、混合时间为 8min、干燥温度为 70℃。

（4）**制法**　将银花、青蒿加水 30 倍蒸馏 4h，留蒸煮上清液并收集挥发油。黄芩先用 12 倍量沸水煎煮 1h，再加 8 倍量水煎 30min，趁热过滤，用盐酸调 pH1～2，80℃恒温 30min，留上清液，滤渣烘干研细。大青叶、射干加 15 倍水浸泡 1h 后煎煮 1.5h，取上清液，药渣再加 12 倍量水煎 1h，合并上清液，加银花、青蒿的蒸煮上清液、提取黄芩苷后的母液，混匀，用板框机进行过滤。滤液用三效节能浓缩器浓缩至相对密度为 1.10。浓缩液用喷雾干燥法制备浸膏粉。浸膏粉加入糊精、黄芩苷粗品粉末混匀，用 80%乙醇润湿制粒，湿颗粒用沸腾床干燥。整粒，喷入挥发油，密闭 24h。检验。分装于铝塑薄膜袋，每包 3g。

（5）**结论**　本方药物经提取改制颗粒剂，服用方便，吸收快，制品体积小、稳定。

第三节　新药的质量控制研究

新药的质量研究包括质量标准研究、标准物质研究、药品质量稳定性研究。质量评价与工艺评价应置于药学研究中同等重要的地位，以充分实现和保证生产全过程质量控制和现代药品管理理念。

一、质量标准的研究

国家药品标准是指《中华人民共和国药典》、药品注册标准和其他药品标准，其内容包括质量指标、检验方法以及生产工艺等技术要求，是药品生产、经营、使用、检验和监督管理部门共同遵循的法定依据。新药注册必须同时申报药品标准，且该标准应当符合中国药典的基本要求，符合 NMPA 发布的技术指导原则及国家药品标准编写原则，经 NMPA 批准后即成为药品注册标准。

　　药品质量标准应体现"安全有效、技术先进、经济合理"的总体方向，以便于药品质量在研究、生产、贮存和使用各个环节的全面控制和管理，确保临床用药的安全有效。新药在取得批准文号后，药效学、毒理学、临床研究等资料均已完成历史使命，可存档备用，唯有质量标准永远随产品存在，该药品只要生产、销售、使用，就要对其质量进行监测和保障。因此，质量标准的制定不仅对研制新药，而且对老药再评价，均具有相当重要的作用。

　　药品质量标准研究程序：查阅资料→设计方案→方法研究（鉴别、检查、含量测定）→制定草案→反复试验→修订草案→编制起草说明。研究新药质量标准时应注意：①同步进行，即原料研究与质量研究同步、制剂研究与质量研究同步、工艺研究与质量研究同步；②样品要有代表性；③试验项目应设阴性、阳性对照；④质量标准的研究要有良好的重复性。质量标准中的检测项目、检测方法、指标水平都应进行细致的考察试验，各项试验数据务必准确可靠。

　　进入临床试验的新药，应根据临床前研究中发现的问题和评价结果，制订出临床用药的质量标准草案，以保证临床用药质量的均衡性，也为今后中试以至投产的质量水平，以及修改制订正式质量标准提供依据。对质量标准草案的要求：①确保药品的安全性和有效性；②符合现行国家药典或其他法定标准；③结合实验研究和中试生产的实际；④把检测手段的先进性和可行性结合起来。

1. 化学合成药物

对原料药质量标准和制剂质量标准分述如下。

（1）原料药的质量标准项目

① 名称。包括中文名、汉语拼音名、英文名和化学名。

② 化学结构式、分子式、分子量。

③ 含量限度。新药按含量测定项下规定的方法测定，应含有效物质的限度。为了正确反映药品的含量，一般采用按干燥品计算含量，用百分数表示。

④ 性状。记载新药的外观、色泽、臭、味；遇酸、碱、氧化剂、光或在空气中变化的性质；不同溶剂中的溶解度；有关的物理常数，如熔点、沸点、比旋光度、折射率、吸收系数等。

⑤ 鉴别。记载药物的鉴别方法。常用专属性强、重现性好的特征性化学反应，如显色反应和沉淀反应等；或用光谱法，如紫外的最大和最小吸收波长、$2\sim3$ 个特定波长处的吸收比值、红外吸收光谱以显示新药的特征；也有用测定衍生物熔点的方法进行鉴别。

⑥ 检查。记载新药的检查项目、方法和限量。包括水溶液的酸碱性、澄清度、生产和贮存过程中可能含有并须控制的有关杂质，如起始原料、中间体、副产物、异构体、残留溶剂、降解产物等和水分、灰分、一般无机杂质、重金属、砷盐等。

⑦ 含量测定。记载新药中有效成分含量的测定方法，根据新药的结构和理化性质选用具一定专属性、准确度高的定量分析方法。

⑧ 类别。指新药作用的类别，阐明其与主要用途密切相关的药理作用。

⑨ 剂量。记载新药的给药途径和常用剂量，剧毒药应规定极限含量。

⑩ 注意。记载主要的禁忌证和副作用，一般的从简，或列入使用说明书。

⑪ 贮藏。记载对新药贮存和保管的基本要求（易变质的应规定有效期）。

⑫ 制剂。记载该新药的制剂品种。

（2）制剂的质量标准项目

① 名称。包括制剂的中文名、汉语拼音名、英文名。

② 含量限度。记载制剂中主药的含量限度，以标示量百分数范围表示。

③ 处方。详细列出处方的成分及其定量组成，包括主药（复方制剂为所有活性成分）及辅料。

④ 性状。记载制剂的外观质量、物理性状和剂型的稳定性。

⑤ 鉴别。记载对制剂中主药的鉴别方法，采用专属性强的化学反应或色谱、光谱法。制剂中主药的鉴别不得受辅料的干扰；如为复方制剂，各主药间应互不干扰或不显示相同的反应。鉴别方法尽可能与原料药的一致。

⑥ 检查。除按药典制剂通则中规定的有关剂型的一般检查项目外，还应结合新药制剂的特点，有针对性地规定检查项目。如易分解的制剂订入降解产物检查，并规定其限度；小剂量的片剂、膜剂、胶囊剂及注射用无菌粉末等应增订单剂的含量均匀度检查；药物溶解性能较差、体内吸收不良、治疗量与中毒量相接近及控释（包括缓释、速释）的口服固体制剂应增订溶出度及释放度检查等。

⑦ 含量测定。记载对制剂中主药的含量测定方法，选用专属性强、灵敏度高的定量分析方法。方法不得受共存物（辅料、复方中其他有效成分、可能的降解产物）的干扰。

⑧ 类别、剂量、注意等一般同原料药。

⑨ 规格。指单位剂型中主药的含量。规格要与常用剂量相适应，方便临床应用。

⑩ 贮藏。一般同原料药。有些制剂须特别注明贮存要求和有效期等。

ICH 的《质量的技术要求》中制订了新药（化学药及其制剂）在投放和贮存期中用于保证其质量的技术规范，内容包括检测方法及验收标准。技术规范指出，除性状、鉴别、杂质检查及含量分析等一般性检测项目外，要根据具体情况逐一考虑增加一些专一的检测项目，如原料药的物化性质、粒度大小（当显著影响其制剂的溶解速率、生物利用度和稳定性时）及固态形式（当影响制剂的质量、性能、生物利用度或稳定性时）等；制剂则随不同剂型有溶解度/释放度、硬度/易碎性、含量均匀度、抗微生物/抗氧化防腐剂含量、流变性及相对密度等。

2. 中药及天然药物

中药质量标准的内容与化学药存在不同。化学药多为化学纯品，成分明确、结构清楚，其实验及临床用量准确、量效关系明确，便于进行质量分析、作用机制及体内外药理学研究；中药则成分复杂，常为多组分的混合物，甚至有效成分不明。因此，化学药质量标准研究宏观与微观并重，更侧重于深度与微观分析；而中药更侧重于广度与宏观综合性研究。

目前国内外中药或天然药物质量标准的内容，药材一般包括名称，基源（科、属、种拉丁学名），药用部位，采收加工，性状（外形、质地、嗅味），鉴别（传统经验、显微、理化），检查（杂质、水分、灰分、酸不溶性灰分等），浸出物，含量测定（挥发油、各种活性成分等），炮制，功能主治（效用），用法用量，注意，贮藏等。对于成药和制剂，除上述项目外，还须规定处方、制法，检查项中还包括重金属、砷盐并结合不同剂型在药典附录通则中的各项检查如重量差异、均匀度、崩解度、溶散时限等项。这里主要介绍中成药质量标准草案研究内容。

（1）名称　药品的命名是药品标准化中的一项基础工作。中药新药的命名应按《药品注册管理办法》（命名的技术要求）结合药物的功能主治，以及制剂剂型种类，加以综合考虑。命名要明确、简短、科学，不用容易误解和混同的名称，不应与已有的药品名称重复。另外，药品一般不另起商品名，以避免一方多名，即使是不同剂型同一处方，应用同名称并加不同剂型名。包括：药品名称、汉语拼音、拉丁名（药材）。

① 单味制剂（含提取物）。一般采用原料（药材）名与剂型名结合，如益母草膏、三七片等。

② 复方制剂

（a）采用方内主要药材名称的缩写并结合剂型命名，如银黄口服液。

（b）采用方内主要药材名缩写、功效及剂型，如银翘解毒冲剂、龙胆泻肝丸。

（c）采用方内药味数与主要名或功效加剂型，如十全大补口服液、六味地黄丸。

（d）功效加剂型，如妇炎康复片、镇脑宁胶囊。

（e）君药前加复方，后加剂型，如复方天仙胶囊、复方丹参注射液。

在传统中成药中还有采用方内药物剂量比例加剂型命名的，如六一散；以服用剂量加剂型命名的，如九分散；采用象形比喻结合剂型的，如玉屏风散；以药味采收季节加剂型命名的，如二至丸等。

（2）处方

① 成方制剂应列处方，单味制剂为单一药味时可不列，而在制法中说明药味及其用量。

② 处方中的药材名称。凡中国药典、部标准收载的药材，一律采用最新版规定的名称。地方药品标准收载的品种与国家药品标准名称不同，而来源相同的，应采用国家药品标准的名称；地方药品标准收载的品种与国家药品标准名称相同来源不同的，应另起名称；国家药品标准未收载的药材，可采用地方药品标准收载的名称，并注明出处。

③ 处方中各药味排列顺序。应根据处方原则，按"君臣佐使"排列，或按药品作用主次排列。书写时从左到右，然后从上到下。

④ 处方中药材不注明炮制要求的，均指净药材（干品）；某些剧毒药材生用

时，应冠以"生"字；需要炮制的药味，应加括号注明，如黄芪（蜜炙）。

⑤ 药引及辅料。处方中的药引（如生姜、大枣等），如为粉碎混合的列入处方中；煎汁或压榨取汁泛丸的，不列入选方，但应在制法项注明药引的名称、用量。原则上制剂使用的辅料应有正式的药用标准（中国药典、国外药典、部颁标准、地方标准），或被主管部门认可的执行标准。制剂中使用的辅料应有合法的来源，包括国内被有关部门批准作为药用辅料正式生产，或具合法的《进口药品注册证书》及口岸药检报告。口服制剂中已广泛使用的少了色素、食品添加剂等，可提供国家食用标准。

⑥ 处方中各药材的用量一律用法定计量单位，重量以 g、容量以 mL 表示；处方量多根据剂型不同而定，一般固体制剂、液体制剂等应以总药量一般按 1000（制剂单位）计算。

（3）制法　可根据制备工艺写出简明的工艺全过程（包括辅料用量），对质量有影响的关键工艺，应列出控制的技术条件。

① 内容上只要写明制剂工艺的全过程，在保证质量的前提下，不易规定得过细。

② 写明处方共有多少味药，各药味处理的简明工艺路线、工艺条件及中间体质量，使用药引、辅料的名称及用量，制成的剂型，制成品数量等。

③ 制备工艺中对质量有影响的关键工艺应列出控制的技术条件及关键半成品的质量标准。如粉碎的细度、浸膏的相对密度、乙醇浓度等。

④ 制法中药材粉末的粉碎度可用"最粗粉""粗粉""中粉""细粉""最细粉""极细粉"等表示，亦可列出筛目。

⑤ 对蜜丸的用蜜量因各地气候、习惯不同，可规定一定的幅度，但幅度不宜过大，以免影响用药剂量。

（4）性状　制剂的性状指除去包装后的直观情况，内容包括成品的色泽、形态、气味等，并依次描述。片剂、丸剂如有包衣的还应描述除去包衣后的片芯、丸芯的色泽及气味，硬胶囊剂应定明除去胶囊后内容物的性状。小量研制品与中试或大量生产制成品，其色泽等可能不完全一致，故制订制剂质量标准应以中试或大量生产的产品为依据，并至少观察 3 批样品，有的中药制剂在贮藏期间色泽会变深，可根据实际观察情况规定幅度。

一种制剂的性状往往与投料的原料质量及工艺有关，原料质量有保证、工艺恒定，则成品的性状应该是基本一致的，故质量标准中规定制剂的性状，能初步反映其质量状况。

（5）鉴别

① 鉴别药味的选择。复方用药为中医药特点之一，处方药味从两三味、十余味至几十味，一般未要求逐个进行鉴别。根据中医药理论，依处方原则首选君药与臣药进行；贵重药虽量少，但有时起重要作用，加强质量监督也很有必要；含毒剧药物也须鉴别，更须规定含量或限度，选择鉴别药味也应结合药物本身的基础研究

工作情况，如其成分不清楚，或通过试验摸索干扰成分难以排除，则可鉴别其他药味，但应在起草说明中写明理由。

②　鉴别方法

（a）显微鉴别。主要通过动植物组织细胞或内含物的形态鉴别真伪，对含有原生药粉的成药或制剂仍然占有重要地位，具有快速、简便覆盖面大的特点。对掺伪品的鉴别，显微鉴别和化学鉴别必须密切配合，起到相辅相成的作用。

（b）一般理化鉴别。对于某些显微特征不明显、药粉过细或成药中越来越多的原粉药材以浸膏代替，改变剂型以减少剂量的情况，均应以化学方法进行鉴别。采用一般理化鉴别试验应针对有文献报道的已知化学成分，而不能建立在化学预实验的基础上，方法应以专属、灵敏、简便、快速，并强调重现性好为原则。一般有荧光法、显色法、沉淀法、升华法、结晶法等。由于复方制剂常出现干扰，应反复验证，更应做阴性对照试验。

（c）色谱鉴别。指薄层色谱、气相色谱和液相色谱对中药进行真伪鉴别。在复方制剂中最常用的是薄层色谱。薄层鉴别试验必须注意专属性、重现性和准确性，并应符合规范化要求。

薄层色谱对供试品的纯化程度相对要求较低，但由于中药制剂成分复杂，干扰较大，有时不加处理就难以获得高质量的色谱。因此供试品的制备需根据各自所含成分的性质与剂型采用不同的化学方法提取纯化，以提高薄层色谱的清晰度和分离度。目前常用提取纯化方法有：选择适宜的溶剂直接提取或萃取；使用微量升华法、亲脂性溶剂提取法与挥发油测定器蒸馏法来提取纯化挥发性成分；对苷元成分采用先酸水解再萃取的方法；含乙醇的制剂先将乙醇挥干，再以溶剂萃取有效成分；对油脂、蛋白质或色素类杂质，可用固液萃取除杂；有机酸碱类成分利用其特有的化学性质进行纯化。单靠一种提纯方法往往不能达到要求，常将多种方法综合应用。

选用对照品应注意，如单体对照品成分为数种药材所共有时，则专属性差，为提高专属性，将单体对照品和药材对照品同时应用；药材对照品的选用应注意品种确切、质优、均匀性和稳定性；供试品溶液已包括了工艺提取纯化的过程，所以对照药材溶液的制备应考察工艺的影响，以防止出现对照药材溶液的主斑点不同于供试品溶液；提取物对照品只能用于鉴别试验而不可用于定量，文字描述而不用实物对照品或相对比移值的方法，不可用于法定标准中；用化学试剂作对照品，应写明来源、生产厂家、纯度情况，如作含量测定，应重新标化，说明标定方法与结果。

色谱条件的选择和确定色谱的要求：新药经批准生产，质量标准试行两年后即转为局颁标准，因此在检验方法上应考察规范化问题；有些处方由于某些药味干扰，难以与药材的色谱条件统一或在同一块薄层板上同时检出几味药而简化操作，可采用与《中国药典》不同色谱条件；显色剂应注意其灵敏度和专属性；鉴别试验必要时尚须取同类品或同属其他药材作平行试验；色谱鉴别必须采用阴性对照；薄层色谱应以彩色照片记录其真实性，定量试验也可用扫描图记录。

　　建立薄层色谱首先要考察主药、毒药和贵重药：对于大复方制剂，一般要求检出三分之一以上的处方组成药材，对于小的复方制剂（六味以下），要求能检出二分之一以上的处方组分，以保证药品质量的控制。

　　(6) 检查　检查主要指控制药材或制剂中可能引入的杂质或与药品质量有关的项目。

　　① 检查通则。中药新药的检查通则，是依照《中国药典》附录有关规定，对该类剂型所规定的参数：如水分、pH 值、相对密度、灰分、重量差异、崩解时限等，列出具体数据和测试结果，说明规定的理由。

　　② 灰分、炽灼残渣。除注射剂、滴眼剂外，目前在中药新制剂中列入该检查项目的还不多，仅在中药材的检查项下有列入，而在国外如日本药典中的汉方制剂中基本上都收载有灰分（总灰分、酸不溶性灰分）、炽灼残渣等的检查项，可很好地控制产品内在质量。因为中药材及其制剂来源于天然植物、动物或矿物，将中药粉碎加热、高温炽灼至灰化后其细胞组织及其内容物灰烬残留下来，称"生理灰分"即总灰分，无外来掺杂物时一般都有一定的总灰分含量范围，如果总灰分超过限度范围则说明掺有外来杂质；但有些中药的生理灰分本身差异较大，特别是组织中含有草酸钙较多的中药，由于生产条件不同总灰分差异较大，因此必须测定其酸不溶性灰分，即在灰分中加 10％盐酸来处理。炽灼残渣检查与灰分的残渣检查不同之处是炽灼残渣检查需要在炭化后残余物中加入硫酸湿润与 700～800℃炽灼使完全灰化，而灰分测定检查时，逐渐升高温度至 500～600℃使完全灰化并至恒重。

　　③ 有害元素检查。采用原子吸收分光光度法和电感耦合等离子体质谱法测定铅、镉、砷、汞、铜等有害元素。样品处理方法有微波消解法、湿法消解（硝酸-高氯酸）、干法消解。

　　④ 农药残留量的检测。目前主要方法是气相色谱法，灵敏度高、快速，而且分离效率好，可一次同时测定几种甚至几十种残留农药。

　　⑤ 有毒物质的检查

　　(a) 中药新药组分中原药材是寄生性植物，而寄主较为广泛时，应增设对寄主植物的毒素检查。如菟丝子的寄主常有马桑科植物马桑，应检查有无马桑内酯毒素存在；当组分中有桑（槲）寄生时，寄主常有夹竹桃科植物，应检查强心苷是否存在。

　　(b) 内服酒剂、酊剂是否含有甲醇，可用气相色谱法进行检测，提供检测的积累数据，必要时列入正文检测项目之中。

　　(c) 卫生学检查，国内外对非灭菌药物制剂的生物性污染都有一些考察。有些属严重污染，如染螨与虫霉的情况，在冲剂、蜜丸尤以糖浆剂及含生药粉和动物药者应加强检查，现行《中国药典》中对微生物限度检查按给药途径要求不同分类检查，并增加了方法验证试验。

　　(d) 注射剂、滴眼剂对有毒物质的检查要求更为严格。

　　(e) 中药复方制剂中所用原料或半成品在提取分离、精制纯化过程中有可能引入有害的有机溶剂时，应进行有机溶剂残留量检查。

⑥ 增加检查项。中药新药，如外用药含有醋酸，由于醋酸易挥发而影响疗效，应作限量检查。规定限量指标检查项时，要有1～3个批次、多个数据指标。

⑦ 对有毒性的药材，需对其有毒成分制订限度检查。

（7）**浸出物** 当中药新药确实无法建立含量测定时，可暂按浸出物测定作为质量控制项目，但必须具有针对性和控制质量的意义，如含量测定项所测含量值甚微时，应建立浸出物项目。凡收载含量测定项的，可不规定此项。

含糖类等辅料比较多的中药制剂，如选择水、乙醇、甲醇为溶剂建立浸出物测定意义不大，难以反映内在质量，故选溶剂时，还要考虑中药制剂中辅料对溶剂的影响。如处方中含挥发性成分，可以用乙醚作溶剂，测定挥发性醚浸出物。

（8）**含量测定** 中药材含多种成分，制剂多为复方，按君臣佐使配伍，为中药特色之一，故应择其重点建立含量测定项目。复方制剂的含量测定，每一制剂可根据不同的处方组成，建立一项至多项含量测定。

① 项目选定原则

（a）中药新药均应研究建立含量测定项目。

（b）制剂应首先择其君药（主药）及所含贵重药建立含量测定项，如含毒性药，更应研究建立含量测定项，量微者也要规定限度试验，列入检查项中。但如君药、贵重药、剧毒药同时存在，则要求两项测定也不算过分。对出口中成药，多要求建立两项以上的含量测定；尤其对于注射剂，要求大部分成分或组分均要测定含量，以达可控要求，保证药物安全有效。外用药也同样要求研究建立含量测定项，控制质量。

（c）对前述有关药味基础研究薄弱或在测定中干扰成分多，也可依次选定臣药等其他药味进行含量测定。

（d）单方制剂所含主要成分分子式与结构式要明确。

② 测定成分选定原则

（a）有效成分或指标性成分清楚的可进行针对性定量。

（b）成分类别清楚的，可对总成分如总黄酮、总皂苷、总生物碱等进行测定，但必须无干扰。

（c）所测成分应归属于某一单一药味。

（d）对于因药材原料产地和等级不同而含量差异较大的成分，需注意检测指标的选定和产地的限定。

（e）检测成分应尽可能与中医用药的功能主治相近。

（f）中药与化学药结合的制剂则要求中药君药、化学药都建立含量测定项目。

（g）复方制剂中由于某些药味基础研究工作薄弱，测定干扰难以克服或含量极低，无法进行某些成分含量测定的，也可选择适宜的溶剂进行浸出物测定。

（h）有些制剂确因处方药味多、干扰大，或含量极少，而非实验设计不合理或操作技术问题所致，含量测定困难，未收载此项者，可以暂时只对原料药材（主药之一）规定含量测定项目，间接控制成药的质量，并继续进行成品的含量测定方法研究。

③ 含量测定方法。含量测定方法很多，常用的如经典分析法（容量法、重量法）、分光光度法（包括比色法）、气相色谱法、高效液相色谱法、薄层分光光度法、薄层扫描法、其他理化测定方法及生物测定法等。制定时应注意专属性与可控性。

④ 含量测定方法的方法学考察

（a）提取条件的选定。可使用多因素试验设计优选提取条件对测定结果有直接影响，常见的提取方法有冷浸、热浸回流、索氏提取器提取、超声提取等。

（b）分离、纯化。说明干扰物质的排除情况，以提高分析的准确性。

（c）测定条件的选择。如最大吸收波长的选择，液相色谱法中固定相、流动相、内标物的选择等。

（d）空白试验。在色谱法中常用阴阳对照法，以确证测定指标（如吸收峰、峰面积）是否仅为被测成分的响应。

（e）线性关系的考察。色谱法必须进行线性考察，目的是考察样品浓度与峰面积或峰高是否呈线性关系、线性范围、直线是否能过原点（确定是以 1 种浓度或 2 种浓度对照品测定并计算），标准曲线相关系数要求达 0.999 以上，并提供标准曲线图、回归方程和线性范围。

（f）稳定性试验。选定最佳的测定时间范围。

（g）精密度试验。将同一供试液多次进样测定考察精密度。

（h）重复性试验。按拟定的含量测定方法，对同一批样品进行多次测定（平行试验至少 5 次以上）计算相对标准偏差。

（i）回收率测定。含量测定方法的建立，对以回收率估计分析的误差和操作过程的损失，以评价方法的可靠性，回收率试验采用加样回收试验，即于已知被测成分含量的成药中再精密加入一定量的被测成分纯品，依法测定。测定值应在线性范围内，用实测值与原样品含被测成分量之差，除以加入纯品量，计算回收率。回收率一般要求在 95%～105%，有些方法操作步骤繁杂，可要求在 90%～110%。

（j）样品测定。至少测 3 批样品，以说明所建方法的应用情况。

⑤ 含量限度的制定。在保证药物成分临床安全和疗效稳定的情况下，在有足够的具代表性样品实验数据的基础上，结合原料含量及工艺收率综合分析制定含量限度。中药制剂含量限度规定的方式，根据现行各级标准有几种情况。

（a）规定一幅度，如标准进口西洋参药材含人参总皂苷为 5%～10%，含西洋参制剂则应根据处方量及工艺制备相关数值规定含量幅度。

（b）规定标示量，95%～105% 或 85%～115%。

（c）规定下限，如六味地黄丸中黄连总生物碱以盐酸小檗碱计不得少于 5.6%。

⑥ 含量限度低于万分之一时，应增加另一个含量测定指标或浸出物。

⑦ 在建立化学成分的含量测定有困难时，也可考虑生物测定或可量化的指纹色谱等其他方法。

（9）功能与主治　要突出主要功能，并应与主治衔接，先写功能，后写主治。

（10）用法与用量　先写用法，后写一次量及一日使用次数；同时可供外用的，则列在服用量后，并用分号隔开。用法如用温开水送服的内服药，则写口服；如需用其他方法送服的应写明。用量为常人有效剂量；儿童使用或以儿童使用为主的中药制剂，应注明儿童剂量或不同年龄的儿童剂量。毒剧药要注明极量。

（11）注意　按照临床试验结果和药物性能写，包括各种禁忌，如孕妇及其他疾患和体质方面的禁忌、饮食禁忌或注明该药为毒剧药。

（12）规格

① 规格的写法有以重量计、以装量计、以标示量计等，以重量计的，如丸、片剂，注明每丸（或片）的重量；以装量计的，如散剂、胶囊剂、液体制剂注明每包（或瓶、粒）的装量；以标示量计的，注明每片的含量。

② 按处方规定制成多少丸（或片数）以及散装或大包装的以重量（或体积）计算用量的中药制剂均不规定规格。

③ 同一品种有多种规格时，重量小的在前，重量大的在后，依次排列。

④ 规格单位在 0.1g 以下用 mg，以上的用 g；液体制剂用 mL。

⑤ 规格最后不列标点符号。

（13）贮藏　根据制剂的特性，写明保存的条件和要求。除特殊要求外，一般品种可注明"密封"；需在干燥处保存，怕热的品种，加"置阴凉干燥处"；遇光易变质的品种加"避光"等。

（14）有效期　根据该药的稳定性研究结果规定。

3. 生物技术药物

生物技术药物质量标准的研究主要在产品的鉴别、纯度、活性、安全性、稳定性和一致性等方面。它需要应用生物化学、免疫学、微生物学、细胞生物学和分子生物学等多门学科的理论与技术，进行综合性监测分析和评价，确保生物技术药物的安全有效性。

（1）质量标准研究的具体内容

① 产品的鉴别。对生物技术药品的鉴别，主要依赖其理化性质和生物活性分析。

（a）分子量。蛋白质分子量的测定早期采用超离心分析法和光散射法，由于需要较多量的测定样品，现应用较少，目前多采用凝胶过滤法、SDS-聚丙烯酰胺凝胶电泳法及质谱法等方法测定。

（b）等电点。采用等电聚胶电泳法测定，等电点应与对照品一致。生物技术药物的等电点测定有时出现不均一的现象，出现多条区带多个等电点，但应要求主带的等电点与理论值相一致。不均一现象主要是与活性蛋白构型的不均一有关，应对产品构型不均一进行进一步分析。

（c）吸收光谱。生物技术活性蛋白药物，都有一特定的固定的吸收波长，应用紫外分光光度计测定，它的紫外吸收光谱应与标准参考品相一致，不同批之间的紫外吸收光谱也应是一致的。

（d）氨基酸组成分析及 N 末端、C 末端氨基酸分析。采用氨基酸自动分析仪或测序仪进行，测定结果应与理论值一致。按目前的水平，氨基酸组成分析一般 50 个氨基酸残基的蛋白质的定量分析与理论值相接近，而 100 个左右氨基酸残基的蛋白质的组成分析与理论值产生较大的偏差。N 末端氨基酸测序一般要求至少 15 个氨基酸，C 末端测定在我国现有法规中不做要求，但生物技术药物若 C 端进行了突变或改造，必须进行测序确证。

（e）肽谱分析。这是检测蛋白质一级结构中细微变化的最有效方法。将生物技术活性蛋白药物进行化学降解或酶解后，对生产的肽段应用 SDS-聚丙烯酰胺凝胶电泳或高效液相色谱，或毛细管电泳或质谱进行分析，分析结果应与理论一致，不同批之间肽谱分析结果也应一致。

（f）生物学抗原分析。生物技术活性蛋白药物都有其特异的抗原性，采用依据特异的高度亲和的抗体抗原相互作用的免疫学分析方法（放射性免疫分析、放射性免疫扩散法、酶联免疫吸附法、免疫电泳、免疫印迹法等），进行特异性测定，结果应与标准参考品相一致。

② 纯度分析。生物技术活性蛋白药物纯度一般要求达到 95％以上，有的品种要求达到 99％以上，纯度分析包括目的活性蛋白的含量和杂质限量分析。

（a）目的活性蛋白含量测定。测定目的活性蛋白含量及纯度分析鉴定方法有聚丙烯酰胺凝胶电泳和 SDS-聚丙烯酰胺凝胶电泳，等电聚胶，各种高效液相色谱（凝胶过滤、反相和离子交换）和质谱等，要求采用两种以上不同分离机制的分析方法进行鉴定，互相佐证。

比活性也是生物技术活性蛋白药物纯度分析的一个重要指标，比活性是指每毫克蛋白质的生物学活性。确定比活性对目的蛋白质含量测定是非常重要的。应用的方法有不需要参考标准的直接测定法如紫外分光光度计测定法、Kieldahl 定氮分析法，以及需要参考标准品测定方法如 Lowry 蛋白分析法、双缩脲分析法及定量的氨基酸分析法。

（b）杂质的限量分析。杂质的鉴定分析主要针对蛋白质类和非蛋白质类两种。

蛋白质类杂质主要一类是可能存在的残留的宿主细胞蛋白、单克隆抗体、小牛血清等，一般应用免疫学分析法进行鉴定。另一类是目的活性蛋白由于在生产和纯化过程中产生降解、聚合或错误折叠造成变构体，对这部分蛋白质杂质也应进行监测。

非蛋白类杂质主要是对病毒、细菌、支原体等微生物，热原质、内毒素、致敏原和 DNA 进行检测，除 DNA 外一般采用传统的应用于生物制品检测法进行检测。由于生物技术药物的特点对残留宿主细胞 DNA 量的检测是非常重要的，DNA 残余限量要求每一剂量中应小于 100pg，DNA 残留量的检测一般采用核酸杂交法，

DNA 结合蛋白测定法和 PCR 方法。

③ 生物活性测定。生物技术药物生物活性测定是为了确保有效性，主要有三种类型的技术方法，即动物模型、细胞培养分析及体外生理化学分析，应用的各种分析方法都应设立标准品或参考标准品的对照。

（a）动物模型分析。依照生物技术药物的生物学性质建立合适的动物模型，已常规地应用。虽然这种分析技术已有较长期的历史，但它需要大量动物，驯养动物合适的设备和管理，分析需要数日至数周较长时间，以及结果的重复性较差等缺点。尽管如此但仍然是主要的分析技术，因为有些生物活性分析尚未建立细胞培养或体外分析方法或方法尚未达到或超过动物模型的价值。

（b）细胞培养分析。分析操作较容易，周期短，比动物模型经费耗费少。细胞培养为基础的是基于生物学产品对活的细胞系统的作用，提供的数据作为活的细胞变化的结果是不精确的，但较动物模型为好，此外它可以自动化，可以提供较能重复和准确的结果。

（c）体外生理化学分析。这种分析方法不是建立在活的模型，而是依据生物学产品的化学作用，相对来讲这些分析方法较简单、灵敏快速和精确。因为生物技术活性蛋白药物是一种抗原或是配体（或是受体），均有相应的抗体或受体（或配体），可用免疫学方法及受体配体结合方法定量测定器免疫学活性或结合活性。

（2）治疗用生物制品质量标准

① 制品的理化特性分析。

② 结构确证。

③ 鉴别试验。

④ 纯度测定。

⑤ 含量测定和活性测定。

⑥ 对纯化制品还应进行杂质的分析研究。

（3）预防用生物制品质量标准

① 联合疫苗、结合疫苗中各单组分的质量标准和检定结果。

② 检定方法及验证。

③ 产品抗原性、免疫原性和动物试验保护性的分析。

④ 生产过程中加入对人有潜在毒性的物质，应进行生产工艺去除效果的验证试验，制定产品中的限量标准。

⑤ 动物过敏试验研究。

⑥ 与同类制品比较研究。

⑦ 抗原组分、含量、分子量、纯度的测定，特异性鉴别，以及非有效成分含量（或残留量）等的检测等。

⑧ 制品的动物安全性评价。

⑨ 采用 DNA 重组技术生产的疫苗，应参照治疗用生物制品的要求。

二、标准物质的研究

标准物质是药品质量标准中确定药品真伪优劣的对照，是药品检验中正确和准确判定、测量的必要条件。药品标准物质指供药品标准中物理和化学测试及生物方法试验用，具有确定特性量值，用于校准设备、评价测量方法或者给供试药品赋值的物质，包括标准品、对照品、对照药材、参考品。中国食品药品检定研究院负责标定国家药品标准物质，负责对标定的标准物质从原材料选择、制备方法、标定方法、标定结果、定值准确性、量值溯源、稳定性及分装与包装条件等资料进行全面技术审核，并给出可否作为国家药品标准物质的结论；此外，可以组织有关的省、自治区、直辖市药品检验所、药品研究机构或者药品生产企业协作标定国家药品标准物质。

新药的申报资料应同时向中国食品药品检定研究院报送制备标准品的原材料及有关标准物质的研究资料。标准物质如为现行国家药品标准收载者可直接按类别采用，应注明所用对照品标示的中英文名称、批号、类别、纯度。药品标准物质原料申报范围：①首次在中国境内上市销售的品种；②已上市但需改变剂型、改变给药途径的，且没有相应国家药品/生物制品检验用标准物质的品种；③已有国家标准的，确认没有相应国家药品检验用标准物质的品种；④进口药品注册的，确认没有相应国家药品检验用标准物质的品种；⑤补充申请中，确认没有相应国家药品检验用标准物质的品种；⑥申请试行注册标准转正，确认没有相应国家药品检验用标准物质的品种。

药品标准物质原料质量要求：①用于制备标准物质的原料质量必须为符合相关质量标准规定的优质品或精制品；②报送的原料必须为同批生产或精制，质量均匀稳定，单一密封包装；③化学对照品原料，供制备含量测定用的原料一般要求纯度不低于99.5%，仅供制备薄层鉴别检查用的原料一般要求纯度不低于90.0%，仅供制备红外鉴别用的原料一般要求纯度不低于98.0%，仅供制备有关物质检查用的原料一般要求纯度不低于95.0%；④生物标准品原料，供制备抗生素效价测定用原料的活性成分应为与临床应用样品一致，供生化、基因工程药品及生物制品检验用生物标准品原料应与待检品同质且无干扰性杂质并具足够的稳定性；⑤中药化学对照品原料，供制备含量测定用的原料一般要求纯度不低于98%，仅供制备鉴别用的原料一般要求纯度不低于95%；⑥中药对照药材原料，原料必须来源准确，无污染、无虫霉，且为当年或近1~2年生产的新鲜药材（非饮片）。

药品标准物质原料申报时数量要求：①含量测定用标准品或对照品原料数量不得少于200g；②仅供制备鉴别检查用对照品的原料数量不得少于100g；③中药对照品原料数量不得少于1g；④用于制备中药对照药材的中药材（非饮片）1~2kg，同时提供相应中药材腊叶标本三份（注明中文名、英文名、拉丁名及习用名）；⑤对于价格昂贵、用量小的品种，可根据具体情况商定。

药品标准物质原料申报需提供的技术资料：①原料的检验报告书，其中中药材检验报告中应注明中药材的名称、产地、产地习用名及药用部分；②原料生产工艺流程图；③确证原料化学结构或组分的试验资料；④原料质量研究工作的试验资料（理化性质、有关物质、有机溶剂残留量、纯度检验、含量测定等）；⑤经 CFDA 审定的药品原料及制剂（药材及其制品，成方及单味制剂）的质量标准及起草说明；⑥原料稳定性研究的试验资料；⑦如原料经过精制处理，则需提供原料精制的详细报告；⑧中药化学对照品的原料还需提供原料的制备报告（如名称、结构确证、原料来源、原料药用部分、原料提取制备方法等）；⑨中药对照药材的原料还需提供制备工艺资料。

三、质量稳定性的研究

药品从生产到患者使用，其间可能因一些外界因素而发生质量变化，若含量下降则表现为有效性降低，若产生毒性物质则出现安全性问题；有时即使主药的含量不变，但也可能因制剂中的附加剂发生变化而使安全性降低。因此，稳定性研究是评价药品质量的主要内容之一，在新药的研究、开发和注册管理中占有重要地位。

新药及其制剂的稳定性是评价它们经一定时间后质量变化的一种性质，包括物理稳定性、微生物稳定性和化学稳定性三个方面。对新药原料药进行稳定性研究是设计适当的制剂处方及对其制订必要的稳定性措施的基础，是处方前研究的重要组成部分；新药制剂的稳定性研究还关系到新药能否顺利投产上市。通过稳定性试验，考察药物及制剂在不同环境条件（如温度、湿度、光线等）下药品特性随时间变化的规律，以认识和预测药品的稳定趋势。稳定性研究内容可分为影响因素试验、加速试验和长期试验等。

影响因素试验是在剧烈条件下探讨药物的稳定性、了解影响其稳定性的因素及所含成分的变化情况，为制剂处方设计、工艺筛选、包装材料和容器的选择、贮存条件的确定、有关物质的控制提供依据，并为加速试验和长期试验应采用的温度和湿度等条件提供参考。加速试验是在较短的时间内进行的稳定性试验，目的在于了解原料或制剂的化学、物理和生物学方面的变化，为制剂设计、质量评价和包装、运输、贮存条件等提供试验依据，并初步预测样品的稳定性。长期试验是在接近药品的实际贮存条件下进行的稳定性试验，为制订药物的有效期提供依据。稳定性研究开始于新药的临床前研究阶段，延续至新药开发的全过程，根据不同阶段具备的条件和要求达成相应的目标。上市后一般还要继续进行稳定性研究。

（1）稳定性研究试验设计　稳定性研究试验设计应根据不同的研究目的，结合原料药的理化性质、剂型的特点和具体的处方及工艺条件进行。

① 样品的批次和规模。样品因素试验可采用一批小试规模样品进行；加速试验和长期试验应采用 3 批中试以上规模样品进行。

② 包装及放置条件。稳定性试验要求在一定的温度、湿度、光照等条件下进行，这些放置条件的设置应充分考虑到药品在贮存、运输及使用过程中可能遇到的环境因素。稳定性研究中所用控温、控湿、光照等设备应能较好地对试验要求的环

境条件进行控制和监测，如应能控制温度±2℃，相对湿度±5％，照度±500lx等，并能对真实温度、湿度与照度进行监测。

加速试验和长期试验所用包装材料和封装条件应与拟上市包装一致。

③ 考察时间点。稳定性研究中需要设置多个时间点。考察时间点的设置应基于对药品理化性质的认识、稳定性变化趋势而设置。如长期试验中，总体考察时间应涵盖所预期的有效期，中间取样点的设置要考虑药品的稳定特性和剂型等特点。对某些环境因素敏感的药品，应适当增加考察时间点。

④ 考察项目。一般情况下，考察物理稳定性、微生物稳定性和化学稳定性三个方面。稳定性研究的考察项目应根据药品特性和质量要求设置，应选择在药品保存期间易于变化，可能会影响到药品的质量、安全性和有效性的项目，以便客观、全面地评价药品的稳定性。

⑤ 分析方法。稳定性试验研究应采用专属性强、准确、精密、灵敏的分析方法，并对方法进行方法学考察，以保证稳定性检测结果的可靠性。

(2) 稳定性研究实验方法

① 影响因素试验。影响因素试验一般包括高温、高湿、强光照射试验。将原料置适宜的容器中（如称量瓶或培养皿），摊成≤5mm厚的薄层，疏松原料药摊成≤10mm厚的薄层进行试验。对于固体制剂产品，采用除去内包装的最小制剂单位，分散为单层置适宜的条件下进行。如试验结果不明确，应加试两个批号的样品。

(a) 高温试验。供试品置密封洁净容器中，在60℃条件下放置10天，于0天、5天、10天取样检测。与0天比较，若供试品发生显著变化，则在40℃下同法进行试验。如60℃无显著变化，则不必进行40℃试验。

(b) 高湿试验。供试品置恒湿设备中，于25℃、RH92.5％±5％条件下放置10天，在0天、5天、10天取样检测。检测项目应包括吸湿增重等。若吸湿增重在5％以上，则应在25℃、RH75％±5％条件下同法进行试验；若吸湿增重在5％以下，且其他考察项目符合要求，则不再进行此项试验。

恒湿条件可以通过恒温恒湿箱或在密闭容器中放置饱和盐溶液来实现。根据不同的湿度要求，选择氯化钠饱和溶液（15.5～60℃、RH75％±1％）或硝酸钾饱和溶液（25℃，RH92.5％）。

对水性的液体制剂，可不进行此项试验。

(c) 强光照射试验。供试品置装有日光灯的光照箱或其他适宜的光照容器内，于照度为4500lx±500lx条件下放置10天，在0天、5天、10天取样检测。试验中应注意控制温度，与室温保持一致，并注意观察供试品的外观变化。

此外，根据药物的性质必要时应设计其他试验，探讨pH值、氧及其他条件（如冷冻等）对药物稳定性的影响。

② 加速试验。加速试验一般应在40℃±2℃、RH75％±5％条件下进行试验，在试验期间第0、1、2、3、6个月末取样检测。若供试品经检测不符合质量标准要

求或发生显著变化，则应在中间条件下，即在 30℃±2℃、RH65％±5％条件下（可用重铬酸钠饱和溶液，30℃，RH64.8％）进行试验。

对采用不可透过性包装的液体制剂，如合剂、乳剂、注射剂等的稳定性研究中可不要求相对湿度。对采用半通透性的容器包装的液体制剂，如多层共挤 PVC 软袋装注射液、塑料瓶装滴眼液、滴鼻液等，加速试验应在 40℃±2℃、RH20％±5％的条件下进行。

对膏药、胶剂、软膏剂、凝胶剂、眼膏剂、栓剂、气雾剂等制剂可直接采用 30℃±2℃、RH65％±5％的条件进行试验。

对温度敏感药物（需在 4～8℃冷藏保存）的加速试验可在 25℃±2℃、RH60％±5％条件下同法进行。需要冷冻保存的药品可不进行加速试验。

③ 长期试验。长期试验是在接近药品的实际贮存条件下进行的稳定性试验，建议在 25℃±2℃、RH60％±10％条件下，分别于 0、3、6、9、12、18 个月取样检测，也可在常温条件下进行。对温度特别敏感药物的长期试验可在 6℃±2℃条件下进行试验，取样时间点同上。

④ 药品上市后的稳定性考察。药品注册申请单位应在药品获准生产上市后，采用实际生产规模的药品进行留样观察，以考察上市药品的稳定性。根据考察结果，对包装、贮存条件进行进一步的确认或改进，并进一步确定有效期。

四、质量标准研究实例

以苯磺酸左旋氨氯地平（化学原料药）为例，对其质量标准的主要研究项目和方法予以说明。

（1）性状　通过对三批样品（批号：090301、090305、090309）观察，均为白色或类白色粉末；无臭，味微苦。

（2）理化常数

① 溶解度。参照《中国药典》凡例。取本品适量，研成细粉，精密称定，加入一定量的溶剂，在 25℃±2℃条件下，每间隔 5min，振摇 30s，30min 内观察溶解情况。结果见表 3-10，表明苯磺酸左旋氨氯地平在甲醇、乙醇中易溶，在水中微溶。

表 3-10　苯磺酸左旋氨氯地平溶解度试验结果

溶剂	（溶质/溶剂）/(g/mL)	结果	结论
乙醇	1/1	不能全溶	易溶
	1/10	全部溶解	
甲醇	1/1	不能全溶	易溶
	1/10	全部溶解	
水	1/100	不能全溶	微溶
	1/1000	全部溶解	

② 熔点。按熔点测定法（中国药典附录）测定，本品熔点约在 67～70℃，三

批样品及对照品测定结果见表 3-11。

表 3-11 苯磺酸左旋氨氯地平熔点测定结果

批　号	090301	090305	090309	对照品
熔点	68.3	68.5	68.3	68.4

参照国家标准，熔点不订入本品质量标准。

③ 引湿性。取在 60℃ 减压干燥至恒重的本品约 1.0g，置 25℃ 相对湿度 92.5％环境下，放置 24h 后，称重，计算增重百分率，结果见表 3-12。

表 3-12 引湿性试验结果

批　号	090301	090305	090309
吸湿量/％	3.5	3.7	3.4

④ 比旋度。由苯磺酸左旋氨氯地平的分子结构可知，二氢吡啶 4-位碳原子为一手性中心，因而具有光学活性。

检测仪器：WZZ-1 型自动旋光仪（上海分析仪器厂）。

试验方法：取本品，加甲醇溶解制成每 1mL 中含 50mg 的溶液，依法测定（中国药典附录），计算比旋度。测定结果见表 3-13。

表 3-13 苯磺酸左旋氨氯地平比旋度测定结果

批　号	090301	090305	090309	对照品
比旋度	−24.9°	−25.0°	−25.0°	−24.9°

（3）鉴别反应

① 高效液相色谱法鉴别。取本品，照含量测定项下的试验方法，供试品主峰的保留时间与对照品峰的保留时间一致。结果见表 3-14。

表 3-14 苯磺酸左旋氨氯地平鉴别结果

批号	样　品			对照品
	090301	090305	090309	
保留时间/min	9.120	8.988	9.030	9.230

② 红外分光光度法。本品的红外光吸收图谱应与对照品的图谱一致。三批样品 090301、090305、090309 的红外吸收图谱与对照品的红外吸收图谱一致。

（4）检查

① 水分。取本品，照水分测定法（中国药典附录）对三批样品进行检查，具体检查结果见表 3-15。

表 3-15　水分检查结果

批　号	090301	090305	090309	对照品
水分/%	2.6	2.7	2.9	2.8

根据上述试验结果，并参考国家药品标准的水分限度规定，将本品水分定为不得超过 5.5%。三批样品均符合要求。

② 炽灼残渣。参照炽灼残渣检查法（中国药典附录），依法操作。称取本品 1.0g，置炽灼恒重的坩埚中，缓缓炽灼至完全炭化，放冷至室温，加硫酸 0.5～1mL 使湿润，低温加热至硫酸蒸气除尽后，在 500～600℃灼烧至恒重。三批样品及对照品的炽灼残渣检查结果见表 3-16。

表 3-16　炽灼残渣检查结果

批　号	090301	090305	090309	对照品
炽灼残渣/%	0.04	0.05	0.04	0.06

根据试验结果，考虑到产品放大后的差异，将本品炽灼残渣限度定为<0.1%。

③ 重金属。参照重金属检查法（中国药典附录）并结合试验结果，制定本品的重金属检查方法和限度。

标准铅溶液的制备：称取硝酸铅 0.160g，置 1000mL 量瓶中，加硝酸 5mL 与水 50mL 溶解后，用水稀释至刻度，摇匀，作为贮备液。临用前，精密量取贮备液 10mL，置 100mL 量瓶中，加水稀释至刻度，摇匀，即得（每 1mL 相当于 10μg 的铅）。

取炽灼残渣项下遗留的残渣，加硝酸 0.5mL 蒸干至氧化氮蒸气除尽后，放冷，加盐酸 2mL，置水浴上蒸干后，加水 15mL，滴加氨试液至对酚酞指示剂显中性，再加醋酸盐缓冲液（pH3.5）2mL，微热溶解后，移置纳氏比色管，加水稀释成 25mL。另取比色管，分别加入标准铅溶液 2.0mL 与醋酸盐缓冲液（pH3.5）2mL 后，再加水稀释成 25mL。在三支管中分别滴加硫代乙酰胺试液 2mL，摇匀，放置 2 分钟，同置白纸上，自上向下透视，结果见表 3-17。根据试验结果，将本品重金属限度规定为小于百万分之二十。

表 3-17　重金属检查结果　　　　　　　　　　　　单位：mg/L

批　号	090301	090305	090309	对照品
重金属	<20	<20	<20	<20

④ 有关物质。参照苯磺酸左旋氨氯地平原料质量标准 ［WS$_1$-(X-019)-2009Z］中有关物质检查方法，采用常用的自身 1% 对照的高效液相色谱法（中国药典附录），原苯磺酸左旋氨氯地平原料有关物质供试品的浓度与含量测定浓度一致，为含左旋氨氯地平 0.025mg/mL，现进样浓度增大至 0.25mg/mL，以提高其检测的精确度。

(a) 色谱条件及系统适应性试验。同含量测定色谱条件项下。避光操作。精密称取苯磺酸左旋氨氯地平原料适量，加流动相溶解并稀释成每 1mL 中约含左旋氨氯地平 0.25mg 的溶液，作为供试溶液；另取苯磺酸适量，置另一溶量瓶中，加流动相稀释成每 1mL 中约含苯磺酸 0.07mg 的溶液，作为苯磺酸溶液；精密量取供试溶液 1mL，置 100mL 量瓶中，加流动相稀释至刻度，摇匀，作为对照溶液；照含量测定项下的方法，精密吸取对照溶液 20μL，注入液相色谱仪，调节仪器灵敏度，使左旋氨氯地平峰高约为满量程的 10%～25%。再精密吸取供试液、苯磺酸溶液、对照溶液各 20μL，注入液相色谱仪，记录色谱图至主成分峰保留时间的 2 倍。由此得出左旋氨氯地平峰的理论板数为 3578，与前后杂质峰的分离度大于 1.5；苯磺酸及溶剂峰不影响本品中有关物质的检出。而苯磺酸溶液色谱图中 2min 左右的峰为苯磺酸的色谱峰，苯磺酸左旋氨氯地平在酸性流动相中游离出苯磺酸，因此苯磺酸峰面积不计入杂质峰面积。

根据显示基线噪声的分析方法，将已知低浓度试样与空白试样相比较，算出能被可靠检测出的最低浓度，再将已知低浓度（24.54μg/mL）试样相应成倍稀释，以信噪比 3：1 时相应浓度，以 20μL 注入仪器检测，结果测得最小检出量为 2ng。

(b) 破坏产物样品制备及测定。称取苯磺酸左旋氨氯地平适量各 5 份，分别置 25mL 量瓶中，进行如下操作。

强酸破坏：加入 0.1mol/L 盐酸溶液 5mL，80℃ 水浴加热 3h，放冷后，用 0.1mol/L 氢氧化钠溶液调节 pH 值至中性，加流动相稀释至刻度，滤过，待用。

强碱破坏：加入 0.1mol/L 氢氧化钠溶液 5mL，80℃ 水浴加热 2h，放冷后，用 0.1mol/L 盐酸溶液调节 pH 值至中性，加流动相稀释至刻度，滤过，待用。

氧化破坏：加流动相适量使溶解后，加 5mL 3% 过氧化氢溶液，混匀，80℃ 水浴加热 2h，放冷后，加流动相稀释刻度，滤过，待用。

光照破坏：放置于自然光下放置 3h，加流动相至刻度，摇匀，滤过，待用。

热破坏：取苯磺酸左旋氨氯地平原料适量，置 100℃ 恒温箱中 2h，取出放冷，研细，精密称取 8.72mg，置于 25mL 量瓶中，加流动相溶解并稀释至刻度，摇匀，过滤，待用。

分别精密量取上述各试液 20μL 注入色谱仪，记录色谱图至主成分峰保留时间的 2 倍。试验结果表明，苯磺酸左旋氨氯地平在上述条件下均有不同程度的分解，该色谱条件能够检出苯磺酸左旋氨氯地平的主要分解产物，且苯磺酸左旋氨氯地平与主要降解产物分离良好。

(c) 测定方法。取本品，精密量取适量，加流动相溶解并稀释成每 1mL 中约含左旋氨氯地平 0.25mg 的溶液，作为供试液；取供试液适量，加流动相稀释成每 1mL 中约含左旋氨氯地平 2.5μg 的溶液，作为对照溶液。照含量测定项下的方法，精密吸取对照溶液 20μL，注入液相色谱仪，调节仪器灵敏度，使左旋氨氯地平峰高约为满量程的 10%～25%。再精密吸取供试液 20μL，注入液相色谱仪，记录色谱图至主成分峰保留时间的 2 倍。供试品溶液的色谱图中如有杂质峰（苯磺酸峰除外），量取各杂质峰面积之和，不得大于对照溶液主峰面积（1.0％）。三批样品 090301、090305、090309 有关物质检查结果见表 3-18。

表 3-18　有关物质检查结果

批号	090301	090305	090309	对照品
有关物质/％	0.26	0.27	0.24	0.25

⑤ 光学纯度。氨氯地平是一种消旋化合物，左旋氨氯地平是其两个对映体中的一个。故对左旋氨氯地平中含有的右旋氨氯地平进行控制，对其光学纯度进行检查。测定方法与国家药品标准相同，采用手性 HPLC 法。

（a）色谱条件及系统适应性试验

色谱柱：Ultron ES-OVM 手性色谱柱（5μm，2.0mm×150mm）。

流速：1.0mL/min。

柱温：室温。

进样量：20μL。

流动相：乙腈-0.02mol/L 磷酸氢二钠（pH7.0）水溶液（20∶80）。

分离度：取苯磺酸氨氯地平，加 50％乙腈溶液制成每 1mL 中含 0.2mg 的溶液，取 20μL 注入液相色谱仪，记录色谱图（出峰顺序依次为右旋氨氯地平、左旋氨氯地平），结果表明左旋氨氯地平与右旋氨氯地平峰的分离度符合要求。

检测波长的选择：取本品适量，用流动相稀释，按紫外-可见分光光度法（中国药典附录）进行扫描测定，得紫外扫描图谱，在 238nm、360nm 处有吸收峰，参考苯磺酸左旋氨氯地平的国家药品标准中光学纯度检查项，选用 360nm 为 HPLC 法的检测波长。

（b）专属性试验。采用上述色谱条件分别对消旋氨氯地平、苯磺酸左旋氨氯地平原料药进行检测，试验结果表明，左旋体与右旋体分离度良好，此色谱条件具有良好的专属性。

（c）线性关系考察。取苯磺酸左旋氨氯地平对照品 25.07mg，精密称定，置 25mL 棕色容量瓶中，用 50％乙腈溶液溶解并稀释至刻度，作为储备液 A；取储备液 A 5mL 置 10mL 棕色容量瓶中，用 50％乙腈溶液稀释至刻度，作为储备液 B。精密量取该储备液 B 0.5mL、1mL、2mL 及储备液 A 2mL、3mL 和 4mL 分别置于 6 个 10mL 棕色容量瓶中，均用 50％乙腈溶液稀释至刻度，摇匀，即得。苯磺酸左旋氨氯地平光学纯度检查项下的方法操作，精密量取上述溶液各 20μL 分别注入液相色谱仪，记录色谱图，以浓度（C）为横坐标，峰面积（A）为纵坐标作线性回归，结果见表 3-19。

表 3-19　光学纯度检查线性关系考察结果

浓度/(μg/mL)	25.07	50.14	100.28	200.56	300.84	401.12
峰面积 A	793692	1644911	3253707	6249842	9004712	12221019

线性回归方程：$A=29998C+138320$，$r=0.9997$。表明苯磺酸左旋氨氯地平在 $25.07\sim401.12\mu g/mL$ 浓度范围内线性关系良好。

(d) 精密度考察。取苯磺酸左旋氨氯地平对照品 50mg，精密称定，置 250mL 容量瓶中，用 50%乙腈溶液溶解并稀释至刻度，作为储备液。精密量取该储备液 1mL 各 5 份分别于 100mL 容量瓶中，均用 50%乙腈溶液稀释至刻度，摇匀即得供试液。照苯磺酸氨氯地平光学纯度检查项下的方法操作，精密量取上述溶液各 $20\mu L$ 进液，计算苯磺酸氨氯地平光学纯度检查的精密度。结果（见表 3-20）表明，此方法精密度良好。

表 3-20　光学纯度检查精密度测定结果

项目	1	2	3	4	5	平均值	RSD/%
峰面积 A	6251548	6213927	6229592	6196442	6166305	6211563	0.52

(e) 检查方法及结果。上述试验结果表明，高效液相色谱法专属性较好，灵敏度较高，定量准确，可用于苯磺酸左旋氨氯地平原料药光学纯度的检查。参照苯磺酸左旋氨氯地平原料质量标准 [WS$_1$-(X-019)-2002Z] 中光学纯度检查方法及高效液相色谱法，避光操作。

取苯磺酸左旋氨氯地平细粉适量，精密称定，加 50%乙腈溶液制成每 1mL 中含 0.2mg 的溶液，取 $20\mu L$，注入液相色谱仪，记录色谱图，按面积归一化法（苯磺酸溶剂峰不计）计算，即得。按照已建立的光学纯度检查方法测定三批样品中苯磺酸左旋氨氯地平的含量，结果见表 3-21。

表 3-21　光学纯度检查结果

批号	样品			对照品
	090301	090305	090309	
苯磺酸左旋氨氯地平/%	99.08	99.07	99.08	99.03

参照国家药品标准中光学纯度检查的有关规定，并结合三批样品测定的结果，确定苯磺酸左旋氨氯地平光学纯度不得低于 98.5%，苯磺酸右旋氨氯地平不得超过 1.5%。

⑥ 有机溶剂残留量。ICH 的《溶剂残留量指导原则》中，严格控制有机溶剂。苯磺酸左旋氨氯地平是从消旋体苯磺酸氨氯地平进行手性拆分获得，在手性拆分过程中用到过有机溶剂二氯甲烷、乙酸丁酯与二甲亚砜，限定其限度分别为 0.01%、0.01%和 0.05%，具体试验方法如下。

(a) 二氯甲烷残留量的检测

仪器：Agilent 6890N 气相色谱仪。

色谱柱：DB-624 柱，$30m\times0.32mm\times1.6\mu m$。

试剂：二氯甲烷为分析纯、甲醇均为色谱纯。

色谱条件：色谱柱为 DB-624 毛细管柱（94％二甲基聚硅氧烷和 6％氰丙基苯聚硅氧烷），30m×0.32mm，液膜厚度为 1.6μm；进样口温度 150℃；ECD 检测器，温度 200℃；柱温 60℃；氮气为载体，流速为 2mL/min；分流进样，进样 2μL，分流比 5∶1。

专属性试验：分别吸取甲醇、二氯甲烷甲醇溶液 2μL，注入气相色谱仪，记录色谱图。二氯甲烷的保留时间为 3.05min，甲醇中杂质峰也不干扰二氯甲烷的测定。

最低检出浓度：此时计算信噪比约为 3 的最低检测浓度，结果二氯甲烷为 0.12μg/mL。

精密度试验：精密度取对照液溶液 2μL 进样，连续进样 5 次，计算峰面积的 RSD，结果见表 3-22，表明本系统的精密度较好。

表 3-22　精密度试验

	峰面积	平均值±SD	RSD/%
二氯甲烷	551.736		
	551.180		
	571.028	556.484±9.101	1.64
	559.671		
	548.807		

对照品溶液的制备：精密量取二氯甲烷 20.49mg 至 50mL 量瓶中，加甲醇溶解并稀释至刻度，摇匀。精密量取 1.46mL 至 10mL 量瓶中，加甲醇稀释至刻度，摇匀，即得。

供试品溶液的制备：苯磺酸左旋氨氯地平原料药（批号：090301、090305、090309）；精密称取本品 0.1g，至 10mL 量瓶中，加甲醇溶解并用水稀释至刻度，摇匀即得。

样品二氯甲烷残留量测定：精密吸取对照品溶液和三批样品溶液，分别进样 2μL，三批样品图谱中均未检出二氯甲烷，即三批样品中二氯甲烷残留量远低于 ICH 规定的限量（0.15％）。

（b）乙酸丁酯、二甲亚砜残留量检测

仪器：Agilent 6890N 气相色谱仪。

色谱柱：DB-624 柱，30m×0.32mm×1.6μm。

试剂：乙酸丁酯、二甲亚砜为分析纯、甲醇为色谱纯。

色谱条件：色谱柱为 DB-624 毛细管柱（94％二甲基聚硅氧烷和 6％氰丙基苯聚硅氧烷），30m×0.32mm，液膜厚度为 1.6μm；进样口温度 200℃；柱温：80℃，保持 3min，以 30℃/min 的速度升温至 200℃，保持 3min；FID 检测器，温度 200℃；氮气为载体，流速为 2mL/min；分流进样，进样 2μL，分流比 5∶1。

专属性试验：分别吸取乙酸丁酯甲醇溶液和二甲亚砜甲醇溶液 2μL，注入气相色谱仪，记录色谱图。由图可知，乙酸丁酯的保留时间为 3.097min，二甲亚砜的保留时间为 6.297min，互不干扰；甲醇中杂质峰也不干扰乙酸丁酯和二甲亚砜的测定。

最低检出浓度：此时计算信噪比约为 3 的最低检测浓度，结果乙酸丁酯为 1.86μg/mL、二甲亚砜 0.75μg/mL。

精密度试验：精密度取对照液 2μL 进样，连续进样 5 次，计算峰面积的 RSD，结果见表 3-23，表明本系统的精密度较好。

表 3-23　精密度试验

	峰面积	平均值±SD	RSD/%
乙酸丁酯	17.511	17.284±0.491	2.84
	16.786		
	17.163		
	16.946		
	18.016		
二甲亚砜	82.979	80.469±1.847	2.30
	79.310		
	80.270		
	81.523		
	78.265		

对照品溶液的制备：精密量取乙酸丁酯 22.76μL、二甲亚砜 22.73μL，至 50mL 量瓶中，加甲醇溶解并稀释至刻度，摇匀。分别精密量取 5mL 至 50mL 量瓶中，加水稀释至刻度，摇匀，即得。

供试品溶液的制备：苯磺酸左旋氨氯地平原料药（批号：090301、090305、090309）；精密称取本品 0.1g，至 10mL 量瓶中，加甲醇 2mL 使样品溶解，并用水稀释至刻度，摇匀，即得。

样品乙酸丁酯、二甲亚砜残留量测定：精密吸取对照品溶液和三批样品溶液，分别进样 2μL，注入气相色谱仪，三批样品图谱中均未检出乙酸丁酯，二甲亚砜残留量远低于 ICH 规定的限量（0.5%）。结果见表 3-24。

表 3-24　样品测定结果

批　号	090301	090305	090309
乙酸丁酯	未检出	未检出	未检出
二甲亚砜	<0.5%	<0.5%	<0.5%

（5）含量测定　参照苯磺酸左旋氨氯地平原料质量标准 [WS$_1$-（X-019）-2002Z]，采用高效液相色谱法（中国药典附录）进行苯磺酸左旋氨氯地平含量测定方法研究。

① 色谱条件

仪器：岛津高效液相色谱仪泵 LC-10ATvp；SPD-10Avp 紫外检测器。

色谱柱：十八烷基硅烷键合硅胶柱（150×4.6mm，5μm，日本岛津）。

流动相：甲醇-0.03mol/L磷酸二氢钾溶液（75：25）为流动相；检测波长为238nm，流速为1mL/min。

试药：甲醇（色谱纯）、磷酸二氢钾（分析纯）。

② 检测波长的选择。取苯磺酸左旋氨氯地平对照品约17mg，加入流动相溶解并制成每1mL中约含左旋氨氯地平25µg的溶液，在200～400nm波长范围内进行紫外扫描。苯磺酸左旋氨氯地平在238nm波长左右有最大吸收，故选择238nm作为检测波长。

③ 线性关系。精密称取苯磺酸左旋氨氯地平对照品约17.36mg，置100mL量瓶中，加流动相溶解并稀释至刻度，摇匀，作为溶液A；精密量取溶液A2mL，分置于5mL、10mL量瓶中；加流动相稀释至刻度，作为溶液B和C；精密量取溶液A1mL置于10mL、25mL量瓶中，加流动相稀释至刻度，作为溶液D和E。分别精密吸取上述A～E溶液各20µL，注入色谱仪，记录色谱图，结果见表3-25。

表3-25　线性关系测定结果

浓度 $C/(\mu g/mL)$	5.008	12.52	25.04	50.08	125.20
峰面积 A	333798	855285	1745047	3509200	8504263

以苯磺酸左旋氨氯地平峰面积（A）对其浓度（C）作线性回归，得线性方程式为：$A=67923C+30146$，$r=0.9999$。试验结果表明，苯磺酸左旋氨氯地平在$5.008～125.2\mu g/mL$范围内浓度与色谱峰面积呈良好的线性关系。

④ 溶液的稳定性试验。精密称取苯磺酸左旋氨氯地平适量，加流动相溶解并制成每1mL中含25µg的溶液，分别于0h、1h、2h、3h、4h、5h精密吸取20µL注入液相色谱仪，记录色谱图。结果见表3-26，表明样品溶液在室温条件下，5h内稳定。

表3-26　溶液的稳定性试验测定结果

时间/h	0	1	2	3	4	5
峰面积	1603593	1616827	1627509	1617532	1606952	1620402
$\overline{A}$	1615056.6					
RSD/%	0.61					

⑤ 进样精密度试验。精密称取苯磺酸左旋氨氯地平适量，加流动相溶解并制成每1mL中含20µg的溶液，精密吸取20µL注入液相色谱仪，记录色谱图，重复进样5次。结果见表3-27，表明本品进样精密度较高。

表3-27　进样精密度试验测定结果

测定次数	1	2	3	4	5
峰面积	1589079	1605491	1596206	1591748	1605971
$\overline{A}$	1597699				
RSD/%	0.49				

⑥ 含量测定。避光操作。取苯磺酸左旋氨氯地平约 17mg，精密称定，置 100ml 量瓶中，加流动相溶解并稀释至刻度，摇匀，精密吸取 5mL 置 25mL 量瓶中，加流动相溶解并稀释至刻度，摇匀，精密量取 20μL 注入液相色谱仪，记录色谱图；另取苯磺酸左旋氨氯地平对照品适量，加流动相溶解并稀释成每 1mL 中约含 25μg（以左旋氨氯地平计）的溶液，同法测定。按外标法以峰面积计算供试品中 $C_{20}H_{25}ClN_2O_5 \cdot C_6H_6O_3S$ 的含量。三批样品及被仿制品含量测定结果见表 3-28。由以上结果可知，三批样品含量测定均符合规定。

表 3-28 苯磺酸左旋氨氯地平含量测定结果

样品批号	090301	090305	090309
含量/%	99.68	99.85	100.10

第四节　试验设计及优选方法

试验设计（experimental design）及优选方法是以概率论和数理统计为理论基础，安排实验的应用技术。其目的是通过合理地安排实验和正确地分析实验数据，以最少的试验次数、最少的资源和最短的时间确定生产工艺方案。其过程可分为试验设计、试验实施和结果分析三个阶段。如果试验设计合理、结果分析得法，就能将试验次数减少到最低限度，缩短试验周期，使生产工艺达到优质、高产、低消耗、高效益的目的。

在进行新药工艺研究时，通常采用单因素平行试验优选法和多因素正交设计、均匀设计优选法。单因素平行实验优先法是在其他条件不变的情况下考察某一因素对反应收率和产品纯度的影响，通过设立不同的考察因素平行进行多个反应来优化反应条件。例如在温度、压力和配料比等反应条件固定不变时，研究反应时间对收率的影响；或者在反应时间、温度和压力等反应条件固定不变时，研究配料比对收率的影响等。目前该方法在制药工艺实验室研究中较为常用。当要综合考虑多个影响因素，且每个因素有多个水平时，可通过正交设计和均匀设计优选法来合理安排实验，既可以达到实验简化的目的，也具有代表性，不会漏掉最佳条件，有助问题迅速解决，并以最少的人力物力优选出工艺条件。

一、单因素平行试验

在其他条件不变的情况下，考察某一因素对试验结果的影响，可通过设立不同的考察因素平行进行多个反应来优化反应条件。

若用 x 表示影响因素，$f(x)$ 即目标函数，它是试验结果与因素之间的数学表达式。如果目标函数只有一个变量，则目标函数是一元函数，单因素试验的目标函数就是一元函数。常见的单因素优选法有平分法、0.618 法、分数法等。

1. 平分法

平分法对试验的安排原则是，在试验范围的中点处安排试验。试验时先考察范围，然后在考察范围的中间安排试验，若试验的结果满意，则停止试验。若结果不好，可去掉中点以下的一半试验范围，或去掉中点以上的部分。在余下的范围内继续取中点试验，直到结果满意为止。本法的特点是每次可划掉一半的试验范围，很快找到最适点。

【例】 某产品需用一种贵金属作催化剂，当采用量 16％时产品合格。为降低成本，贵金属减少到何种程度时产品仍合格？优选试验结果见表 3-29。经 4 次试验得优化的贵金属采用量为 5％。

表 3-29　平分法试验结果

试验号	试验点/%	试验结果	下次范围/%
1	8	合格	0～8
2	4	不合格	4～8
3	6	合格	4～6
4	5	合格	停止

2. 0.618 法

0.618 法又称黄金分割法，即在线段的黄金分割点处安排实验点。如果目标函数 $f(x)$ 是在区间 (a, b) 只有一个极点的单峰函数，采用 0.618 法可尽快逼近目标。本法是在试验范围 (a, b) 内，将第一个试验点 x_1 设在 0.618 位置上，而第二个试验点 x_2 是 x_1 的对称点。

使用 0.618 法的具体做法是：在 $x_1 = a + 0.618(b-a)$ 和它的对称点 $x_2 = a + 0.382(b-a)$ 两处安排试验，比较试验结果，如果第一轮试验说明 x_1 处优于 x_2 处，就将 a 到 x_2 试验范围舍去，将新的试验点安排在新的试验范围 (x_2, b) 的 0.618 处，即 $x_3 = x_2 + 0.618(b-x_2)$，而 x_1 处就相当于新的试验范围的 0.382 位置，已有试验结果，可直接进行比较。如果第一轮试验结果是 x_2 处优于 x_1 处，就将 x_1 到 b 试验范围舍去，将新的试验点安排在 (a, x_1) 的 0.382 处，其结果再与 x_2 处直接进行比较；如此类推，直至得到满意的结果。

【例】 游离松香可由原料松香加碱制得，某厂由于原料松香的成分变化，加碱量掌握不好，游离松香一度仅含 6.2％，用黄金分割法选择加碱量：固定原料松香 100kg，温度 102～106℃，加水 100kg，考察范围 9～13kg，试验结果见表 3-30。经 4 次试验得优化的加碱量为 11.0kg。

表 3-30　黄金分割法试验结果

试验号	加碱量/kg	试验结果(游离松香含量)/%	下次试验范围/kg
1	$9+0.618(13-9)=11.5$	20.1	
2	$9+0.382(13-9)=10.5$	18.8	10.5～13
3	$10.5+0.618(13-10.5)=12.0$	皂化	10.5～12
4	$10.5+0.382(12-10.5)=11.0$	19.9	停止

3. 分数法

分数法亦称菲波那契（Fibonacci）法，也是适用于目标函数 $f(x)$ 为单峰函数。在预先确定了试验总次数（包括试验范围及其划分的精确度）或变量呈现非连续性变化时，分数法比 0.618 法更为方便。

分数法基于菲波那契数列预先安排试验点，$F_n=F_{n-1}+F_{n-2}$（$n \geqslant 2$，$F_0=F_1=1$）。

菲波那契数列的头 16 项值为：

$n=$ 0, 1, 2, 3, 4, 5, 6, 7, 8, 9, 10, 11, 12, 13, 14, 15

$F_n=$ 1, 1, 2, 3, 5, 8, 13, 21, 34, 55, 89, 144, 233, 377, 610, 987

不难看出，当 n 大于一定数值后，$F_{n-1}/F_n \approx 0.618$；$F_{n-2}/F_n \approx 0.382$。因此，分数法的基本原理与 0.618 法相同。当有 F_n-1 个中间总试验点时，最多只做 $n-1$ 次试验即可找到最佳条件。

【例】　某抗生素生产传统工艺要求在 37℃ 发酵 16h。为了提高生产能力，欲提高发酵温度来缩短发酵时间，准备在 29～50℃ 范围内进行优选试验，温度间隔为 1℃，故中间总试验点为 20 个。按 $F_n-1=20$，则 n 值为 7，故最多只需要做 6 次试验就可找到最佳条件。所安排的试验点温度及试验结果见表 3-31。本次试验设计安排了 5 次试验，获得优化的发酵温度为 42～43℃。

表 3-31　分数法试验结果

试验号	F_n-1	n	发酵温度/℃	试验结果	下次试验范围
1	20	7	$29+F_6=42$		
2	20	7	$29+F_5=37$	42℃优于37℃	37～50℃
3	12	6	$37+F_5=45$	42℃优于45℃	37～45℃
4	7	5	$37+F_3=40$	42℃优于40℃	40～45℃
5	4	4	$40+F_3=43$	43℃与42℃相当	停止

二、正交试验设计

正交设计（orthogonal design）的理论研究始于欧美，20 世纪 50 年代已进行推广应用。它是在全面试验点中挑选出最有代表性的点做试验，挑选的点在其范围内具有"均匀分散"和"整齐可比"的特点。"均匀分散"是指试验点均衡地分布在试验范围内，每个试验点有充分的代表性；"整齐可比"是指试验结果分析方便，易于分析各个因素对目标函数的影响。正交实验设计法为了照顾到"整齐可比"，往往未能做到"均匀分散"，而且试验点的数目必须较多，例如安排一个水平属为 n 的试验，至少要试验 n^2 次。所以正交设计不适用于因素考察范围宽、水平数多的情况，但对于影响因素较多、水平数较少的情况，不失为很好的设计方法。正交设计是利用正交表安排试验并进行数据分析的一种方法。

正交表是正交试验工作者在长期的工作实践中总结出的一种数据表格。正交表用 $L_n(t^q)$ 表示。其中 L 表示正交设计，t 表示水平数，q 表示因素数，n 表示试验次数。因子一般用 A、B、C 等表示，水平数一般用 1、2、3 等表示。正交表 $L_9(3^4)$、$L_8(2^7)$，如表 3-32、表 3-33 所示。

表 3-32　正交表 $L_9(3^4)$

实验号	1	2	3	4
1	1	1	1	1
2	1	2	2	2
3	1	3	3	3
4	2	1	2	3
5	2	2	3	1
6	2	3	1	2
7	3	1	3	2
8	3	2	1	3
9	3	3	2	1

表 3-33　正交表 $L_8(2^7)$

实验号	1	2	3	4	5	6	7
1	1	1	1	1	1	1	1
2	1	1	1	2	2	2	2
3	1	2	2	1	1	2	2
4	1	2	2	2	2	1	1
5	2	1	2	1	2	1	2
6	2	1	2	2	1	2	1
7	2	2	1	1	2	2	1
8	2	2	1	2	1	1	2

正交试验设计法的基本步骤：①确定目标，选定因素（包括交互作用）及水平；②选用合适的正交表；③按选定的正交表设计试验方案；④进行试验并记录结果；⑤试验结果的计算分析。

正交设计的试验结果分析有两种方法，一种是用极差大小来决定因素的主次，这种方法简便，缺点是给不出分析或结论的可靠程度；另一种是方差分析，其优点是能给出分析或结论的可靠程度，缺点是计算量大。方差分析，就是利用各种数据的均方比，将研究对象的变化和其他偶然因素造成的试验误差分开，从而得出正确的结论。从正交试验的方差分析来讲，就是利用误差均方与因素均方的 F 比值大小，来说明该因子水平间的 K 值差异，是误差造成，还是由于水平不同引起的，从而来说明因素的显著性（即因素主次）。所谓因素的 F 值，就是说明因素的均方是误差均方的多少倍。至于因素均方是误差均方的多少倍时，才算是显著因素（即该因素水平间 K 值之差异不是误差造成，而是由于水平不同造成的），由因素和误差的自由度来决定。所以，当因素 F 值算出之后，还要根据误差和因素的自由度来查 F 表。在 F 表内，一般有 1%（$\alpha=0.01$）、5%（$\alpha=0.05$）、10%（$\alpha=0.1$）和 25%（$\alpha=0.25$）四种衡量因素显著性的 F 值，如该因素 F 值等于或大于其查表的值，就算该因素非常显著。在选取最优水平组合时，属于显著因素的水平，只能选取 K 值好的水平，属于不显著因素的水平，则可任选。

试验不论用哪种正交表安排，其方差分析均是利用以下几种关系进行计算。

① 因素 K 值（包括空着列 K 值）的平方和，被相同水平重复的次数除后，减去不变项（即试验总值平方，被试验次数除之，用 CT 表示）。由这样算来的数值，称该因素或误差的偏差平方和（S_i）。可用以下公式表示。

$$CT=(\sum y_i)^2/N \qquad (N \text{ 为总的试验次数}) \qquad (3\text{-}2)$$

$$S_i=(\sum K_i^2)/n-CT \qquad (n \text{ 为相同水平重复的次数}) \qquad (3\text{-}3)$$

② 因素（或误差）的偏差平方和，被因素（或误差）自由度除之，此数值称为该因素（或误差）均方。用公式表示为

$$\overline{S_i}=S_i/f_i \qquad (3\text{-}4)$$

$\overline{S_i}$ 均方被误差均方（$\overline{S_e}$）除之，此数值即是该因素 F 比值。用公式表示为

$$F_{因}=\overline{S_i}/\overline{S_e} \qquad (3\text{-}5)$$

【例】 优选总藤黄酸亲水凝胶骨架片处方。依据单因素试验及文献研究结果，考察压片压力、HPMCK$_{15}$M 用量、预胶化淀粉用量对体外释放的影响，对不同处方 2h、6h、10h、12h 的释放率进行评分后加权得出综合分，其分值作为评价依据。因素水平表见表 3-34，正交试验结果见表 3-35，方差分析见表 3-36。

表 3-34　因素水平

水平	压片压力/(kg/cm²)	HPMCK$_{15}$M 用量/%	预胶化淀粉用量/%
1	2.0	20	5
2	5.0	25	10
3	7.0	30	15

表 3-35　正交试验结果

实验号	压片压力/(kg/cm²)	HPMCK$_{15}$M 用量/%	预胶化淀粉用量/%	误差列	综合评分分值
1	1	1	1	1	0.4355
2	1	2	2	2	0.3506
3	1	3	3	3	0.4217
4	2	1	2	3	0.3194

续表

实验号	压片压力 /(kg/cm^2)	HPMCK$_{15}$M 用量/%	预胶化淀粉 用量/%	误差列	综合评分分值
5	2	2	3	1	0.0588
6	2	3	1	2	0.8209
7	3	1	3	2	0.1666
8	3	2	1	3	0.4911
9	3	3	2	1	0.7941
K_1	1.2078	0.9215	1.7295	1.2884	
K_2	1.1811	0.9005	1.4641	1.3201	
K_3	1.4518	2.0187	0.6471	1.2322	
R	0.0902	0.3727	0.3608	0.0293	

表 3-36　方差分析

方差来源	离差平方和	自由度	均方	F 值	P 值
A	0.0148	2	0.0074	11.2305	
B	0.2727	2	0.1364	206.452	<0.01
C	0.2121	2	0.1061	160.602	<0.01
误差	0.0013	2	0.0007		

注：$F_{(2,2)}^{0.01} = 99.00$。

三、均匀试验设计

正交设计是利用"均匀分散"性和"整齐可比"性从全部试验中挑选部分点进行试验，简单地比较各因素水平试验指标（收率、纯度）的平均值，估计各因素对指标的影响，减少试验和计算工作量，基本上全面反映试验结果，是一种较优秀的实验设计方法。但是当试验中水平数较大时，正交试验次数相当多。例如有 5 个因素，每个因素有 5 个水平，用正交表安排试验至少要做 25 次试验。如果用均匀设计，仅需进行 5 次试验就可以得到较好的试验结果。

均匀设计（uniform design）是由我国数学家方开泰将数学理论应用于试验设计，创造出的一种适用于多因素、多水平试验的设计方法。均匀设计与正交设计不同之处在于不考虑数据整齐可比性，而是考虑试验点在试验范围内充分均衡分散，就可以从全面试验中挑选出更少的试验点为代表进行试验，得到的结果仍能反映该分析体系的主要特征。这种从均匀性出发的设计方法，称为均匀设计试验法。用均匀设计安排试验可大大减少试验次数，试验次数与各因素所取的水平数相等。用均匀设计可适当增加试验水平而不必担心导致像正交设计那样试验次数呈平方次增长的现象。

均匀设计与正交设计一样，也需要按照规格化的表格（均匀设计表）设计试验。不同的是，均匀设计还有使用表，设计试验时必须将均匀设计表和它的使用表联合应用。均匀设计表用 U$_n$(t^q) 表示。U 表示均匀设计，t 表示因素的水平数，q 表示最多可安排的因素数（列数），n 表示试验次数（行数），这里 $n=t$，即试验次数与所取水平数相等。

方开泰先期公布的均匀表要配合使用表使用，以 $U_5(5^4)$ 为例，$U_5(5^4)$ 均匀设计与使用表如表 3-37、表 3-38 所示。

表 3-37 $U_5(5^4)$ 均匀设计

试验次数	1	2	3	4
1	1	2	3	4
2	2	4	1	3
3	3	1	4	2
4	4	3	2	1
5	5	5	5	5

表 3-38 $U_5(5^4)$ 的使用表

因素数	列号
2	1,2
3	1,2,4
4	1,2,3,4

为方便用户在均匀表不同情形下选择合适的表，后期的均匀设计表（表 3-39）不再给出使用表。

表 3-39 $U_6(6^4)$ 均匀设计

试验次数	1	2	3	4
1	5	4	6	2
2	4	6	4	6
3	3	1	3	1
4	6	3	1	4
5	1	5	2	3
6	2	2	5	5

均匀试验设计法的五个步骤：①选择因素、因素的变化范围和水平；②选择适合于所选因素和水平的均匀设计表，并按表的水平组合编制出均匀设计试验方案；③用随机化的方法决定试验的次序，并进行试验，记录下响应值；④进行实验数据的统计建模和有关统计推断，各种统计点图，如残差点图、等高值图、正态点图、偏回归点图等，对数据的特性了解和建模的满意程度的判断十分有用；⑤用步骤④选中的模型求得因素的最佳水平组合和响应的响应预报值。

均匀设计的结果没有整齐可比性，分析结果不能采用一般的方差分析法，通常要用多元回归分析或逐步回归分析的方法，找出描述多个因素 x_1, x_2, $\cdots$, x_m 与响应值 y 之间统计关系的回归方程：

$$\hat{y} = b_0 + b_1 x_1 + b_2 x_2 + \cdots + b_m x_m \tag{3-6}$$

　　回归方程的系数采用最小二乘法求得。把均匀设计试验所得结果列入下列式，即可求得 b_0，b_1，$\cdots$，b_m。

　　令 x_{ik} 表示因素 x_i 在第 k 次试验时取的值，y_k 表示响应值 y 在第 k 次试验的结果。计算：

$$l_{ij} = \sum_{k=1}^{n}(x_{ik} - \overline{x_i})(x_{jk} + \overline{x_j}) \qquad i,j = 1,2,\cdots,m \tag{3-7}$$

$$l_{iy} = \sum_{k=1}^{n}(x_{ik} - \overline{x_i})(y_k - \overline{y}) \qquad k = 1,2,\cdots,n \tag{3-8}$$

$$l_{yy} = \sum_{k=1}^{n}(y_k - \overline{y})^2$$

$$\overline{x}_i = \frac{1}{N}\sum_{k=1}^{N} x_{ik} \qquad i = 1,2,\cdots,m \tag{3-9}$$

$$\overline{y} = \frac{1}{N}\sum_{k=1}^{N} y_k \tag{3-10}$$

回归方程系数由下列正规方程组确定：

$$\begin{cases} l_{11}b_1 + l_{12}b_2 + \cdots + l_{1m}b_m = l_{1y} \\ l_{21}b_1 + l_{22}b_2 + \cdots + l_{2m}b_m = l_{2y} \\ \vdots \\ l_{m1}b_1 + l_{m2}b_2 + \cdots + l_{mm}b_m = l_{my} \end{cases} \tag{3-11}$$

$$b_0 = \overline{y} - \sum_{i=1}^{n} b_i \overline{x}_i \tag{3-12}$$

　　当各因素与响应值关系是非线性关系时，或存在因素间的交互作用时，可采用多项式回归的方法。例如，各因素与响应值均为二次关系时回归方程为：

$$\hat{y} = b_0 + \sum_{i=1}^{m} b_i x_i + \sum_{\substack{i=1 \\ j>i}}^{l} b_{ij} x_i x_j + \sum_{i=1}^{m} b_{ij} x_i^2 \qquad T = C_m^2 \tag{3-13}$$

　　其中，$x_i x_j$ 项反映了因素间的交互效应，x_i^2 项反映因素二次项的影响。通过变量代换，可化为多元线性方程求解。即令 $x_l = x_i x_j$，$i = 1,2,\cdots,m$；$j \geqslant i$

$$\hat{y} = b_0 + \sum_{i=1}^{2m+T} b_i x_i \qquad T = C_m^2 \tag{3-14}$$

　　如果没有计算手段，不妨采用直观法分析实验结果。由于均匀设计水平数取得多，水平间隔较小，试验点均匀分布，所以试验点中响应值最佳的点对应的试验条件离全面试验的最优条件相差不会太远，在进行零星试样的快速分析时，特别是没有现成的分析方法时，可以把均匀设计中最优点的条件作为欲选的试验条件。

　　【例】　在阿魏酸的合成工艺考察中选取原料配比、吡啶量、反应时间三个因素进行考察，各因素取七个水平。先根据各因素变化范围划分因素水平表，见表3-40。

表 3-40　制备阿魏酸的因素水平表

因素	1	2	3	4	5	6	7
原料配比	1.0	1.4	1.8	2.2	2.6	3.0	3.4
吡啶量/mL	10	13	16	19	22	25	28
反应时间/h	0.5	1.0	1.5	2.0	2.5	3.0	3.5

采用 $U_7(7^6)$ 均匀表安排实验，由 $U_7(7^6)$ 表的使用表可知，对三因素七水平，应选第 1，2，3 列，见表 3-41。

表 3-41　制备阿魏酸的均匀设计试验方案

实验号	配料比 x_1	吡啶量 x_2/mL	反应时间 x_3/h	收率/%
1	1	2	3	33.0
2	2	4	6	36.6
3	3	6	2	29.4
4	4	1	5	47.6
5	5	3	1	20.9
6	6	5	4	45.1
7	7	7	7	48.2

直观上看实验 7 收率最高为 48.2%。如果对实验数据不进行统计处理，可以认为最优化条件是配料比 3.4、吡啶量 28mL、反应时间 3.5h。由于均匀设计保证所设计的实验点均匀分布，水平数取得又多，间隔不大，因此，真正的最优条件肯定与此相差不大。

如果用计算机对实验结果进行处理得到线性回归方程式：

$$y = 0.201 + 0.037x_1 - 3.43 \times 10^{-3} x_2 + 0.077x_3$$
$$R = 0.875 \quad S = 0.070 \quad F = 3.29$$

查 F 表，对于 3 个变量 7 个样本来说，$F^{0.1}_{(3,3)} = 5.39$，而 $F = 3.29 < 5.39$，说明方程式是不可信的。在方程式中，由于 x_2 的系数很小，说明该变量变化时对实验结果（收率）的贡献可能不大，因而可不予考虑，只用其余两个变量重现回归，得方程式为：

$$y = 0.1685 + 0.0251x_1 + 0.0743x_3$$
$$R = 0.857 \quad S = 0.092 \quad F = 5.51$$

这时 $F = 5.51 > F^{0.1}_{(2,4)} = 4.32$，因而该方程可信。该方程式在所考察范围内使 y 最大的实验条件为 $x_1 = 3.4$，$x_3 = 3.5$，代入方程式中得 $y = 10.54$ 即最高收率为 51.4%，反应条件为配料比 $x_1 = 3.4$，反应时间 $x_3 = 3.5h$（吡啶量可定为 10mL）。按这一反应条件重新安排实验，结果 $y = 0.486$，即收率为 48.6%，比已做过的实验收率都高。

如果方程中某因素的回归系数很小，它对最终实验结果的贡献可能小些。由于各因素量纲不同，方差各异，因而应消除这些影响才能客观地比较。一般采用标准回归系数，即将已知的回归系数进行下面的交换：

$$b_i' = b_i \sqrt{\frac{L_{ij}}{L_{yy}}} \qquad i = 1, 2, \cdots, m \tag{3-15}$$

$$L_{ij} = \sum_{k=1}^{n} \left[x_{ki} - \overline{x_i} (x_{kj} - \overline{x_i}) \right] \quad i, j = 1, 2, \cdots, m \tag{3-16}$$

$$L_{yy} = \sum_{k=1}^{n} (y_k - \bar{y})^2 = \sum_{k=1}^{n} y_k^2 - \frac{1}{n} \left(\sum_{k=1}^{n} y_k \right)^2 \tag{3-17}$$

这时 b_i' 与 y 和 x_i 所取单位无关，绝对值越大，相对因素对 y 的影响越大。方程式中标准回归系数为 $b_1' = 0.913$，$b_2' = -0.720$，$b_3' = 1.850$。说明反应时间 x_3 对收率影响最大，其次是配料比 x_1，吡啶量 x_2 对收率的影响较小。

将表中的数据进行逐步回归分析，计算过程在计算机上完成。

① 为剔除变量

$$y = 0.2081 + 0.0325x_1 - 0.0304x_2 + 0.0741x_3$$

$$R = 0.8698 \quad F = 3.1063 \quad S = 0.8698 \quad N = 7$$

② 引入或剔除自变量 $F_1 = F_2 = 0.5$ 时

$$y = 0.1685 + 0.025x_1 + 0.0743x_3$$

$$R = 0.8566 \quad F = 5.5102 \quad S = 0.0651 \quad N = 7$$

③ 引入或剔除自变量 $F_1 = F_2 = 1$，2 或 3 时

$$y = 0.2138 + 0.0793x_3$$

$$R = 0.832 \quad F = 11.23 > F_{(1,5)}^{0.05} = 6.61 \quad S = 0.063 \quad N = 7$$

逐步回归分析结果表明，反应时间 x_3 与收率密切相关，且系数为正。因此，反应时间在实验范围内应取最大值（3.5h）。原料配比和溶剂量几乎与收率无关。

四、混料设计

单纯形-格子点设计及试验结果分析是由 Scheffe 在 1958 年提出，奠定了混料试验设计的基础。试验点安排在各类单纯形的中心点上，故这种设计称为单纯形-中心设计。单纯形-中心设计的试验点数为 $2^q - 1$，每个设计点的各分量值或是 0，或相等。它们是（1，0，…，0）的 q 个排列，（1/2，1/2，…，0）的 C_q^2 个排列，直到（1/q，1/q，…，1/q）的 $C_q^q = 1$ 个排列。从几何上看，这些混料点都取在 $(q-1)$ 维单纯形总体的各中心点上，如图3-6所示。

1. 无附加约束的混料设计配方配料问题

很多药物是将药物、基质及附加剂混合在一起制成的，物料配合的比例不同，效果不同。为取得最好的效果，需要进行混料试验，目的是找到一种合适的混合比例，使得混合物料有较好的特性。这在实际中称为配方配料问题。

【例1】 某种药物的注射剂采用丙二醇与水的混合溶剂制备，药物的提取物在丙二醇中的溶解度为 8.9%，在水中的溶解度为 11.1%。为提高提取物的溶解度，用丙二醇（A）和水（B）按照 A∶B=1∶1 混合，重复进行五次试验，得到溶解度（%）分别为 10.96，10.87，10.89，10.92，10.86。五次试验总平均值为 10.9%，高于 A 与 B 的加权平均值 10.0%，这里的 10.9% 可解释为：10.0% 是由丙二醇 A 与水 B 的单独作用产生的，而其余的 0.9% 是由 A 与 B 协同作用产生的。

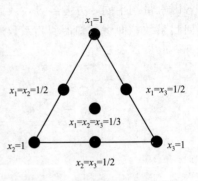

图 3-6 单纯形-中心设计

本例决定提取物溶解度的因素是 A∶B 的比值，而与 A+B 的总量无关。也就是说，要了解的只是出现在混料中各种成分比例的函数，而与混料的总量无关。这种性质是一般混料问题的共同特征。

用 $x_i (i=1,2,\cdots,q)$ 表示 q 种成分的混料中，第 i 种成分所占的百分比（称为分量），基本约束条件为

$$x_i \geqslant 0 (i=1,2,\cdots,q), x_1+x_2+\cdots+x_q=1 \tag{3-18}$$

例如，混合成分数（即分量数或变量数）$q=3$ 时，基本约束条件为：x_1，x_2，$x_3 \geqslant 0$，$x_1+x_2+x_3=1$。

只满足基本约束条件的配料问题，称为无附加约束的混料问题，每个分量 x_i 都可以取从 0 到 1 的值。如何合理设计混料试验点，使得在整个实验区域内对任何混料的响应都能做经验预测，这是混料设计的基本问题。

因为 q 个混料分量比例受基本约束条件限制，x_1，x_2，$\cdots$，x_q 不是相互独立的，所以，混料设计试验点与响应值的函数关系不能用一般的回归多项式来近似，必须使用相应的混料规范多项式来表示回归方程。三分量的几种常用的混料规范多项式如下。

一阶混料规范多项式（$m=1$）为：

$$y=b_1 x_1 + b_2 x_2 + b_3 x_3 \tag{3-19}$$

二阶混料规范多项式（$m=2$）为：

$$y=b_1 x_1 + b_2 x_2 + b_3 x_3 + b_{12} x_1 x_2 + b_{13} x_1 x_3 + b_{23} x_2 x_3 \tag{3-20}$$

三阶混料规范多项式（$m=3$）为

$$y=b_1 x_1 + b_2 x_2 + b_3 x_3 + b_{12} x_1 x_2 (x_1-x_2) + b_{13} x_1 x_3 (x_1-x_3) + \\ b_{23} x_2 x_3 (x_2-x_3) + b_{123} x_1 x_2 x_3 \tag{3-21}$$

【例2】 炎痛喜康口服对胃肠刺激性大，其透皮制剂可避免口服引起的副作

用，避免其他给药方法产生的血药浓度峰谷现象。用体外透皮量 y_1，表面黏性 y_2，剥离黏性 y_3 为指标，对透皮背材中的增黏剂 x_1、软化剂 x_2、赋形剂 x_3 比例进行优化。$q=3$，单纯形-中心设计的试验点为 7，根据试验点安排处方，测定结果见表 3-42。

表 3-42　炎痛喜康透皮吸收剂的辅料配比优化测定数据

试验号	x_1	x_2	x_3	y_1	y_2	y_3
1	0	1	0	205.7	20	0
2	0	0	1	158.5	20	0
3	1/2	1/2	0	700	0.8	0.42
4	1/2	0	1/2	509.91	1.5	0.05
5	0	1/2	1/2	154.2	14	0.05
6	1/3	1/3	1/3	224.7	8.8	0.09
7	1	0	0	737	20	0

透皮量 y_1 模型检验 $F=39.60$，$P=0.0008<0.01$，回归方程有统计学意义。透皮量中心多项式为：$y_1=879.5020x_1$。

剥离黏性 y_3 模型检验 $F=92.25$，$P=0.0001<0.01$，回归方程有统计学意义。x_1x_2、$x_1x_2x_3$ 的偏回归系数检验的概率 $P<0.05$，均应留在方程中。剥离黏性中心多项式为：

$$y_3=1.6800x_1x_2-2.6077x_1x_2x_3$$

表面黏性 y_2 方差分析无数据输出，不能建立中心多项式。

根据中心多项式，对各分量配比进行预测，从中选出三项指标均为较满意的处方。

2. 有下界约束混料设计

在单纯形的一个区域上，对各个分量分别附加下界约束。用给定的常数 $a_i \geqslant 0$（$i=1,2,\cdots,q$）表示分量 x_i 的下界，则 q 分量有下界约束混料问题的实验区域是：

$$x_1+x_2+\cdots+x_q=1,0 \leqslant a_i<x_i \leqslant 1 \quad (i=1,2,\cdots,q) \tag{3-22}$$

当分量 x_i 受约束条件限制时，最大变程为：

$$R=1-\sum a_i \tag{3-23}$$

为了从 x_i 中扣除下界约束，要将差（x_i-a_i）除以 R，即

$$z_i=(x_i-a_i)/R \quad (i=1,2,\cdots,q) \tag{3-24}$$

这是一种相似变换，只移动坐标系原点的位置，称为拟分量变化，变换得到的分量称为拟分量。原分量附加下界约束的混料问题，通过拟分量变换成为无下界约束的混料问题。

在多数情况下，使用拟分量坐标来构造设计方案与拟合模型，要比使用原分量系统坐标简单。但是，拟分量是一种虚拟的分量，真正实施时必须要返回到原分量系统，各种推断也都必须返回到原分量系统表示才有实际意义。

【例3】 试制某种喷气剂，考察黏合剂、氧化剂、燃料三种成分。按工艺要求，这三种成分有下界限制：黏合剂 $x_1 \geqslant 0.2$，氧化剂 $x_2 \geqslant 0.4$，燃料 $x_3 \geqslant 0.2$。用单纯形-中心设计，拟分量 z、原分量 x 试验数据见表3-43。建立拟分量的二阶混料规范多项式，以便确定弹性模数大于3000的燃料配比，并且黏合剂用量以少为好。

表3-43 喷气剂拟分量、原分量的坐标及试验数据

试验号	z_1	z_2	z_3	x_1	x_2	x_3	弹性模数
1	1	0	0	0.4	0.4	0.2	2350
2	0	1	0	0.2	0.6	0.2	2450
3	0	0	1	0.2	0.4	0.4	2650
4	1/2	1/2	0	0.3	0.5	0.2	2400
5	1/2	0	1/2	0.3	0.4	0.3	2750
6	0	1/2	1/2	0.2	0.5	0.3	2950
7	1/3	1/3	1/3	0.266	0.466	0.266	3000

最大变程及拟分量分别为：

$$R = 1 - (0.2 + 0.4 + 0.2) = 0.2$$

$$z_1 = (x_1 - 0.2)/0.2, \quad z_2 = (x_2 - 0.4)/0.2, \quad z_3 = (x_3 - 0.2)/0.2$$

利用统计软件建立二阶混料规范多项式，模型检验 $F = 234.28$，$P < 0.0001$，回归方程有统计学意义。$z_1 z_2$、$z_1 z_3$、$z_2 z_3$ 的偏回归系统检验 $P < 0.01$，均应留在方程中。喷气剂拟分量的二阶混料规范多项式为：

$$y = 2443.662 z_1 z_2 + 2603.662 z_1 z_3 + 2903.662 z_2 z_3$$

结合专业知识，可以进一步研究确定弹性模数大于3000且黏合剂用量少的燃料配比。

思考题

1. 中试放大有哪些方法？哪种适合化学原料药的中试放大研究？
2. 请解释返混现象，如何改善？
3. 如何解释晶体溶解过程中的放热和吸热现象？
4. 催化剂会影响反应的收率吗？为什么？
5. 新药物制剂的处方前研究包括哪些内容？
6. 什么是标准物质？在我国由哪个部门负责标定？
7. 正交设计优选法有哪几个步骤？正交表的选用原则是什么？

第四章

新药的药理毒理研究

提要 新药的药理毒理研究涉及广泛的药理学和毒理学知识内容，包括主要药效学试验、一般药理学试验、急性毒性试验、长期毒性试验、致突变试验、生殖毒性试验、致癌试验、依赖性试验、局部刺激性试验、非临床药代动力学试验以及毒代动力学试验等。本章对这些试验项目的研究目的、基本原则、试验设计方法、数据处理及分析、结果评价等进行介绍。

第一节 概 述

新药的药理毒理研究是对候选药物（drug candidate）进行的人体外或动物体内的安全性、有效性评价，用以确定临床候选药物，也是新药研究申请（investigational new drug，IND）的重要组成部分。未经药理、毒理系统性研究的候选药物一般不能直接进入临床试验，这不仅仅是科学研究的方法和程序问题，还涉及是否违背法律、伦理道德与人权的基本原则。

新药的药理毒理研究亦即临床前的药效学、药代学及安全性评价，是对候选药物进行的人体外或动物体内的试验研究。新药的药理毒理研究虽不能替代临床试验作出结论，但却是临床试验前期必不可少的研究基础。进入临床试验的临床候选药物，并不等于各项临床前的研究就此停止，仍要随着临床试验中出现的疗效、毒性、质量等问题不断调整、补充，使之趋于完善。如图 4-1 所示，临床前研究与临床试验相互独立，研究内容紧密相关；临床前研究为临床试验奠定必备的基础，但临床试验结果决定最终结论。

一、药理毒理研究内容

围绕候选药物是否具备应有的有效性和安全性，临床前药理毒理研究主要包括

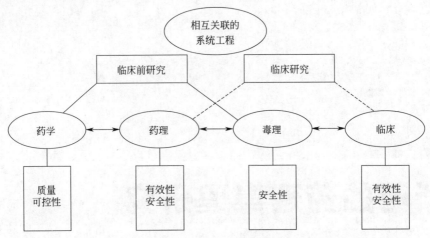

图 4-1 临床前研究与临床研究内容相互关联

以下三方面内容。

（1）**药效学** 即药物效应动力学（pharmacodynamics，PD）。研究药物对机体的生化生理效应、作用机理及临床应用，如构-效、量-效、时-效关系等。临床前药效学不仅包括主要药效学和次要药效学研究，还包括一般药理学即安全药理学研究。新药的药效学研究任务主要是有效性评价，但由此也可能发现意外的药理活性，应加以关注和利用。

（2）**药代学或药动学** 即药物代谢动力学（pharmacokinetics，PK）。根据数学原理和动力学模型研究药物在机体作用下所发生的变化，包括吸收（absorption）、分布（distribution）、代谢（metabolism）和排泄（excretion）四个方面内容，简称为药物的 ADME 过程，特别是血药浓度随时间的量变规律，以及药物效应的影响因素等。

（3）**药物毒理学** 药物毒理学（drug toxicology）运用毒理学的原理和方法，研究药物在一定条件下，对靶器官或机体可能造成的毒性作用及其机理、程度、可逆性等，为定性、定量进行药物安全性评价及安全用药提供科学依据。包括一般毒性和特殊毒性，以及依赖性、刺激性、过敏性和溶血性试验研究等。

二、药理毒理研究程序

（1）**制定试验方案** 每项试验研究均应制定一份试验方案，由质量保证部门对其规范性进行审查并经专题负责人批准之后方可生效；接受研究委托的试验方案还应经委托方认可。试验方案需要修改时应进行试验方案变更，并再次经质量保证部门审查，专题负责人批准。试验方案变更应包含变更内容、变更理由及变更日期，并与原试验方案一起保存。若某项研究被取消或终止，试验方案变更应说明试验取消或终止的原因及方法。每一项试验均应确定其名称或代号，并在后续研究相关的文件资料及试验记录中统一使用该名称或代号。

（2）实施试验方案　研究机构应制定与其业务相适应的标准操作规程，以确保试验数据的可靠性。参加研究的工作人员应严格执行试验方案和相应的标准操作规程，记录试验产生的所有数据，并做到及时、直接、准确、清楚和不易消除，同时注明记录日期、记录者签名。记录的数据需要修改时，应当保持原记录清楚可辨，并注明修改的理由及修改日期、修改者签名。电子数据的生成、修改亦应符合上述要求。研究过程中发生的任何偏离试验方案和标准操作规程的情况，都应当及时记录并报告给专题负责人，在多场所研究的情况下还应当报告给负责相关试验的主要研究者。专题负责人或者主要研究者应当评估对研究数据可靠性造成的影响，必要时采取纠正措施。

（3）试验总结报告　试验研究应撰写总结报告。总结报告经质量保证部门审查，最终由专题负责人签字批准，批准日期作为研究完成的日期。研究被取消或者终止时，专题负责人撰写简要试验报告。总结报告被批准后，需要修改或者补充时，应以修订文件的形式予以修改或者补充，详细说明修改或者补充的内容、理由，经质量保证部门审查，由专题负责人签署姓名和日期予以批准。试验总结报告撰写完毕后，经新药研发机构负责人协调有关专家进行论证。

三、非临床研究质量管理规范

为评价药物安全性，在实验室条件下用实验系统进行的试验即非临床安全性评价研究，包括安全药理学试验、单次给药毒性试验、重复给药毒性试验、生殖毒性试验、遗传毒性试验、致癌性试验、局部毒性试验、免疫原性试验、依赖性试验、毒代动力学试验以及与评价药物安全性有关的其他试验。药物非临床安全性评价研究是药物研发的基础性工作，应确保行为规范，数据真实、准确、完整。

《药物非临床研究质量管理规范》（Good Laboratory Practice，GLP）指有关非临床安全性评价研究机构运行管理和非临床安全性评价研究项目试验方案设计、组织实施、执行、检查、记录、存档和报告等全过程的质量管理要求，适用于为申请药品注册而进行的药物非临床安全性评价研究。GLP 的基本理念是尽可能避免和降低试验中的各种误差，提高生物试验数据的质量，提高国际间安全性试验数据的相互利用率，从而降低系统误差、避免偶发误差、杜绝过失误差。GLP 已成为国际上药物安全性试验研究共同遵守的规范，世界各国的 GLP 虽然各有特点，但是基本原则是一致的。

我国现行的《药物非临床研究质量管理规范》自 2017 年 9 月 1 日起施行，分为总则、术语及其定义、组织机构和人员、设施、仪器设备和实验材料、实验系统、标准操作规程、研究工作的实施、质量保证、资料档案、委托方、附则共 12 章 50 条。主要内容归纳如下。

（1）总则、术语及其定义　包括实施 GLP 的目的、依据、适用范围和总体要求。术语及其定义主要有非临床研究质量管理规范、非临床安全性评价研究、非临床安全性评价研究机构、多场所研究、机构负责人、专题负责人、主要研究者、委托方、质量保证部门、标准操作规程、主计划表、试验方案、试验方案变更、偏离、实验系统、受试物/供试品、对照品、溶媒、批号、原始数据、标本、研究开始日期、研究完成日期、计算机化系统、验证、电子数据、电子签名、稽查轨迹、同行评议等。

（2）组织机构和人员　研究机构应当建立完善的组织管理体系，配备机构负责人、质量保证部门和相应的工作人员，以及应当符合的要求。机构负责人全面负责研究机构的运行管理，履行规范中的相关职责。研究机构设立独立的质量保证部门，负责检查本规范的执行情况，保证研究的运行管理符合本规范，且质量保证人员应当履行规范中的相关职责。专题负责人对研究的执行和总结报告负责，并履行规范中的相关职责。

（3）设施　研究机构应当根据所从事的非临床安全性评价研究的需要建立相应的设施，并确保设施的环境条件满足工作的需要。各种设施应当布局合理、运转正常，具有必要的功能划分和区隔，有效避免可能对研究造成的干扰。应具备能够满足研究需要的动物设施，并能根据需要调控温度、湿度、空气洁净度、通风和照明等环境条件。动物设施的条件应当与所使用的实验动物级别相符，其布局应当合理，避免实验系统、受试物、废弃物等之间发生相互污染。动物设施、与受试物和对照品相关的设施、档案保管的设施应当符合相关要求。

（4）仪器设备和实验材料　研究机构应当根据研究工作的需要配备相应的仪器设备，其性能应当满足使用目的，放置地点合理，并定期进行清洁、保养、测试、校准、确认或者验证等，以确保其性能符合要求。用于数据采集、传输、储存、处理、归档等的计算机化系统（或者包含有计算机系统的设备）应当进行验证。计算机化系统所产生的电子数据应当有保存完整的稽查轨迹和电子签名，以确保数据的完整性和有效性。对于仪器设备，应当有标准操作规程详细说明各仪器设备的使用与管理要求，对仪器设备的使用、清洁、保养、测试、校准、确认或者验证以及维修等应当予以详细记录并归档保存。受试物和对照品的使用和管理应当符合有关要求。实验室的试剂和溶液等均应当贴有标签，标明品名、浓度、贮存条件、配制日期及有效期等。研究中不得使用变质或者过期的试剂和溶液。

（5）实验系统　实验动物的管理应当符合规范中的相关要求。实验动物以外的其他实验系统的来源、数量（体积）、质量属性、接收日期等应当予以详细记录，并在合适的环境条件下保存和操作使用；使用前应当开展适用性评估，如出现质量问题应当给予适当的处理并重新评估其适用性。

（6）标准操作规程　研究机构应当制定与其业务相适应的标准操作规程，以确保数据的可靠性。公开出版的教科书、文献、生产商制定的用户手册等技术资料可以作为标准操作规程的补充说明加以使用。标准操作规程应当包括规范中列出的相关内容但不限于此。标准操作规程及其修订版应当经过质量保证人员审查、机构负责人批准后方可生效。失效的标准操作规程除其原始文件归档保存之外，其余副本均应当及时销毁。标准操作规程的制定、修订、批准、生效的日期及分发、销毁的情况均应当予以记录并归档保存。标准操作规程的分发和存放应当确保工作人员使用方便。

(7) 研究工作的实施　每个试验均应当有名称或者代号，并在研究相关的文件资料及试验记录中统一使用该名称或者代号。试验中所采集的各种样本均应当标明该名称或者代号、样本编号和采集日期。每项研究开始前，均应当起草一份试验方案，由质量保证部门对其符合本规范要求的情况进行审查并经专题负责人批准之后方可生效，专题负责人批准的日期作为研究的开始日期。需要修改试验方案时应当进行试验方案变更，并经质量保证部门审查，专题负责人批准。研究被取消或者终止时，试验方案变更应当说明取消或者终止的原因和终止的方法。

参加研究的工作人员应当严格执行试验方案和相应的标准操作规程，记录试验产生的所有数据，并做到及时、直接、准确、清楚和不易消除，同时需注明记录日期、记录者签名。记录的数据需要修改时，应当保持原记录清楚可辨，并注明修改的理由及修改日期、修改者签名。电子数据的生成、修改应当符合以上要求。研究过程中发生的任何偏离试验方案和标准操作规程的情况，都应当及时记录并报告给专题负责人，在多场所研究的情况下还应当报告给负责相关试验的主要研究者。专题负责人或者主要研究者应当评估对研究数据的可靠性造成的影响，必要时采取纠正措施。进行病理学同行评议工作时，同行评议的计划、管理、记录和报告应当符合规范中列出的相关要求。

所有研究均应当有总结报告。总结报告应当经质量保证部门审查，最终由专题负责人签字批准，批准日期作为研究完成的日期。研究被取消或者终止时，专题负责人应当撰写简要试验报告。总结报告被批准后，需要修改或者补充时，应当以修订文件的形式予以修改或者补充，详细说明修改或者补充的内容、理由，并经质量保证部门审查，由专题负责人签署姓名和日期予以批准。

(8) 质量保证　研究机构应当确保质量保证工作的独立性。质量保证部门应当制定书面的质量保证计划，并指定执行人员，以确保研究机构的研究工作符合本规范的要求。质量保证部门应当对质量保证活动制定相应的标准操作规程，包括质量保证部门的运行、质量保证计划及检查计划的制定、实施、记录和报告，以及相关资料的归档保存等。质量保证检查应当有过程记录和报告，必要时应当提供给监管部门检查。

质量保证部门应当对所有遵照本规范实施的研究项目进行审核并出具质量保证声明。质量保证声明应当包含完整的研究识别信息、相关质量保证检查活动以及报告的日期和阶段。任何对已完成总结报告的修改或者补充应当重新进行审核并签署质量保证声明。质量保证人员在签署质量保证声明前，应当确认试验符合本规范的要求，遵照试验方案和标准操作规程执行，确认总结报告准确、可靠地反映原始数据。

(9) 资料档案　专题负责人应当确保研究所有的资料，包括试验方案的原件、原始数据、标本、相关检测报告、留样受试物和对照品、总结报告的原件以及研究有关的各种文件，在研究实施过程中或者研究完成后及时归档，最长不超过两周，按标准操作规程的要求整理后，作为研究档案予以保存。研究被取消或者终止时，专题负责人应当将已经生成的上述研究资料作为研究档案予以保存归档。其他不属于研究档案范畴的资料，包括质量保证部门所有的检查记录及报告、主计划表、工作人员的教育背景、工作经历、培训情况、获准资质、岗位描述的资料、仪器设备及计算机化系统的相关资料、研究机构的人员组织结构文件、所有标准操作规程的历史版本文件、环境条件监测数据等，均应当定期归档保存。应当在标准操作规程中对具体的归档时限、负责人员提出明确要求。档案应当由机构负责人指定的专人按标准操作规程的要求进行管理，并对其完整性负责，同时应当建立档案索引以便于检索。进入档案设施的人员需获得授权。档案设施中放入或者取出材料应当准确记录。

档案的保存期限应当满足规范中的相关要求。档案保管期满时，可对档案采取包括销毁在内的必要处理，所采取的处理措施和过程应当按照标准操作规程进行，并有准确的记录。对于质量容易变化的档案，如组织器官、电镜标本、血液涂片、受试物和对照品留样样品等，应当以能够进行有效评价为保存期限。对于电子数据，应当建立数据备份与恢复的标准操作规程，以确保其安全性、完整性和可读性，其保存期限应当符合本规范中的相关要求。

研究机构出于停业等原因不再执行本规范的要求，且没有合法的继承者时，其保管的档案应当转移到委托方的档案设施或者委托方指定的档案设施中进行保管，直至档案最终的保管期限。接收转移档案的档案设施应当严格执行本规范的要求，对其接收的档案进行有效的管理并接受监管部门的监督。

（10）委托方和附则　委托方作为研究工作的发起者和研究结果的申报者，对用于申报注册的研究资料负责，并承担规范中规定的相关责任。本规范自 2017 年 9 月 1 日起施行，2003 年 8 月 6 日发布的《药物非临床研究质量管理规范》（原国家食品药品监督管理局令第 2 号）同时废止。

第二节　临床前药效学评价

药效学研究分为临床前药效学与临床药效学两个评价阶段。临床前药效学又称基础药效学，采取人体外或动物试验（animal trial）方法，研究新药的主要药效学和一般药理学，为后期的临床试验提供可靠依据；临床药效学的试验对象则为适应证患者，属临床研究（clinical trial）的范畴。

一、主要药效学研究

主要药效学研究主要的治疗作用。一般要求采用至少两种模型动物、两种给药途径（必须包括临床拟给药途径）、三个剂量、空白对照、阳性对照和模型对照，以对药物靶标的改变能力为评价指标，对候选药物的主要治疗作用进行评价。

1. 研究内容

根据候选药物对药物靶标的作用结果，选择具有代表性的药效学指标。研究内容包括：①观测生理机能的改变，如新药对中枢神经系统产生兴奋还是抑制，对心肌收缩力或胃肠道运动是加强还是减弱，对血管或支气管是扩张还是收缩等；②测定生化指标的变化，如血糖、电解质、生理活性物质（如血管紧张素、前列腺素、环磷苷浓度）改变等；③观测组织形态学变化，如血细胞大小、甲状腺大小、肾上腺皮质萎缩等。

2. 研究步骤

（1）选择恰当离体器官，观察新药初步疗效　常用的离体器官有心脏、血管、肠段、子宫及神经肌肉标本，用离体标本可比较直观地观测药物的作用；不同的动物标本用于测定不同类型的药物治疗作用。常见离体器官种类、特点及适合观察指标如表 4-1 所示。

表 4-1　常见离体器官种类、特点及适合观察指标

序号	离体器官种类	离体器官特点	适合观察指标
1	蛙心和家兔心	标本易得，适于研究直接作用于心脏的药物	药物对心脏活动(包括心率、输出量、收缩力等)的影响
2	猫、兔、豚鼠和狗乳头肌	标本制备简单，可较长时间保持良好的实验状态	药物对心肌基本生理特性(如收缩性、兴奋性、自律性)的影响
3	豚鼠回肠	自发活动较少，描记时有稳定的基线	用于评价似胆碱药物的量效关系和剂量-反应曲线
4	家兔空肠	具有规则律收缩活动	拟肾上腺素药和抗肾上腺素药，似胆碱药和胆碱药对活动的影响
5	未孕兔子宫	对 α-受体兴奋药敏感	鉴定 α-受体兴奋药或阻断药对 α-受体的作用
6	豚鼠气管	标本主要含 β-受体	广泛用于鉴定和分析作用于 β-受体的药物的作用

另外，在离体器官法中，不同动物的不同器官都要求最适宜的营养环境，因此各种动物的人工生理溶液成分和配制都有区别，在离体器官研究中应特别引起重视。常见离体器官人工生理溶液成分和配制方法要求如下。

① 渗透压　要等渗，但不同动物对同一物质的等渗浓度要求不同。如生理盐水溶液，冷血动物用 $0.6\%\sim0.75\%$；温血动物用 $0.8\%\sim0.9\%$。

② 各种离子　溶液中含有一定比例的不同电解质离子，如 Na^+、K^+、Ca^{2+}、Mg^{2+}、H^+、OH^- 等是维持组织器官功能所必需。组织器官不同，对生理溶液中离子的成分和浓度要求亦不同。

③ pH 影响　人工生理盐水中 pH 一般要求中性，对于哺乳动物心脏冠状动脉，酸性可使平滑肌松弛；碱性则可使节律加快，振幅缩小。

④ 其他条件　葡萄糖提供组织活动所需能量，临用时再加入，以防变质；有

的离体器官需要氧气，如离体子宫、离体兔心、乳头肌等。而离体肠管通以空气就可以了。

（2）制备病理动物模型，整体验证新药疗效　在离体器官初步疗效基础上，进一步制备恰当病理动物模型，整体上验证药物的治疗作用，是验证新药临床前的药效最重要的试验，必须加以重视。绝对不能因为新药治疗作用不确切而编造试验数据。因为在实验动物病例模型药物的治疗作用不显著只是浪费了新药临床评价前的经费，而后续临床试验将会耗费更多的经费。对整体实验动物的治疗作用评价可按照以下顺序进行：①采用正常动物观测新药对实验动物行为等有无明显影响。②制作动物病理模型，如心律失常动物模型；高血压动物模型；肿瘤及感染动物模型等，并进一步采用有效观察指标验证动物病理模型造模成功。③观测新药的疗效，包括症状改善及计量指标（如血压、呼吸深度、心电图等）和计数指标（如心率、血细胞计数、死亡率等）。

3. 研究方法

药效学研究方法很多，概括讲可分综合法和分析法。所谓综合法是指在整体动物身上进行，是在若干其他因素综合参与下考察药物的治疗作用，根据实验动物情况不同，可分为正常动物法和试验治疗法。所谓分析方法是采用离体脏器，例如离体肠管、离体心脏、血管、子宫及离体神经肌肉制备等，单一地考察药物对某一部分的作用。深入研究还包括细胞水平、分子水平的分析研究。

（1）整体动物试验　一般应用小鼠、大鼠、兔、猫、猴、狗，根据不同情况可用正常动物、麻醉动物、病理模型动物。观察药物对动物行为影响，是研究中枢神经系统药物作用的基本方法之一，一般采用正常动物。观测药物对疾病的疗效，则常用病理模型动物。用整体动物试验时，常用麻醉动物，但应注意麻醉深度的控制和麻醉药物的选择。

（2）离体器官试验　常用的离体器官有心脏、血管、肠段、子宫及神经肌肉标本，用离体标本可比较直观地观测药物的作用。不同的动物标本用于测定不同类药物的治疗作用。

（3）细胞培养试验　细胞培养是在细胞水平甚至亚细胞水平研究药物作用并分析作用机理的试验方法。抗肿瘤药物的体外研究，就是利用细胞培养技术，根据不同原理测定药物抗肿瘤作用。近年来发展起来的免疫药理学研究方法也是在细胞水平观察免疫功能改变。在抗生素作用机理研究中，利用透射式电子显微镜对金葡萄超薄片进行观察，可以看到青霉素类抗生素使其细胞形态的改变，还可看到氨基糖苷类抗生素使肺炎杆菌核糖体数目减少，这些都是在亚细胞水平对药物作用机理的探索。

（4）生化试验方法　随着药理科学的不断深入，药理研究手段逐渐由生理转变为生化或酶学手段为主，成为分子药理学的主要内容。

4. 研究要点及要求

（1）动物模型选择　动物选择是否得当，直接关系着试验的成功和质量高低。

鸽、狗、猫的呕吐反应敏感，常用来评价引起催吐和镇吐的药物的作用，而鼠类和兔则不能；家兔对冷损伤易感，狗则不能。因此有人说，在评价动物选择是否得当时，主要看是否用"专家"式动物。根据试验目的，选择好"专家"式动物之后，还应注意动物的性别、年龄和品种。

（2）实验动物分组　动物分组是否随机分组，是动物试验设计和临床观察的一个重要原则。其目的是使一切干扰试验的因素分配到各组时只受抽样误差的影响，而不受试验者主观因素的影响。在动物试验时，因为一次可得到足够的动物，所以常用随机数目表法分组。只有随机化的试验数据才能进行统计学处理。否则试验结果不可靠，统计学处理无意义。

（3）观测指标选择　新药的疗效水平必须用客观指标反应，如生理、生化的化验指标，病理切片，X 线检查等。为使客观指标更精确，仪器应尽量先进、灵敏感度高，每次药品应用同一批号，温度和湿度都应行到适当控制。

（4）对照组设计　对照组设计是否妥当，对试验结果影响很大。用生理盐水代替试验药物称阴性对照或空白对照；用已知有效的药物药代替试验药物者称为阳性对照或标准对照。对照组应在同时在同样条件下进行，否则失去意义。试验组和对照组动物数应相等，轻视对照或使用少量动物作对照均不妥当。

（5）报告资料　报告资料是否完善，影响新药最终申报成功。新药的特定治疗作用和其他药理作用（包括毒副作用）都应如实、全面地写入报告，特别是毒副作用反应不得有意删节或隐瞒。为稳妥可靠，应尽量采用两种动物和两种药理指标进行评价。

二、一般药理学研究

一般药理学试验也称安全药理学评价，研究药物在治疗范围内或治疗范围以上的剂量时，潜在的不期望出现的对生理功能的不良影响，主要观察药物对中枢神经系统、心血管系统和呼吸系统的影响，即所谓的核心组合（core battery）实验。安全药理学的研究目的：确定药物可能关系到人体安全性的非期望药理作用；评价药物在毒理学或临床研究中所观察到的药物不良反应或病理生理作用；研究所观察到的或推测的药物不良反应机制。

需要追加或补充安全药理学研究的情况：①根据药物的药理作用、化学结构，预期可能出现的不良反应，如果对已有的动物或临床试验结果产生怀疑且可能影响人体安全性时，应追加进行安全药理学研究，即对中枢神经系统、心血管系统和呼吸系统进行深入的研究；②补充的安全药理学研究则评价药物对中枢神经系统、心血管系统和呼吸系统以外的器官功能的影响，比如对泌尿系统、自主神经系统、胃肠道系统和其他器官组织的研究。

1. 试验原则

（1）基本原则　药物的安全性研究必须执行 GLP。对一些难以满足 GLP 要求的特殊情况，也要保证适当的试验管理和数据保存；追加或补充的安全药理学研究应最大限度地遵循 GLP。

（2）有效性原则　应根据药物的特点和临床使用的目的，合理地进行试验设计。可选用适当的经验方法、科学而有效的新技术和新方法，某些安全药理学研究可根据药效反应模型、药代动力学的特征、实验动物的种属等来选择试验方法，可采用体内或体外试验方法。

（3）阶段性原则　安全药理学研究贯穿在新药研究全过程中，可分阶段进行。在药物进入临床试验前，应完成对中枢神经系统、心血管系统和呼吸系统影响的核心组合试验的研究。追加或补充的安全药理学研究视具体情况，可在申报临床或生产前完成。

（4）随机、对照、重复原则　一般药理学试验应符合一般动物试验的基本原则，即随机、对照和重复。

2. 试验方法

（1）试验材料及样本数量　生物材料有以下几种：整体动物，离体器官及组织，体外培养的细胞、细胞片段、细胞器、受体、离子通道和酶等。整体动物常用小鼠、大鼠、豚鼠、家兔、犬、非人灵长类等。动物选择应与试验方法相匹配，同时还应注意品系、性别及年龄等因素。生物材料选择应注意敏感性、重现性和可行性，以及与人的相关性等因素。体内研究建议尽量采用清醒动物。如果使用麻醉动物，应注意麻醉药物的选择和麻醉深度的控制。实验动物应符合国家对相应等级动物的质量规定要求（表 4-2），并具有实验动物质量合格证明。

表 4-2　普通动物、SPF 动物和无菌动物的特点比较

项目	普通动物	SPF 动物	无菌动物
微生物、寄生虫	有或可能有	无	无
长期试验存活率	40%	90%	100%
应用动物数	多	少	少
试验准确设计	不可能	可能	可能
试验结果	有疑问	明确	明确

注：SPF（specific pathogen free）动物，即无特定病原体动物。

试验组的组数及每组动物数的设定，应以能够科学合理地解释所获得的试验结果，恰当地反映有生物学意义的作用，并符合统计学要求为原则。小动物每组一般不少于 10 只，大动物每组一般不少于 6 只。动物一般雌雄各半。一般可选用溶剂和/或辅料进行阴性对照。如为了说明受试物的特性与已知药物的异同，也可选用阳性对照药。

（2）实验动物给药　体内安全药理学试验要对所观察到的不良反应的剂量反应关系进行研究，如果可能也应对时间效应关系进行研究。一般情况下，安全药理学试验应设计 3 个剂量，产生不良反应的剂量应与动物产生主要药效学的剂量或人拟用的有效剂量进行比较。由于不同种属的动物对药效学反应的敏感性存在种属差异，因此安全药理学试验的剂量应包括或超过主要药效学的有效剂量或治疗范围。

如果安全药理学研究中缺乏不良反应的结果，试验的最高剂量应设定为相似给药途径和给药时间的其他毒理试验中产生毒性反应的剂量。体外研究应确定受试物的浓度-效应关系。若无明显效应时，应对浓度选择的范围进行说明。

整体动物试验，首先应考虑与临床拟用途径一致，可以考虑充分暴露的给药途径。对于在动物试验中难以实施的特殊的临床给药途径，可根据受试物的特点选择，并说明理由。一般采用单次给药。但是若主要药效学研究表明该受试物在给药一段时间后才能起效，或者重复给药的非临床研究和/或临床研究结果出现令人关注的安全性问题时，应根据具体情况合理设计给药次数。结合受试物的药效学和药代动力学特性、受试动物、临床研究方案等因素选择观察时间点和观察时间。

（3）观察指标

① 核心指标。安全药理学的核心组合试验的目的是研究受试物对重要生命功能的影响。中枢神经系统、心血管系统、呼吸系统通常作为重要器官系统考虑，也就是核心组合试验要研究的内容。根据科学合理的原则，在某些情况下可增加或减少部分试验内容，但应说明理由。

定性和定量评价给药后动物的运动功能、行为改变、协调功能、感觉/运动反射和体温的变化等，以确定药物对中枢神经系统的影响。测定给药前后血压（包括收缩压、舒张压和平均压等）、心电图（包括 QT 间期、PR 间期、QRS 波等）和心率等的变化。建议采用清醒动物进行心血管系统指标的测定（如遥测技术等）。测定给药前后动物的各种呼吸功能指标的变化，如呼吸频率、潮气量、呼吸深度等。

② 补充指标。补充的安全药理学试验关注核心组合试验或重复给药毒性试验中未观察的泌尿肾脏系统、自主神经系统、胃肠系统等相关功能。泌尿肾脏系统：观察药物对肾功能的影响，如对尿量、比重、渗透压、pH、电解质平衡、蛋白质、细胞和血生化（如尿素、肌酐、蛋白质）等指标的检测。自主神经系统：观察药物对自主神经系统的影响，如与自主神经系统有关受体的结合，体内或体外对激动剂或拮抗剂的功能反应，对自主神经的直接刺激作用和对心血管反应、压力反射和心率等指标的检测。胃肠系统：观察药物对胃肠系统的影响，如胃液分泌量和 pH、胃肠损伤、胆汁分泌、胃排空时间、体内转运时间、体外回肠收缩等指标的测定。

③ 其他指标。在其他相关研究中，尚未研究药物对下列器官系统的作用但怀疑有影响的可能性时，如潜在的药物依赖性、骨骼肌、免疫和内分泌功能等的影响，则应考虑药物对这方面的作用，并作出相应的评价。

（4）结果分析与评价　根据详细的试验记录，选用合适的统计方法，对数据进行定性和定量分析。应结合药效、毒理、药代以及其他研究资料进行综合评价，为临床试验设计提出建议。

第三节　临床前安全性评价

临床前安全性评价（safety evaluation）即毒理学试验研究，是指在实验室（人体外或动物）条件下对候选药物进行的各种毒性试验，包括急性毒性试验、长期毒性试验、生殖毒性试验、遗传毒性试验、致癌试验、局部毒性试验、免疫原性试验、依赖性试验、毒代动力学试验及与评价药物安全性有关的其他试验。通过各项毒理学试验，根据给药剂量、给药途径、给药周期、病理学检查发现的毒性靶器官、毒性反应的症状及性质、毒性损伤是否可逆等，对毒性反应进行定性和定量暴露，从而决定其能否进入临床试验或推算临床试验的安全参考剂量和安全范围，预测临床用药时可能出现的人体毒性，特别是从法律和伦理学角度不能或难以经人体试验获得的安全用药信息，如遗传毒性、生殖毒性、致癌性等。

一、一般毒性试验

候选药物在一定剂量、一定接触时间和接触方式下对实验动物产生的综合毒性作用称为一般毒性作用。对候选药物进行的一般毒性试验包括急性毒性试验、长期毒性试验和局部毒性试验。

1. 急性毒性试验

研究实验动物单次给予较大剂量的候选药物所产生的毒性反应，被称为单次给药毒性（single dose toxicity）。以上是狭义的单次给药毒性的含义，广义的单次给药毒性还包括实验动物24h内多次给予候选药物所产生的毒性反应。为观察这种单次或24h内多次给药产生的毒性反应而设计的毒理学试验称之为单次给药毒性试验（single dose toxicity test）。从新药研究与开发的角度看，因观察这种毒性反应所设计的试验多数反应是在给药后短时间内出现的，因此被称为急性毒性试验（acute toxicity test）。

需要指出的是，候选药物使实验动物发生中毒效应的快慢和剧烈的程度，可因所接触的候选药物的质与量不同而异。有的候选药物在实验动物接触致死剂量的几分钟之内，就可发生中毒症状甚至死亡；而有的候选药物则在几天后才显现中毒症状和死亡，即迟发死亡。此外，实验动物接触化合物的方式或途径不同，"一次"的含义也有所不同。凡经口接触和各种方式的注射接触，"一次"是指在瞬间将候选药物灌入或输入实验动物的体内。而经呼吸道吸入与经皮肤接触，"一次"是指在一个特定的期间内实验动物持续地接触候选药物的过程，所以"一次"含有时间因素。

（1）急性毒性试验的目的　拟用于人体的候选药物通常需要进行动物急性毒性试验。急性毒性试验处在药物毒理研究的早期阶段，对阐明药物的毒性作用和了解其毒性靶器官具有重要意义。急性毒性试验所获得的信息对长期毒性试验剂量的设计和某些药物Ⅰ期临床试验起始剂量的选择具有重要参考价值，并能提供一些与人类药物过量急性中毒相关的信息。

急性毒性试验主要测定半数致死量（浓度），观察急性中毒表现，经皮肤吸收能力以及对皮肤、黏膜和眼有无局部刺激作用等，以提供受试物质的急性毒性资料、确定毒作用方式、中毒反应，并为亚急性和慢性毒性试验的观察指标及剂量分组提供参考。急性毒性试验目的具体可归纳如下：①求出受试化合物对一种或几种实验动物的致死剂量（通常以 median lethal dose，即 LD_{50} 为主要参数），以初步估计该化合物对人类毒害的危险性。②阐明受试化合物急性毒性的剂量-反应关系与中毒特征。③利用急性毒性试验方法研究化合物在机体内的生物转运和生物转化过程及其动力学变化。也可用于研究急救治疗措施。

（2）急性毒性试验原则

① 灵活性原则。急性毒性试验的设计，应根据化合物的结构特点、理化性质、适应证特点和试验目的等选择合理的试验方法，设计适宜的试验方案，并结合其他药理毒理研究信息对试验结果进行全面的评价。

② 随机、对照、重复原则。急性毒性试验应符合一般动物试验的基本原则，即随机、对照和重复。

③ 慎重性原则。在药物毒理学领域中，急性毒性试验的最终目的是为了阐明受试物对人的急性危害性质和危害强度。所以选择实验动物时，要求在其接触化合物之后的毒性反应，应当与人接触该化合物的毒性反应基本一致。但是利用任何一种或几种实验动物的急性毒性结果向人外推都必须十分慎重。

（3）急性毒性试验方法　由于候选药物的化学结构、活性成分的含量各异，毒性反应的强弱也不同。急性毒性常用试验方法有半数致死量法、近似致死剂量法、最大给药量法、固定剂量法（fixed-dose procedure）、上下法（阶梯法，序贯法，up and down method）、累积剂量设计法（金字塔法，pyramiding dosagedesign）等。

半数致死量法是一种经典的急性毒性试验方法，试验结果经统计学处理可获得候选药物的 LD_{50}，在新药申报资料中最为常用。LD_{50} 数值越小表示外源化学物的毒性越强，数值越大则毒性越低。LD_{50} 的表达方式通常为有毒物质的质量和试验生物体重之比。虽然毒性不一定和体重成正比，但这种表达方式仍有助比较不同物质的相对毒性，以及估计同一物质在不同大小动物之间的毒性剂量。例如，乙醇对年轻和年老大鼠的口服 LD_{50} 分别为 $10.6\,g/kg$ 和 $7.06\,g/kg$；烟碱（尼古丁）对大鼠的口服 LD_{50} 为 $50\,mg/kg$。急性毒性试验对实验动物的喂养环境，实验动物的种属、性别、年龄及数目，给药途径及给药剂量，观察时间、观察指标及病理学检查等都有明确的要求。

① 实验动物的喂养环境。实验动物喂养环境方面，室温应控制在 $22℃±3℃$，家兔可控制在 $20℃±3℃$，相对湿度 $30\%\sim70\%$，无对流风。每笼实验动物数量以不干扰动物个体活动及不影响试验观察为度，必要时实验动物采用单笼饲养。饲养室采用人工昼夜为好，早 6 点至晚 6 点进行 12h 光照，其余 12h 黑暗，一般饲喂常

规实验室饲料，自由饮水。

② 实验动物的种属、性别、年龄及数目。急性毒性实验动物选择除了符合在其接触候选药物之后的毒性反应应当与人接触该化合物的毒性反应基本一致外，还应根据试验目的及候选药物的特点，对评价候选药物的急性毒性所用实验动物的种属、性别、年龄、数目等有一定的要求。

不同种属的动物各有其特点，对同一药物的反应会有所不同。啮齿类动物和非啮齿类动物急性毒性试验所得的结果，无论是质还是量上均会存在差别。从充分暴露受试物毒性的角度考虑，应从啮齿类动物和非啮齿类动物中获得较为充分的安全性信息。因此，急性毒性试验应采用至少两种哺乳动物。一般应选用一种啮齿类动物加一种非啮齿类动物进行急性毒性试验。若未采用非啮齿类动物进行急性毒性试验，应阐明其合理性。因此，实验动物的物种选择以哺乳动物为主。目前实际应用中以大鼠和小鼠为主，尤以大鼠的使用为多。需指出大鼠并不是对所有受试物都最敏感。家兔常用于研究化合物的皮肤毒性，包括对黏膜的刺激。猫、狗也用于急性毒性试验，但因价格较贵不易于大量使用。猪为杂食动物，对一些化合物的生物效应表现与人有相似之处，尤其是皮肤结构与人较近似。但因其体大、价贵，不便大量使用。

在实验动物性别方面，通常采用两种性别的动物进行试验，雌雄各半。若采用单性别动物进行试验，则应阐明其合理性。在实验动物年龄方面，通常采用健康成年动物进行试验。如果受试物拟用于儿童或可能用于儿童，建议必要时采用幼年动物进行试验。对于所用的动物数目，应根据动物的种属和研究目的来确定。动物数应符合试验方法及其结果分析评价的需要。应在获得尽量多信息的前提下，使用尽量少的动物数。在实验动物体重方面，小鼠体重以 18～25g、大鼠 180～240g、豚鼠 200～250g、家兔 2～2.5kg、猫 1.5～2.0kg 左右为宜，且实验动物初始体重不应超过或低于平均体重的 20%。另外，实验动物还应符合国家有关规定的等级要求，来源、品系、遗传背景清楚，并具有实验动物质量合格证。

③ 给药途径及剂量。给药途径不同，候选药物的吸收速度、吸收率和暴露量会有所不同，因此需要采用不同给药途径进行急性毒性试验。另外，通过对不同途径给药所得结果进行比较，可以获得一些初步的生物利用度信息。通常，给药途径应至少包括临床拟用途径和一种能使原形药物较完全进入循环的途径（如静脉注射）。如果临床拟用途径为静脉给药，则仅此一种途径即可。经口给药前动物一般应进行一段时间（通常一夜）的禁食，不禁水。经口给药途径胃内容物会影响候选药物的给药容量。而啮齿类动物禁食时间的长短会影响到药物代谢酶的活性和受试物肠道内吸收，从而影响毒性的暴露。因此经口给药前动物一般应进行一段时间（通常一夜）的禁食，不禁水。经口给药途径是研究候选药物能否经胃肠道吸收及求出经口接触的 LD_{50} 等。由于多数候选药物以口服为主，因此，此种染毒方式在新药研发中占有重要位置。灌胃是将液态、固态或气态受试物溶于某种溶剂中，配制成一定浓度，装入注射器等定量容器，经过导管注入胃内。在每一试验系列中，

同物种实验动物灌胃体积最好一致，即以单位体重计算所给予的毫升数应一致，即 mL/kg 或 mL/g 计。这是因为成年实验动物的胃容量与体重之间有一定的比例。按单位体重计算灌胃液的体积，受试化合物的吸收速度相对较为稳定。小鼠一次灌胃体积在 0.2~1.0mL/只或 0.1~0.5mL/10g 体重较合适，大鼠一次灌胃体积通常用 0.5~1.0mL/100g 体重，家兔不超过 10mL/2kg 体重，狗不超过 50mL/10kg 体重。

急性毒性试验的重点在于观察动物出现的毒性反应。非啮齿类动物给予出现明显毒性的剂量即可，给药剂量没有必要达到致死水平。总体上，给药剂量应从未见毒性剂量到出现严重毒性（危及生命）剂量，同时设空白或溶剂（辅料）对照组。不同动物和给药途径下的最大给药容量可参考相关文献及实际情况来确定。

④ 观察时间、观察指标及病理学检查。给药后，一般连续观察至少 14 天，观察的间隔和频率应适当，以便能观察到毒性反应出现的时间及其恢复时间、动物死亡时间等。观察的指标包括一般指标（如动物外观、行为、对刺激的反应、分泌物、排泄物等）、动物死亡情况（死亡时间、濒死前的反应等）、动物体重变化（给药前、试验结束处死动物前各称重一次，观察期间可多次称重）等。记录所有的死亡情况、出现的症状，以及症状起始的时间、严重程度、持续时间等。急性毒性试验一些常见的观察指征及其可能涉及的组织、器官和系统，具体请参照《化学药物急性毒性试验技术指导原则》。

所有的实验动物均应进行大体解剖，包括试验过程中因濒死而处死的动物、死亡的动物以及试验结束时仍存活的动物。任何组织器官出现体积、颜色、质地等改变时，均应记录并进行组织病理学检查。

（4）急性毒性试验的数据分析及评价　根据所观察到的各种反应出现的时间、严重程度、持续时间等，分析各种反应在不同剂量时的发生率及严重程度，判断每种反应的剂量-反应及时间-反应关系。根据大体解剖中肉眼可见的病变和组织病理学检查的结果，初步判断可能涉及的组织、器官或系统等。

根据不同剂量组各种毒性反应及发生率、动物死亡情况等，确定动物对受试物的无毒性反应剂量和严重毒性反应剂量；采用合理的统计学方法对候选药物的 LD_{50} 进行求算，并说明所使用的计算方法和统计学方法，提供所选用方法合理性的依据。采用适当的试验方法来测定最大无毒性反应剂量或最小毒性反应剂量，最大耐受剂量或近似致死量或最小致死剂量等，以初步判断候选药物的安全范围。

根据各种反应在不同剂量下出现的时间、发生率、剂量-反应关系、不同种属动物及实验室的历史背景数据、病理学检查的结果以及同类药物的特点，判断所出现的反应与药物作用的相关性。总结受试物的安全范围、出现毒性的严重程度及可恢复性；根据毒性可能涉及的部位，综合大体解剖和组织病理学检查的结果，初步判断毒性作用靶器官。急性毒性试验的结果可作为后续毒理研究剂量选择的参考，也可提示一些后续毒性研究需要重点观察的指标。此外，根据不同途径给药时动物的反应情况，初步判断候选药物的生物利用度，为剂型开发提供参考。

2. 长期毒性试验

急性毒性研究的是研究实验动物一次或24h内多次给予候选药物后，一定时间内所产生的毒性反应。那么研究实验动物以一定相等剂量连续多日给予实验动物候选药物所产生的毒性反应所设计的试验，就是重复给药毒性试验（repeated drug administration test）。从新药申报的角度看，重复给药毒性试验给药剂量较小，重在观察给药较长时间后所产生的蓄积毒性反应，因此称为长期毒性试验（long-term toxicity test）。

长期毒性试验和急性毒性试验的根本差异在于以下几点：①研究目的不同。急性毒性试验的主要目的是初步评价候选药物对机体的毒效应特征，并为长期毒性试验以及其他毒理试验研究提供接触剂量和观察指标选择的依据。而长期毒性试验的主要目的在于评价给予实验动物长期重复给药的情况下初步估计出候选药物的安全剂量，并为拟定人用药的安全剂量提供参考。②给药期限不同。急性毒性试验给药期限是一次性给药或24小时内多次给药，而长期毒性试验是连续重复多日给药，给药期限可以是从数天至终生甚至数代不等。③给药剂量不同。急性毒性试验的给药剂量比长期给药试验要大得多。药物进入机体后，机体具有对药物进行代谢、转化及排泄的功能，最终将其排出体外。一次性大剂量给药机体可在短时间内将药物处置完毕。但当较长时间连续、反复给药，或者说给药的时间间隔和剂量超过机体消除药物的能力时，出现药物进入机体的速度（或总量）超过排除的速度（或总量）的现象，这时药物就可能在体内逐渐增加并贮存起来，也就是说出现了蓄积作用。因此，有些候选药物尽管急性毒性试验表明属于无毒范围，但也不可在长期毒性试验评价中掉以轻心。虽然长期毒性试验给药剂量较低，但是由于药物在某些器官会产生药物剂量性或功能性蓄积作用，最终导致毒性反应。④观察指标不同。急性毒性试验通常观察实验动物给予候选药物后以死亡为效应的质反应。质反应是指暴露某一化学物的群体中出现某种效应的个体在群体中所占的比例，表现为有或无，常见有死亡率的表示。而长期毒性试验以量反应为指标，毒效应是从量变到质变逐渐变化的过程。量反应表示暴露一定剂量外源化学物后造成的个体、器官或组织的生物学改变，变化的程度用计量数值来表示，常见的有血压、血糖等指标。

（1）长期毒性试验目的　长期毒性试验（重复给药毒性试验）是药物非临床安全性评价的核心内容，它与急性毒性、生殖毒性以及致癌性等毒理学研究有着密切的联系，是药物从药学研究进入临床试验的重要环节。

长期毒性试验的目的有以下两点。一是观察在实验动物长期重复给药的情况下，了解药物有无蓄积作用，实验动物能否产生耐受性，实验动物会出现哪些毒性反应，其剂量效应关系如何，涉及哪些组织，主要靶器官是什么，损害的性质和程度如何，损害是否可逆等。二是观察在给实验动物长期重复给药的情况下，初步估计不出现毒性作用的最大耐受量和出现毒性作用的最小剂量，为拟定人用药的安全剂量提供参考。因此长期毒性试验的设计最好能包括神经病理学、生理学、生物化学及相关的形态学指标的监测，还应注意受试物再组织中可能的蓄积，以及通过其他机制产生的延缓毒性作用等。

（2）长期毒性试验原则

① 整体性原则。新药的研究与开发是一个连续的、渐进的系统工程，长期毒性试验是药物开发的一个有机组成部分。长期毒性试验不能与药效学、药代动力学和其他毒理学研究割裂，试验设计应充分考虑其他药理毒理研究的试验设计和研究结果。长期毒性试验的结果应该力求与其他药理毒理试验结果互为印证、说明和补充。

② 综合分析原则。长期毒性试验的试验设计应根据候选药物的结构特点和理化性质、同类化合物在国内和国外的临床使用情况、临床适应证和用药人群、临床用药方案、相关的药理学、药代动力学和毒理学研究信息等综合考虑。

③ 随机原则。随机是指每个试验单位分入各处理组的机会必须是均等的，否则会给试验结果带来偏差。要求分配到各组的动物必须性别相同、体重相似、健康状况基本类似，使各处理组非试验因素的条件均衡一致，以抵消这些非试验因素对试验结果的影响。

④ 对照原则。对照是比较，有比较才能有鉴别。一般要设空白对照，必要时还要正常对照和阳性对照，使结果判断依据更科学、准确和可靠。空白对照是对造模成功的实验动物不进行药物治疗，该类对照试验在实验动物身上可行，但多数情况下不可直接运用于临床试验阶段，不给予患者任何药物治疗可能会受到伦理学方面的谴责。仅有患者患病较轻且能自愈的疾病比如感冒可以设置模型组与正常对照加以比较。正常对照一般是没有进行造模的实验动物，在临床试验阶段可以是正常不患此病的人群，用于区别患病群体与正常群体，避免产生对本不患此病的群体用药来验证候选药物有效性的荒谬试验。阳性对照，是用于比对候选药物与阳性对照药物的毒性区别。若能证明候选药物在疗效上不低于阳性药物，但在毒反应方面远比阳性药物低，因此最终也能彰显候选药物的无毒乃至低毒的优势，那么在新药研究与方法方面，候选药物新药审批成功的可能性也就越大。

⑤ 重复原则。采用不同批次的药物和不同批次的动物仍能重现预试验的结果或三次平行试验的结果无显著性差异，说明试验具有可重复性。只有可重复性的试验数据才有较大的研究价值。另外，重复性还指每种动物要有一定数量，符合统计学要求。同时做好预试也是重复的一种体现。

（3）长期毒性试验方法

① 实验动物的喂养环境。与急性毒性试实验动物的喂养环境要求基本相同，不再赘述。

② 实验动物的种属、性别、年龄及数目。一般候选药物的长期毒性试验采用两种实验动物，一种为啮齿类，另一种为非啮齿类。理想的动物应具有以下特点：对受试物的生物转化与人体相近；对受试物敏感；已有大量历史对照数据。基于目前国内的现状，在大多数长期毒性试验开始时，尚无法判断不同种系实验动物和人体对候选药物的生物转化的一致性，通常以大鼠和 Beagle 犬或猴作为长期毒性试

验的实验动物。某些特殊结构的候选药物应选用特殊种属或品系的动物进行长期毒性试验，必要时也可选用疾病模型动物进行试验。鼓励在长期毒性试验前采用体外试验体系对实验动物的种属或品系进行筛选。

长期毒性试验一般选择正常、健康和未孕的动物，动物体重差异应在平均体重的 20％之内。一般情况下，长期毒性试验中每个试验组应使用相等数量的雌、雄动物。每组动物的数量应能够满足试验结果的分析和评价的需要。应根据研究期限的长短和受试物临床应用的患者群确定动物的年龄。动物年龄应尽量一致，一般大鼠为 6～9 周龄，Beagle 犬为 6～12 月龄。一般大鼠为雌、雄各 10～30 只，Beagle犬或猴为雌、雄各 3～6 只。此外，动物应符合国家有关规定的等级要求，来源、品系、遗传背景清楚，并具有实验动物质量合格证。

③ 给药途径及剂量。长期毒性试验一般至少设高、中、低三个剂量给药组和一个溶媒（或辅料）对照组，必要时还需设立空白对照组或阳性对照组。因为理论上群体中毒性反应的发生率随暴露量的增加而增加，所以高剂量原则上应使动物产生明显的毒性反应，甚至出现个别动物死亡。低剂量原则上应高于动物药效学试验的等效剂量，并不使动物出现毒性反应。为考察毒性反应剂量-反应关系，应在高剂量和低剂量之间设立中剂量。然而在实际工作中长期毒性试验的高剂量设计一直是毒理学研究中比较困惑的问题。其基本原则是高剂量应充分暴露受试物的毒性反应，包括毒性的性质、程度、量效和时效关系、可逆性等，提供临床试验中需重点监测的安全性指标。因此长期毒性试验的高剂量应尽量提高药物体内暴露量（结合毒代动力学研究），以暴露其毒性及其毒性靶器官，甚至出现少量实验动物的死亡。高剂量设计在满足毒理学研究目的前提下，尚需结合临床研究的实际需要，品种具体特点，人体与动物间安全性评价的相关性等来考虑，以尽可能设计出合理的长期毒性试验高剂量。

给药途径原则上应尽量与临床用药途径一致，否则应说明原因。临床用药为注射给药 3 个月及以上的试验，由于给药周期长，大鼠给药可选用腹腔注射或皮下注射替代。口服给药相对容易些。大鼠给药可将胶囊、片剂内容物配成混悬液采用灌胃给药的方式，也可拌在食物中给药。对非啮齿类大动物，如狗、猴可经胃管灌胃或片剂、胶囊直接给药，也可以混于动物喜食的饲料中一次给药。灌胃给药剂量准确，给药时间也易于掌握，与临床给药情况基本接近。然而灌胃技术要求较高，初学者很容易将药物误入气管造成动物死亡或者因动物挣扎不能顺利将药物灌入胃中。而且长期灌胃可能会对动物造成一定刺激，容易造成一些假象。有研究证明，金属灌胃针灌胃 6～12 个月可使大鼠胸腺萎缩。因此在选用给药方式上应权衡利弊，选择对试验目的影响较小的给药方式。

④ 给药频率、给药期限、检测指标及检测时间。长期毒性试验的给药频率要求是实验动物应每天给药，给药期限长（3 个月或以上）的药物每周至少应给药 6天。特殊类型的候选药物由于其毒性特点和临床给药方案等原因，应根据具体药物的特点设计给药频率。

　　长期毒性试验的给药期限通常与拟定的临床疗程、临床适应证和用药人群有关。临床用药疗程与长期毒性试验给药周期以及是否支持临床试验或生产情况见表4-3。以不同给药期限的长期毒性试验来分别支持药物进入Ⅰ期、Ⅱ期或Ⅲ期临床试验（及生产）时，不同给药期限的长期毒性试验的内容应完整、规范，对结果的分析评价应科学、合理。

表4-3　长期毒性试验药物给药期限与临床疗程及可以支持的临床试验阶段关系表

药物临床疗程	长期毒性试验给药期限		可以支持的临床试验阶段
	啮齿类动物	非啮齿类动物	
2周～1个月	1个月	1个月	Ⅱ期
	3个月	3个月	Ⅲ期（及生产）
≤3个月	3个月	3个月	Ⅱ期
	6个月	6个月	Ⅲ期（及生产）
≤6个月	6个月	6个月	Ⅱ期
	6个月	9个月	Ⅲ期（及生产）
>6个月	6个月	9个月	Ⅱ期
	6个月	9个月	Ⅲ期（及生产）

　　长期毒性试验必须检测的指标详见表4-4。除必须检测的指标外，长期毒性试验应根据受试物的特点，有针对性地增加相应的检测指标。

表4-4　长期毒性试验检测指标表

序号	指标类别	具体项目
1	血液学指标	红细胞计数、血红蛋白、红细胞容积、平均红细胞容积、平均红细胞血红蛋白、平均红细胞血红蛋白浓度、网织红细胞计数、白细胞计数及其分类、血小板计数、凝血酶原时间
2	血液生化学指标	天冬氨酸氨基转换酶、丙氨酸氨基转换酶、碱性磷酸酶、肌酸磷酸激酶、尿素氮、肌酐、总蛋白、白蛋白、血糖、总胆红素、总胆固醇、甘油三酯、γ-谷氨酰转移酶（非啮齿类动物）、钾离子浓度、氯离子浓度、钠离子浓度
3	尿液分析指标	外观、比重、pH值、尿糖、尿蛋白、尿胆红素、尿胆原、酮体、潜血、白细胞
4	称重并计算脏器系数的器官	脑、心脏、肝脏、肾脏、肾上腺、胸腺、脾脏、睾丸、附睾、卵巢、子宫、肺脏
5	组织病理学检查的组织或器官	脑（大脑、小脑、脑干）、脊髓（颈、胸、腰段）、垂体、胸腺、甲状腺、甲状旁腺、食管、唾液腺、胃、小肠和大肠、肝脏、胆囊*、肾脏、肾上腺、脾脏、胰腺、气管、肺、主动脉、心脏、附睾、睾丸、卵巢、子宫、前列腺、乳腺、坐骨神经、膀胱、眼（眼科检查发现异常时）*、视神经*、给药局部、骨髓、淋巴结（包括给药局部淋巴结、肠系膜淋巴结）

注：*为啮齿类动物可不进行组织病理学检查的组织或器官。

　　试验前，啮齿类动物至少应进行5天的适应性观察，非啮齿类动物至少应驯养观察1～2周，应对实验动物进行外观体征、行为活动、摄食量和体重检查，非啮齿类动物还至少应进行2次体温、心电图、血液学和血液生化学指标等的检测。此外，实验动物相关指标的历史背景数据在长期毒性试验中也具有重要的参考意义。

　　试验期间，应对动物进行外观体征、行为活动、摄食量、体重、粪便性状、给药局部反应、血液学指标、血液生化学指标等的观测。非啮齿类动物还应进行体温、心电图、眼科检查和尿液分析。应根据试验周期的长短和受试物的特点确定检测时间和检测次数。原则上应尽早发现毒性反应，并反映出观测指标或参数的变化与给药期限的关系。

给药结束后，应对动物（除恢复期观察动物）进行全面的大体解剖，主要脏器应称重并计算脏器系数。组织病理学检查对判断动物的毒性靶器官或靶组织具有重要的意义，病理学检查报告应经检查者签名和病理检查单位盖章，如发现有异常变化，应附有相应的组织病理学照片。非啮齿类动物对照组和各给药组主要脏器组织均应进行组织病理学检查；啮齿类动物对照组和高剂量给药组动物，以及尸检异常者应详细检查，如某一组织发生病理改变，其他剂量组动物该组织也应进行组织病理学检查。

长期毒性试验应在给药结束后对部分动物进行恢复期观察，以了解毒性反应的可逆程度和可能出现的延迟性毒性反应。应根据受试物的代谢动力学特点、靶器官或靶组织的毒性反应和恢复情况确定恢复期的长短。

（4）长期毒性试验结果分析及评价　长期细胞毒性试验一般是在急性毒性试验结果的基础上，观察评价动物反复给予受试物后，机体产生毒性反应的特征及其毒性损害的严重程度，以及主要毒性靶器官及其损害的可逆性。受试物长期毒性试验的目的是提供受试物的无毒性反应剂量和临床主要检测指标，为制定人用安全剂量提供参考资料。

长期毒性试验的最终目的在于预测人体可能出现的毒性反应。只有通过研究结果的科学分析和评价才能够清楚描述动物的毒性反应，并推断其与人体的相关性。长期毒性试验结果的分析和评价是长期毒性试验的必要组成部分，必须对研究结果进行科学和全面的分析和评价。

① 研究结果的分析内容。分析长期毒性试验结果的目的是判断动物是否发生毒性反应，描述毒性反应的性质和程度（包括毒性起始时间、程度、持续时间以及可逆性等）和靶器官，确定安全范围，并探讨可能的毒性作用机制。

首先，应正确理解试验数据的意义。在对长期毒性试验结果进行分析时，应正确理解均值数据和单个数据的意义。啮齿类动物长期毒性试验中组均值的意义通常大于单个动物数据的意义，实验室历史背景数据和文献数据可以为结果的分析提供参考。非啮齿类动物数量少、个体差异大，因此单个动物的试验数据往往具有重要的毒理学意义。此外，非啮齿类动物试验结果必须与给药前数据、对照组数据和实验室历史背景数据进行多重比较，文献数据参考价值有限。在分析长期毒性试验结果时应综合考虑数据的统计学意义和生物学意义。正确利用统计学假设检验有助于确定试验结果的生物学意义，但具有统计学意义并不一定代表具有生物学意义。在判断生物学意义时应考虑到参数变化的剂量-反应关系、其他相关参数的改变，以及与历史背景数据的比较。此外，在对长期毒性试验结果进行分析时，应对异常数据进行合理的解释。

其次，应正确判断毒性反应。给药组和对照组之间检测参数的差异可能来自与受试物有关的毒性反应、动物对药物的适应性改变或正常的生理波动。在分析试验结果时，应关注参数变化的剂量－反应关系、组内动物的参数变化幅度和性别差异，同时综合考虑多项毒理学指标的检测结果，分析其中的关联和作用机制，以正确判断药物的毒性反应。单个参数的变化往往并不足以判断化合物是否引起毒性反应，可能需要进一步进行相关的研究。此外毒代动力学研究可以为毒性反应和毒性靶器官或靶组织的判断提供重要的参考依据。

② 研究结果的指导意义。将长期毒性试验结果外推至人体时，不可避免地会涉及受试物在动物和人体内毒性反应之间的差异。首先，不同物种、同物种不同种属或个体之间对于某一受试物的毒性反应可能存在差异；其次，由于在长期毒性试验中通常采用较高的给药剂量，受试物可能在动物体内呈非线性动力学代谢过程，从而导致与人体无关的毒性反应；另外，长期毒性试验难以预测一些在人体中发生率较低的毒性反应或仅在小部分人群中出现的特异质反应；同时有些毒性反应目前在动物中难以检测，如头痛、头昏、头晕、腹胀、皮肤瘙痒、视物模糊等。鉴于以上原因，动物长期毒性试验的结果一般不会完全再现于人体临床试验。但如果没有试验或文献依据证明受试物对动物的毒性反应与人体无关，在进行药物评价时必须首先假设人最为敏感，长期毒性试验中动物的毒性反应将会在临床试验中再现。进行深入的作用机制研究将有助于判断动物和人体毒性反应的相关性。

③ 研究结果的综合评价。长期毒性试验是药物非临床安全性研究的有机组成部分，是药物非临床毒理学研究中综合性最强、获得信息最多和对临床指导意义最大的一项毒理学研究。对其结果进行评价时，应结合受试物的药学特点，药效学、药代动力学和其他毒理学研究的结果，以及已取得的临床研究的结果，进行综合评价。对于长期毒性试验结果的评价最终应落实到受试物的临床不良反应、临床毒性靶器官或靶组织、安全范围、临床需重点检测的指标，以及必要的临床监护或解救措施。

二、特殊毒性试验

候选药物的一般毒性大多数情况下容易察觉。还有一些毒性包括候选药物的致突变性、致癌性、致畸性、依赖性和生殖系统毒性不易察觉，需要经过较长潜伏期或在特殊条件下才会暴露出来，虽发生率较低，但造成后果较严重而且难以弥补。这几种毒性试验常统称为特殊毒性试验。对药物进行特殊毒性试验的研究主要包括遗传毒性试验、生殖毒性试验、致癌试验、药物依赖性试验及毒性病理学检查。

遗传毒性试验、生殖毒性试验和致癌毒性试验在机理上有相近之处，遗传物质的损伤和改变引起表型的改变即突变，发生在生殖细胞的突变有的会造成畸胎、死胎或遗传性疾病传给后代，发生在体细胞可能引起肿瘤。新药审评中往往称之为"三致"试验，即致突变、致畸、致癌试验。

1. 遗传毒性试验

遗传毒性是指候选药物作用于有机体，使其遗传物质在染色体水平、分子水平和碱基水平上受到各种损伤，从而造成的毒性作用。遗传毒性试验是指用于检测通过不同机制直接或间接诱导遗传学损伤的受试物的体外和体内试验，这些试验能检出 DNA 损伤及其损伤的固定。

遗传毒性研究是药物非临床安全性评价的重要内容，它与其他研究尤其是致癌性、生殖毒性等研究有着密切的联系，是药物进入临床试验及上市的重要环节。拟用于人体的药物，应根据受试物拟用适应证和作用特点等因素考虑进行遗传毒性试验。

（1）遗传毒性试验目的　以基因突变、较大范围染色体损伤或重组形式出现的 DNA 损伤的固定，通常被认为是可遗传效应的基础，并且是恶性肿瘤多阶段发展过程的重要因素，染色体数目的改变也与肿瘤发生有关，并可提示生殖细胞出现非整倍体的可能性。在遗传毒性试验中呈阳性的候选药物可能为潜在人类致癌剂或致突变剂。

由于在人体中已建立了某些致突变/遗传毒性化合物的暴露和致癌性之间的关系，而对于遗传性疾病尚难以证明有类似的关系，故遗传毒性试验主要用于致癌性预测。但是，因为生殖细胞突变与人类疾病具有明确的相关性，所以也因同样重视化合物引起潜在可遗传性效应的风险。此外，遗传毒性试验结果可能对致癌性试验的结果分析有重要作用。因此，在新药开发过程中，遗传毒性试验的目的是通过一系列试验来预测受试物是否有遗传毒性，在降低临床试验受试者和药品上市后使用人群的用药风险方面发挥重要作用。

（2）遗传毒性试验原则　遗传毒性试验的设计，应根据候选的结构特点、理化性质、已有的药理毒理研究信息、适应证和适用人群特点、临床用药方案选择合理的试验方法，设计适宜的试验方案，并综合以上内容对试验结果进行全面的分析评价。此外，遗传毒性试验应符合毒理学试验的基本原则，即随机、对照和重复的原则。

（3）遗传毒性的试验方法　遗传毒性试验方法较多，所使用的生物材料多种多样，可以利用原核细胞到真核细胞直至高等哺乳动物细胞在体外进行添加或不添加代谢活化物质的试验，也可在整体动物上进行体内试验；根据试验检测的遗传终点，可将检测方法分为三大类，即基因突变、染色体畸变、DNA 损伤；根据试验系统，可分为体内试验和体外试验。以下介绍常用的几种体外和体内遗传毒性试验方法。

① 细菌回复突变试验（bacterial reverse mutation test）

（a）使用的菌株类型及其浓度。使用的菌株为组氨酸营养缺陷型鼠伤寒沙门菌和/或色氨酸营养缺陷型大肠杆菌，至少应包含下述五种菌株组合：TA98；TA100；TA1535；TA1537 或 TA97 或 TA97a；TA102 或大肠杆菌 WP2 uvrA 或大肠杆菌 WP2 uvrA（pKM101）。菌株特性鉴定需符合要求，−80℃或液氮冻存备用。菌株浓度至少应包含 5 个可用于结果分析的浓度，最高浓度主要取决于受试物对细菌的毒性和/或溶解度。

（b）菌株的处理方法。一般采用诱导剂，如 Aroclor 1254 或苯巴比妥和 β-萘黄酮联合诱导处理后的哺乳动物肝脏微粒体酶（S9）进行体外代谢活化试验，即在加 S9 和不加 S9 平行条件下测试。S9 在 S9 混合液中的浓度一般为 5%～30%（体积分数）。代谢活化或非代谢活化条件下，均应设立平行阴性（空白对照和/或溶剂对照）和阳性对照组。阳性对照物应为已知的菌株特异性的阳性致突变剂。可采用标准平板掺入法或预培养法，候选药物处理后 48～72h 观察结果。每一浓度至少平行三皿。试验至少重复一次。

（c）试验结果分析与判定。结果中应描述各浓度组细菌毒性大小和沉淀情况；结果表示为每皿的回复突变菌落数，并计算各组的均值和标准差。至少在一个菌株上，在有或无代谢活化的情况下，候选药物所诱发的回复突变菌落数出现浓度依赖性的增加或在一个或多个浓度组上出现可重复性的增加，可判定为阳性结果。结果判定时应首先考虑试验结果的生物学意义，统计学方法有助于对结果的评价。

② 体外哺乳动物细胞染色体畸变试验（*in vitro* mammalian chromosomal aberration test）

（a）采用的细胞类型及其浓度。可采用哺乳动物或人的细胞进行试验，如 CHL 细胞、CHO 细胞、TK6 细胞、人外周血淋巴细胞等，细胞系需定期检查核型和有无支原体污染等。−80℃ 或液氮冻存备用。细胞浓度至少应包含 3 个可用于结果分析的浓度，最高浓度主要取决于受试物的细胞毒性和/或溶解度。

（b）细胞的处理方法。一般采用诱导剂，如 Aroclor 1254 或苯巴比妥和 β-萘黄酮联合诱导处理后的哺乳动物肝脏微粒体酶（S9）进行体外代谢活化试验，即在加 S9 和不加 S9 平行条件下测试。S9 在试验介质中的终浓度一般为 1%～10%（体积分数）。代谢活化或非代谢活化条件下，均应设立平行阴性（空白对照和/或溶剂对照）和阳性对照组。阳性对照物应为已知的阳性诱变剂。在代谢或非代谢活化的情况下，受试物和细胞作用 3～6h，在 1.5 个正常细胞周期时收获细胞；在非代谢活化条件下，受试物和细胞还应持续作用至 1.5 个正常细胞周期时收获细胞。对某些受试物与细胞接触时间/收获细胞时间可能要大于 1.5 个正常细胞周期。

（c）结果分析与判定。一般油镜下每种浓度至少观察 300 个分散良好的分裂中期相细胞，若观察到大量染色体畸变细胞，分析细胞数可相应减少。应分别记录各组含有结构畸变染色体的细胞数和畸变类型，染色单体型与染色体型畸变应分别记录并记录亚型（断裂、交换）。结果中应描述各浓度组细胞毒性大小和沉淀情况；结果表示为染色体结构畸变细胞的百分率。受试物在任一处理条件下至少一个浓度时染色体畸变率显著升高，升高具有浓度依赖性，且畸变率在历史阴性对照范围之外，可判定为阳性结果。结果判定时应首先考虑试验结果的生物学意义，统计学方法有助于对结果的评价。如果结果不是明确的阳性或阴性结果，或者为了帮助确定结果的生物学意义，应对数据进行专家同行评议和/或进一步研究。

③ 小鼠淋巴瘤细胞试验（mouse lymphoma assay，MLA）

（a）采用的细胞类型及浓度。通常采用小鼠淋巴瘤 L5178Y/TK$^{+/-}$3.7.2 C 细胞，需定期检查核型或有无支原体污染等，必要时进行自发突变细胞的清除。-80℃或液氮冻存备用。细胞至少应包含 4（平行处理）~8（单处理）个可用于结果分析的浓度，最高浓度主要取决于受试物的细胞毒性和/或溶解度。

（b）细胞的处理方法。一般采用诱导剂，如 Aroclor 1254 或苯巴比妥和 β-萘黄酮联合诱导处理后的哺乳动物肝脏微粒体酶（S9）进行体外代谢活化试验，即在加 S9 和不加 S9 平行条件下测试。S9 在试验介质中的终浓度一般为 1%~10%（体积分数）。代谢活化或非代谢活化条件下，均应设立平行阴性（空白对照和/或溶剂对照）和阳性对照组。阳性对照物应为已知的阳性诱变剂。一般采用微孔法或软琼脂法进行试验，具体可参照相关文献。

（c）结果分析与判定。结果中应描述各浓度组细胞毒性大小和沉淀情况；结果表示为各浓度组的突变率。MLA 试验中阴性对照组和阳性对照组必须符合一定的标准才可判定 MLA 试验成立。如果出现明确的阳性或阴性结果，不需要重复试验；如果出现可疑结果，需要重复试验。如果一个或多个浓度组突变率显著增加，增加具有浓度依赖性，且突变率在历史阴性对照范围外，可判定为阳性结果。在重复试验中可以考虑改变试验条件（如改变试验浓度间距、改变代谢活化条件和处理时间等）。

④ 体外哺乳动物细胞微核试验（*in vitro* mammalian cell micronucleus test）

（a）采用的细胞类型及浓度。可采用哺乳动物或人的细胞进行试验，如 CHL 细胞、CHO 细胞、TK6、人外周血淋巴细胞等，细胞系需定期检查核型和有无支原体污染等。-80℃或液氮冻存备用。细胞至少应包含 3 个可用于结果分析的浓度，最高浓度主要取决于受试物的细胞毒性或溶解度。对最高浓度之下的其他浓度，对于细胞毒性小或无的受试物，一般浓度间距为 2~3 倍；对于有细胞毒性的受试物，所选择的浓度-应覆盖产生细胞毒性的范围，并且包括具有中度或少/无细胞毒性的浓度；在一些情况下，如受试物具有较陡峭的浓度-反应关系，则可适当缩小浓度间距或将检测的浓度增加至 3 个以上。每一浓度一般平行 2 皿；若能获得足够细胞数（尤其当供试品超过 3 个检测浓度），可用单皿。

（b）细胞的处理方法。一般采用诱导剂，如 Aroclor 1254 或苯巴比妥和 β-萘黄酮联合诱导处理后的哺乳动物肝脏微粒体酶（S9）进行体外代谢活化试验，即在加 S9 和不加 S9 平行条件下测试。S9 在试验介质中的终浓度一般为 1%~10%（体积分数）。代谢活化或非代谢活化条件下，均应设立平行阴性（空白对照和/或溶剂对照）和阳性对照组。阳性对照物应为已知的阳性诱变剂。处在代谢或非代谢活化的情况下，受试物和细胞作用 3~6h，加或不加细胞松弛素 B（Cyto B）在 1.5~2.0 个正常细胞周期时收获细胞；在非代谢活化条件下，加或不加 Cyto B 受试物和细胞还应持续作用至 1.5~2.0 个正常细胞周期时收获细胞。对某些受试物与细胞接触时间/收获细胞时间可能要大于 1.5 个正常细胞周期。

(c) 结果分析与判定。一般油镜下每种浓度至少观察 2000 个双核细胞（加 Cyto B）或单核细胞（不加 Cyto B），分析微核频率。加 Cyto B 时，应至少观察 500 个细胞，通过 CBPI 或 RI 来评价其细胞毒性；不加 Cyto B 时，通过 RICC 或 RPD 来评价细胞毒性。也可采用已经过充分验证的自动化分析系统（如流式细胞术、激光扫描计数仪和图像分析系统）对微核进行检测。结果中应描述各浓度组细胞毒性大小和沉淀情况，结果表示为微核率。受试物在任何一种处理条件下一个或多个浓度组微核率显著增加，增加具有浓度依赖性，且微核率均在阴性历史对照范围外，可判定为阳性结果。结果判定时应首先考虑试验结果的生物学意义，统计学方法有助于对结果的评价。如果结果不是明确的阳性或阴性结果，或者为了帮助确定结果的生物学意义，应对数据进行专家同行评议和/或进一步研究。

⑤ 哺乳动物体内微核试验（mammalian erythrocyte micronucleus test）

(a) 实验动物要求及给药剂量。骨髓试验通常采用小鼠和大鼠，如合适也可选用其他哺乳动物。微核也可通过小鼠外周血中未成熟（如嗜多染）红细胞或大鼠血液新生网织红细胞测定。由于大鼠脾脏可清除血液中的微核化红细胞，若采用大鼠外周血测定微核，需采用具有足够灵敏度的检测方法来测定新生网织红细胞中的微核。采用健康性成熟动物，啮齿类动物给药起始年龄建议为 6～10 周龄。一般情况下雌性和雄性动物微核反应相似，故可采用一种性别动物，如雄性。若性别间存在明显的毒性或代谢方面的差异，则应采用两种性别的动物，每组可分析的动物数雌雄至少各 5 只。如果受试物专用于一种性别，可选用相应性别的动物进行试验。至少应设置 3 个剂量组。根据相关毒性试验或预试验的结果确定高剂量，高剂量应产生一定的毒性症状（如体重降低）或骨髓毒性（如嗜多染红细胞在红细胞总数中的比例降低超过 50%）。如果化合物不引起毒性，给药时间<14 天的推荐最高剂量为 2000mg/(kg·天)，给药时间≥14 天的推荐最高剂量为 1000mg/(kg·天)。如果化合物能引起毒性，则最高剂量采用最大耐受量，且剂量应优选能覆盖产生最大毒性至无/少细胞毒性的剂量范围。当在所有剂量均观察到靶组织（骨髓）毒性时，建议在无毒性剂量下进一步研究。应设立平行阴性（空白对照和/或溶剂对照）和阳性对照组。阳性对照物应为已知的阳性诱变剂。

(b) 实验动物给药方案及采样时间。根据具体情况选择合适的给药方案，可采用单次给药（或 24h 内多次给药）或重复给药。受试物的给药途径应尽可能与临床拟用途径相同，阴性对照物必须与受试物给药途径一致，阳性对照物的给药途径可以不同于受试物。如果采用单次给药，至少应采样 2 次，骨髓采样时间应在给药后 24～48h 内，外周血采样时间应在给药后 36～72h 内。受试物第一个采样点应包括所有剂量组，第二个采样点可仅包括高剂量组。如果给药 2 次（每 24h 给药一次），骨髓采样时间为末次给药后 18～24h，外周血采样时间为末次药后 36～48h。如果给药 3 次及 3 次以上（约每 24h 给药一次），骨髓采样时间为不晚于末次给药 24h 内，外周血采样时间为末次药后 40h 内。

（c）试验结果分析与判定。每只动物至少计数 500 个（骨髓）或 2000 个（外周血）红细胞以确定未成熟红细胞［嗜多染红细胞（PCE）或网织红细胞（RET）］和总红细胞［未成熟红细胞和正染红细胞（NCE）］的比例；至少计数 4000 个未成熟红细胞以测定未成熟红细胞的微核率。若阴性历史对照数据库的背景低于 0.1％时，需要计数更多的未成熟红细胞。给药组未成熟红细胞占总红细胞的比例不应低于阴性或溶剂对照组的 20％。如果给药时间在 4 周以上，可以直接计数 4000 个红细胞中的微核率。也可采用已经过充分验证的自动化分析系统（如图像分析系统、流式细胞术）对微核进行检测。当计数 CD71＋未成熟细胞时，给药组未成熟细胞占总红细胞的比例不得低于阴性或溶剂对照组的 5％。结果中应描述各剂量组的毒性大小，包括一般症状和 PCE/（PCE＋NCE）或 RET/（RET＋NCE）的比例；结果表示为各剂量组的嗜多染红细胞微核率（MNPCE）或网织红细胞微核率（MNRET）。受试物所诱发的微核率至少一个剂量组显著升高，该增加在某一采样点出现有剂量依赖性的升高，且在历史阴性对照范围之外，可判定为阳性结果。如果结果不是明确的阳性或阴性结果，或者为了帮助确定结果的生物学意义（例如弱的或边缘性增加），应对数据进行专家同行评议和/或进一步研究。

⑥ 体内彗星试验（*in vivo* mammalian alkaline comet assay）

（a）实验动物要求及给药剂量。通常采用性成熟啮齿类动物，给药起始 6～10 周龄。种属选择应采用在毒性试验中使用的种属，致癌性试验中可致肿瘤的种属，或者与人类代谢最相关的种属。常用大鼠。可采用雄性一种性别进行试验，若性别间存在明显的毒性或代谢方面的差异，则应采用两种性别的动物，可分析动物数每组雌雄至少各 5 只。如果受试物专用于一种性别，可采用相应性别的动物进行试验。至少应设置 3 个剂量组。根据相关毒性试验或预试验的结果确定高剂量。对于低毒性化合物，给药时间＜14 天的推荐最高剂量为 2000mg/（kg·天），给药时间≥14 天的推荐最高剂量为 1000mg/（kg·天）。如果受试物能引起毒性，以最大耐受量（MTD）、最大给药剂量、最大暴露量或限度剂量为最高剂量，之下的剂量以合适的剂量间距递减以研究剂量-反应关系，且剂量应优选能覆盖产生最大毒性至无/少毒性的剂量范围。如果在所有剂量水平观察到靶组织毒性，建议在无毒性剂量下进一步研究。为更充分地研究剂量-反应曲线的形状可能需要附加剂量组。应设立平行阴性（空白对照和/或溶剂对照）和阳性对照组。阳性对照物应为已知的阳性诱变剂。

（b）实验动物给药方案及采样时间。可采用每天给药一次，给药 2 天或及更多天。受试物的给药途径应尽可能与临床拟用途径相同，阴性对照物必须与受试物给药途径一致，阳性对照物的给药途径可以不同于受试物。对于彗星试验，采样时间非常关键。采样时间由受试物达到靶组织中最大浓度所需的时间，以及诱导 DNA 链断裂但在这些断裂被清除、修复或细胞死亡之前来确定。彗星试验所检测的引起 DNA 断裂的一些损伤持续时间可能非常短，因此，如果怀疑这种短暂的 DNA 损伤，应采取措施确保组织被尽早采样，以减少这种丢失。若可获得，应从药代学数据如达到血浆或组织峰浓度的时间或多次给药后达到稳态浓度来确定采样时间。若无药代学数据，采样时间在 2 次或更多次给药的末次给药后的 2～6h，或单次给药后的 2～6h 和 16～24h 两个时间点。靶器官毒性作用表现也可用于选择合适的采样时间。

（c）试验结果分析及判定。采用自动化或半自动化图像分析系统进行阅片，对结果进行定量评价。细胞可分为三类：可评分的、不可评分的和"刺猬细胞"（hedgehog）。对可评分细胞（具有清晰的头部和尾部，不干扰邻近细胞）的尾DNA 百分率（% tail DNA，也称尾强度百分率）进行评分，来反映 DNA 链断裂。每个动物样本应至少对 150 个可分析细胞进行测定。"刺猬细胞"是严重损伤的细胞，无法通过图像分析系统进行可靠测量，应单独评价刺猬细胞。每个动物样本应至少对 150 个细胞进行可视评分并单独记录，计算刺猬细胞发生率。结果中应描述各剂量组的毒性大小和一般症状。结果表示为各剂量组的尾 DNA 百分率（首选指标）、尾长或尾矩。靶组织毒性可能导致 DNA 迁移增加从而导致阳性结果，故结果分析时需区别遗传毒性和细胞毒性。可通过组织病理学变化来反映细胞毒性（如炎症、细胞浸润、凋亡或坏死性变化与 DNA 迁移增加有关），血液生化学指标的改变（如 AST、ALT）也可提供细胞毒性的信息。受试物所诱发的尾 DNA 百分率与同期阴性对照组相比至少一个剂量组显著升高、升高具有剂量依赖性，且在历史阴性对照范围之外，可判定为阳性结果。若只符合这些标准中的一个或两个，结果为可疑。如果结果不是明确的阳性或阴性结果，和为了帮助确定结果的生物学意义，应对数据进行专家同行评议或进一步研究。对于阴性结果，需提供支持靶组织暴露或毒性的直接或间接证据。为评价可疑或阳性结果的生物学意义，需提供靶组织细胞毒性信息。

（4）遗传毒性试验的注意事项

① 注意体内和体外评价标准试验组合。在遗传毒性评价过程中，有许多试验所观察到的现象并不反映基因突变、染色体畸变和染色体分离异常，而仅反映致突变过程中发生的其他事件，将试验观察到的现象所反映的各种事件统称为遗传学终点。国际环境致突变物致癌物防护委员会（ICPEMC）于 1983 年提出致突变试验的遗传学终点分为 5 类：DNA 完整性的改变（形成加合物，断裂，交联）；DNA重排或交换；DNA 碱基序列改变；染色体完整性改变；染色体分离改变。遗传毒性试验方法有多种，但没有任何单一试验方法能检测出所有的与肿瘤发生相关的遗传毒性机制，因此，通常采用体外和体内试验组合的方法，以全面评估受试物的遗传毒性风险。

标准试验组合应反映不同遗传终点，包括体内和体外试验，从原核到真核细胞，应包含以下内容：（a）应包含细菌回复突变试验，因为该试验已被证明能检出相关的遗传学改变和大部分啮齿类动物和人类的遗传毒性致癌剂；（b）应包含哺乳动物细胞体外和/或体内试验，哺乳动物体外试验中，体外中期相染色体畸变试验、体外微核试验、小鼠淋巴瘤 L5178Y 细胞 *tk* 基因突变试验（简称小鼠淋巴瘤细胞试验，MLA）已经过充分验证并被广泛应用，若实验室对这些方法已进行了充分的验证，当用于标准试验组合中时，这几个试验在检测染色体损伤时可互相替换。

② 注意满足体外、体内试验基本要求。无论对于体外、体内试验，方法学均应经过充分验证。应进行各实验室历史背景对照数据库（包括阴性和阳性对照数据库）的建立。对于已建立的试验方法，若试验方案发生改变，需建立新的历史对照数据库。

（a）体外试验基本要求。细菌回复突变试验至少应采用 5 种菌株，且类型也应该符合要求；根据候选药物对细菌/细胞的毒性和溶解度选择合适的最高药物浓度；体外试验应关注重现性，当采用新方法或试验出现非预期结果时，有必要进行重复试验。

（b）体内试验基本要求。采用骨髓细胞分析染色体畸变或检测含微核的嗜多染红细胞的体内方法均可用于检测染色体断裂剂；大鼠和小鼠均适用于骨髓微核试验；给药途径应与临床拟用途径一致；已有的毒性、代谢或暴露资料提示在所用动物种属上存在毒理学意义的性别差异，则应采用两种性别的动物，否则采用一种性别的动物；体内试验的剂量选择通常应对有代表性的三个剂量水平进行分析检测。

③ 注意综合分析和评价体内和体外试验结果。评价受试物的潜在遗传毒性时，应全面考虑各项试验结果、体内和体外试验方法的内在价值及其局限性，进行综合分析和评价。

（a）体外试验阳性及阴性结果。体外试验结果若呈阳性应考虑受试物的纯度，以确定阳性结果是否污染物所致；若体外细菌回复突变试验结果呈阳性，应进行广泛的追加试验以评价体内致突变和致癌性潜力；若体外哺乳动物试验结果呈阳性，应采用证据权重法进行分析，必要时进行追加试验；体外试验结果呈阴性，在一些特殊情况下需考虑进行进一步的试验。与体外试验相比，体内试验方法具有考虑到与人体应用相关的吸收、分布、排泄的优点，而且体内代谢相对于体外试验中的代谢系统更具有相关性，因此，体内试验在遗传毒性试验中具有更重要的意义。如果体外与体内试验的结果不一致，对其结果差异应采用具体问题具体分析的原则进行分析和评价，如代谢差异、化合物在体内快速和高效排泄等。

（b）体内试验阳性及阴性结果。体外遗传毒性试验结果为阳性（或未进行）而体内试验结果为阴性的受试物，应采用一定方法来反映受试物在体内/靶组织的暴露水平；体内遗传毒性试验也可能出现误导的假阳性结果，该结果并不提示具有真正的遗传毒性。当遗传毒性结果为阳性时，对进入临床试验是否安全，应考虑所有的安全性资料，包括对所有遗传毒性资料的全面评价和拟进行的临床试验的性质。此时建议提供有关遗传毒性机制的证据以及这种机制与预期体内暴露的相关性，或者通过试验排除为直接与 DNA 作用的机制，如证明受试物不使 DNA 烷化或 DNA 链断裂，并提供未观察到遗传毒性的剂量水平。

2. 生殖毒性试验

生殖毒性（reproductive toxicity）是药物非临床安全性评价的重要内容，它与急性毒性、长期毒性、遗传毒性等毒理学研究有着密切的联系，是药物进入临床研究及上市的重要环节。拟用于人体的药物，应根据受试物拟用适应证和作用特点等因素考虑进行生殖毒性试验。生殖性毒性指外来物质对雌性和雄性生殖系统，包括排卵、生精，从生殖细胞分化到整个细胞发育，也包括对胚胎细胞发育所致的损害，引起生化功能和结构的变化，影响繁殖能力，甚至累及后代。根据生命发育的周期性和阶段性，生殖毒性的研究主要包括一般生殖毒性试验（Ⅰ段）、致畸胎试验（Ⅱ段）和围产期毒性试验（Ⅲ段）三个阶段，分别反映生殖过程不同阶段的毒性情况。

在药物开发的过程中，生殖毒性研究的目的是通过动物试验反映受试物对哺乳动物生殖功能和发育过程的影响，预测其可能产生的对生殖细胞、受孕、妊娠、分娩、哺乳等亲代生殖机能的不良影响，以及对子代胚胎-胎儿发育、出生后发育的不良影响。生殖毒性研究在限定临床研究受试者范围、降低临床研究受试者和药品上市后使用人群的用药风险方面发挥重要作用。具体说来，一般生殖毒性试验的目的是评价生殖系统接触候选药物后对生殖器官、受孕能力及子代有无不良影响。致畸胎试验的目的是评价候选药物可能的胚胎毒性和致畸性。围生期毒性试验是评价药物对胎仔出生后生长发育的影响。

（1）生殖毒性试验原则

① 综合性原则。生殖毒性试验的设计，应根据受试物的结构特点、理化性质、已有的药理毒理研究信息、适应证和适用人群特点、临床用药方案等选择合理的试验方法，设计适宜的试验方案，并综合上述信息对试验结果进行全面分析评价。

② 随机、对照、重复原则。生殖毒性试验应符合一般动物试验的基本原则，即随机、对照和重复。

（2）生殖毒性试验方法

① 一般生殖毒性试验（Ⅰ段）。一般生殖毒性试验，又称为生育力与早期胚胎发育毒性试验。本阶段主要研究雌雄动物由交配前到交配期直至胚胎着床期候选药物对实验动物生殖的毒性或干扰作用。评价内容包括配子成熟度、交配行为、生育力、胚胎着床前阶段和着床等。对于雌性动物，应对动情周期、受精卵输卵管转运（tubal transport）、着床及胚胎着床前发育的影响进行检查。对于雄性动物，应观察生殖器官组织学检查方法可能检测不出的功能性影响（如性欲、附睾精子成熟度等）。实验动物至少采用一种动物，推荐用大鼠。动物数应满足数据分析的需要，通常每组大鼠不少于20只/性别。一般情况下，交配前给药期可定为雄性动物4～10周，雌性动物2周；雄性动物给药期应持续整个交配期直至被处死，雌性动物至少应持续至胚胎着床（妊娠第6～7天）。建议雌雄动物按1∶1交配。一般情况下，雌性动物在妊娠第13～15天处死，雄性动物在交配成功后处死。

试验期间应观察以下指标：体征和死亡情况，至少1次/天；体重和体重变化，至少 2 次/周；摄食量，至少 1 次/周（交配期除外）；交配期间至少每日进行阴道涂片检查，以检查是否对交配或交配前时间有影响；其他毒性研究中已证明有意义的指标。终末应检查如下指标：剖检所有亲代动物；保存肉眼观察出现异常的器官，必要时进行组织学检查，同时保留足够的对照组动物的相应器官以便比较；保存所有动物的睾丸、附睾或卵巢、子宫，必要时进行组织学检查，根据具体情况进行评价；建议计数附睾中的精子数并进行精子活力检查；计数黄体数及活胎、死胎、吸收胎，并计算着床数。

② 致畸胎试验（Ⅱ 段）。致畸胎试验又称为胚胎-胎仔发育毒性试验。本阶段主要研究妊娠动物自胚胎着床至硬腭闭合期候选药物对妊娠动物、胚胎及胎仔发育的影响。评价内容包括妊娠动物较非妊娠雌性动物增强的毒性、胚胎胎仔死亡、生长改变和结构变化等。试验通常采用两种动物：一种为啮齿类动物，推荐用大鼠；另一种为非啮齿类动物，推荐用家兔。应说明动物选择的合理性。妊娠动物数应满足数据分析的需要，通常大鼠不少于 20 只/组，家兔不少于 12 只/组。由胚胎着床期到硬腭闭合期给药。通常，大鼠为妊娠第 6～15 天给药，家兔为妊娠第 6～18 天给药。在大约分娩前处死并检查雌性动物，正常情况下，大鼠约为妊娠第 20～21 天，家兔约为妊娠第 28～29 天。检查所有胎仔的存活和畸形情况。

试验期间应观察如下指标：体征和死亡情况，至少 1 次/天；体重和体重变化，至少 2 次/周；摄食量，至少 1 次/周；其他毒性研究中已证明有意义的指标。终末应检查如下指标：剖检所有成年动物；保存肉眼观察出现异常的器官，必要时进行组织学检查，同时保留足够的对照组动物相应器官以便比较；计数黄体数及活胎、死胎、吸收胎，并计算着床数；胎仔体重，胎仔顶臀长；胎仔异常（包括外观、内脏、骨骼）；胎盘肉眼观察。

③ 围产期毒性试验（Ⅲ 段）。本阶段主要研究胚胎着床到幼仔离乳期候选药物对妊娠/哺乳的雌性动物以及胚胎和子代发育的不良影响。评价内容包括妊娠动物较非妊娠雌性动物增强的毒性、出生前和出生后子代死亡情况、生长发育的改变以及子代的功能缺陷，包括子代的行为、性成熟和生殖功能。至少采用一种动物，推荐用大鼠。妊娠动物数应满足数据分析的需要，通常大鼠不少于 20 只/组。雌性动物给药期应从胚胎硬腭闭合至哺乳结束，通常大鼠为妊娠第 15 天至离乳（子代出生后第 21 天）。雌性动物分娩并饲养其子代至离乳，每窝选择雌、雄子代各 1 只，饲养至成年，然后进行交配检测其生殖能力。

试验期间应观察母体动物以下指标：体征和死亡情况，至少 1 次/天；体重及体重变化，分娩前至少 2 次/周；摄食量，分娩前至少 1 次/周；其他毒理研究中已证明有意义的指标；妊娠期；分娩。终末应检查母体或子代动物以下指标：剖检所有成年动物；保存肉眼观察出现异常的器官，必要时进行组织学检查，同时保留足够的对照组动物相应器官以便比较；着床；畸形；出生时存活的子代；出生时死亡的子代；子代出生时体重；离乳前后的存活率和生长情况/体重，性成熟程度和生育力，应说明是否进行了窝仔动物剔除；体格发育；感觉功能和反射；行为。

④ 生殖毒性结果分析与评价。动物生殖毒性试验的最终目的在于预测人体可能出现的生殖、发育相关的毒性反应。试验结果的分析和评价是试验的必要组成部分，应对研究结果进行科学和全面的分析和评价。在统计分析方面，应选用合适的统计方法对数据进行分析，还应说明所选用统计学方法的合理性。在数据报告方面，建议将试验数据制成表格，以说明每只动物的试验结果。通常情况下，应对受试物在动物中表现出来的生殖和发育两方面的毒性进行分析评价。如果出现阳性的生殖毒性或发育毒性结果，应评估人体中出现生殖毒性和发育毒性风险的可能性。

另外，生殖毒性研究是药物安全性评价与药物整体开发进程的一个有机组成部分。生殖毒性研究不能与药效学、药代动力学和其他毒理学研究割裂，试验结果应力求与其他药理毒理试验结果互为印证、说明和补充。因此，在对生殖毒性试验结果进行评价时，应结合以下信息进行综合分析：受试物的药学特点；药效学、药代动力学和其他毒理学研究的结果，特别是长期毒性试验和遗传毒性试验结果；临床研究受试者人群特征以及已取得的临床研究的结果。试验结果的评价最终应落实到临床研究受试者范围限定、风险效益评估以及必要防治措施的制定和应用上。

3. 致癌试验

新药致癌试验是检验候选药物是否具有诱发癌或肿瘤作用。致癌试验的目的是考察药物在动物体内的潜在致癌作用，从而评价和预测其可能对人体造成的危害。任何体外试验、动物毒性试验和人体应用中出现的潜在致癌性因素均可提示是否需要进行致癌试验。国际上，对于预期长期使用的药物已经要求进行啮齿类动物致癌试验。目前常规用于临床前安全性评价的遗传毒性试验、毒代动力学试验和毒性机理研究的数据，不仅有助于判断是否需要进行致癌试验，而且对于解释研究结果与人体安全性的相关性也是十分重要的。在研究药物的潜在致癌作用中，致癌试验比现有遗传毒性试验和系统暴露评价技术更有意义。

（1）**致癌试验的必要性考量** 确定药物是否需进行致癌试验的最基本考虑是患者的最长用药时间和来源于其他试验研究的任何担忧因素。也应考虑以下因素：预期患者人群、与潜在致癌性有关的前期研究结果、系统暴露程度、与内源性物质的异同、相关试验设计或与临床研究阶段相关的致癌试验的时间安排等。当动物致癌试验出现阳性结果时，需要进一步探讨其作用机制，以帮助确定是否存在对人体的潜在致癌作用。

（2）**致癌试验的试验方法** 致癌试验一般可分为长期致癌试验和短期快速筛检法。

① 短期快速筛检法。较常用方法有致突变试验法、哺乳动物细胞体外转化试验和 DNA 修复合成试验。致突变试验法中艾姆斯法最为常用，其理论根据为体细胞突变是致癌作用的基础。艾姆斯法试验简便、灵敏，结果较为可靠，是目前最普遍使用的一种致癌物快速筛检法。根据目前经验将艾姆斯试验与细胞体外转化试验结合使用，可筛检出 98% 以上的致癌物。DNA 修复合成试验常用方法有程序外 DNA 合成试验。

② 长期致癌试验法。哺乳动物长期致癌试验是目前公认的确证动物致癌物的经典方法，可用来确定候选药物对实验动物的致癌性、致癌活性强度、诱发肿瘤的靶器官、是否兼具引发和促长两种活性等。实验动物一般多用大鼠、小鼠等啮齿动物，条件允许尚可采用狗和猴等非啮齿动物等；动物性别为雌雄各半，数量至少各50只。致癌试验一般设 2～3 个试验组，高剂量组一般可考虑采用实验动物的最大耐受剂量；除高剂量外，一般可再设 2～3 个剂量组，分别为最高剂量组的 1/2 及 1/4 或 1/3 及 1/9。试验持续时间大鼠一般为两年，小鼠一般为一年半，也有人建议终生试验；给药开始时间可从动物断奶开始，不迟于出生后 7～9 周。试验观察频率为每天至少一次，主要观察指标为动物的外表、活动、摄食是否正常，定期称重，观察并记录有无肿瘤出现；若出现肿瘤，记录肿瘤出现的时间、部位、数目、性质、大小及动物死亡时间，疑为白血病时要做血液学检查；试验过程中任何死亡动物都要进行病理解剖，以确定肿瘤的性质和靶器官。

试验结束后还应进行统计分析。

（a）肿瘤发生率。指一组实验动物中发生肿瘤的动物数与该组有效动物数之比，有效动物数是指最早出现肿瘤时改组存活动物数；试验组肿瘤发生率须与对照组的自发肿瘤率相比统计学上具有显著性差异才有意义。

（b）潜伏期。指动物接触候选药物开始到出现第一个肿瘤的天数，有人用致癌指数（肿瘤发生率/平均潜伏期）比较不同候选药物的致癌力；试验采用两种动物时，只要有一种动物试验为阳性即可认为该候选药物具有致癌性；从动物试验结果推论到对人的致癌性应极为慎重。

三、药物依赖性试验

药物依赖性（drug dependence）是指药物长期与机体相互作用，使机体在生理机能、生化过程和/或形态学发生特异性、代偿性和适应性改变的特性，停止用药可导致机体的不适和/或心理上的渴求。依赖性可分为躯体依赖性和精神依赖性。躯体依赖性主要是机体对长期使用依赖性药物所产生的一种适应状态，包括耐受性和停药后的戒断症状。精神依赖性是药物对中枢神经系统作用所产生的一种特殊的精神效应，表现为对药物的强烈渴求和强迫性觅药行为。

依赖性倾向可以在动物或人体的药物研究过程中反映出来。躯体依赖与精神依赖可能同时存在，也可能有分离，如兴奋剂通常表现为精神依赖，躯体戒断症状并不明显。用于评价药物依赖性所做的试验称为药物依赖性试验。已知可产生依赖性的化合物主要有阿片类、可卡因、苯丙胺类、大麻类、苯二氮䓬类和巴比妥类及某些甾体激素类等。

1. 试验原则

（1）整体性 药物研发是一个连续的、渐进的系统工程，依赖性试验是药物开发的一个有机组成部分。依赖性研究应结合该受试物的药学、药代学、药效学、一般药理学及毒理学试验结果综合分析与评价。

（2）必要性 不是所有候选药物都必须进行药物依赖性评价。以下几种候选药物必须进行药物依赖性评价：与已知具有潜在依赖性化合物结构相似的新的化合物；作用于中枢神经系统，产生明显的镇痛、镇静、催眠及兴奋作用的药物；复方中含有已知较强依赖性成分的药物；直接或间接作用于中枢阿片受体、大麻受体、多巴胺受体、去甲肾上腺素受体、5-羟色胺受体、N-胆碱受体、γ-氨基丁酸受体、苯二氮䓬受体等受体的药物；已知代谢物中有依赖性成分拟用于戒毒的药物；原认为不具依赖性，而在临床研究或临床应用中发现有依赖性倾向的药物。

（3）随机、对照、重复 药物依赖性试验设计应符合随机、对照、盲法和可重复性的原则。

2. 试验方法

药物依赖性研究一般包括神经药理学试验、躯体依赖性试验和精神依赖性试验三部分内容。

（1）神经药理学试验 如有早期的体外依赖性试验，所获阳性试验结果还应通过体内研究来进一步确认。可利用神经药理学方法，对行为学效应和神经递质进行测定，初步判断受试物有无依赖性倾向，这些内容可通过药效学试验、一般药理学试验或毒理学试验进行观察。一般情况下，充分揭示药物的药理特性之后，还需要进行进一步潜在躯体依赖性和精神依赖性的研究。当潜在依赖性的类别和程度已经从体外试验中充分暴露出来，或者发现此药物有可能与依赖有关的新的作用机制，则也都需要作进一步的研究。

（2）药物躯体依赖性试验

① 小鼠跳跃试验（催促戒断试验）。短期内重复大剂量给药，然后注射阿片受体拮抗剂，如受试物属于阿片类药物，则动物发生跳跃反应，跳跃次数可反应依赖性程度。实验动物为健康小鼠。药物剂量常按递增法，有时也配合采用恒量法，给药总量可按镇痛 ED_{50} 的倍数计算。连续给药数天（根据药物镇痛作用的强弱确定给药时间），末次药后 2h（以吗啡为例）腹腔注射纳洛酮，观察 30min 内的跳跃动物数及跳跃次数，还可观察 1h 内的小鼠体重减轻程度。

② 大鼠体重减轻试验（自然或催促戒断试验）。阿片类药物的戒断症状出现后，大鼠体重减轻，但非阿片类镇痛药和镇静催眠药则无明显作用。阿片类戒断后大鼠体重急剧下降，以戒断后 24～48h 最明显，是考察阿片类躯体依赖性的较好指标。实验动物为健康大鼠。自然戒断试验每天早、晚相同时间测定大鼠体重，每次测重后按体重给药，每天 2～3 次，连续给药数周（不少于 4 周）。剂量根据 LD_{50} 和 ED_{50} 及给药途径制定。原则上低剂量应高于药效学有效剂量，高剂量应尽可能高，但不能出现毒性反应。末次给药后每天测量体重 2～3 次（与给药次数相同），计算平均值，比较停药前后不同时间的体重变化。催促戒断试验以剂量递增法给药，连续给药 1 周，末次给药后 2h 注射拮抗剂，在 2h 内每隔 30min 测量体重 1 次，比较体重下降百分率。也可同时观察大鼠给药后行为变化和体温及自发活动的变化情况，并以第 1 次给药至反复给药 1 周内为重要。如戒断后大鼠体重急剧下

降，则反应受试物具有身体依赖性。

③ 大鼠替代试验（替代试验、交叉躯体依赖性试验）。阿片类药物都有基本相同的药理作用，给动物阿片类药物并使之产生身体依赖性后停药，代之以受试物，观察动物是否发生戒断症状。实验动物为健康大鼠。掺食法连续给以吗啡使动物产生身体依赖性，5 天后以生理盐水、吗啡或不同剂量受试物代替，每 8h 给药 1 次，连续 6 次。替代前（基础值）及替代后每隔 4h 测定体重 1 次，计算各组大鼠的体重变化，比较替代药物组和吗啡依赖组之间的差异。按等效镇痛 ED_{50} 的倍数计，比较达到同样替代程度的受试药的剂量和吗啡的剂量，可以确定受试药物的身体依赖性潜力的强弱程度。对体内代谢迅速、皮下给药不易形成依赖性的药物，用掺食法诱发依赖性可以获得较明确的结果。

④ 大鼠攻击试验（自然或催促戒断试验）。大鼠对阿片类药物形成依赖性后停药或用拮抗剂催促，可发生戒断症状，易与同笼大鼠发生相互攻击（一般停药后 72h 最明显，24h 时极不明显；具有间断性的特点，可连续几小时甚至几天）。实验动物为健康大鼠。按递增剂量给药，连续数天，如有依赖性，则停药后大鼠出现体重减轻、摇体、眼睑下垂及扭体等戒断症状；此时如将大鼠同居一笼，则出现嘶叫、对阵和相互攻击现象，甚至受伤致死。一般于停药后第 3 天进行试验（将动物同居一笼），观察 1h，记录对阵时程和嘶叫，以及攻击和互咬次数。本试验可反应吗啡成瘾后脑内多巴胺能神经系统的功能。停药后戒断症状是多巴胺功能亢进的表现，多巴胺受体激动剂可增强攻击反应。所以注意排除药物对多巴胺功能的干扰所产生的假阳性或假阴性。

⑤ 戒断症状的记分评定（自然或催促戒断试验）。动物长期获得阿片类药物后，其中枢神经系统能产生一种适应状态，停药或注射拮抗剂后机体出现一系列生理干扰现象即戒断症状。对这些戒断症状的轻重程度进行综合评分即可判断药物的身体依赖性潜力。实验动物常用大鼠和猴。其中阿片类药物在猴上的依赖性表现与人较接近，戒断症状比较明显且易于观察。按剂量递增法并配合恒量法给药，也可用拮抗剂纳洛酮催促戒断。自然戒断或催促戒断后观察一系列戒断症状，根据戒断症状的严重程度和持续时间进行综合评分。戒断症状的综合评分尚无统一标准，可对戒断症状进行全面综合评分，也可对其中主要戒断症状进行综合评分。猴戒断症状可分为轻、中、重、极重 4 个等级，每一等级的评分可根据症状种类的多少和出现的频率定分，但不能大于级差分值。依赖性潜力的大小可依据等效依赖性剂量来判断，即产生近似依赖状态的剂量来判定，也可按相同的等效镇痛 ED_{50} 的倍数剂量来比较。本方法同时也可进行替代试验。可在自然或催促戒断试验中观察。

（3）精神依赖性试验

① 自身给药试验。药物的精神依赖性可产生对该药的渴求，对觅药行为和用药行为具有强化效应。本试验模拟人的行为，通过压杆方式来获得药物，反映药物的强化效应，可信度较高且可进行定量比较。实验动物常用大鼠和猴。动物麻醉后无菌条件下行静脉插管并用马甲背心固定，连接弹簧保护套及转轴，弹簧套内硅胶

管与插管相连，转轴使动物在笼内能自由活动，转轴另一端与恒速注射泵及储药系统相连。术后常规抗感染，恢复4～7天后进行踏板训练，使动物形成稳定的自身给药行为。试验过程中注意保持套管畅通。如药物具有强化效应，动物经过短期训练后产生稳定的自身给药行为，能自动踩压踏板接通注药装置将药物注入体内。通过观察是否形成自身给药行为来判断药物是否具有强化效应；由于动物个体差异较大，建议将每只动物自身给药前后踏板次数变化的百分率进行组间统计。本试验中也可同时进行替代试验。通过更换受试物的剂量，比较它们在等效 ED_{50} 倍数剂量条件下的踏板次数或比较产生类似踏板模式的药物剂量，即可反映受试物的精神依赖性的强度。本试验设计适用于静脉给药，试验中应注意药物稳定性和配药时间的关系。如受试药为口服给药，则不需进行手术，而仅将每次踏板的反应变为给一次口服制剂即可。

② 大鼠药物辨别试验。依赖性药物使人产生的情绪效应如欣快、满足感等，属于主观性效应。具有主观性效应的药物可以控制动物的行为反应，使之产生辨别行为效应。本试验可准确判断受试物是否属于阿片类药物，以及产生精神依赖性潜力大小。实验动物常用大鼠。利用辨别试验箱和训练程序训练动物正确压杆，然后通过辨别训练训练动物产生稳定准确地辨别吗啡和生理盐水的能力。最后进行替代试验，以不同剂量吗啡和受试物进行替代，观察压杆正确率与剂量之间的关系，作出剂量-效应曲线，求得药物辨别刺激的半数有效剂量（ED_{50}，值越小精神依赖性潜力越大）。药物辨别刺激 ED_{50} 值越小反映精神依赖性潜力越大；如替代药物不产生训练药物反应，则说明该药不属于吗啡类药物。本试验不适用于阿片类拮抗剂。由于药物辨别刺激并非完全基于药物滥用产生，因此在评价药物精神依赖性潜力方面不如自身给药试验可信，但在药物主观效应强度的定量比较方面有其优越性。由于动物训练周期较长（一般3～4个月），试验中要注意耐受性的产生。

③ 条件位置偏爱试验。根据巴甫洛夫的条件反射学说，如果把奖赏刺激与某个特定的非奖赏性条件刺激如某特定环境反复练习之后，后者便可获得奖赏特性。反复几次将动物给药后放在一个特定的环境中，如药物具有奖赏效应，则特定环境就会具有了奖赏效应的特性，动物在不给药的情况下依然有对此特定环境的偏爱。实验动物常用雄性大鼠或小鼠。试验装置为黑、白两个互通的盒子，中间有可活动的隔板隔开。动物每天上午、下午（或隔天）分别给受试物和生理盐水各一次，给生理盐水后将动物放入一侧盒子，给药后动物放入另一侧盒子，每次在盒中停留30～40min，连续训练5天。第6天在固定时间不给药的情况下将动物放在黑、白盒之间的活动台上，同时用隔板将黑、白盒半隔开。以动物爬到盒底的瞬间开始计时，记录15min内动物分别在两盒内停留的时间。如果动物在一侧盒子内停留时间显著延长，则表明其对伴药盒产生位置偏爱，该受试物具有偏爱效应。以吗啡为阳性对照药，比较它们在等效 ED_{50} 倍数剂量条件下的偏爱效应，或比较产生相似位置偏爱效应的药物剂量，即可反映该受试物的精神依赖性潜力的强度。本试验的准确性取决于训练次数和每天训练的时间。训练次数越多，条件联系越牢固；时间

过短则条件联系不牢固，时间过长则离散度增大。

四、刺激性、过敏性和溶血性试验

药物刺激性、过敏性和溶血性是指化学药物制剂经眼、耳、鼻、口腔、呼吸道、关节腔、皮肤、直肠、阴道、静脉、动脉、肌肉、皮下、静脉旁和鞘内等非口服途径给药，对用药局部产生的毒性（如刺激性和过敏性等）和/或对全身产生的毒性（如过敏性和溶血性等）。

刺激性是指非口服给药制剂给药后对给药部位产生的可逆性炎症反应，若给药部位产生了不可逆性的组织损伤则称为腐蚀性。刺激性试验的目的是观察动物的血管、肌肉、皮肤、黏膜等部位接触受试物后是否引起红肿、充血、渗出、变性或坏死等局部反应。

过敏性又称超敏反应，指机体受同一抗原再刺激后产生的一种表现为组织损伤或生理功能紊乱的特异性免疫反应，是异常或病理性免疫反应。过敏性试验目的是观察动物接触受试物后是否产生全身或局部过敏反应。

溶血性是指药物制剂引起的溶血和红细胞凝聚等反应。溶血性试验是观察受试物是否能够引起溶血和红细胞凝聚等反应。

1. 试验原则

（1）整体性原则　候选药物刺激性、过敏性和溶血性研究试验设计应结合毒性的发生机制、影响因素、临床意义和药物临床应用的适应证和给药方法等来考虑。动物种属的选择应依据拟采用的试验模型和观察的指标。动物的性别、年龄和生理状态应符合拟采用实验动物模型的要求。受试物应与临床应用制剂一致。给药方案应根据所采用的试验模型和拟定的临床应用情况来决定。观察部位除给药部位外，同时应考虑周围组织或可能暴露于受试物的部位。

（2）随机、对照、重复原则　候选药物刺激性、过敏性和溶血性研究试验设计应遵循随机、对照、重复的原则。

2. 刺激性试验方法

（1）皮肤刺激性试验

① 实验动物。首选家兔，每组动物数 4～8 只，一般雌雄各半，也可选用其他种属的动物（如小型猪等），选择家兔和小型猪以外的动物应阐明合理性。应设赋形剂对照，采用同体左右侧自身对比法。试验前 24h 对给药区（通常在背部）进行脱毛处理（可剪、剃或用适宜的脱毛剂）。去毛范围左、右各 3cm×3cm。给药前应检查去毛皮肤是否因去毛而受损伤，有损伤的皮肤不宜进行试验。进行破损皮肤的刺激性研究时，在用药部位用砂纸磨或划"井"字并以渗血为度。

② 给药方法。取受试物 0.5mL 直接涂布于一侧已去毛的皮肤上，然后用两层纱布（2.5cm×2.5cm）和一层玻璃纸或类似物覆盖，再用无刺激性胶布和绷带加以固定；另一侧涂布赋形剂作对照。贴敷时间至少 4h。贴敷结束后，除去受试物并用温水或无刺激性溶剂清洁给药部位。多次给药皮肤刺激性试验应连续在同一部

位给药，每次给药时间相同，贴敷期限一般不超过 4 周。

③ 结果观察。在自然光线或全光谱灯光下观察皮肤反应。按表 4-5 给出的评分标准对皮肤红斑和水肿进行评分。单次给药皮肤刺激性试验，在去除药物后30～60 分钟，24h、48h 和 72h 肉眼观察并记录涂敷部位有无红斑和水肿等情况。如存在持久性损伤，有必要延长观察期限以评价上述变化的恢复情况和时间。但延长期一般不超过 14 天。对出现中度及以上皮肤刺激性的动物应在观察期结束时对给药局部进行组织病理学检查。多次给药皮肤刺激性试验，在每次去除药物后 1h以及再次贴敷前观察及记录红斑及水肿、涂敷部位是否有色素沉着、出血点、皮肤粗糙或皮肤菲薄情况及其发生时间及消退时间，并对红斑及水肿进行评分。末次贴敷后，在去除药物后 30～60 分钟，24h、48h 和 72h 肉眼观察并记录涂敷部位有无红斑和水肿等情况。如存在持久性损伤，有必要延长观察期限以评价上述变化的恢复情况和时间。但延长期一般不超过 14 天。对出现中度及以上皮肤刺激性的动物应在观察期结束时对给药局部进行组织病理学检查。

表 4-5 皮肤刺激反应评分标准

观察指标	刺激反应程度	分值
红斑	无红斑	0
	轻度红斑	1
	中毒红斑	2
	重度红斑	3
	紫红色红斑到轻度焦痂形成	4
水肿	无水肿	0
	轻度水肿(勉强可见)	1
	中度水肿(明显隆起)	2
	重度水肿(皮肤隆起1mm，轮廓清楚)	3
	严重水肿	4
最高总分值		8

④ 结果评价。单次给药皮肤刺激性试验，计算每一观察时间点各组受试物及赋形剂皮肤反应积分的平均分值，平均分值在 0～0.49 范围内，认为无刺激性；在0.50～2.99 范围内，认为药物具有轻度刺激性；在 3.00～5.99 之间，认为药物具有中度刺激性；在 6.00～8.0 范围内，认为药物具有强刺激性。多次给药皮肤刺激性试验，首先计算每一观察时间点各组积分均值，然后计算观察期限内每天每只动物积分均值，再按照上述标准进行刺激强度评价。

(2) 注射给药部位刺激性试验

① 实验动物。首选家兔，每组动物数不少于 3 只。应设生理盐水对照，可采用同体左右侧自身对比法。用药部位根据药物的给药途径确定，可选用耳缘静脉、耳中心动脉（其他动物可选用前、后肢静脉及股动脉等），股和背部肌肉，侧胸壁皮下组织，静脉旁组织等。

② 给药方法。为最大可能地暴露毒性，应根据受试物的特点采用最可能暴露

毒性的给药方法。一般而言按临床给药方案给予受试物，给药容积和速率应根据动物情况进行相应的调整。给药期限应根据受试物拟用于临床应用的情况来决定，多次给药一般不超过 7 天。

③ 结果观察。应根据受试物的特点和刺激性反应情况来选择适当的观察时间。通常单次给药刺激性试验，在给药后 48～96h 对动物和注射部位进行肉眼观察；多次给药刺激性试验，每天给药前以及最后一次给药后 48～96h 对动物和注射部位进行肉眼观察。观察期结束时应对部分动物进行给药部位组织病理学检查。留下的动物根据受试物的特点和刺激性反应情况，继续观察 14～21 天再进行组织病理学检查，以了解刺激性反应的可逆程度。

④ 结果评价。根据肉眼观察和组织病理学检查的结果进行综合判断。

（3）眼刺激性试验

① 实验动物。首选家兔，每组动物数不少于 3 只。应设置生理盐水对照组，可采用同体左右侧自身对比法。试验前 24h 内对每只动物的双眼进行检查（包括使用荧光素钠检查）。有眼睛刺激症状、角膜缺陷和结膜损伤的动物不能用于试验。

② 给药方法。每只眼睛滴入 0.05～0.1mL 或涂敷 0.1g 受试物，然后轻合眼睑约 10s。一般不需冲洗眼睛。给药期限应根据受试物拟用于临床的情况来决定，多次给药时每天给受试物的次数应与临床用药频率相同，连续给受试物 2～4 周，一般不超过 4 周。

③ 结果观察。应根据受试物的特点和刺激性反应情况来选择适当的观察时间。通常单次给药眼刺激试验，在给药后 1h、2h、4h、24h、48h 和 72h 对眼部进行检查，也可根据受试物的特点适当调整观察时间；多次给药眼刺激试验，每天给药前以及最后一次给药后 1h、2h、4h、24h、48h 和 72h 对眼部进行检查，也可根据受试物的特点适当调整观察时间。如果在 72h 未见任何刺激症状，试验则可结束。如存在持久性损伤，有必要延长观察期限，但一般不超过 21 天。

一般采用裂隙灯（或手持裂隙灯）进行眼刺激反应检查，也可根据刺激性反应情况采用其他的合适器械（如放大镜、生物显微镜等）。在整个观察过程中应进行荧光素染色检查。每次检查，都应记录眼部反应的分值（见表 4-6）。除了观察所列出的结膜、角膜和虹膜损伤外，其他所观察到的损伤也应记录和报告。

表 4-6　眼刺激反应分值标准

观察指标	眼刺激反应	分值
角膜	无混浊	0
	散在或弥漫性混浊,虹膜清晰可见	1
	半透明区易分辨,虹膜模糊不清	2
	出现灰白色半透明区,虹膜细节不清,瞳孔大小勉强可见	3
	角膜不透明,虹膜无法辨认	4

续表

观察指标	眼刺激反应	分值
虹膜	无混浊	0
	散在或弥漫性混浊,虹膜清晰可见半透明区易分辨,虹膜模糊不清	1
	出血/肉眼可见坏死/对光无反应(或其中一种)	2
结膜充血	血管正常	0
	血管充血呈鲜红色	1
	血管充血呈深红色,血管不易分辨	2
	弥漫性充血呈紫红色	3
结膜水肿程度	无水肿	0
	轻微水肿(含眼睑)	1
	明显水肿伴部分眼睑外翻	2
	水肿至眼睑近半闭合	3
	水肿至眼睑超过半闭合	4
结膜分泌物	无分泌物	0
	少量分泌物	1
	分泌物使眼睑和睫毛潮湿或粘着	2
	分泌物使整个眼区潮湿或粘着	3
最大总积分		16

④ 结果评价。按表 4-6 的要求,将每一个观察时间每一动物的眼角膜、虹膜和结膜的刺激反应分值相加得总积分,将一组的积分总和除以动物数,即得最后分值。按以下标准判断其刺激程度:0~3,无刺激性;4~8,轻度刺激性;9~12,中度刺激性;13~16,强度刺激性。

(4)皮肤光毒性试验　光毒性反应是指药物吸收的紫外光能量在皮肤中释放导致皮肤损伤的作用,即皮肤或全身接触或应用化学物质后,继而暴露于紫外线照射下所引起的一种皮肤毒性反应。光毒性反应是光敏反应中最常见的一种反应。具有剂量依赖性,其临床表现与晒伤相似,表现为红斑、水肿、皮肤瘙痒和色素沉着。严重者可产生局部坏死、溃烂或表皮脱落。

实验动物采用成年白色豚鼠,雌雄各半。设阴性、阳性对照组和受试物不同剂量组。阴性对照组应给予赋形剂或溶媒,阳性对照组给予 8-甲氧基补骨脂素,受试物低剂量组给予临床用药浓度,高剂量组给予不引起皮肤刺激反应的浓度。正式试验的每组动物数至少 6 只。进行正式光毒试验前 18~24h,将动物脊柱两侧皮肤去毛,试验部位皮肤需完好,无损伤及异常。备四块去毛区,每块去毛面积约为 2cm×2cm。将动物固定,在动物左上或右上去毛区涂敷 0.2mL(g)候选药物或阳性对照药,左下或右下区分别涂敷同体积(量)的赋形剂或溶媒。给药 30min 后,左侧用铝箔覆盖,胶带固定,右侧用波长为 320~400nm 的 UVA 进行照射。结束后分别于 1h、24h、48h 和 72h 观察皮肤反应,根据表 4-7 判定每只动物皮肤反应评分。

表 4-7   皮肤反应的评分标准

观察指标	光毒性反应	分值
红斑和焦痂形成	无红斑	0
	非常轻的红斑,勉强可见	1
	明显的红斑	2
	中度至重度的红斑	3
	重度红斑(鲜红色)至轻度焦痂形成(深层损伤)	4
水肿形成	无水肿	0
	非常轻度水肿,勉强可见	1
	轻度水肿(边缘清晰)	2
	中度水肿(皮肤隆起约 1mm)	3
	重度水肿(皮肤隆起大于 1mm,并超过涂受试物的区)	4

结果评价:单纯涂受试物而未经照射区域未出现皮肤反应,而涂受试物后经照射的区域出现皮肤反应分值之和为 2 或 2 以上的动物数为 1 只或 1 只以上时,判为受试物具有光毒性。

3. 过敏性试验方法

(1)被动皮肤过敏试验（PCA） 将致敏动物的血清（内含丰富的 IgE 抗体）皮内注射于正常动物。IgE 与皮肤肥大细胞的特异受体结合,使之被动致敏。当致敏抗原激发时,引起局部肥大细胞释放过敏介质,从而使局部血管的通透性增加,注入染料可渗出于皮丘,形成蓝斑。根据蓝斑范围判定过敏反应程度。

实验动物及试验分组:PCA 反应常用的动物是大鼠,亦用小鼠,有时根据试验需要用豚鼠,选择动物时应考虑 IgE 的出现时间。应设立阴性、阳性对照组和受试物不同剂量组。阴性对照组应给予同体积的溶媒,阳性对照组给予 1～5mg/只牛血清白蛋白或卵白蛋白或已知致敏阳性物质,受试物低剂量组给予临床最大剂量(基于体重或体表面积),受试物高剂量组给予低剂量的数倍量。每组动物数至少6只。

实验动物致敏:选择容易产生抗体的给药方法,如静脉、腹腔或皮下注射等,隔日一次,共 3～5 次。末次致敏后 10～14 天左右采血,2000r/min 离心 10min,分离血清,－20℃保存,2 周内备用。上述各组抗血清应根据反应特点决定稀释倍数,一般用生理盐水稀释成 1∶2、1∶4、1∶8、1∶16 或 1∶32 等。在动物背部预先脱毛 3cm×4cm 大小的皮内注射各对应组的抗血清 0.1mL,进行被动致敏。被动致敏 24h 或 48h 后,各组静脉注射与致敏剂量相同的激发抗原加等量的 0.5%～1%伊文思蓝染料共 1mL,进行激发。由于不同种属动物接受含 IgE 抗体血清后,至能够应答抗原攻击产生过敏反应的时间不同,因此需注意激发时间选择的合理性。

结果评价:30min 后麻醉处死各组动物,剪取背部皮肤,测量皮肤内层的斑点大小,直径大于 5mm 者判定为阳性。不规则斑点的直径为长径与短径之和的一半。

（2）全身主动过敏试验（ASA）　对致敏成立的动物，静脉注射抗原，观察抗原与 IgE 抗体结合后导致肥大细胞、嗜碱性细胞脱颗粒、释放活性介质而致的全身性过敏反应。

实验动物及试验分组：通常选用体重为 300～400g 的豚鼠。应设立阴性、阳性对照组和受试物不同剂量组。阴性对照组应给予同体积的溶媒，阳性对照组给予 1～5mg/只牛血清白蛋白或卵白蛋白或已知致敏阳性物质，受试物低剂量组给予临床最大剂量（基于体重或体表面积），受试物高剂量组给予低剂量的数倍量。每组动物数至少 6 只。

实验动物致敏：选择容易产生抗体的给药方法，如静脉、腹腔或皮下注射等，隔日一次，共 3～5 次。一次快速静脉内给药。末次注射后第 10～14 日一次激发。激发剂量一般为致敏剂量的 2～5 倍量，给药容积 1～2mL。

观察指标：致敏期间每日观察每只动物的症状。初次，最后一次致敏和激发当日测定每组每只动物的体重。静脉注射后立刻至 30 分钟，按过敏反应症状详细观察每只动物的反应，症状的出现及消失时间。最长观察 3 小时。

结果评价：可按全身致敏性评价标准判断过敏反应发生程度。计算过敏反应发生率。根据过敏反应发生率和发生程度进行综合判断。激发注射后，若发现有过敏反应症状时，可取健康未致敏豚鼠 2 只，自静脉注射激发剂量的受试物，观察有无由于受试物作用引起的类似过敏反应症状，以供结果判断时参考。

（3）豚鼠最大化试验（GPMT）和 Buehler 试验（BT）　实验动物皮内或涂皮给予诱导剂量，经过 10～14 天的诱导期，此时免疫反应发生，然后给予激发剂量，以观察是否出现了过敏反应。在诱导期和攻击期的皮肤反应及其程度均应进行对比，并与赋形剂组进行比较。

实验动物及试验分组：实验动物选择成年豚鼠，雌雄不拘。受试物组不少于 20 只、对照组不少于 10 只。设立阴性对照组和阳性对照组。推荐的阳性对照物有巯基苯并噻唑、苯佐卡因、二硝基氯苯、331 环氧树脂等，也可以使用其他的阳性对照物，但轻－中度的致敏剂在加佐剂的试验中至少 30％ 和不加佐剂试验中至少 15％ 应有反应。给药剂量取决于所选择的方法。在 Buehler 试验中，致敏剂量应当足够高，以产生轻微的刺激性，激发剂量为不产生刺激性的最高剂量。在 GPMT 试验中，致敏剂量应足够高，以产生轻-中度的皮肤刺激性且能很好地全身耐受，激发剂量为不产生刺激性的最高剂量。

试验步骤：Buehler 试验在第 0、6～8 和 13～15 天用封闭片局部给药以诱导，在第 27～28 天在未给药的肋腹部贴 6h 以局部激发。去除封闭片 24h 和 48h 后读取结果。如果结果难以判定，一周后再次激发，可采用原来的对照组或新的对照组。可采用剪、刮或脱毛的手段去除给药部位的毛发。采用水或适当溶剂去除受试物，以不改变已经存在的皮肤反应和表皮的完整性为宜。GMPT 试验采用皮内注射给药，加和不加佐剂进行诱导，5～8 天后再次局部诱导，第 20～22 天给予激发剂量

24h，在去除激发剂量 24h 和 48h 后读取结果。同 Buehler 试验一样，如果结果难以判定，一周后再次激发。

观察指标：一般在致敏后 1h 和 24h 及激发后 24h 和 48h 观察皮肤红斑、水肿和其他异常反应，根据皮肤过敏反应评分标准对红斑和水肿进行评分。可根据毒性反应情况适当调整观察时间。测定开始和结束时的动物体重。

结果评价：根据皮肤过敏性评价标准判断过敏反应发生程度，并计算过敏反应发生率。

（4）皮肤光过敏性试验　光过敏性系药物吸收光能后成激活状态，并以半抗原形式与皮肤中的蛋白结合成为药-蛋白质结合物（全抗原），经表皮的郎格罕氏细胞传递给免疫活性细胞，引起过敏反应的作用。

实验动物及试验分组：原则上使用健康白色豚鼠，每组不少于 5 只。设阳性对照药组、阴性对照组和受试物组。

试验方法有七种，分别为：Adjuvant and Strip 法、Harber 法、Horio 法、Jordan 法、Maurer 法、Morikawa 法、Vinson 法共 7 种。仅以 Adjuvant and Strip 法为代表进行介绍。本法是先皮内注射 FCA，用透明胶带擦伤皮肤角质层，涂敷受试物，照射紫外线，以上操作反复 5 次进行致敏，2 周后再次涂敷受试物，照射紫外线激发。

结果评价：皮肤光敏性试验是根据比较对照组和给药组的反应进行评价的。在分析结果时，必须遵守各试验方法所记载的判定标准，对受试物的皮肤光敏性反应进行评价。阳性结果时，应追加试验，如与已知阳性物质的比较试验及用其他方法（不加佐剂）进行试验，其中非损伤性试验方法，有利于光敏性反应评价。另外，光敏性是光毒性和光过敏性两类混合难分的反应。必要时，应追加光毒性试验。

4. 溶血性试验方法

常用的候选药物溶血性试验方法为常规的体外试管法，又称肉眼观察法。试验步骤如下。

（1）血细胞悬液的配制　取兔血（或羊血）数毫升，放入含玻璃珠的三角烧瓶中振摇 10min，或用玻璃棒搅动血液，除去纤维蛋白原，使成脱纤血液。加入 0.9% 氯化钠溶液约 10 倍量，摇匀，1000～1500r/min 离心 15min，除去上清液，沉淀的红细胞再用 0.9% 氯化钠溶液按上述方法洗涤 2～3 次，至上清液不显红色为止。将所得红细胞用 0.9% 氯化钠溶液配成 2% 的混悬液，供试验用。

（2）试验方法　试管 7 只，进行编号，1～5 号管为供试品管，6 号管为阴性对照管，7 号管为阳性对照管。按下表所示依次加入 2% 红细胞悬液、0.9% 氯化钠溶液或蒸馏水，混匀后，立即置 37℃±0.5℃ 的恒温箱中进行温育，开始每隔 15min 观察 1 次，1h 后，每隔 1h 观察 1 次，一般观察 3h。按表 4-8 顺序加入各种溶液。

表 4-8　常规的体外试管法评价药物溶血性试剂加入顺序表

试管编号	2%红细胞悬液/mL	生理盐水/mL	蒸馏水/mL	受试物/mL
1	2.5	2.0		0.5
2	2.5	2.1		0.4
3	2.5	2.2		0.3
4	2.5	2.3		0.2
5	2.5	2.4		0.1
6	2.5	2.5		
7	2.5		2.5	

结果观察与判断：若试验中的溶液呈澄明红色，管底无细胞残留或有少量红细胞残留，表明有溶血发生；如红细胞全部下沉，上清液体无色澄明，表明无溶血发生。若溶液中有棕红色或红棕色絮状沉淀，振摇后不分散，表明有红细胞凝聚发生。如有红细胞凝聚的现象，可按下法进一步判定是真凝聚还是假凝聚。若凝聚物在试管振荡后又能均匀分散，或将凝聚物放在载玻片上，在盖玻片边缘滴加 2 滴 0.9%氯化钠溶液，置显微镜下观察，凝聚红细胞能被冲散者为假凝聚，若凝聚物不被摇散或在玻片上不被冲散者为真凝聚。当阴性对照管无溶血和凝聚发生，阳性对照管有溶血发生时，若候选药物管中的溶液在 3h 内不发生溶血和凝聚，则受试物可以注射使用；若受试物管中的溶液在 3h 内发生溶血和（或）凝聚，则受试物不宜注射使用。

第四节　临床前药代学评价

临床前药代学是应用动力学原理与数学模型处理方法，通过动物体内外和人体外的试验研究，获得候选药物的基本药代动力学参数，阐明其在体内 ADME 过程的动态变化规律和特点，从而为药效学、毒理学、临床试验和药学研究等提供参考资料。在新药开发研究过程中，临床前药代学与临床前药效学、毒理学一起，构成完整的新药筛选和评价体系。

一、研究意义与目的

良好的药代学性质支撑药物的有效性和安全性，为成功的新药所必需。研究证实，缺乏体内活性多由于药代学性质不理想，如生物利用度低、首关消除较强，或半衰期太短、代谢太快，或不易通过生物膜而进入靶器官等；产生体内毒性则多由于毒性代产谢物所致。临床前药代学研究的重要意义在于：①在药效学研究中，临床前药代学研究可提供药物浓度、药物分布、不同给药途径与药效的关系，说明药效反应的种属差异；②在毒理学研究中，临床前药代学研究可提供药物浓度与毒性反应的关系，提示可能的毒性靶器官，代谢产物可提示毒性作用的机制；③在临床研究中，临床前药代学研究得到的药代学参数、代谢途径、代谢产物、代谢酶等可为临床给药方案设计和优化提供参考；④在制剂研究中，临床前药代学研究结果是评价药物制剂特点和质量的重要依据，可通过药代学比较研究来考察制剂处方和工艺的合理性。

据文献报道，约有 40％的候选药物经临床试验后因药代学方面的原因而被淘汰；原因在于动物与人类在药效学、药代学、毒理学方面均存在着质与量的反应差异，而表现在药代学方面又较为突出。因此，新药研究发展的重要理念之一是在发现研究阶段就应建立有效的 ADME/T 或 PK/PD 综合性筛选模型，及早介入成药性的评价和预测，这对于完善候选药物结构、提高新药研发成功率，或将前期结论不支持的后续研究及早终止，尽可能地降低技术和经济风险至关重要。

二、试验设计方法

开展临床前药代动力学研究，要遵循以下基本原则：试验目的明确；试验设计合理；分析方法可靠；所得参数全面，满足评价要求；对试验结果进行综合分析与评价；具体问题具体分析。

1. 实验动物、给药剂量及给药途径

一般采用成年和健康的动物。常用动物有小鼠、大鼠、兔、豚鼠、犬、小型猪和猴等。在考虑与人体药代动力学性质相关性的前提下，尽可能选择与毒理学和药效学研究相同的动物。尽量在动物清醒状态下进行试验，最好从同一动物多次采样获取药代动力学参数。创新药应选用两种或两种以上的动物，其中一种为啮齿类动物；另一种为非啮齿类动物（如犬、小型猪或猴等）。其他药物，可选用一种动物，建议首选非啮齿类动物。在动物选择上，建议采用体外模型比较动物与人代谢的种属差异性，包括代谢反应类型的差异和代谢产物种类及量的差异。通过比较，选取与人代谢性质相近的动物进行非临床药代评价；同时尽可能明确药物代谢的研究对象（如：原形药物、原形药物与代谢产物，或几个代谢产物同时作为药代动力学研究观察的对象）。经口给药不宜选用兔等食草类动物。

动物体内药代动力学研究应设置至少三个剂量组，低剂量与动物最低有效剂量基本一致，中、高剂量按一定比例增加。不同物种之间可根据体表面积或药物暴露量进行剂量换算。主要考察在所设剂量范围内，药物的体内动力学过程是属于线性还是非线性，以利于解释药效学和毒理学研究中的发现，并为新药的进一步开发和研究提供信息。所用的给药途径和方式，应尽可能与临床用药一致，也要兼顾药效学研究和毒理研究的给药途径。

2. 生物样品的分析方法

根据受试药的性质，选择特异性好、灵敏度高的测定方法。色谱法包括高效液相色谱法（HPLC）、气相色谱法（GC）和色谱-质谱联用法（如 LC-MS、LC-MS/MS、GC-MS、GC-MS/MS）。在需要同时测定生物样品中多种化合物的情况下，LC-MS/MS 和 GC-MS/MS 联用法在特异性、灵敏度和分析速度方面有更多的

优势。对于前体药物或有活性（药效学或毒理学活性）代谢产物的药物，以及主要通过代谢从体内消除的药物，建立生物样品分析方法时应考虑测定原形药和主要代谢产物。应用放射性同位素标记法测定生物样品可配合色谱法，以保证良好的检测特异性。如某些药物难以用上述的检测方法，可选用其他方法，但要保证其可靠性。

方法学验证（validation）是生物样品分析的基础。所有药代动力学研究结果，都依赖于生物样品分析，只有可靠的方法才能得出可靠的结果。应通过准确度、精密度、特异性、灵敏度、重现性、稳定性等研究，对建立的方法进行验证。制备随行标准曲线并对质控样品进行测定，以确保生物样品分析数据的可靠性。

三、评价内容及要求

主要内容包括血药浓度-时间曲线、吸收、分布、排泄、与血浆蛋白的结合、生物转化、对药物代谢酶活性及转运体的影响、数据处理与分析、结果与评价等。

1. 血药浓度-时间曲线

（1）受试动物数　以血药浓度-时间曲线的每个采样点一般不少于 5 个数据为限计算所需动物数。建议受试动物采用雌雄各半。对于单一性别用药，可选择与临床用药一致的性别。

（2）采样点　采样点的确定对药代动力学研究结果有重大影响，若采样点过少或选择不当，得到的血药浓度-时间曲线可能与药物在体内的真实情况产生较大差异。给药前需要采血作为空白样品。为获得给药后一个完整的血药浓度-时间曲线，采样时间点的设计应兼顾药物的吸收相、平衡相（峰浓度附近）和消除相。对于吸收快的血管外给药药物，应尽量避免第一个点是峰浓度（C_{max}）；在 C_{max} 附近需要 3 个时间点，尽可能保证 C_{max} 的真实性。整个采样时间应持续到 3～5 个半衰期，或持续到血药浓度为 C_{max} 的 1/10～1/20。为保证最佳采样点，建议在正式试验前进行预试验，然后根据预试验的结果，审核并修正原设计的采样点。同时应注意采血途径和整个试验周期的采血总量不影响动物的正常生理功能和血流动力学，一般不超过动物总血量的 15%～20%。例如，每只大鼠 24 h 内采血总量不宜超过 2mL。在采血方式上，同时也要兼顾动物福利。

（3）给药　口服给药一般应在给药前应禁食 12h 以上，以排除食物对药物吸收的影响。另外在试验中应注意根据具体情况统一给药后禁食时间，以避免由此带来的数据波动及食物的影响。对于临床需长期给药或有蓄积倾向的药物，应考虑进行多次（重复）给药的药代动力学研究。多次给药试验时，一般可选用一个剂量（有效剂量）。根据单次给药药代动力学试验结果求得的消除半衰期，并参考药效学数据，确定药物剂量、给药间隔和连续给药的天（次）数。

（4）血药浓度测定　按照已验证的分析方法，对采集的生物样品进行处理及分析测定，获得各个受试动物的各采样点的血药浓度数据。生物样品的处理应与分析方法验证中的处理方法一致。

（5）**药代动力学参数**　根据试验中测得的各受试动物的血药浓度-时间数据，求得受试物的主要药代动力学参数。静脉注射给药，应提供消除半衰期（$t_{1/2}$）、表观分布容积（V_{d}）、血药浓度-时间曲线下面积（AUC）、清除率（CL）等参数值；血管外给药，除提供上述参数外，还应提供峰浓度（C_{max}）和达峰时间（T_{max}）等参数，以反映药物吸收、消除的规律。另外，应提供统计矩参数，如平均滞留时间（MRT）、$AUC_{0 \to t}$ 和 $AUC_{0 \to \infty}$ 等，对于描述药物药代动力学特征也是有意义的。

（6）**数据要求**　单次给药应提供以下方面的数据：各个受试动物的血药浓度-时间数据及曲线和各组平均值、标准差及曲线；各个受试动物的主要药代动力学参数及各组平均值、标准差；对受试物单次给药非临床药代动力学的规律和特点进行讨论和评价。

多次（重复）给药应提供以下方面的数据：各个受试动物首次给药后的血药浓度-时间数据及曲线和主要药代动力学参数及各组平均值、标准差和曲线；各个受试动物的 3 次稳态谷浓度数据及各组平均值、标准差；各个受试动物血药浓度达稳态后末次给药的血药浓度-时间数据和曲线和主要药代动力学参数，及各组平均值、标准差和曲线；比较首次与末次给药的血药浓度-时间曲线和有关参数；对受试物多次给药非临床药代动力学的规律和特点进行讨论和评价。

2. 吸收

对于经口给药的新药，进行整体动物试验时应尽可能同时进行血管内给药的试验，提供绝对生物利用度。如有必要，可进行体外细胞试验、在体或离体肠道吸收试验等以阐述药物的吸收特性。对于其他血管外给药的药物及某些改变剂型的药物，应根据立题目的，提供绝对生物利用度或相对生物利用度。建议采用非啮齿类动物（如：犬或猴等）自身交叉试验设计，用同一受试动物比较生物利用度。

3. 分布

一般选用大鼠或小鼠进行组织分布试验，但必要时也可在非啮齿类动物（如犬）中进行。通常选择一个剂量（一般以有效剂量为宜）给药后，至少测定药物及主要代谢产物在心、肝、脾、肺、肾、胃肠道、生殖腺、脑、体脂、骨骼肌等组织的浓度，以了解药物在体内的主要分布组织和器官。特别注意药物浓度高、蓄积时间长的组织和器官，以及在药效靶组织或毒性靶组织的分布（如对造血系统有影响的药物，应考察在骨髓的分布）。必要时建立和说明血药浓度与靶组织药物浓度的关系。参考血药浓度-时间曲线的变化趋势，选择至少 3 个时间点分别代表吸收相、平衡相和消除相的药物分布。若某组织的药物或代谢产物浓度较高，应增加观测点，进一步研究该组织中药物消除的情况。每个时间点，一般应有 6 个动物（雌雄各半）的数据。

4. 排泄

应同时提供啮齿类和非啮齿类动物的排泄数据，啮齿类（大鼠、小鼠等）每个性别 3 只动物，非啮齿类（如犬）每个性别 2～3 只动物。根据药物特性，也可选择单一性别动物，但需说明。

（1）尿和粪中的药物排泄　将动物放入代谢笼内，选定一个有效剂量给药后，按一定的时间间隔分段收集尿或粪的全部样品，直至收集到的样品中药物和主要代谢产物低于定量下限或小于给药量的1%。粪样品收集后按一定比例制成匀浆，记录总重量或体积，取部分尿或粪样品进行药物和主要代谢产物浓度测定或代谢产物谱（metabolite profile）分析，计算药物和主要代谢产物经此途径排泄的速率及排泄量。每个时间段至少有5只动物的试验数据。

（2）胆汁排泄　一般在动物麻醉下作胆管插管引流，待动物清醒且手术完全恢复后给药，并以合适的时间间隔分段收集胆汁，进行药物和主要代谢产物测定。

（3）数据要求　应记录药物及主要代谢产物自粪、尿、胆汁排出的速度及总排出量（占总给药量的百分比），提供物质平衡的数据。

5. 与血浆蛋白的结合

应根据药理毒理研究所采用的动物种属，进行动物与人血浆蛋白结合率比较试验，以预测和解释动物与人在药效和毒性反应方面的相关性。

研究药物与血浆蛋白结合可采用多种方法，如平衡透析法、超过滤法、分配平衡法、凝胶过滤法、色谱法等。根据药物的理化性质及试验室条件，可选择使用一种方法进行至少3个浓度（包括有效浓度）的血浆蛋白结合试验，每个浓度至少重复试验3次，以了解药物与血浆蛋白结合率以及可能存在的浓度依赖性和血浆蛋白结合率的种属差异。

对血浆蛋白结合率高，且安全范围窄的药物，建议开展体外药物竞争结合试验，即选择临床上有可能合并使用的高蛋白结合率药物，考察对所研究药物蛋白结合率的影响。

6. 生物转化

对于创新性的药物，尚需了解在体内的生物转化情况，包括转化类型、主要转化途径及其可能涉及的代谢酶表型。对于新的前体药物，除对其代谢途径和主要活性代谢产物结构进行研究外，尚应对原形药和活性代谢产物进行系统的药代动力学研究。

临床前可先采用色谱方法或放射性同位素标记方法分析和分离可能存在的代谢产物，并用色谱-质谱联用等方法初步推测其结构。如果临床研究提示其在有效性和安全性方面有开发前景，需进一步研究并阐明主要代谢产物的代谢途径、结构及酶催化机制。但当多种迹象提示可能存在有较强活性或毒性的代谢产物时，应尽早开展活性或毒性代谢产物的研究，以确定开展代谢产物动力学试验的必要性。

应尽早考察药效和毒性试验所用的实验动物与人体代谢的差异。目的在于考察动物与人的代谢产物的类别和数量是否一致，并以此作为药效和毒性实验动物选择的依据。在早期非临床药代动力学研究时，可开展药物体外（如动物和人肝组织匀浆、原代肝细胞、肝S9、肝微粒体等）代谢试验，以预测动物与人体体内代谢有无差异。

7. 药物代谢酶及转运体研究

药物代谢酶及转运体是影响药物的吸收、分布、代谢及排泄过程的核心机制之一。开展药物代谢酶及转运体研究对药物的有效性及毒性评价非常必要。体外试验体系是评价药物代谢酶和转运体作用机制的有力手段，应结合体内试验，综合评价药物的处置过程。非临床 ADME 研究应主要采用人源化材料（如人肝微粒体、肝 S9、原代肝细胞及 P450 重组酶等），鉴定药物是否是代谢酶的底物或抑制剂。P450 同工酶之外的药物代谢酶，如葡萄糖醛酸结合酶、硫酸转移酶等，也应该在适当的情况下进行评估。创新药物非临床 ADME 研究还应该考虑到代谢酶与转运体之间的相互影响及潜在的相互作用、人特异性代谢产物的评估等。

8. 物质平衡

在临床前和临床早期阶段，特别是毒性剂量和有效治疗剂量范围确定的情况下运用放射性标记化合物，可通过收集动物和人体粪、尿以及胆汁以研究药物的物质平衡。这些研究能够获得化合物的排泄途径和排泄速率等信息，而且有助于代谢产物的性质鉴定，并通过有限的数据比较它们的体内吸收和分布特点。通过体外和动物样品中分离出的代谢产物有时可作为参比品用于临床和非临床的定量研究。同时，组织分布研究和动物胆管插管收集的胆汁能够提供药物的组织分布数据和明确胆汁清除特点。一般应采用放射性同位素标记技术研究物质平衡。考虑到每一个化合物及其代谢产物具有各自的理化特性，在开展不同化合物的同位素标记研究时对试验方法做慎重的调整/修改是很有必要的。

9. 试验结果与评价

对所获取的数据应进行科学和全面的分析与评价，综合论述药物在动物体内的药代动力学特点，包括药物吸收、分布和消除的特点；经尿、粪和胆汁的排泄情况；与血浆蛋白结合的情况；药物在体内蓄积的程度及主要蓄积的器官或组织；如为创新性的药物，还应阐明其在体内的生物转化、消除过程及物质平衡情况。在评价的过程中注意进行综合评价，分析药代动力学特点与药物的制剂选择、有效性和安全性的关系，从体外试验和动物体内试验的结果，推测临床药代动力学可能出现的情况，为药物的整体评价和临床研究提供更多有价值的信息。

四、毒代动力学试验

毒代动力学研究是药代动力学在全身暴露评价中的延伸，为非临床毒性研究的组成部分，或为某一特殊设计的支持性研究，以评估药物的全身暴露情况。其研究结果用于阐明毒理学发现及其与临床安全性问题的相关性。

毒代动力学研究的目的首先是描述在动物的全身暴露及其与毒性研究剂量、时间的关系。其次是阐述毒性试验所达到的暴露量与毒性发现的相关性，支持非临床毒性研究的动物种属选择和给药方案设计。另外，毒代动力学研究结合毒性研究结果提供有助于后续非临床毒性研究的信息。

毒代动力学通常结合于毒性研究中，故又被称为伴随毒代动力学。模拟毒性试验的支持性研究也可获得相应的毒代动力学数据。毒代动力学研究有助于提供一种获得受试动物多次给药药代动力学数据的方式，既可避免重复进行多次给药的药代动力学研究，又可在数据收集中优化试验设计减少所需要的实验动物数。非临床药代动力学和代谢过程的多个要素对解释毒理学发现可能有价值。但毒代动力学数据侧重于新药毒性研究中的动力学过程，重点是解释毒性试验结果。

（1）**基本要求**　遵从 GLP 要求的毒性研究，其伴随毒代动力学亦应符合 GLP 要求。在严格模拟毒性试验条件下产生特定数据的回顾性设计的毒代动力学研究也应遵循安全性评价所必需的 GLP 要求。

（2）**暴露量的定量**　全身暴露量可用来评价动物对受试物的负荷量，并有助于解释动物种属、剂量组和性别间的毒性相似性和差异性。暴露量可用原形化合物或其代谢产物的血浆（全血或血清）浓度或 AUC 表示，某些情况下，也可测定组织中的药物浓度。在进行动物毒性试验设计时，为使动物毒性研究的剂量能达到相应的暴露水平，应考虑人体治疗剂量（预期的或已确认的）的整体暴露和剂量相关性及受试物的药效学（定性的或定量的）可能存在的种属差异。

（3）**样品采集时间点的确定**　伴随毒代动力学研究中，采集体液的时间点应尽量达到所需的频度，但不可过于频繁而干扰正常研究，或引起动物过度的生理应激反应。每项研究中时间点的数量应满足暴露评价的要求，时间点的确定应以早期毒性研究、预试验或剂量探索毒性试验以及在相同动物模型或可以合理外推的其他动物模型上获得的动力学数据为基础。

（4）**达到足够暴露的给药剂量设置**　毒性试验的剂量设置主要依据受试动物的毒理学发现和药效反应确定。低剂量最好是无毒性反应剂量。中剂量的暴露通常是低剂量的适当倍数或高剂量的适当分数。毒性试验中高剂量通常依毒理学的要求而定，但所用剂量应达到可评价的暴露水平。

（5）**毒性试验中暴露评估的程度**　在毒性试验中，全身暴露应通过适当动物数和剂量组进行测定，为风险评价提供依据。动物数量应采用可产生足够毒代动力学数据的最小值。在主试验组中使用雌雄两种性别动物时，除非有特殊理由，暴露量的测定通常包括两种性别的动物。如果给药方案基本不变，可不必在不同给药期限的每项研究中获取毒代动力学数据。

（6）**影响暴露量分析的复杂因素**　暴露量评估应考虑因种属差异导致的蛋白结合、组织摄取、受体性质和代谢特点的不同。例如，对蛋白结合率高的化合物，用游离（未结合）浓度来表示暴露量可能更为合适。此外，代谢产物的药理活性及其毒理学作用和生物制品的免疫原性也可能是需要考虑的复杂因素。在血浆浓度相对较低时，某些特定组织或器官也可能会有较高水平的受试物和/或代谢产物。

（7）**给药剂量**　改变给药途径（如吸入、局部或非肠道给药）的毒代动力学方案，应基于受试物在拟定给药途径下的药代动力学性质。改变给药途径时，需比较现有的和拟改变的给药途径下原形化合物和/或其代谢产物的全身暴露（AUC 和 C_{max}）。如果新途径导致 AUC 和/或 C_{max} 增加或代谢途径改变，应重新考虑继续对动物毒理学和动力学所获得的安全性进行确认。

（8）代谢产物的测定　血浆或体液中代谢产物浓度的测定在毒代动力学的实施中特别重要。主要有以下几种情况：受试物为"前药"且其代谢产物已知为主要活性成分；受试物可被代谢为一种或多种具有药理或毒理活性的代谢产物，且产物导致明显的组织/器官反应；受试物在体内被广泛代谢，毒性研究仅可以通过测定血浆或组织中的某一主要代谢产物浓度进行暴露评估。

（9）试验结果与评价　暴露评价的数据需要有代表性。动力学参数多数存在个体内和个体间的差异，且毒代动力学数据多来源于小样本的动物，因此通常不需要高精度的统计学处理。应注意求算平均值或中位数并评估变异情况，某些情况下，个体动物的数据可能比经整理、统计分析过的成组资料更为重要。应对所获得的毒代动力学数据进行综合评估，包括对结果的评价和对解释毒理学发现的意义。

思考题

1. 新药临床前药理毒理评价的目的是什么？其研究内容和程序是怎样的？

2. 新药主要药效学评价方法有哪些？

3. 一般毒性试验对新药研发有何意义？

4. 新药申报中如何开展新药过敏性、溶血性和局部刺激性等特殊安全性试验？

5. 致癌试验与致畸变试验有什么联系和区别？

6. 什么是遗传毒性？遗传毒性试验的方法有些？

7. 药代动力学研究和毒代动力学研究有何区别与联系？

8. 如何开展新药药物依赖性评价？

9. 新药主要药效学评价方法有哪些？

10. 新药急性毒性试验设计的基本原则有哪些？

第五章

新药的临床试验研究

提要 新药的临床试验研究应遵守法律法规和《世界医学大会赫尔辛基宣言》。GCP 以及相关技术指导原则对药物临床试验质量管理和技术要求作出了具体规定。本章对新药各期临床试验的目的、内容、方法及要求等予以详细介绍和阐释。

第一节 概　　述

临床候选药物的体外或动物活性（包括疗效和毒性）并非等同于人体效应，甚至可能因体内过程差别而迥异。事实证明，新药的开发研究是一个逐步选择与淘汰、不断循环优化的复杂过程，这样的转化研究漫长、艰难而又昂贵。以化学新药为例，从候选药物的临床前研究到新药上市平均需要 8～10 年的时间，5000 种候选药物只有 5 种可能进入到临床试验阶段，而最终仅有 1 种获准上市；平均每个新药耗费高达 8 亿～10 亿美元。

新药的临床试验（clinical trial）是指任何在人体（患者或健康志愿者）进行的药物系统性研究，目的是阐明或证实临床候选新药的临床作用、不良反应及药物代谢动力学（ADME）性质，以确定新药的疗效与安全性。

一、法规及伦理学要求

开展药物临床试验研究，应有充分的科学依据，按照《药品注册管理办法》报送临床前研究完成的研制方法、质量指标、药理及毒理试验结果等有关数据、资料和样品，经国家药品监督管理局（National Medical Products Administration，NMPA）批准，若为生物等效性试验则报 NMPA 备案。此外，必须通过伦理委员会（Institutional Review Board，IRB；Independent Ethics Committee，IEC）的科学性和伦理性审查，取得受试者或者其监护人自愿签署的知情同意书。药物临床试验应由具备相应条件并经备案的药物临床试验机构承担。其中，疫苗临床试验还应由符合国家卫生健康主管部门规定条件的三级医疗机构或者省级以上疾病预防控制机构实施或者组织实施。临床试验用药物应满足《药品生产质量管理规范》的有关要求。

临床试验期间，发现存在安全性问题或者其他风险时，应及时调整临床试验方案、暂停或者终止临床试验，并由申办者向 NMPA 报告（药品管理法第二十二条）。发生试验方案变更、非临床或者药学的变化或者新发现，应充分评估对受试者安全的影响；若可能增加受试者安全性风险，申办者需向 NMPA 药品审评中心提出补充申请。对正在开展临床试验的用于治疗严重危及生命且尚无有效治疗手段的疾病的药物，经医学观察可能获益，并且符合伦理原则的，经审查、知情同意后可以在开展临床试验的机构内用于其他病情相同的患者（药品管理法第二十三条）。

二、临床试验质量管理规范

作为药物临床试验全过程的标准规定，以及药品监管部门检查发现问题作出行政处理、处罚的强制性管理依据，NMPA 根据药品管理法及其实施条例，参照国际公认原则及管理理念，如 ICH 相关技术指导原则、FDA 和 EMA 相关法规等，制定《药物临床试验质量管理规范》（Good Clinic Practice，GCP），以保护受试者的权益和安全，保证临床试验过程规范及其数据和结果的科学、真实、可靠。新药临床试验的相关活动，包括方案设计、组织实施、监查、稽查、记录、分析、总结和报告均应遵守本规范。以下从五个方面对 GCP 内容予以简要归纳。

1. 受试者的权益和安全

药物临床试验应符合《世界医学大会赫尔辛基宣言》及相关伦理要求，受试者的权益和安全是考虑的首要因素，优先于科学和社会获益。必须充分权衡受试者和社会预期的风险和获益，只有当预期的获益大于风险时，方可实施或者继续临床试验。伦理审查与知情同意是保障受试者权益的重要措施。

伦理委员会按照制度和标准操作规程，履行保护受试者权益和安全的工作职责，应特别关注弱势受试者。伦理委员会对研究者的资格、临床试验的科学性和伦理性及其相关或需要的文件进行独立、客观、公正的审查，对正在实施的临床试验定期跟踪审查；审查意见包括同意、必要的修改后同意、不同意、终止或暂停已同意的研究。伦理委员会的委员应有医药专业委员和非专业背景委员，以及临床试验机构以外的委员，人数不得少于 5 人；所有委员均需要接受伦理审查的培训，能够审查临床试验相关的伦理学和科学等方面的问题。

研究者或其指定人员在充分告知受试者有关临床试验的所有相关事宜，包括书面信息和伦理委员会的同意意见后，获得知情同意书。

2. 研究者和申办者的职责

（1）研究者（investigator） 指实施临床试验并对临床试验质量及受试者安全和权益负责的试验现场的负责人，又称主要研究者（principal investigator）。研究者应具有在临床试验机构的执业资格、高级职称，具备临床试验所需的专业知识、培训经历和能力，参加过多个临床试验。研究者和临床试验机构应具备完成临床试验所需的必要条件，充分理解试验方案、研究者手册、试验药物相关资料信息，遵守本规范及相关的法律法规，实施临床试验应回避重大利益冲突，接受申办者组织的监查和稽查，以及药品监督管理部门的检查。

研究者的主要职责：确保所有参研人员熟悉试验方案，明确各自分工和职责，使临床试验数据真实、完整和准确；严格执行试验方案，修改方案需经申办者同意并提交伦理委员会审查，必要时报告药品监督管理部门；遵守临床试验的随机化程序，盲法试验按方案揭盲；遵守试验用药品的接收、贮存、分发、回收、退还及未使用处置等管理规定；尊重受试者个人无理由退出临床试验，对紧急危害受试者给予适合的医疗处理；妥善地记录、处理和保存所有临床试验的纸质或电子资料，使之能够被准确地报告、解释和确认。

（2）申办者（sponsor）　指负责临床试验的发起、管理和提供临床试验经费的个人、组织或者机构。申办者应将保护受试者的权益和安全以及临床试验结果的真实、可靠作为临床试验的前提条件，由此建立涵盖临床试验全过程的质量管理体系，并基于风险进行质量管理。

申办者的主要职责：指定有能力的医学专家及时对临床试验的相关医学问题进行咨询；选用有资质的生物统计学家、临床药理学家和临床医生等参与试验，包括设计试验方案和病例报告表、制定统计分析计划、分析数据、撰写中期和最终的试验总结报告；向研究者和临床试验机构提供符合本规范要求的试验药品、试验方案和研究者手册；实行临床试验全过程的质量保证和质量控制；按照要求和时限向药品监督管理部门提交全部的、最新的试验药物安全信息和阶段性报告；临床试验开始前，向药品监督管理部门提出申请，获得临床试验的许可或完成备案，获取伦理委员会审查同意的文件和其他相关资料。

3. 试验方案和研究者手册

（1）试验方案（protocol）　指说明临床试验目的、设计、方法学、统计学考虑和组织实施的文件。通常由研究者与申办者共同制定并报伦理委员会审批后实施；临床试验中，若确有必要，应按规定程序对试验方案作出修改。

试验方案的主要内容：①基本信息，包括标题、编号、版本号和日期，申办者的名称和地址，申办者授权签署、修改试验方案的人员姓名、职务和单位，申办者的医学专家姓名、职务、所在单位地址和电话，研究者姓名、职称、职务，临床试验机构的地址和电话，参与临床试验的单位及相关部门名称、地址；②研究背景资料，如试验用药品名称与介绍，试验药物在非临床研究和临床研究中与临床试验相关、具有潜在临床意义的发现，对受试人群的已知和潜在的风险和获益，试验用药品的给药途径、给药剂量、给药方法及治疗时程的描述，临床试验的目标人群、相关的研究背景资料、参考文献和数据来源；③试验目的；④试验设计，如主要和次要终点，对照组选择和双盲、安慰剂对照、平行组设计，减少或控制偏倚所采取的随机化和盲法的过程描述，治疗方法与给药方案，临床试验的预期时长和随访，受试者、部分及全部临床试验的"暂停试验标准""终止试验标准"，试验用药品包括安慰剂、对照药品的管理，盲底保存和揭盲的程序，明确作为源数据直接记录在病例报告表中的试验数据等；⑤临床和实验室检查项目；⑥受试者的入选、排除、退出临床试验的标准，退出临床试验受试者的数据采集内容和时限、替换和随访；⑦受试者的治疗；⑧访视和随访计划；⑨有效性评价、安全性评价和统计学考虑；⑩伦理学、质量控制与质量保证、各方承担的职责及其他有关规定等。

（2）研究者手册（investigator's brochure） 指与开展临床试验相关的试验用药品的临床和非临床研究资料汇编。研究者手册包括试验药物的化学、药学、毒理学、药理学及临床的资料和数据，目的是帮助研究者和参与试验的其他人员更好地理解和遵守试验方案，帮助研究者理解试验方案中诸多关键的基本要素。申办者负责提供和更新研究者手册并及时送达研究者，研究者负责将更新的手册递交伦理委员会。

研究者手册的主要内容：①保密性说明，签字页，目录，概要，引言，试验药物的物理学、化学、药学特性和结构式，非临床研究，人体内作用，数据概要和研究者指南，注意事项，参考资料；②重点说明具重要意义的物理学、化学、药学、药理学、毒理学、药代动力学和临床等信息内容，简要说明试验药物的化学名称或已批准的通用名称、批准的商品名、所有活性成分和药理学分类及其在同类药品中的预期地位（如优势）、立题依据，清楚说明试验用药品的化学式、结构式，描述其理化和药学特性，说明辅料成分及配方理由以便确保临床试验采取必要的安全性措施；③详尽介绍非临床研究信息，说明这些非临床研究的方法学、研究结果，讨论这些发现对人体临床治疗意义的提示、对人体可能的不利作用和对人体非预期效应的相关性；④尽可能提供已完成的所有试验药物临床试验的摘要、临床试验以外的试验药物的使用情况，充分讨论试验药物在人体的已知作用，包括药代动力学、药效学、剂量反应、安全性、有效性和其他药理学领域的信息；⑤对非临床和临床数据进行全面分析讨论，就各种来源的有关试验药物不同方面的信息进行概述，帮助研究者预见到药物不良反应或临床试验中的其他问题；⑥中药民族药研究者手册的内容参考以上要求制定，还应注明组方理论依据、筛选信息、配伍、功能、主治、已有的人用药经验、药材基原和产地等，来源于古代经典名方的中药复方制剂，注明其出处、相关药材及处方等资料。

4. 临床试验质量保证系统

质量控制（quality control，QC）指在临床试验质量保证系统中，为验证临床试验所有相关活动是否符合质量要求而实施的技术和活动。质量保证（quality assurance，QA）指在临床试验中建立的有计划的系统性措施，以保证在临床试验的实施和数据的生成、记录和报告均遵守试验方案、本规范和相关法律法规。

申办者负责制定、实施和及时更新有关临床试验质量控制和质量保证系统的标准操作规程（standard operating procedures，SOP），质量控制和质量保证的方式方法应与临床试验内在的风险和所采集信息的重要性相符。临床试验以及实验室检测的全过程均需严格按照质量管理标准操作规程进行，包括数据处理的每个阶段均有质量控制，而使所有数据及其处理过程可靠和正确，以确保临床试验的实施、数据的产生、记录和报告均符合要求。

申办者承担对临床试验全部相关问题的管理职责，在签订的合同中明确注明临床试验参与各方的职责，建立系统的、有优先顺序的、基于风险评估的方法对临床试验实施监查（monitoring），并通过稽查（audit）保证临床试验的依从性（compliance in relation to trials），确保现行质量管理的有效性和适用性。申办者将临床试验的部分或全部工作委托给合同研究组织（contract research organization，CRO）时，仍然是临床试验数据质量和可靠性的最终责任人。申办者根据需要可建立临床试验的研究和管理团队，指导、监督临床试验实施，发现严重的或者劝阻不改的不依从问题时，应终止该研究者、临床试验机构继续参加临床试验并向药品监督管理部门报告。

5. 必备文件管理

临床试验必备文件是指评估临床试验实施和数据质量的单独的、集成的文件。这些文件用于证明研究者、申办者和监查员在临床试验过程中遵守了本规范和相关药物临床试验的法律法规要求。必备文件是申办者稽查、药品监督管理部门检查临床试验的重要内容，并作为确认临床试验实施的真实性和所收集数据完整性的依据。临床试验实施中产生的一些文件，如果未列在临床试验必备文件管理目录中，申办者、研究者及临床试验机构也可以根据必要性和关联性将其列入各自的必备文件档案中保存。

临床试验开始时，研究者及临床试验机构、申办者双方均应当建立必备文件的档案管理，并确认均有保存临床试验必备文件的场所和条件。临床试验结束时，监查员审核确认研究者及临床试验机构、申办者的必备文件，这些文件应当被妥善地保存在各自的临床试验档案卷宗内。

三、临床试验分期及研究程序

按照循序渐进的方式，新药临床试验分为Ⅰ、Ⅱ、Ⅲ、Ⅳ期，各期的试验对象、试验例数、研究内容、研究验目的及研究时间简要归纳于表 5-1。

表 5-1 新药临床试验的分期

试验分期	试验对象	试验例数	研究内容	研究目的	研究时间
Ⅰ期	健康志愿者	≥20	耐受性试验 药代动力学试验	安全性为主 提供给药方案依据	数月
Ⅱ期	患者	≥100(300)	多中心试验	疗效和安全性探索期	数月至 2 年
Ⅲ期	患者	≥300(500)	扩大的多中心试验	疗效和安全性确证期 评价利益与风险	1～4 年
Ⅳ期	患者	≥2000	应用研究阶段	上市后监测期	3～5 年

注：括号内为预防用生物制品试验例数。

新药临床研究通常分期顺序进行，也可根据药物特点和研究目的开展一个或者多个分期研究，或者交叉重叠进行。各期试验例数应符合临床试验的目的和相关统计学要求，不得少于规定的最低临床试验病例数。罕见病（WHO 定义患病率为0.65%～1%）等难以完成规定病例数的特殊病种，可以申请减少临床试验病例数或者申请免做临床试验，由 NMPA 根据具体情况作出审批决定。

临床研究的基本程序：①前期工作，如试验方案设计、研究人员的培训、药品和设备的准备、受试者的筛选、知情同意和伦理审查等；②启动、监查及稽查，应根据研究周期的长短确定布药（随访）时间点，及时记录、收集和报告受试者的信息和数据，确保试验数据和信息的完整、可靠和准确性，对不良事件（adverse event，AE）尤其是严重不良事件应妥善安置受试者，并随访、记录和报告，保存好原始文件；③完成及总结，应完整地回收试验研究用品、病例报告表（case report form，CRF）、知情同意书（informed consent form）等，对数据进行统计分析，对尚未缓解的不良事件继续给予随访、记录和报告。

转化医学（translational medicine）倡导"从实验室到病床（bench to bedside）"和"从病床到实验室（bedside to bench）"的双向有效沟通的基础成果转化研究。这样，在新药研发中就可以及早认识先导物或候选药物在人体内的 ADME/T 特征，从而提高研发效率和成药性概率。据此，FDA 出台了 0 期临床试验指导原则，采取较 I 期更少的资源，开展早期探索性临床试验，以利于快速发现有希望的候选新药。

第二节　I 期临床试验

新药的 I 期临床试验（phase I clinical trial）系初步的临床药理学及人体安全性评价试验。通过观察人体对临床候选新药的耐受程度和药代学试验结果，为制定安全有效的给药方案提供依据。I 期临床试验为新药的人体试验起始期，也称为早期人体试验，必须获得 NMPA 的临床研究批件后才可开始，一般在健康受试者（特殊情况下为患者）中进行。

一、人体耐受性试验

人体耐受性试验（clinical tolerance test）是在临床前动物试验研究的基础上，观察人体对药物的耐受程度，目的是获得人体对新药的最大耐受剂量及其产生的不良反应，为人体的安全性试验，是确定 II 期临床试验用药剂量提供重要的科学依据。首先进行单剂量递增耐受性试验，在此基础上视临床给药方案决定是否进行多剂量耐受性试验。

1. 试验对象

一般为健康志愿者，年龄 18～50 岁，男女各半。试验前需进行全面的体检，确认受试者的健康状态。但某些情况下，如毒性较大或耐受性在健康人和患者之间存在较大差异的药物（抗癌药、降血压药等），则不宜选用健康志愿者，而应选择心肝肾血功能基本正常的轻型患者。

不应入选的受试者包括以下几种情况：①健康检查不符合受试者标准；②经常用药、嗜烟酒、4周内参加过其他临床试验者；③3个月内使用过已知对某脏器有损害的药物或目前正在使用药物者；④有药物过敏史；⑤试验前患过重病；⑥有胃肠、肝、肾病史或现有上述疾病；⑦有其他影响药物吸收、分布、代谢和排泄等因素。

2. 剂量设计和试验分组

剂量设计与试验分组是Ⅰ期临床试验的关键，必须由负责临床试验的医师和有经验的临床药理研究人员，在认真阅读分析新药的临床前药理毒理研究结果、了解同类或结构接近的药物临床用药方案基础上，共同研究制定。给药途径应与Ⅱ期临床试验一致。

（1）初始剂量的确定　常用以下几种方法：①Blach well法，初始剂量不超过敏感动物LD_{50}的1/600或最小有效剂量的1/60；②改良的Blach well法是目前常用的一种方法，考虑了临床前研究4种试验的安全因素，即两种动物急性毒性试验LD_{50}的1/600、两种动物长期毒性试验中出现毒性剂量的1/60，以其中的最小剂量作为初始剂量；③Dollery法主要考虑药效因素，适用于毒性很小的药物，以最敏感动物的最小有效量的1%～2%或同类药物临床治疗量的1/10，作为初始剂量；④改良Fibonacci法简单易行，以小鼠急性毒性LD_{50}的1/100或大动物最低毒性剂量的1/40～1/30作为初始剂量，曾较为常用，但只凭一两种动物进行估算，LD_{50}和最低毒性剂量的变动幅度较大；⑤体表面积法按体表面积换算动物和人的有效剂量，以此剂量的1/10作为初始剂量。

例如，某新药在临床前的急性毒性试验中，该药的小鼠LD_{50} 3000mg/kg，大鼠LD_{50} 900 mg/kg；在长期毒性试验中，狗出现毒性的剂量为180mg/kg。按LD_{50}的1/600及长期毒性试验的1/60计算，其剂量分别为5mg/kg、1.5 mg/kg及3mg/kg，取其中最低剂量，人体耐受性试验初始剂量确定为1.5mg/kg（约100mg/人）。结果证明该剂量是恰当的，既未引起受试者不良反应，又与最大剂量组相距不太大，避免了受试剂量组过多，而减少不必要的受试者、时间及经济负担。

需要指出，由于药物的不同，初始剂量的选择方法应视具体问题具体分析。对具有明显药理活性的新药，初始剂量还应更小，切不可机械地按动物剂量折算为人用剂量。

（2）最大剂量的确定　常用以下几种方法：①临床应用同类或结构接近药物的单次最大剂量；②动物长期毒性试验中引起中毒症状或脏器出现可逆性变化剂量的1/10；③动物长期毒性试验中最大耐受量的1/5～1/2。试验达到最大剂量仍未出现不良反应时，一般即可终止试验并以此剂量作为最大耐受剂量；剂量递增到出现终止指标或其他较严重的不良反应时，虽未达到规定的最大剂量，也应终止试验，并以此前的剂量作为最大耐受剂量。

（3）试验分组　将受试对象分成若干组，组间剂量距离视药物毒性大小和试验者的经验而定。一般早期剂量递增较快，组间剂量距离较大，逐步缩小组间剂量距离；药物毒性较小且试验者有丰富经验时组间距离可稍大，而毒性较大的药物组间距离应缩小，以避免出现严重不良反应。初始剂量与最大剂量之间一般设 4~6 个剂量组，由最小剂量组开始逐组进行试验，各组受试人数在低剂量时每组可仅试验 2~3 人，接近治疗量时每组 6~8 人。

应当注意：①每个剂量采用一组受试者，采用剂量递增的方式进行，在一个剂量组试验结束后才能进行下一个剂量组的试验，不宜将高低剂量分组同时进行试验，因为不能保证较大剂量的安全性；②每位受试者只能接受一个剂量的试验，不得对同一受试者进行剂量递增和累积耐受性试验，以确保受试者的安全。

3. 观察指标和终止指标

观察指标包括神经、呼吸、泌尿、消化等系统的症状和体征，肝、肾功能，血、尿常规，血小板计数，心电图以及各类药物的特殊检查项目。通常以受试者出现轻度不良反应为试验终止指标，对于抗癌药等以出现较严重的毒性反应为试验终止指标。

一般观察 24h，有些药物可适当延长观察时间，出现不良反应时应追踪随访直至恢复。还需根据临床前动物毒性研究资料以及同类或结构接近的药物临床不良反应情况，对某些方面的不良反应进行重点观察。

4. 耐受性试验中需注意的问题

① 耐受性试验中观察到的症状体征和实验室检查数据，常受试验环境、试验时间等而产生波动，试验数据在统计学呈现"差异显著"时，统计学分析应与临床实际相结合，如果检测数据仍在正常范围内，进行组间比较亦未见该变异有剂量依赖关系，则可认为这些变化无临床意义。

② 人体耐受性试验中选用的剂量是预测治疗量或治疗量以下，群体产生同样的有试验指标改变的不良反应机会比较少，个例异常更有价值，故试验中发现异常数值时应立即将样本进行重复试验，以判断该结果的可靠性，并且在对剂量的相关性进行充分地分析后，确定该检测结果的变化是否属该药的不良反应。

二、临床药代动力学试验

临床药代动力学（Clinical Pharmacokinetics）旨在研究药物在人体内 ADME 过程的动态变化规律，从而充分认识人体与药物间的相互作用，为临床合理用药提供科学依据。临床药代动力学试验的基本流程如图 5-1 所示。

新药的临床药代动力学涉及健康志愿者、目标适应证患者、特殊人群等不同层面的研究对象，需要结合各期临床试验分阶段逐步实施，尽可能关注到临床应用的各项药代学问题，以阐明药代学基本特征、提供全面的人体药代学信息。

① 在 Ⅰ 期临床试验期间进行的健康志愿者药代学研究，目的是探讨药物在人

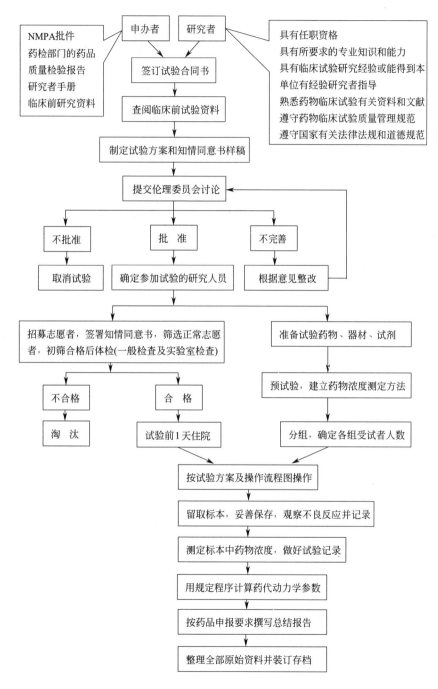

图 5-1　临床药代动力学试验的基本流程

体内 ADME 过程的动态变化规律，包括单次与多次给药的药代学研究、进食对口服药物制剂药代学影响的研究、药物代谢产物的药代学研究、药物-药物之间相互作用的药代学研究。

② 在Ⅱ期和Ⅲ期临床试验期间进行的目标适应证患者药代学研究，用以明确疾病状态药代学特点及其可能对药代动力学产生的重要影响，包括单次给药或多次给药的药代学研究，也可采用群体药代学研究方法。

③ 特殊人群、不同种族和个体差异（遗传因素影响）的药代学研究，如肝、肾功能损害患者的药代学研究可在Ⅲ～Ⅳ期临床试验期间进行，老年（多选择老年健康志愿者或目标适应证受试者）、儿童（多选择目标适应证受试者）等患者的药代学研究则酌情在Ⅰ～Ⅳ期临床试验期间进行。

需要指出，健康志愿者的Ⅰ期临床药代学研究结果对于之后各期临床试验和临床应用至关重要，但若试验药物的安全性问题可能会对健康受试者造成损害，则不符合伦理原则。例如，耐受性在健康人和患者之间存在较大差异或抗癌药、降血压药等药物毒性较大的情形，就宜选择心、肝、肾及血功能基本正常的轻型患者。

鉴于不同类型药物的药代学特征各不相同，各种生理和病理状态也会在不同程度上对药代学产生影响，为了客观反映药物在人体的药代学性质，应根据临床候选药物的实际情况合理设计试验方案及实施相关研究，并作出综合性评价。这里，简要介绍临床药代动力学的主要试验项目与研究要点。

1. 单次给药的药代动力学研究

（1）受试者的选择

① 健康状况。试验前应仔细询问既往病史，进行全面的体格检查和实验室检查，可根据试验药物的药理作用特点增加特殊检查项目；应无心血管、肝脏、肾脏、消化道、精神神经等疾病病史，无药物过敏史。

② 遗传多态性。如果已知受试药物代谢的主要药物代谢酶具有遗传多态性，则应查明受试者该药物代谢酶的基因型或表型，以保证试验设计的合理性和结果分析的准确性。

③ 性别。一般男女各半，可同时观察药物的药代动力学是否存在性别差异；应注意女性作为受试者往往会受到生理周期或避孕药物的影响，某些避孕药物具有药酶诱导作用或抑制作用，可能影响其他药物的代谢消除过程，因而改变试验药物的药代动力学特征，故选择女性受试者时必须对此进行详细的询问和了解。此外，一些有性别针对性的药物，如性激素类药物、治疗前列腺肥大药物、治疗男性性功能障碍药物和妇产科专用药等，则应选择相应性别的受试者。

④ 年龄和体重。年龄一般为 18～45 岁，体重一般不低于 50kg；按体重指数＝体重（kg）/身高^2（m^2）计算，体重指数一般在 19～24 范围内，由于临床上大多数药物的给药剂量不按体重计算，所以同批受试者的体重应比较接近。

受试者在试验前入住Ⅰ期临床试验病房，晚上统一进清淡饮食，然后禁食10h，不禁水过夜。次日清晨空腹（注射给药时不需空腹）口服药物，200～250mL 水送服。如要收集尿样，需在服药前排空膀胱。按试验方案在服药前后不同时间点采集血样或尿样。原则上试验期间受试者均应在Ⅰ期临床试验病房内，避免剧烈运动，禁服茶、咖啡及其他含咖啡因和醇类的饮料，并禁止吸烟。

（2）受试者例数与给药剂量　每个剂量组8～12例。剂量的确定主要依据人体耐受性试验的结果，并参考动物药效学、药动学和毒理学试验的结果，以及拟在Ⅱ期临床试验中采用的治疗剂量推算。一般选用低、中、高三个剂量；高剂量组剂量必须接近或等于人体最大耐受剂量。

（3）采样点　采样点的确定可参考临床前动物药动学试验中药物排泄过程的特点，给药前采血作为空白样品，一般吸收相至少需要2～3个采样点，平衡相至少需要3个采样点，消除相至少需要3～5个采样点，整个过程不少于11～12个采样点。如果同时收集尿样，则应收集服药前尿样和服药后不同时间点的尿样。为了保证最佳的采样点，可在正式试验前进行预试验，根据预试验的结果审核并修正原设计的采样点。

（4）药动学参数的估算和评价　根据试验中测得的各受试者的血药浓度-时间数据绘制各受试者的药-时曲线和平均药-时曲线，求出药物的主要药动学参数，以全面反映药物在人体内的吸收、分布和消除特点。主要药动学参数包括 $T_{\max}$ （实测值）、$C_{\max}$ （实测值）、$AUC_{0\to t}$、$AUC_{0\to\infty}$、V_d、$t_{1/2}$、MRT、CL 或 CL/F。当 AUC 的个体差异较大时，提示必要时需作剂量调整或进行血药浓度监测，AUC集中于高低两极时提示可能有快代谢型和慢代谢型的遗传性代谢差异。应有效整合各项试验数据，选择科学合理的数据处理统计方法，如用计算机处理数据，应注明所用程序的名称、版本和来源，并对其可靠性进行确认。

2. 多次给药的药代动力学研究

当药物在临床上连续多次使用时，需进行多次给药的药代动力学研究，考察药物多次给药后的稳态浓度（C_{ss}），药物谷、峰浓度的波动系数（DF）以及是否存在药物蓄积作用和药酶的诱导作用。

（1）受试者的选择标准、受试者例数　同单次给药药代动力学研究。

（2）给药剂量与方法　根据Ⅱ期临床试验拟定的给药剂量范围，选择一个或多个剂量进行试验，服药间隔和给药天数可根据单次给药消除半衰期确定。试验期间，受试者服药、采样和活动均在Ⅰ期临床试验病房内进行，早、中、晚三餐均统一进食，口服药物均用200～250mL水送服。

（3）采样点　根据单次给药药代动力学研究得到的药物消除半衰期，估算出药物到达稳态浓度的时间，应连续测定3次（一般为连续3天）谷浓度确定已达到稳态浓度。采样点一般安排在早上空腹给药前，以排除食物、时辰和其他因素的干扰。当确定已到达稳态浓度，最后一次给药后采集各时相（同单次给药药代动力学）一系列血样，测定稳态血药浓度-时间数据。

（4）药动学参数的估算和评价　根据试验中测得的3次谷浓度和稳态血药浓度-时间数据绘制多次给药后药-时曲线，求得相应的药代动力学参数，包括达峰时间（$T_{\max}$）、稳态谷浓度（$C_{ss\text{-}min}$）、稳态峰浓度（$C_{ss\text{-}max}$）、平均稳态血药浓度

（C_{ss-av}）、消除半衰期（$t_{1/2}$）、清除率（CL 或 CL/F）、稳态血药浓度-时间曲线下面积（AUC_{ss}）和波动系数（DF）等。将得到的药动学参数与单次给药相应的药动学参数进行比较，观察是否存在明显的差异，特别在吸收和消除方面是否有显著改变，对药物的蓄积作用进行评价，提出用药建议。

3. 进食对口服药物制剂药代动力学影响的研究

口服药物制剂的消化道吸收速度和程度往往会受到食物的影响，通过观察口服药物在进食前后服药对药物药动学特别是药物吸收过程的影响，为后续临床研究制订科学合理的用药方案提供依据。因此，在进行该项研究时所进食的试验餐应是高脂、高热量的配方，以使食物对胃肠道生理状态和药代动力学的影响达到最大程度。该试验通常采用随机双周期交叉设计，也可根据药物的代谢性质与单剂量交叉试验结合在一起进行。

（1）试验用药品与受试者的选择　试验用药品的要求、受试者的选择标准同单次给药、多次给药的药代动力学研究，每组 10～12 例。

（2）给药剂量与进食方法　与Ⅱ期临床试验的拟定给药剂量相同。应从开始进食试验餐起计时，以排除进餐速度对服药时间的影响。试验餐应在 30min 内吃完，餐后服药组应在进餐开始 30min 后给药，用 200～250mL 水送服。

（3）采样点　可参考单次给药药代动力学研究的采样方法，同时考虑食物影响的程度，采样点分布可作适当的调整。

4. 药物代谢产物的药代动力学研究

根据临床前药代学的研究结果，如果药物主要以代谢方式消除，其代谢产物可能具有明显的药理活性或毒性，或作为酶抑制剂使药物的作用时间延长或作用增强，或通过竞争血浆和组织的结合部位而影响药物的处置过程，则代谢产物的药代动力学特征可能影响到药物的疗效和毒性。对于这类药物，在进行原形药物单次给药、多次给药的药代动力学研究时，应考虑同时进行代谢产物的药代动力学研究。

5. 药物-药物之间相互作用的药代动力学研究

当所研究药物在临床上可能与其他药物同时或先后使用时，由于药物与药物之间在吸收、与血浆蛋白结合、诱导/抑制药酶、竞争排泌或重吸收等方面可能存在相互作用，特别是药物与血浆蛋白的竞争性结合、对药物代谢酶的诱导或抑制等均可能导致药物血浆浓度发生明显变化，进而使药物疗效和毒性发生改变，此时应进行药物-药物的药代动力学相互作用研究，尽可能明确引起相互作用的机制或因素，为制订科学合理的联合用药方案提供依据。

6. 目标适应证患者的药代动力学研究

患者的疾病状态可能会改变药物的药代动力学特性。在目标适应证患者，如其疾病状态可能对药物的药代动力学产生重要影响，应进行目标适应证患者的药代动力学研究，以明确其药代动力学特点、指导临床合理用药。此类研究包括单次给药或多次给药的药代动力学研究，也可采用群体药代动力学研究方法。许多药物的血药浓度与其临床药效、毒性反应密切相关。通过临床药代动力学与药效动力学的相关性研究，可探讨药物的药效学和药代动力学的相互关系、治疗血药浓度范围和中毒浓度，为临床用药的有效性和安全性提供依据。

7. 肝、肾功能损害患者的药代动力学研究

主要经肝脏代谢/排泄的药物或其活性代谢物，以及肝脏虽不是主要消除途径的药物或其活性代谢物但治疗范围窄等情况，需考虑进行肝功能损害患者的药代学研究，并与健康志愿者的药代动力学结果进行比较，为临床合理用药提供依据。肾功能损害可明显降低药物或其代谢物经肾脏的分泌或降低肾排泄，也可引起药物吸收、肝代谢、血浆蛋白结合及药物分布的变化，故对可能用于肾功能损害患者的药物，需考虑进行肾功能损害患者的药代学研究，以此通过调整剂量等方法来保证这类患者的用药安全和有效。

8. 老年与儿科人群的药代动力学研究

与正常成年人不同，老年人的生理功能存在降低与减退的状况，当拟治疗疾病是一种典型的老年病或拟治疗人群中包含相当数量的老年患者时，需要进行老年人药代动力学研究，从而可根据其特点选择恰当的药物，并调整给药剂量或给药间隔。同样，处于不同年龄阶段的小儿其生长、发育有其各自的特点，与成人的药代动力学特性可能存在较大差异，当拟治疗疾病是一种典型的儿科疾病或拟治疗人群中包含儿科人群时，应在儿科人群中进行药代动力学研究；由于在儿科人群多次取血比较困难，因此可考虑使用群体药代动力学研究方法。

三、Ⅰ期临床试验报告

临床试验报告是对药物临床试验过程和结果的总结，是评价拟上市药物有效性和安全性的重要依据，是药品注册所需的重要文件之一。在撰写Ⅰ期临床试验报告时，可参考以下格式进行，以满足药品注册申请的要求。

1. 人体耐受性试验报告

首篇；引言；试验目的；试验管理；试验总体设计及方案的描述；对试验设计的考虑；受试者选择（入选标准、年龄、性别、民族、体重、体格检查、排除标准、例数）；受试药物（名称、剂型、来源、批号、规格、有效期、保存条件）；给药途径（包括给药途径的确定依据）；剂量设置（初试剂量、最大试验剂量、剂量分组）及确定依据；试验过程/试验步骤；观察指标（症状与体征、实验室检查、特殊检查）观察表；数据质量保证；统计处理方案；试验进行中的修改；试验结果及分析（受试者一般状况及分析，各剂量组间可比性分析、各项观察指标的结果、数据处理与分析、发生的不良事件的观察及分析）；结论；有关试验中特别情况的说明；主要参考文献目录；附件。

2. 临床药代学试验报告

首篇；引言；试验目的；试验管理；试验总体设计及方案的描述；对试验设计的考虑；受试者选择（入选标准、年龄、性别、民族、体重、体格检查、实验室检查、排除标准、例数）；受试药物（名称、剂型、来源、批号、规格、有效期、保存条件）；给药途径及确定依据；剂量设置及确定依据；生物样本采集（样本名称、采集时间、处置方法）及试验过程；生物样本的药物测定包括分析方法的详细描述及选择依据（仪器设备、分析条件、所用对照品如被测药物、代谢物、内标物的纯度）及确证（最低定量限、特异性、精密度、准确度、提取回收率、标准曲线等）、样本稳定性考察及测定方法的质量控制、数据质量保证；统计处理方案；试验进行中的修改；研究结果数据（20%受试者的样品色谱图及随行质控样品色谱图、各种生物样本实测数据、数据处理、统计方法及结果、药代动力学参数、药-时曲线）；发生的不良事件的观察及分析（包括实验室检查结果）；结果分析与评价（应包括不良反应观察）；结论；有关试验中特别情况的说明；主要参考文献；附件。

第三节　Ⅱ期和Ⅲ期临床试验

新药的Ⅱ期临床试验（phase Ⅱ clinical trial）系治疗作用的初步评价阶段，目的是初步评价临床候选新药对目标适应证患者的治疗作用和安全性，包括为Ⅲ期临床试验设计和给药剂量方案的确定提供依据。新药的Ⅲ期临床试验（phase Ⅲ clinical trial）系治疗作用的确证阶段，目的是进一步验证临床候选新药对目标适应证患者的治疗作用和安全性，评价利益与风险关系，最终为新药注册申请提供充分的依据；Ⅲ期临床试验是Ⅱ期临床试验的延续，一般为扩大的多中心试验。

一、受试者选择与退出

受试者例数（样本含量）的大小应根据试验目的、试验设计类型、比较类型和统计学原理等来确定。确定样本含量的因素包括定量指标和定性指标、临床上认为有意义的差值、检验统计量、检验假设、Ⅰ型和Ⅱ型错误等。样本含量的具体计算方法及计算过程中所需的统计量的估计值应根据预试验或文献资料的结果估算，当根据统计公式估计的样本量低于《药品注册管理办法》中所要求的样本含量时，应以《药品注册管理办法》的规定为准。

1. 选择受试者

（1）诊断标准　包括西医诊断标准、中医辨证标准，症状、体征分级量化标准，西医病情程度分级标准和西医单一体征量化分级标准等。

（2）入选标准　临床试验方案中应明确制定受试者的入选标准，包括疾病诊断标准、证候诊断标准，入选前受试者相关的病史、病程和治疗情况要求，其他相关的标准如年龄、性别等。

（3）排除标准　根据试验目的可考虑以下因素，如年龄、合并症、妇女特殊生理期、病因、病型、病期、病情程度、病程、既往病史、过敏史、生活史、治疗史、家族史和鉴别诊断等方面的要求。

2. 受试者的退出

如果研究者从医学角度考虑受试者有必要中止试验或受试者自己要求停止试

验，受试者均可以中途退出临床试验，所以制定退出标准应从研究者和受试者两方面考虑。

（1）研究者的退出决定　入选的受试者在试验过程中出现了不宜继续进行试验的情况，研究者可决定该病例退出试验。制定退出标准在一些危重病、可能带来不良后果疾病的临床试验中，对于受试者及时获得有效治疗是非常有必要的。

例如，在某些临床试验中，使用受试药物的受试者在一定时间内病情未达到某种程度的改善，虽然尚未完成规定的疗程，让该受试者退出试验接受其他已知的有效治疗；受试者发生了某些合并症、并发症或特殊生理变化，可能不适宜继续接受试验；受试者的依从性情况如受试者在药物的使用、接受随诊等方面违背临床试验方案；双盲试验中破盲或紧急揭盲的情况；发生不良事件及严重不良事件不适宜继续接受试验等。

（2）受试者的自行退出　受试者有权中途退出试验，或受试者虽未明确提出退出试验，但不再接受用药及检测而失访，也属退出（或称脱落）。此时应尽可能了解其退出的原因，并加以记录，如自觉疗效不佳或无疗效、对某些不良反应感到难以耐受、因工作生活环境变动或因意外事故不能继续接受试验、经济因素或者未说明原因而失访等。

3. 病例脱落与处理

所有填写知情同意书并筛选合格进入随机化试验的受试者，无论何时何因退出试验研究，只要未完成试验方案所规定的观察周期，均为脱落病例。未满 1 个疗程症状自行消失而停药者，不作为脱落病例。当病例脱落后，研究者应采取多种形式如登门、预约随访、电话、信件等，尽可能与受试者取得联系，询问理由，记录最后一次服药时间，完成所有评价项目。因过敏反应、不良事件、治疗无效而退出试验者，研究者应根据实际情况妥善安排受试者，以保障受试者的权益。对于脱落病例，必须在病历报告表中填写脱落的原因，如因不良事件而脱落者，经随访最终判定与试验药品存在因果关系，必须记录在病历报告表中，并通知申办者。

二、试验方案设计

试验方案（protocol）是临床试验的指导性文件，是指导如何启动和实施临床试验的研究计划书，也是试验结束后资料收集、记录、报告和统计分析的重要依据。

1. 试验设计原则

为真实、客观、准确、全面地获得临床试验结果，试验设计应遵循"对照、随机、重复"的三项基本原则。

（1）对照（control）　临床试验中设置对照组作对比研究，以判断受试者治疗前后的变化（如体征、症状、检测指标的改变及复发、不良反应等）是由试验药物还是由其他因素（如病情的自然发展或受试者机体内环境的变化）引起的。

试验组和对照组来自相同的受试者总体，在临床试验开始前两组受试者的基本情况应该是相同或者相似的，试验中试验组接受新药治疗，而对照组接受对照药品治疗；除试验药物不相同外，其他条件均保持一致。

（2）随机（random）　随机是指参加临床试验的每一个受试者进入试验组或对照组的机会是相同的。随机化有利于避免试验组和对照组之间的系统差异，使各种已知或未知的影响因素在两组中的分布趋于近似，为统计分析提供必要的基础。

（3）重复（replication）　重复是指临床试验中各组受试者必须达到一定的数量（样本含量），从而能够得到在同样条件具有重现性的试验结果，真实地反映出试验药物的疗效和安全性。样本含量过少，反映出的疗效和安全性的信息量较少，稳定性较差，结论缺乏依据；样本含量过多，会增加实际工作中的困难以及造成不必要的浪费。因此，在研究方案实施前需根据统计学要求对样本含量作出估计，从而保证在可靠性的前提下，以较少的受试者得出试验结论。

2. 试验基本要求

（1）试验药品分装与编码　药品的包装包括小包装材料、每个包装中所含药品的数量及中包装和大（外）包装的规格，需要根据试验疗程的长短、随访（布药）时间窗的设计将药品进行适当分装，每一个包装上均应贴有标签，标签的内容包括药品的名称、规格、用法、贮存条件、试验批准文号、生产厂家等，还应有药品编号栏供编制处理编码时填写。

采用随机化法根据随机数字表对试验药品进行编码。药品按处理编码进行分配包装后，处理编码又称为盲底。全部处理编码形成的盲底连同分层因素（随机的初值）、分段（区组）长度等密封后一式两份分别交临床试验的主要研究单位和申办单位妥善保存，试验期间不得拆阅。

药品的分配由与本次临床试验无关的人员，根据处理编码将药物分装入每个受试者所使用的药盒中，并写上相应的处理编码。将分配好的试验用药盒按随机分层的中心编号，与相应药品编号的应急信件一起送往各个试验中心。

（2）应急信件与紧急揭盲　从伦理学方面考虑，每一编号的试验药品均应有对应的应急信件，应急信件内装有该编号药物为何种类别药品的信签，以便紧急情况下破盲使用。应急信件应密封，随相应编号的试验药品发往各临床试验中心，由该中心负责保存，非必要时不得拆阅。

信封上印有×××药物临床试验应急信件、药品编号和紧急情况揭盲的规定。如果拆阅，需注明拆阅者、拆阅日期和拆阅原因等，并在病例报告表中记录。信纸上印有×××药物临床研究、药品编号和分组，信纸装入相应的信封后密封，随药物发往各临床试验中心，在试验结束后无论拆阅与否均统一收回。信纸上写明该药盒所放置的具体药物名称、不良反应处理方法及应立即汇报的单位、地址和联系电话等。

在发生紧急情况如严重不良事件时，需立即查明受试者所用药品的种类，由研究人员按试验方案规定的程序拆阅应急信件。一旦揭盲，该受试者将退出试验并做脱落病例处理，研究者应将退出原因记录在病例报告表中。所有应急信件在试验结束后随病例报告表一起收回，以便试验结束后盲态审核。

（3）**盲态审核与揭盲程序** 盲态审核是指最后一份病历报告表录入数据库后，直到第一次揭盲前，对数据库数据进行的核对和评价。所有病例报告表经双份录入并核对无误后，由数据管理员写出数据库检查报告，包括试验完成情况、入选/排除标准检查、完整性检查、逻辑一致性检查、离群数据检查、时间窗检查、合并用药检查和不良事件检查等。在盲态审核会议上，由主要研究者、申办者、监查员、数据管理员和生物统计专业人员对受试者签署的知情同意书、试验过程盲态保持情况和紧急揭盲情况等作出审核，并对数据库检查报告中提出的问题做出决议，写出盲态审核报告，数据库同时将被锁定。

揭盲程序分为两级，数据库锁定后由保存盲底的工作人员进行第一次揭盲，第一次揭盲只列出每个受试者用药编号的所属组别（如 A 组或 B 组）而不标明哪一组为试验组或对照组，然后由生物统计学专业人员进行统计，同时将标明 A 或 B 所属组别的资料作为盲底再次封存。完成统计分析并写出统计分析报告后进行第二次揭盲，宣布 A、B 对应的组别。如果试验方案的试验组和对照组例数采用不等比例设计时，则只有一次揭盲。

3. 试验对照组设置

为了证明新药的有效性和安全性，对比研究是临床试验的重要方法，必须重视对照组的选择。临床试验中的对照组设置的方法有阳性药物对照、安慰剂对照和剂量-反应对照。

（1）**阳性药物对照** 即采用已知的有效药物作为试验药物的对照。阳性对照药物必须是公认的安全有效的法定药物，且应提供相应的背景资料如质量标准、说明书等。试验药物和阳性药物对照之间的对比研究需在相同条件下进行，且阳性对照药物的使用剂量和给药方案应是其最优剂量和最优方案，否则易导致错误的结论。

根据试验目的的不同可将阳性药物对照试验分为优效性试验、等效性试验和非劣效性试验。优效性试验的目的是显示试验药物的治疗效果优于阳性对照药物；等效性试验的目的是确认两种或多种治疗效果的差别在临床上无显著意义，即试验药物和阳性对照药物在疗效上相当；非劣效性试验的目的是显示试验药物的治疗效果在临床上不劣于阳性对照药物。为了提高试验设计的灵敏度，当出现两种药物等效时，可增加安慰剂对照以更好地判断试验药物的有效性。

（2）**安慰剂对照** 安慰剂（placebo）指没有药理活性的物质制成的与试验药外观、气味相同的制剂，作为临床对照试验中的阴性对照物；可减少研究者、受试者、参与评价疗效和安全性的人员等由于心理因素而造成的偏倚，还可以消除疾病自然进展、转归等的影响。

并不是所有的临床试验都适宜选择安慰剂对照，试验设计时应充分了解安慰剂使用的前提是否符合伦理学要求，不应对受试者的健康造成损害或加重病情。在急、危、重症的临床试验中，使用安慰剂的受试者往往病情未得到改善，易中途退出试验而造成病例的脱落，因此不适宜单纯使用安慰剂。当试验组的不良反应比较特殊，临床试验无法处于盲态时，也不适宜采用安慰剂对照。且使用安慰剂的临床试验不一定都属于安慰剂对照试验，例如在阳性药物对照试验中，常常应用双模拟技术以保证双盲试验的顺利进行，该临床试验就是阳性药物对照试验而不是安慰剂对照试验。

(3) 剂量-反应对照　将试验药物设计为多个剂量组，受试者随机地分入一个剂量组中，可以设置安慰剂对照即零剂量组，也可以不设置安慰剂对照。

剂量-反应对照主要用于研究剂量和疗效、不良反应的关系，通过不同剂量之间以及同安慰剂组的比较得出不同剂量的疗效变化情况，从而为选择最优剂量或范围提供参考。

4. 试验设计类型

(1) 平行组设计 (parallel group design)　将受试者随机地分配到临床试验的各组中同时进行试验。平行对照不一定只有试验组与对照组两个组别，可为试验药设置多个对照组，也可按若干剂量分组。

本法的优点是贯彻随机化的原则，有利于避免非处理因素的影响，增强了试验组和对照组的均衡可比性，有利于控制试验误差和偏倚，更重要的是可满足统计学假设检验的要求。

(2) 交叉设计 (crossover design)　是一种特殊的自身对照设计，将每个受试者随机地在两个或多个不同试验阶段分别接受指定的处理。交叉设计有利于减少个体间的差异和受试者人数。

最简单的交叉设计是 2×2 形式，每个受试者安排两个试验阶段分别接受两种药物处理，第一阶段接受的处理方式是随机确定的，第二阶段接受与第一阶段不同的另一种处理。每个受试者经历准备阶段、第一试验阶段、洗脱期和第二试验阶段。交叉设计数据分析时需检测延滞效应即每个试验阶段处理因素对后一阶段试验的影响。每个试验阶段后需安排足够长的洗脱期，以消除该阶段延滞效应对后一阶段试验的影响。

(3) 析因设计 (factorial design)　析因设计是通过试验用药品剂量的不同组合对两个或多个试验用药品同时进行评价，可检验出每个试验用药品剂量间的差异及是否存在交互作用，或探索两种药物不同剂量的最佳组合。

当交互作用存在时，表明各因素不是相互独立的，而是一个因素的水平改变时，另一个或几个因素的效应也相应有所变化；反之，如果不存在交互作用，表明各因素具有独立性。在评价联合用药效应的临床试验中，可考虑采用析因设计。

(4) 成组序贯设计 (group sequential design)　将整个临床试验分成若干个连贯的分析段，每个分析段受试者人数相等且试验组与对照组的受试者人数比例与总样本中的比例相同。每一个分析段试验完成后对主要变量（包括有效性和安全性）进行统计学分析，一旦作出结论（差异有统计学意义）即可停止试验，否则继续进行下一个分析段的试验；如果进行到最后一个分析段差异仍无统计学意义，则以差异无统计学意义结束试验。这样，当各处理组之间确实存在差异时可较早地得出结论；对于试验药物病例稀少且临床观察时间较长的情况，同样可减少样本量、缩短试验周期；若怀疑试验药物有较高的不良反应发生率，还可尽早地使受试者停止接受较差的处理，符合伦理学的要求。

由于成组序贯设计需要分批揭盲，对于双盲试验就必须将盲底组成一个文件输入计算机后由计算机揭盲统计分析。此外，多次重复进行假设检验会使Ⅰ型误差增加，故应该对每次检验的名义水准进行调整，以控制总的Ⅰ型误差不超过预先设定的水准。

5. 给药方案实施

（1）导入期　对于某些药物的临床研究，在进入临床试验前需设置一个导入（清洗、洗脱）期，以消除已经服用的同类药物的延迟作用和稳定基线水平。对于要求控制某些检测指标或受试者具备良好的饮食生活习惯的临床试验，也应设置导入期。导入期的长短可根据试验目的、试验药物、观察的疾病类型和药动学研究结果来确定。完成导入期观察并符合试验方案制定的入选标准的受试者可按顺序号进入临床试验研究。

若病情不允许停用原相关药物，可在使用相对固定的药物和剂量的条件下，待病情相对稳定后，方可开始临床试验。根据试验研究入选病例的条件和随访时间窗的设计，可选择剂型相同、大小一致、口感相似、色泽相同的安慰剂作为导入期安慰剂。

（2）合并用药　为了协同增效、降低毒副作用或治疗合并症、并发症及医学伦理的需要，在临床某些情况下需要合并用药。比如单纯使用受试药物疗效不佳，为了证实如与现有的某些治疗药物或方案合用，可以提高现有治疗的治疗效果；预期受试药物只是在疾病的某一环节上发挥疗效，只能在该疾病的综合治疗中考察受试药的作用；试验药物只是一种辅助药物；试验药物在应用时需要一些辅助治疗等。

某些合并用药并不影响试验研究所要观察的药物效应，而一些合并用药则会对观察药物效应产生一定的影响。临床试验方案中应明确规定研究过程中的禁用药品和慎用药品。在严格控制禁用药品的同时，还应对试验研究过程中允许使用的药品作出相应规定，尤其是在试验研究过程中出现相应的急性症状和体征，如泌尿结石症治疗中出现的疼痛、尿道阻塞等的处理，高血压治疗过程中出现冠心病心绞痛等。对于临床试验过程中的合并用药，应给予相应的分析和记录，尤其对出现不良事件时的合并用药情况，应及时记录和报告。

（3）给药剂量和途径　参考Ⅰ期临床试验的结果，根据药理实验量效研究的结果、药物的有效血药浓度以及既往临床经验和文献资料，推算出临床有效剂量范围。在有效剂量范围内确定几个剂量组进行临床研究，找出适宜的临床给药剂量。给药途径应与临床试验批文的给药途径相同，不得随意变更。

（4）观察指标和时点

① 人口学指标。包括性别、年龄、种族、身高、体重、健康史、病史、用药

史等，人口学指标反映的是受试者的人口学特征，并非试验的效应指标，通常不需做试验后观察。

② 体格检查指标。如呼吸、脉搏、心率、血压等。

③ 安全性指标。包括试验中出现的不良反应，与安全性评价相关的实验室数据和理化检查，与预期不良反应相关的检测指标。

④ 疗效指标。如相关的症状与体征，相关的理化检查，特殊检查项目如病理、病原学检查等。

⑤ 观察时点。包括基线点、试验终点、访视点和随访终点，应严格按照试验方案规定的不同观察时点的时间窗完成各项指标的观察、检测和记录。时间窗是指临床试验指标实际观察时点与试验方案规定的观察时点之间允许的时间变化范围，应根据试验研究的周期、指标的性质和访视时间间隔进行合理设计，使时间窗既能反映药物的作用特点和性质，又不浪费有限的医药卫生资源。

（5）随访　随访是指试验疗程结束后，继续对受试者进行追踪直至终点或观察结束。随访是临床试验的一个重要过程，对于观察和评价药物的疗效及安全性起着重要作用。根据药物的作用特点和试验目的不同，选择相应的随访指标，可分别随访远期疗效、疗效的稳定性、控制疾病复发作用、生存率和生存时间、迟发或蓄积的不良反应和其他安全性指标等。

随访的间隔时间与次数、期限，应根据疾病的自然史和随访终点的要求并参考有关文献资料制定。随访期间受试者病情、药物使用情况发生变化时，应客观报告和评价随访结果，并作出统计学分析。

（6）依从性　指研究者和受试者的行为（如服药、控制饮食、改变不良生活习惯等）与临床研究计划相符合的程度。依从性问题是临床试验研究工作中的一个关键环节，一个设计良好的临床研究方案，如果研究者和受试者不予依从，就有可能导致整个临床研究的失败。

临床研究中应采取适当的措施提高研究者和受试者的依从性。通常采用记数法监控受试者依从性，其公式为：受试者用药依从性＝（实际用药量/应该用药量）×100％；实际用药量＝发药量－（剩余归还量＋丢失量）；应该用药量＝试验疗程（天）×每天服药量。一般用药依从性应在 80％～120％范围内。研究者对试验方案的依从性主要体现在合格受试者的选择、施加因素的控制和效应指标的测量及评价三个主要环节。

三、多中心试验

多中心试验（multicenter trial）是由多位研究者按同一试验方案在不同地点和单位同时进行的临床试验，各中心同时开始与结束试验。多中心试验由一位主要研究者总负责，并作为临床试验各中心间的协调研究者；主要研究者所在的单位称为组长单位或牵头单位。

多中心试验的计划和组织实施通常应考虑以下各点：①试验方案由各中心的主

要研究者与申办者共同讨论认定，伦理委员会批准后执行；②在临床试验开始时及进行的中期应组织研究者会议；③各中心同期进行临床试验；④各中心临床试验样本大小及中心间的分配应符合统计分析的要求；⑤保证在不同中心以相同程序管理试验用药品，包括分发和储藏；⑥根据同一试验方案培训参加该试验的研究者；⑦建立标准化的评价方法，试验中所采用的实验室和临床评价方法均应有统一的质量控制，实验室检查也可由中心实验室进行；⑧数据资料应集中管理与分析，应建立数据传递、管理、核查与查询程序；⑨保证各试验中心研究者遵从试验方案，包括在违背方案时终止其参加试验。

多中心试验可在较短的时间内搜集到研究所需的受试者数，且受试者范围广、用药临床条件广泛，试验结果更具有代表性。多中心试验应当根据参加试验的中心数目和试验的要求以及对试验用药品的了解程度建立管理系统，协调研究者负责整个试验的实施。各中心应在统一的组织领导下，按共同制定的研究方案开展临床试验。若各中心实验室化验结果有较大差异或参考值范围不同时，需采取措施取得一致的数值，对于实验室指标作为主要指标的项目尤为重要。

四、偏倚的控制

偏倚（bias）又称偏性，是指在设计临床试验方案、执行临床试验、分析评价临床试验结果时，有关影响因素引起的系统误差，导致对疗效或安全性评价偏离真值。随机化和盲法是控制偏倚的重要措施，一般能最大程度地减少偏倚情况的出现。

（1）随机化（randomization） 可分为分组随机和试验顺序随机，常采用分层、分段随机化方法。分层因素应根据试验目的和试验结果的影响因素来确定，如试验中心、疾病亚型等都可作为分层因素考虑。除考虑分层因素外，还应考虑分段随机地安排受试者，有利于增加每一段的可比性。当样本大小、分层因素和分段长度确定后，由生物统计学专业人员用统计软件产生随机数字表，就是用文件形式列出对受试者的处理安排序列表。申办者根据随机数字表对试验药品进行编码，经过编码后的药品不得随意变动，否则会破坏随机化效果。随机化的方法和过程应在试验方案中阐明，但使人容易预测的随机化细节（如分段长度等）不应包含在试验方案中。

（2）盲法（blind method） 可在最大程度上减少研究者和受试者了解治疗分配后引起的管理、治疗或对患者的评价以及结果解释时出现的偏倚。根据设盲的程度可分为单盲法试验（single blind technique）和双盲法试验（double blind technique），不设盲的试验称为开放试验。

双盲试验是盲法中的最优方法，如条件允许应尽可能采用双盲试验，通过双模拟、胶囊技术等保证研究者和受试者无法从外观、味道等对药物进行识别。但某些情况下双盲试验在实际操作中并不可行或不符合伦理学要求，此时可采用单盲或开放试验的方法，采用中心化的随机方法，主要观察指标尽可能客观，对观察指标进行盲态评价，使单盲或开放试验的偏倚达到最小。双盲试验的双盲原则应自始至终地贯彻于整个试验之中。从方案制定、产生随机数字表编制盲底、根据盲底分配药物、受试者入组用药、研究者记录试验结果作出评价、监查员的检查、数据管理直至统计分析，都必须保持盲态。

五、病例报告表

病例报告表（case report form，CRF）是按照试验方案规定所设计的一种文件，用以记录每一名受试者在试验过程中的数据。一个完整的 CRF 一般包括以下内容。

（1）题目页　研究题目、研究方法、研究目的、用药编号、随机号、临床试验单位或编号、药品申报单位、试验的开始时间等。

（2）填表要求　对使用笔的要求、如何填写、填错时的更正方法和填写时点等。

（3）临床试验流程表　列出临床试验的研究流程并列表表示。

（4）治疗第 0 天记录　列出受试者的基本数据如姓名、汉语拼音名、性别、出生年月、年龄、民族、职业、住址、邮政编码、联系电话，吸烟、饮酒、疾病史、家族史、入选前服药记录及治疗情况、入选时间和接受试验药物的时间，试验需要导入期的导入期记录，入组前的临床表现、体征和实验室检查结果等。

（5）用药后记录

① 随访记录。用药后每次随访均需逐项记录试验方案中规定的访视项目。

② 用药记录。按日期记录受试者所使用的药物，需合并使用试验方案中未禁止使用的伴随药物时应记录药物的名称、使用时间和剂量，从第二次访视起应有药品的回收记录。

③ 不良事件记录。临床表现、出现时间、频率、严重程度、与试验药品的因果关系判断、对试验的影响、处理措施、转归、处理结果和报告方法等，如发生严重不良事件应填写专门的严重不良事件报告表，及时向药品监督管理部门、申办者和伦理委员会报告，并签名、注明日期。

④ 依从性记录。受试者是否按时、按量服药，有无遗漏，是否遵医嘱等。

⑤ 试验中途退出记录。退出原因和日期等。

（6）知情同意书记录　知情记录采用知情同意书的方式，受试者入组前必须取得知情同意书，有导入期的应在导入期前取得知情同意书。

（7）结束页记录　注明结束日期、受试者是否完成整个临床试验，如未完成，应说明原因并注明最后一次和受试者联系的时间，尽量取得安全性评价数据。

（8）实验室检查报告单、化验单粘贴栏。

（9）签名页　临床试验单位、监查员、数据管理员、研究者、中心试验负责人的签名和日期。

六、数据管理与统计分析

临床试验的每个阶段均需要有生物统计专业人员的参与，包括试验方案的制定和修订、病例报告表的设计和数据管理、制定统计分析计划、完成临床试验资料的统计分析、提供试验结果的统计学分析报告和解释、协助主要研究者完成临床试验的总结报告等。

在临床试验研究中，应及时、准确和完整的收集数据并进行科学合理的数据管理，这是临床试验结论真实性和可靠性的重要保证。临床试验统计分析计划书在合格受试者的选择、施加因素的控制及效应指标的观察和评定三个主要环节中，发挥着对临床试验数据质量管理不可替代的保障作用。

七、试验报告格式

首篇；引言；试验目的；试验管理；试验设计和试验过程（试验总体设计及方案的描述、对试验设计及对照组选择的考虑、适应证范围及确定依据、受试者选择、分组方法、试验药物、给药方案及确定依据、试验步骤、观察指标与观察时间、疗效评定标准、数据质量保证、统计处理方案、试验进行中的修改和期中分析）；试验结果（受试者分配、脱落及剔除情况描述，试验方案的偏离、受试者人口学、基线情况及可比性分析，依从性分析，合并用药结果及分析，疗效分析，安全性分析和安全性小结）；试验的讨论和结论；有关试验中特别情况的说明；临床参加单位的各中心的小结；主要参考文献目录；附件。

八、质量保证与质量控制

贯穿临床试验全过程始终的质量控制与质量保证不可或缺失。主要包括实验室检测项目的质量控制，临床试验伦理学要求和依从性（即临床试验参与各方遵守与临床试验有关要求、GCP 和相关法律法规）的质量保证，以及严格执行试验机构和试验研究各项管理制度、切实履行临床试验的监查和稽查职责等。

科学、周密的试验方案是临床试验能否取得成功的重要基础，应保证其得以顺利运作和实施。而制定试验研究过程每一项研究工作的标准操作规程（standard operating procedure，SOP），并在实际试验研究中实施和完善，使整体研究工作制度化、程序化和标准化同样至关重要。此外，对多中心试验研究，应由各中心临床专家组成多中心试验研究协调委员会，负责多中心试验研究的组织和协调工作。

九、新药申请

完成支持药品上市注册的药学、药理毒理学和临床试验等相关研究，如果能够确切证明药物的安全性和有效性，并完成质量标准确定、商业规模生产工艺验证和现场检查准备后，可按申报资料要求提交相关研究资料、提出新药申请（new drug application，NDA）。

NMPA 组织相关专家对 NDA 进行综合审评，通过后批准上市，颁发《药品注册批件》及附件。《药品注册批件》载明药品批准文号、持有人、生产企业等信息，附件包括药品的上市后研究要求、生产工艺、质量标准、说明书和标签等。

第四节　Ⅳ期临床试验和上市监测

Ⅳ期临床试验（phase Ⅳ clinical trial）为上市后进一步扩大的临床试验，也称作上市后监测，目的在于考察新药上市后、临床广泛使用的最初一段时间内的疗效和不良反应，评价在普通或者特殊人群中使用的利益与风险关系，以及改进给药方案、指导临床合理用药等。此外，Ⅳ期临床试验也为优化生产工艺、产品质量、稳定性等提供可靠依据。

一、Ⅳ期临床试验的特点

Ⅳ期临床试验是Ⅰ期、Ⅱ期和Ⅲ期临床试验的补充和延续，是新药临床研究的重要组成部分。上市新药虽然完成Ⅰ期、Ⅱ期和Ⅲ期临床研究，但由于上市前的临床试验病例数少、研究时间短等缺陷，与上市后药品在社会范围内广泛人群中临床应用的实际情况可能会有较大差异。

Ⅳ期临床试验具有以下几方面特点：①要求的病例数较多，一般为上市前临床试验的 $5 \sim 8$ 倍；②以观察药品的安全性和长期有效性为主要目的，注重对不良反应、禁忌、长期疗效和使用注意事项的考察，以便及时发现可能的远期副作用并对远期疗效加以评估；③注重对特殊人群（如老人、儿童、孕妇、肝肾功能不全者）及临床药物相互作用的研究；④临床评价方法除临床试验外还可采用流行病学法，根据不同要求采取不同的评价方式。

二、Ⅳ期临床试验的内容

Ⅳ期临床试验的内容主要包括以下三方面。

（1）广泛的应用研究　进一步验证新药在临床应用范围人群中的疗效和不良反应，明确药物的作用机理和范围，包括研究药物可能的新的治疗作用、药物的长期效应、发病率较低的不良反应和一些迟发性的不良反应，同时发现临床实践中药物的相互作用等问题。

（2）补充的临床试验　受到上市前临床试验制约、评价不够完备的新药，应按要求补充临床试验。有的重点考察药物的不良反应，有的重点观察补充适应证的安全有效性、需要补充的剂量规格等。

（3）特殊对象的临床试验　新药上市后在其安全、有效性得到基本保证的条件下，对小儿、孕妇、哺乳期女性、老人及肝肾不全的患者等特殊对象，可按不同情况设计临床试验方案，进行已知有效药品为阳性对照的随机对照试验。

三、Ⅳ期临床试验的要求

Ⅳ期临床试验为上市后开放试验，一般不要求设置对照组，但不排除根据需要对某些适应证或试验对象进行小样本随机对照试验。Ⅳ期临床试验的病例入选标准、排除标准、退出标准、疗效评价标准、不良反应评价标准、判定疗效和不良反应的各项观察指标等可参考Ⅱ期、Ⅲ期临床试验的设计要求。

Ⅳ期试验是与同类型其他药品在安全有效性和药物经济学等附加值方面的益处相比较的过程。从根本上讲，只要认为需要继续了解上市后新药诸多更详细的情况，Ⅳ期就没有预设的终点。新药研发仅应该终止于不再需要寻找其新信息的时候，任何有关安全、有效性的问题都应该使新药研究过程持续进行。

四、不良反应的上市监测

合格药品在正常用法用量下出现的与用药目的无关的有害反应即药品不良反应。严重药品不良反应，是指因使用药品引起以下损害情形：导致死亡；危及生命；致癌、致畸、致出生缺陷；导致显著或者永久的人体伤残或者器官功能的损伤；导致住院或者住院时间延长；导致其他重要医学事件，如不进行治疗可能发生上述情况。新药的不良反应（adverse drug reaction，ADR）监测是进行有组织、系统和规范的报告、记录和评价，其目的是有效地控制不良反应，防止药害事件发生，保障用药安全。

1. 不良反应的分类

药品不良反应的主要临床表现有副作用、毒性反应、后遗效应、变态反应、继发反应、特异质反应、过度反应、首剂效应、停药综合征、药物依赖性、致畸致癌致突变等。

（1）按照药品不良反应的类型，可分为 A 型不良反应、B 型不良反应和 C 型不良反应

① A 型不良反应是由药物的药理作用增强所致，与剂量有直接关系，停药或减量后症状很快减轻或消失，发生率高、死亡率低，通常包括副作用、毒性作用、后遗效应、继发反应等。

② B 型不良反应是与正常药理作用无关的异常反应，一般很难预测，常规毒理学筛选难以发现，发生率低、死亡率高，B 型不良反应又可分为药物异常性和受试者异常性两种；特异性遗传素质反应、药物过敏反应以及致癌、致畸、致突变作用等均属于 B 型不良反应，一般中药过敏反应多属于此类型。

③ C 型不良反应一般发生在长期用药后，潜伏期较长，没有明确的时间关系，难以预测。

（2）按照药品不良反应的严重程度，可分为轻度不良反应、中度不良反应和重度不良反应　轻度不良反应受试者可以忍受，不影响治疗，无需特别处理，对受试者康复无影响。中度不良反应，受试者难以忍受、需要停药或特殊处理，对受试

者康复有直接影响。重度不良反应，危及受试者生命，致死或致残，需立即停药或做紧急处理。

2. 不良反应的评价

临床试验中，试验药品的不良反应是通过对临床试验过程中发生的不良事件与试验用药品因果关系的判断来确定的。判定不良事件与药物是否存在因果关系，可对以下因素进行分析：不良事件的发生与试验用药是否有合理的时间顺序（A）；不良事件的表现是否符合该药已知的不良反应类型（B）；停药或减量后反应是否减轻或消失（C）；再次给药后反应是否再次出现（D）；不良事件是否可用合并用药的作用、患者病情的进展、其他治疗的影响来解释（E）。

关联性评价按照肯定、很可能、可能、可能无关、待评价及无法评价的 6 级评价标准进行评价。药品不良反应关联性评价的具体结果如表 5-2 所示。

表 5-2　药品不良反应关联性评价的具体结果

评价结果	分析因素				
	A	B	C	D	E
肯定(有关)	＋	＋	＋	＋	－
很可能(有关)	＋	＋	＋	?	－
可能(有关)	＋	－	(±)?	?	(±)?
可能无关	－	－	(±)?	?	(±)?
待评价	需要补充资料才能评价				
无法评价	评价的必需资料无法获得				

注：＋表示肯定；－表示否定；±表示难以肯定或否定；? 表示不明。

① 肯定。用药与反应发生时间顺序合理；停药后反应停止或迅速减轻或好转（根据机体免疫状态某些 ADR 反应可出现在停药数天以后）；再次使用，反应再现，并可能明显加重，即激发试验阳性；有文献资料佐证；已排除原患疾病等其他混杂因素的影响。

② 很可能。无重复用药史，余同"肯定"，或虽然有合并用药，但基本可排除合并用药导致反应发生的可能性。

③ 可能。用药与反应发生时间关系密切，同时有文献资料佐证；但引发 ADR 的药品不止一种，或原患疾病病情进展因素无法排除。

④ 可能无关。ADR 与用药时间相关性不密切，反应表现与已知该药 ADR 不相吻合，原患疾病发展同样可能有类似的临床表现。

⑤ 待评价。报表内容填写不齐全，等待补充后再评价，或因果关系难以定论，缺乏文献资料佐证。

⑥ 无法评价。报表缺项太多，因果关系难以定论，资料又无法补充。

3. 不良反应的监测

在"反应停事件"发生后，各国政府开始对药品安全性高度重视，现代意义上的 ADR 监测报告制度在各国相继建立。ADR 监测是药品再评价工作的一部分，主要是监测药品上市后的不良反应事件，并及时作出评价和制定控制措施，保障公众合理、安全用药。

药品不良反应监测的方式有：①自发呈报；②处方事件监测；③医院集中监测；④药物流行病学研究；⑤强制性报告系统。结合我国的国情，国内主要采用的是强制性报告系统。NMPA主管全国药品不良反应报告和监测工作，地方各级药品监督管理部门主管本行政区域内的药品不良反应报告和监测工作；各级卫生行政部门负责本行政区域内医疗机构药品不良反应报告有关的管理工作。

第五节　生物等效性试验

口服或其他非脉管内给药制剂的活性成分吸收受多种因素的影响，包括制剂工艺、药物粒径、晶型或多晶型，以及制剂处方中的赋形剂、黏合剂、崩解剂、润滑剂、包衣材料、溶剂、助悬剂等。生物等效性试验是评价此类药物制剂质量和有效性的重要手段。

一、生物利用度与生物等效性

生物利用度（bioavailability，BA）指制剂中的药物被吸收进入血液的速度和程度，它反映药物活性成分到达体内循环的速率和相对量，可为新药研发过程中选择给药途径和确定用药方案提供参考。一般分为绝对生物利用度和相对生物利用度，绝对生物利用度是以静脉制剂为参比制剂（通常认为静脉制剂生物利用度为100%）获得的药物活性成分吸收进入体内循环的相对量；相对生物利用度是以其他非静脉途径给药的制剂为参比制剂获得的药物活性成分吸收进入体循环的相对量。

生物等效性（bioequivalence，BE）试验系证明受试制剂中药物的吸收速度和吸收程度与参比制剂的差异在可接受范围内而进行的药物临床研究工作。通常采用生物利用度研究的方法，以药代动力学参数为指标，比较同一种药物的相同或者不同剂型的制剂，在相同的试验条件下，其活性成分吸收程度和速度有无统计学差异。其重点在于以预先确定的等效标准和限度进行的比较，是保证含同一药物活性成分的不同制剂体内行为的一致性、判断后研产品是否可替代已上市药品的依据。

二、生物等效性的研究意义

生物利用度或生物等效性试验在不同时期具有特定的研究意义。

（1）临床前研究阶段　为了确定处方、工艺的合理性，通常需要比较改变处方、工艺后制剂是否能达到预期的生物利用度；开发新剂型，应对拟上市剂型进行生物利用度研究以确定剂型的合理性，通过与原剂型比较的生物利用度研究确定新剂型的给药剂量，也可通过生物等效性研究证实新剂型与原剂型是否等效；以提高生物利用度为目的开发新制剂，需要进行生物利用度研究，以了解变更前后生物利用度的变化。

（2）临床试验阶段　可通过生物等效性研究验证同一药物不同时期产品的一致

性，如早期和晚期的临床试验用药品、临床试验用药品（尤其是用于确定剂量的试验药品）和拟上市药品等。

（3）新药批准上市后　如处方组成成分、比例和工艺等出现一定程度的变更时，需要根据产品变化的程度确定是否需要进行生物等效性研究，以考察变更后的产品和变更前产品是否具有生物等效性。

（4）仿制药一致性评价　通过生物等效性研究，可证明仿制药与原研药是否具有生物等效性，是否可与原研药替换使用。

三、生物等效性试验方法

生物利用度或生物等效性试验的研究方法可分为体内和体外方法，按优先考虑程度依次为药代动力学研究方法、药效动力学研究方法、临床比较试验方法和体外研究方法。①药代动力学研究即测量不同时间点生物样本（如全血、血浆、血清或尿液）中的药物浓度，得到药物浓度-时间曲线以反映药物从制剂中释放吸收到达体循环的动态过程，同时获得与吸收程度和速度有关的药动学参数，采用人体生物利用度比较研究的方法，通过统计学分析判断与参比制剂是否生物等效；②当无可行的药代动力学研究方法如无灵敏的血药浓度检测方法或浓度和效应之间不存在线性相关时，可考虑药效动力学研究方法，即采用明确的可分级定量的人体药效学指标，通过效应-时间曲线与参比制剂比较以确定生物等效性；③若既无适宜的药物浓度检测方法，也缺乏明确的药效学指标时，可通过以参比制剂为对照的临床比较试验，以综合的疗效终点指标验证两种制剂的等效性，但该法因为样本量不足或检测指标不灵敏缺乏足够的把握度去检验差异；④某些情况下如果能提供充分的依据，也可以采用体外方法，但由于体外结果并不完全等同于体内行为，一般不提倡采用体外法确定生物等效性。

1. 普通制剂

（1）受试对象　一般为男性健康受试者，特殊作用的药品根据具体情况选择合适的受试者；年龄一般为18～40周岁，同一批受试者的年龄不宜相差10岁以上；体重应在标准体重的±10%之内，同一批试验的受试者体重应相近；无心、肝、肾、消化道、神经系统疾病及代谢异常等病史，并进行健康体检（如心电图、血压、心率、肝功能、肾功能、肺功能和血常规等），某些特殊药物还需检查相应的其他指标如降血糖药物应检查血糖水平；无过敏史，无体位性低血压史；试验前2周内及试验期间禁服其他任何药物，试验期间禁烟、酒及含咖啡因的饮料或某些可能影响代谢的果汁等；签署知情同意书。受试者例数一般为18～24例，某些变异性大的药物可适当增加受试者人数。

（2）参比制剂和受试制剂　生物利用度和生物等效性研究，必须有参比制剂作对照。参比制剂的质量直接影响着试验结果的可靠性，一般应选择国内已批准上市的相同剂型药物的原创药，在无法获得原创药时可考虑选用同类上市的主导产品，但需提供相关的质量证明如含量、溶出度等检查结果。受试制剂应是符合临床应用质量标准的放大试验产品，应提供受试制剂和参比制剂的体外溶出度比较（$n \geqslant 12$）数据以及稳定性、含量或效价等数据，个别药物还需提供多晶型和光学异构体资料。受试制剂和参比制剂含量差别应在 5% 以内。参比制剂和受试制剂均应注明研制单位、批号、规格、保存条件和有效期等，试验结束后保留至产品批准上市以备查。

（3）给药剂量　一般与临床单次用药剂量一致，不得超过临床推荐的单次最大剂量或已证明的安全剂量。受试制剂和参比制剂通常服用相等剂量，如需使用不等剂量时，应说明原因并提供药物在所用剂量范围内的线性药代动力学特征依据，计算生物利用度时以剂量校正。多数情况下普通制剂仅需进行单剂量给药研究，但某些特殊情况下需要考虑进行多次给药研究，如：①药物吸收程度相差不大，但吸收速度有较大差异；②生物利用度个体差异大；③缓释、控释制剂；④单次给药后原形药或活性代谢物浓度很低，难以用相应分析方法精密测定血药浓度。多次给药研究应按临床推荐的给药方案进行，至少连续测定 3 次谷浓度确定血药浓度达稳态后选择一个给药间隔取样测定并计算生物利用度。

（4）试验设计　药物的吸收和清除在个体间存在很大变异，个体间的变异系数远远大于个体内的变异系数，因此一般采用自身交叉对照方法设计。对于 2 个制剂，即一个为受试制剂，另一个为参比制剂，通常采用双周期两制剂交叉试验设计，以减少不同试验周期和个体间差异对试验结果的影响。将受试者随机分成两组，一组受试者先服用受试制剂，后服用参比制剂；另一组受试者先服用参比制剂，后服用受试制剂。两个试验周期之间应有足够长的间隔时间为洗净期，洗净期应不少于药物的 10 个半衰期，通常为 1 周或 2 周。对于 3 个制剂，即两个受试制剂和一个参比制剂，宜采用 3 制剂、3 周期的二重 3×3 拉丁方式试验设计，各周期之间也应有足够长的洗净期。

取样点的设计对保证试验结果的可靠性和药动学参数计算的合理性起着重要作用，通常参考国内外的相关药代文献或进行预试验。服药前取空白血样，兼顾到吸收相、分布相和消除相，总采样（不包括空白）不少于 12 个点。采样一般亦应持续到 3～5 个半衰期或血药浓度为 $C_{\max}$ 的 1/10～1/20。当受试制剂无法采用血药浓度测定方法进行生物利用度测定时，若该药的原形或活性代谢物主要由尿排泄（大于给药剂量的 70%），可考虑采用尿药法测定，以尿样中药物的累积排泄量来反映药物的摄入量。但该法不能反映出药物的吸收速度，误差因素较多，一般不提倡采用。某些药物在体内迅速代谢无法测定原形药物，也可选择采用测定其主要代谢物浓度的方法。

（5）研究过程　整个研究过程应该标准化，使制剂因素外的其他因素引起的体内药物释放吸收差异减至最小。试验研究应在临床试验观察室内进行，受试者应有医护人员的监护。首选在禁食状态下给药，但对于空腹给药生物利用度非常低或者易出现胃肠道功能紊乱等强烈副作用的药物，可改为餐后给药。受试者禁食过夜（10h 以上），次日早晨空腹服用受试制剂或参比制剂，用 250mL 温开水送服。服药 2h 后方可饮水，4h 后进统一标准餐。受试者服药后应避免剧烈活动。按要求在不同时间点取血样（全血、血浆或血清），并冷冻贮存、备测。

(6) 药代动力学分析　将所得的各受试者不同时间的血药浓度数据及平均值与标准差列表并作图，然后分别对各受试者进行相关药动学参数求算，并求出其平均值和标准差。主要的药动学参数有消除半衰期（$t_{1/2}$）、峰浓度（C_{max}）、峰时间（T_{max}）和血药浓度-时间曲线下面积（AUC），主要测量参数 C_{max} 和 T_{max} 应以实测值表示。$AUC_{0 \to t_n}$（零到 t 时间的血药浓度-时间曲线下面积）用梯形法或对数梯形法计算，t_n 为最后一次可测浓度的取样时间。$AUC_{0 \to \infty}$（零到无限大时间的血药浓度-时间曲线下面积）可按下式计算：$AUC_{0 \to \infty} = AUC_{0 \to t_n} + C_{t_n} / \lambda_z$。其中 C_{t_n} 为最后一点的可测血药浓度，λ_z 为末端消除速度常数。λ_z 可由对数血药浓度-时间曲线末端直线部分的斜率求得。

(7) 生物利用度（F）计算

① 单次给药。应根据每位受试者的 $AUC_{0 \to t_n}$ 和 $AUC_{0 \to \infty}$ 分别计算，并求出其平均值、标准差和相对标准偏差。生物利用度的计算以 $AUC_{0 \to t_n}$ 为主，同时参考 $AUC_{0 \to \infty}$。

当受试制剂（T）和参比制剂（R）剂量相同时，
$$F = AUC_{0 \to t_n/T} / AUC_{0 \to t_n/R} \times 100\%$$
$$F = AUC_{0 \to \infty/T} / AUC_{0 \to \infty/R} \times 100\%$$

当受试药物具有线性药代动力学特征时，受试制剂和参比制剂可采用不同剂量，并按下式进行剂量校正：
$$F = AUC_{0 \to t_n/T} \times D_R / (AUC_{0 \to t_n/R} \times D_T) \times 100\%$$
$$F = AUC_{0 \to \infty/T} \times D_R / (AUC_{0 \to \infty/R} \times D_T) \times 100\%$$

式中　D_R——参比制剂的给药剂量；

D_T——受试制剂的给药剂量。

② 多次给药。经等间隔（τ）给药至稳态后，在某一给药间隔内多次采集样品，测定药物浓度，计算稳态剂量间隔期间 $0 \sim \tau$ 时间的血药浓度-时间曲线下的面积（AUC_{ss}）。

当受试制剂和参比制剂剂量相等时，可用下式求得相对生物利用度：
$$F = AUC_{ss/T} / AUC_{ss/R} \times 100\%$$

式中　$AUC_{ss/T}$——受试制剂稳态条件下的 AUC；

$AUC_{ss/R}$——参比制剂稳态条件下的 AUC。

(8) 生物等效性评价　将 AUC 和 C_{max} 进行对数转换后以多因素方差分析进行显著性检验，然后用双单侧 t 检验处理计算 90% 置信区间的统计分析方法评价和判断药物的生物等效性。若受试制剂和参比制剂 AUC 几何均值比的 90% 置信区间在 80%～125% 范围内，且 C_{max} 几何均值比的 90% 置信区间在 75%～133% 范围内，则认为受试制剂与参比制剂生物等效。T_{max} 可用非参数法进行检验。

2. 缓控释制剂

该类制剂因为采用特殊技术改变了其体内释放吸收过程，因此必须进行生物利用度比较研究以证实其缓控释特征，一般应在单次给药和多次给药两种条件下进行，且前提是应进行至少 3 种溶出介质的两者体外溶出行为同等性研究。

（1）单次给药双周期交叉试验　目的是比较受试者于空腹状态下服用缓控释受试制剂和参比制剂的吸收速度和吸收程度，判断受试缓控释制剂与参比制剂是否生物等效，确认受试制剂的缓控释药代动力学特征。

① 受试对象。与普通制剂的要求相同。

② 参比制剂。若国内已有相同产品上市，应选用该缓控释制剂同类的国内上市的原创药或主导产品作为参比制剂；若系创新的缓控释制剂，则选用该药物国内外上市同类普通制剂的原研药或主导产品作为参比制剂。

③ 试验过程。与普通制剂单次给药相同。

④ 应提供的数据。各受试者的血药浓度-时间数据、血药浓度平均值和标准差，列表并作图；计算各受试者的药动学参数如 C_{max}、T_{max}、$AUC_{0 \to t_n}$、$AUC_{0 \to \infty}$ 和 F 等，并尽可能提供平均滞留时间（MRT）等体现缓（控）释特征的指标。

⑤ 生物等效性评价。若缓控释受试制剂与缓控释参比制剂比较，AUC、C_{max} 符合生物等效性要求，T_{max} 统计上无显著差异，则认为在两种制剂单次给药条件下生物等效。若缓控释受试制剂与普通制剂比较，AUC 符合生物等效性要求（同普通制剂 AUC 生物等效性评价），则认为吸收程度生物等效，若 C_{max} 有所降低，T_{max} 有所延长，其结果至少有一项指标不符合生物等效时，则表明受试制剂具有缓释或控释动力学特征。

（2）多次给药双周期交叉试验　目的是比较受试缓控释制剂与参比制剂多次连续用药达稳态时，药物的吸收速率和程度、稳态血药浓度和波动情况。

① 受试对象。同单次给药，可继续采用单次给药试验的受试者。

② 参比制剂。与单次给药的要求相同。

③ 试验设计及过程。采用随机交叉试验设计方法，多次服用受试制剂和参比制剂。对于受试制剂，采用拟定的给药剂量和方案。每日 1 次用药的制剂，受试者应在空腹 10h 后晨间服药，服药后继续禁食 2～4h；每日 2 次的制剂，首剂应空腹 10h 后服药，服药后继续禁食 2～4h，第二次服药应在餐前或餐后 2h，服药后继续禁食 2h。每次用 250mL 温开水送服，一般服药 1～2h 后方可饮水。以普通制剂为参比制剂时，采用常规用药剂量和方法，但应与缓控释受试制剂每日总剂量相等。

按照临床推荐的给药方案连续服药至少达 7 个消除半衰期后，连续测定至少 3 次谷浓度（C_{min}），谷浓度采样时间应安排在不同日的同一时间内，以确定受试者血药浓度是否已达稳态。取样点最好安排在不同天的同一时间（一般为清晨），以抵消时辰对药代动力学的影响。达稳态后，在最后一剂量间隔内参考单次给药采样时间点设计，采集足够血样点，测定该间隔内稳态血药浓度-时间数据，计算有关的药动学参数如峰浓度、峰时间、稳态平均血药浓度（C_{av}）和 AUC_{ss} 等。

④ 药代动力学数据处理。列出各受试者的血药浓度-时间数据、血药浓度平均值和标准差，列表并作图。求出各受试者的 C_{max}、C_{min}、T_{max}、C_{av}、AUC_{ss} 及

各参数的平均值和标准差。$C_{\max}$、$T_{\max}$ 用实测值，$C_{\min}$ 一般按最后一剂量间隔服药前与 τ 时间实测谷浓度的平均值计算，AUC_{SS} 按梯形法计算。

稳态平均血药浓度 C_{av} 可用下式求出：

$$C_{av}=\text{AUC}_{SS}/\tau$$

式中　AUC_{SS}——稳态剂量间隔期间 $0\sim\tau$ 时间的血药浓度-时间曲线下的面积；

　　　　τ——服药间隔时间。

计算稳态时的生物利用度：

$$F=\text{AUC}_{SS/T}/\text{AUC}_{SS/R}\times100\%$$

$$F=\text{AUC}_{SS/T}\times D_R/(\text{AUC}_{SS/R}\times D_T)\times100\%$$

血药浓度的波动度 DF（%）可用下式计算：

$$DF=(C_{\max}-C_{\min})/C_{av}\times100\%$$

式中　$C_{\max}$——稳态给药期间最后一个给药剂量的实测药物峰浓度值；

　　　　$C_{\min}$——稳态给药期间最后一个给药剂量实测的谷浓度。

当参比制剂为相同剂型的缓控释制剂时，受试制剂的 DF/τ 值应不大于参比制剂的 143%；当参比制剂为普通制剂时，受试制剂的 DF/τ 值应显著小于普通制剂。

⑤ 统计学分析和生物等效性评价。与单次给药的方法和要求相同。

四、生物等效性试验报告

首篇；引言；试验目的；试验管理；试验总体设计和方案描述；试验设计和参比制剂选择；受试者选择（入选标准、性别、年龄、体重、体格检查、实验室检查、排除标准、例数）；试验药物（受试制剂和参比制剂的名称、剂型、来源、批号、规格、有效期、保存条件）；给药途径和确定依据；剂量和确定依据；生物样本采集（样本名称、采集时间、处置方法）及试验过程；生物样本的测定（测定方法及确证、样本稳定性考察、测定方法的质量控制）；数据质量保证；试验进行中的修改和分析；研究结果数据（20%受试者的样品色谱图及随行质控样品色谱图，血药浓度-时间曲线，实测数据、数据处理、统计方法和结果，药动学参数）；生物等效性评价；不良事件的观察和分析；试验中特别情况的说明；主要参考文献；附件。

思考题

1. 何谓临床试验的依从性？
2. 临床试验的必备文件有哪些？
3. 简述生物等效性试验的研究意义。
4. 简述控制临床试验偏倚的措施和方法。
5. 简述临床药代学的主要研究项目。
6. 简述新药临床试验分期目的及其内容。

第六章

新药注册与上市管理

提要 新药注册体现新药研究质量的科学管理水平，包括临床前、临床研究等注册申报资料的真实、完整和规范性等要求。近些年来，"更安全、更有效、更经济、更快速"的新药研发思想，使各国药监部门对新药的注册审批愈加严格，不断提高新药上市标准已成为必然趋势。本章主要介绍新药注册分类，注册管理的法规与程序，以及药品知识产权等相关内容。

第一节　基本制度和要求

新药注册管理起初并未得到业界的普遍关注。20 世纪发生了诸多"药害事件"，人类为此付出了惨痛代价，其间 60 年代的"反应停事件"震惊全世界，进而形成对新药强烈的管理意识。药品，尤其是新药，已成为世界范围重点监管的特殊商品。

一、药品注册相关概念

药品注册，是指申请人依照法定程序和相关要求提出药品注册申请，药品监督管理部门基于现有法律法规和科学认知进行安全性、有效性和质量可控性等审查，作出是否同意其申请的过程。《药品注册管理办法》要求切实执行 GLP、GCP、GMP 及各项研究技术指导原则等药品注册标准，并确立了注册申请、审评审批等管理制度和程序。

（1）药品注册申请人　药品注册申请人是指提出药品注册申请，承担相应法律责任，并在该申请获得批准后持有药品批准证明文件的企业或者药品研制机构等。

境内申请人应是在中国境内合法登记并能够独立承担民事责任的企业或者药品

研制机构等。境外申请人申请药品注册由其驻中国境内的办事机构或者由其委托的中国境内代理机构办理，应是境外合法制药厂商或者药品研制机构。

办理药品注册申请事务人员应是相关专业技术人员，并且熟悉药品注册管理法律法规和药品注册的技术要求。

（2）**药品注册管理事权** 药品注册管理工作遵循公开、公平、公正原则，以临床价值为导向，鼓励研究和创制新药，优化审评审批流程，提高审评审批效率。

国家药品监督管理局（National Medical Products Administration，NMPA）主管全国药品注册管理工作，负责建立药品注册管理制度，以及建立审评为主导、检查检验为支撑的技术审评体系，依法组织药品注册审评审批工作以及相关的监督管理工作。

NMPA 药品审评中心负责药物临床试验申请、药品上市注册申请、药品补充申请和境外生产境内上市药品再注册申请等药品注册事项的受理及审评，并以NMPA 名义作出行政许可决定。中国食品药品检定研究院、国家药典委员会，以及 NMPA 的药品核查中心、药品评价中心、受理和举报中心、信息中心等药品专业技术机构，依法承担实施药品注册管理所需的注册检验、标准制修订、注册检查、制证送达、监测评价、相应信息系统或平台建设管理等相关工作。

省级局（省、自治区、直辖市药品监督管理局）负责本行政区域内的药品注册管理，主要工作包括：①药品再注册的受理、审查和审批；②药品上市后变更的备案、报告事项管理；③药物非临床安全性评价研究机构、药物临床试验机构日常监管及参与违法违规行为查处；④参与 NMPA 组织的药品注册检查、检验工作；⑤NMPA 委托的其他药品注册相关事项。

（3）**药品注册批准文号** 药品批准文号，不因上市后其他注册事项的变更而改变。

药品批准文号格式的规定如下。①境内生产药品：国药准字 H（Z、S）＋4 位年号＋4 位顺序号；②中国香港、澳门和台湾地区生产药品：国药准字 H（Z、S）C＋4 位年号＋4 位顺序号；③境外生产药品：国药准字 H（Z、S）J＋4 位年号＋4 位顺序号。其中，H 代表化学药，Z 代表中药，S 代表生物制品。化学原料药不发给药品批准文号，在药品批准证明文件中载明登记号。

NMPA 建立了上市药品目录集制度，由 NMPA 药品审评中心制定上市药品目录集收载程序和要求。上市药品目录集收录创新药、改良型新药和仿制药等已批准上市的药品，载明药品名称、活性成分、剂型、规格、是否参比制剂、持有人等相关信息，并向社会公开。

二、药品注册基本制度

申请药品注册应提供真实、充分、可靠的数据资料和样品，证明药品的安全性、有效性和质量可控性。药品研制和注册活动应遵守法律、法规、规章、标准和规范，保证全过程信息真实、准确、完整和可追溯；参照现行的有关技术指导原则按程序开展，采用其他评价方法和技术则需要证明其科学性、适用性。境外研究资料和数据应来源于符合 ICH 通行原则的研究机构或实验室，并符合我国药品注册法规以及相应指导原则的要求。

1. 药品注册申报事项

药品注册事项包括药物临床试验申请、药品上市注册申请、药品补充申请、药品再注册申请等许可事项，以及其他备案或者报告事项。

（1）药物临床试验申请　完成支持药物临床试验的药学、药理毒理学等研究后，申请人按申报资料要求提交相关研究资料，向 NMPA 药品审评中心提出药物临床试验申请。

NMPA 药品审评中心对申报资料进行形式审查，符合要求即出具《受理通知书》，不符合要求则出具《不予受理通知书》或者《申报资料补正通知书》并说明理由。对受理的药物临床试验申请组织药学、医学和其他技术人员进行审评，决定是否同意开展药物临床试验。符合要求的发给《药物临床试验通知书》，不符合要求的发给《审批意见通知件》；逾期未通知则视为同意，申请人可按照提交的方案开展药物临床试验。

（2）药品上市注册申请　完成规定的研究工作及申报资料后，申请人可按上市许可路径提出药品上市注册申请。

① 完整路径。适用于新药申请（new drug application，NDA），生物制品包括生物类似药按照新药申请的程序申报。申请人在完成支持药品上市注册的药学、药理毒理学和药物临床试验等相关研究，确定质量标准并完成商业规模生产工艺验证和现场检查准备后，按申报资料要求向 NMPA 提交相关研究资料、提出药品上市注册申请。NMPA 药品审评中心对申报资料进行形式审查，出具《受理通知书》《不予受理通知书》或者《补正资料通知书》并说明理由。

② 直接路径。适用于化学仿制药的简略新药申请（abbrevitive new drug application，ANDA）。申请人按规定选择合理的参比制剂，并证明与参比制剂的质量和疗效一致性。经评估无需或者不能开展临床试验的药品上市注册申请，符合《豁免药物临床试验的指导原则》，可提出豁免药物临床试验、直接申请药品上市注册。

③ 非处方药（over the counter，OTC）路径。符合以下之一情形，申请人可提出非处方药上市注册：国内已有相同活性成分、适应证（或者功能主治）、剂型、规格的非处方药上市药品；经 NMPA 确定的非处方药改变剂型或者规格，但不改变适应证（或者功能主治）、给药剂量以及给药途径的药品；使用 NMPA 确定的非处方药活性成分组成的新复方制剂；其他直接申报非处方药的情形。此外，已上市的处方药和非处方药可依据相关技术指导原则和程序相互转换。

（3）药品补充申请　申请人改变、增加或者取消原药品注册批准、备案、报告事项或者内容，应对药品变更进行充分研究和验证，充分评估变更可能对药品安全性、有效性和质量可控性的影响，确定变更类别后按程序提出补充申请、备案或者报告。

药物临床试验申请、药物临床试验期间的补充申请，不应补充新的技术资料；如需开展新的研究，申请人应撤回后重新提出注册申请。

（4）药品再注册申请 药品上市批准证明文件有效期为 5 年，持有人应持续保证药品安全性、有效性和质量可控性，并在有效期届满前 6 个月申请药品再注册。境内生产药品再注册工作由持有人所在地省级局负责，境外生产境内上市药品再注册工作由 NMPA 药品审评中心负责。

受理药品再注册申请后，省级局或者 NMPA 药品审评中心对持有人开展药品上市后评价和不良反应监测情况，按药品批准证明文件要求开展相关工作情况，以及药品批准证明文件载明信息变化情况等进行审查，符合规定予以再注册、发给《药品再注册批件》。不符合规定不予再注册，并报请国家局注销药品批准证明文件。

以下之一情形不予再注册：①有效期届满前 6 个月未提出再注册申请的；②药品批准证明文件有效期内持有人不能履行持续考察药品质量、疗效和不良反应责任的；③未在规定时限内完成药品批准证明文件要求的研究工作且无合理理由的；④经上市后评价，属于疗效不确切、不良反应大或者因其他原因危害人体健康的；⑤未按照规定开展不良反应监测的；⑥按照《药品管理法》等规定应当撤销药品批准证明文件的；⑦其他不符合有关规定的情形。除因法定事由被撤销药品批准证明文件外，对不予再注册的药品，药品批准证明文件有效期届满时予以注销。

2. 上市许可持有人制度

药品上市许可持有人（marketing authorization holder，MAH）是指取得药品注册证书的企业或者药品研制机构等。MAH 是研发的主体，对药品质量和疗效理解透彻，具备生产经营和使用的监管能力，将其定位为首要质量责任人符合药品风险控制的规律。

MAH 制度是欧洲、美国、日本等制药发达国家和地区在药品监管领域的通行做法。在该制度下，MAH 依法对药品的安全性、有效性和质量可控性负责。MAH 可以自行生产，也可以委托其他生产企业进行生产；如果委托生产，生产企业按照委托生产合同规定就药品质量对 MAH 负责。MAH 制度不仅在于获得药品批准文件的主体由药品生产企业扩大到了药品研发机构、科研人员，而且对药品质量自始至终负责的主体也更为明确，有利于保障药品全生命周期质量、鼓励药品研发和创新、优化行业资源配置、厘清各主体法律责任、提升药品监管效率等。

药品管理法规定，国家对药品管理实行 MAH 制度，MAH 依法对药品研制、生产、经营、使用全过程中药品的安全性、有效性和质量可控性负责。MAH 的法定代表人、主要负责人对药品质量承担全面责任；其他从事药品研制、生产、经营、储存、运输、使用等活动的单位和个人依法承担相应责任。经 NMPA 批准，MAH 可以转让药品上市许可；受让方应具备保障药品安全有效性和质量可控性的质量管理、风险防控以及责任赔偿等能力，履行 MAH 义务。

3. 药品上市后变更制度

MAH 应在规定时间内完成《药品注册批件》及附件要求的上市后相关研究工作，加强对已上市药品的持续管理，并按上市后变更研究的指导原则申报补充申请、备案或者报告。药品上市后的变更，按照其对安全性、有效性和质量可控性的风险和产生影响的程度实行分类管理，分为审批类变更、备案类变更和报告类变更。

（1）审批类变更　MAH 以补充申请方式报 NMPA 药品审评中心批准后实施，包括：①药品生产过程中的重大变更；②药品说明书中涉及有效性内容的变更；③持有人转让药品上市许可的变更；④受托药品生产企业的变更；⑤国家局规定需审批的其他变更。

（2）备案类变更　MAH 报所在地省级局备案后实施，包括：①药品生产过程中的中等变更；②药品说明书中补充完善安全性内容的变更；③药品包装标签的变更；④药品分包装；⑤改变不涉及技术审评的药品批准证明文件载明信息；⑥国家局规定需备案的其他变更。境外生产境内上市的药品发生上述变更，应报国家局药品审评中心备案后实施。

（3）报告类变更　MAH 在年度报告中报告：①药品生产过程中的微小变更；②NMPA 规定需报告的其他变更。

三、药品注册工作时限

药品监督管理部门应遵守《药品管理法》《疫苗管理法》《行政许可法》及《药品管理法实施条例》规定的药品注册时限要求。

（1）受理药品注册申请　药品注册申请形式审查，应在 5 个工作日内作出受理或者不予受理决定。

（2）药品注册审评时限　按照以下规定执行。①药物临床试验申请、药物临床试验期间补充申请的审评时限 60 个工作日（含审批时限）；②药品上市注册申请审评时限为 200 个工作日，其中获准进入优先审评程序的审评时限为 120 个工作日，临床急需境外已上市罕见病用药获准进入优先审评程序的审评时限为 60 个工作日，单独申报仿制化学原料药的审评时限为 200 个工作日；③审批类变更的补充申请审评时限 60 个工作日，其中涉及临床试验研究数据审查的审评时限 200 个工作日；④药品通用名称核准时限：30 个工作日；⑤非处方药适宜性审核时限：30 个工作日；⑥关联审评审批时限与其关联药品制剂的审评时限一致。

（3）药品注册检查时限　NMPA 药品审评中心在药品注册申请受理后 40 个工作日内通知 NMPA 药品核查中心启动检查，并同时通知申请人；NMPA 药品核查中心收到药品注册检查通知后 30 个工作日内组织现场检查，检查工作结束后 10 个工作日将检查结论和相关材料送 NMPA 药品审评中心。

（4）药品注册检验时限　样品检验或者标准复核时限 30 个工作日，同时进行样品检验和标准复核时限 60 个工作日；特殊药品和疫苗类制品的样品检验或者标准复核时限 60 个工作日，同时进行样品检验和标准复核时限 90 个工作日。

药品注册检验过程中补充资料或提供样品时限 80 个工作日，申请人未按规定时限补充资料的，该注册申请视为撤回。

(5) 药品再注册审查时限　100 个工作日。

(6) 审批、颁发送达时限　NMPA 药品审评中心或省级局应当在 14 个工作日内作出审批决定；自作出药品注册审批决定之日起 10 个工作日内颁发、送达有关行政许可证件。

(7) 时限延长情形　因品种特性及审评、检查、检验等工作遇到特殊情况确需延长时限，延长时限不得超过原时限的 1/2，由药品审评、检查、检验等相关部门负责人批准后，由延长时限的部门书面告知申请人，并通知相关部门。

(8) 不计入时限情形　药品注册期间，以下时限不计入药品注册时限。①申请人补充资料、准备检验样品、准备现场检查以及检查后整改、按要求核准生产工艺、质量标准和说明书等所占用的时间；②因申请人原因延迟召开专家咨询会的时间；③根据法律法规的规定中止审评审批程序的，中止审评审批程序期间所占用的时间；④启动境外检查的，境外检查所占用的时间。

第二节　药品注册的分类管理

法规含义上的新药范围较为宽泛、创新程度差别较大，显然不适合按照同一模式进行审评和审批。《药品注册管理办法》按照中药、化学药和生物制品三大类别予以药品注册分类，NMPA 根据注册药品的产品特性、创新程度和审评管理需要，组织制定各类药品的细化分类和相应的申报资料要求。

一、药品注册分类

对于创新药，强调"创新性"，即具备"全球新"的物质结构，同时强调药物具有临床价值；对于改良型新药，强调"优效性"，即相较于被改良的药品，具备明显的临床优势；对于仿制药，强调"一致性"，被仿制药品为原研药品，且质量与疗效与原研药品一致。

1. 中药注册分类

中药是指在我国传统医药理论指导下使用的药用物质及其制剂。国家支持中药传承和创新，鼓励运用现代科学技术研究开发传统中成药，鼓励发挥中药传统剂型优势研制中药新药，并加强中药质量控制。为提高中药临床研究能力，中药注册申请需提交临床价值和资源评估材料，以临床价值为导向，促进资源可持续利用。

中药注册分类包括创新药、改良型新药、古代经典名方中药复方制剂、同名同方药等。中药创新药，应突出疗效新的特点；中药改良型新药，应体现临床应用优势；古代经典名方类中药复方制剂，按照简化标准审评审批；天然药物，按照现代医学标准审评审批。

2. 化学药注册分类

化学药品注册分为 5 类，参见表 6-1。其中，化学药品注册分类 1 为创新药，含有新的结构明确的、具有药理作用和临床价值的化合物；含有新的结构明确的、具有药理作用的化合物的新复方制剂，属于创新药范畴。注册分类 2 为改良型新药，在已知活性成分基础上进行优化，具有明显的临床优势；若同时符合多个情形要求的 2 类药品，应在注册申请中一并予以列明。5.1 类为进口原研药品。3、4 及 5.2 类则属于化学仿制药。

表 6-1　化学药品注册分类、说明及包含的情形

注册分类	分类说明	包含的情形
1	境内外均未上市的创新药	含有新的结构明确的、具有药理作用的化合物,且具有临床价值的原料药及其制剂
2	境内外均未上市的改良型新药	2.1 含有用拆分或者合成等方法制得的已知活性成分的光学异构体,或者对已知活性成分成酯,或者对已知活性成分成盐(包括含有氢键或配位键的盐),或者改变已知盐类活性成分的酸根、碱基或金属元素,或者形成其他非共价键衍生物(如络合物、螯合物或包合物),且具有明显临床优势的原料药及其制剂
		2.2 含有已知活性成分的新剂型(包括新的给药系统)、新处方工艺、新给药途径,且具有明显临床优势的制剂
		2.3 含有已知活性成分的新复方制剂,且具有明显临床优势
		2.4 含有已知活性成分的新适应证的制剂
3	仿制境外上市但境内未上市原研药品的药品	具有与原研药品相同的活性成分、剂型、规格、适应证、给药途径和用法用量的原料药及其制剂
4	仿制境内已上市原研药品的药品	具有与原研药品相同的活性成分、剂型、规格、适应证、给药途径和用法用量的原料药及其制剂
5	境外上市的药品申请在境内上市	5.1 境外上市的原研药品(包括原料药及其制剂)申请在境内上市
		5.2 境外上市的非原研药品(包括原料药及其制剂)申请在境内上市

注:1."已知活性成分"指"已上市药品的活性成分"。
2. 注册分类 2.3 中不包括"含有未知活性成分的新复方制剂"。

3. 生物制品注册分类

生物制品根据不同临床用途，分为治疗用生物制品与预防用生物制品两大类。生物制品注册分类包括创新生物制品、改良型生物制品、境内已上市生物制品（生物类似药和不按生物类似药管理的境内已上市生物制品）、境外已上市境内未上市生物制品等。

二、申报资料项目

根据药品注册分类，NMPA 对注册申请所需提交的资料作出具体规定，每类药品的申报资料项目要求和内容不尽相同。《化学药品新注册分类申报资料要求（试行）》将申报资料要求归纳为 1、2、3、5.1 类和 4、5.2 类两个部分。

化学药品 1、2、3、5.1 类的注册申报资料项目共计 34 项。项目(1)～(8)为概要，项目(9)～(11)为主要研究信息汇总表，项目(12)、(13)为药学研究资料，项目(14)～(26)为非临床研究资料，项目(27)～(34)为临床试验资料。以下列出其注册申报资料项目。

1. 概要

(1) 药品名称

(2) 证明性文件

① 注册分类 1、2、3 类证明性文件

② 注册分类 5.1 类证明性文件

(3) 立题目的与依据

(4) 自评估报告

(5) 上市许可人信息

(6) 原研药品信息

(7) 药品说明书、起草说明及相关参考文献

(8) 包装、标签设计样稿

2. 主要研究信息汇总表

(9) 药学研究信息汇总表

(10) 非临床研究信息汇总表

(11) 临床研究信息汇总表

3. 药学研究资料

(其中括号内为 CTD 格式的编号)

(12) 原料药 (3.2.S)

① 基本信息 (3.2.S.1)

② 生产信息 (3.2.S.2)

③ 特性鉴定 (3.2.S.3)

④ 原料药的质量控制 (3.2.S.4)

⑤ 对照品 (3.2.S.5)

⑥ 包装材料和容器 (3.2.S.6)

⑦ 稳定性 (3.2.S.7)

(13) 制剂 (3.2.P)

① 剂型及产品组成 (3.2.P.1)

② 产品开发 (3.2.P.2)

③ 生产 (3.2.P.3)

④ 原辅料的控制 (3.2.P.4)

⑤ 制剂的质量控制 (3.2.P.5)

⑥ 对照品 (3.2.P.6)

⑦ 稳定性 (3.2.P.7)

4. 非临床研究资料

（14）非临床研究资料综述

（15）主要药效学试验资料及文献资料

（16）安全药理学的试验资料及文献资料

（17）单次给药毒性试验资料及文献资料

（18）重复给药毒性试验资料及文献资料

（19）遗传毒性试验资料及文献资料

（20）生殖毒性试验资料及文献资料

（21）致癌试验资料及文献资料

（22）依赖性试验资料及文献资料

（23）过敏性（局部、全身和光敏毒性）、溶血性和局部（血管、皮肤、黏膜、肌肉等）刺激性等特殊安全性试验资料及文献资料

（24）其他安全性试验资料及文献资料

（25）非临床药代动力学试验资料及文献资料

（26）复方制剂中多种成分药效、毒性、药代动力学相互影响的试验资料及文献资料

5. 临床试验资料

（27）临床试验综述资料

（28）临床试验计划及研究方案

（29）数据管理计划、统计分析计划

（30）临床研究者手册

（31）知情同意书样稿、伦理委员会批准件；科学委员会审查报告

（32）临床试验报告

（33）临床试验数据库电子文件（原始数据库、衍生的分析数据库及其变量说明文件）

（34）数据管理报告、统计分析报告

三、申报资料要求

完备、可靠、清晰、针对性强的药品注册申报资料，才能满足审评专家广泛而细致的信息需要。药品注册申报资料的基本特点，体现在基于大量问卷、数据表格等设计形式。充分的研究工作基础，以及深刻理解申报资料项目内容，对撰写药品注册申报资料至关重要。这里以化学药品1、2、3、5.1类为例，参照《化学药品新注册分类申报资料要求（试行）》，简述化学药品注册申报资料的主要内容和要求。

（1）概要部分 包括药品名称，证明性文件，立题目的与依据，自评估报告，上市许可人信息，原研药品信息，药品说明书、起草说明及相关参考文献，包装、标签设计样稿等。

① 立题目的与依据。国内外有关该药品研发、上市销售现状及相关文献资料或者生产、使用情况，制剂研究合理性和临床使用必需性的综述。对于注册分类 2 的药品，需要专门说明拟解决的问题和支持其具有明显临床优势的证据。

② 自评估报告。要求申请人对主要研究结果进行总结，从安全性、有效性、质量可控性等方面对所申报品种进行综合评价，判断能否支持拟进行的临床试验或上市申请。申请人应建立科学委员会，对品种研发过程及结果等进行全面审核，保障数据的科学性、完整性和真实性。申请人应一并提交对研究资料的自查报告。

③ 对于 2、3、5 类药品，应按要求提交原研药品（境内外首个获准上市，且具有完整和充分的安全性、有效性数据作为上市依据的药品）的信息。

④ 对于 5.1 类药品，药品说明书、起草说明及相关参考文献需提供生产国家或者地区药品管理机构核准的原文说明书，在生产国家或者地区上市使用的说明书实样，并附中文译本；包装、标签设计样稿需提供该药品在生产国家或者地区上市使用的包装、标签实样；药品说明书和标签必须符合 NMPA 相关管理规定。此外，报送该药品的全部非临床及临床试验的资料；药品标准的中文本，必须符合中国国家药品标准的格式。

⑤ 药品上市许可持有人应提交资质证明性文件、药品质量安全责任承担能力相关文件。

（2）研究信息汇总表　主要有药学研究信息汇总表、非临床研究信息汇总表、临床研究信息汇总表（参见《化学药品新注册分类申报资料要求（试行）》附件）等。1、2、3、5.1 类药品申请临床和申请生产时，均需填写非临床研究信息汇总表（附件 4）和临床研究信息汇总表（附件 5），应包括已经开展的试验和/或文献信息，并提交电子版。

CTD（common technical document，CTD）文件是国际公认的文件编写格式，用来制作一个向药品注册机构递交的结构完善的注册申请文件。采用 CTD 的申报资料与主要研究信息汇总表的格式、目录及项目编号不能改变，对应项目无相关信息或研究资料，项目编号和名称也应保留，可在项下注明"无相关研究内容"或"不适用"。对于以附件形式提交的资料，应在相应项下注明"参见附件（注明申报资料中的页码）"。

（3）药学研究部分　原料药研究包括基本信息、生产信息、特性鉴定、原料药的质量控制、对照品、包装材料和容器、稳定性；制剂研究包括剂型及产品组成、产品开发、生产、原辅料的控制、制剂的质量控制、对照品、稳定性等。

① 对于 1、2、3、5.1 类药品的临床试验申请和生产注册申请，药学部分的研究资料和图谱需按照 CTD 格式整理、提交。对于注册分类 5 类的药品，可以报送 ICH 规定的全套 CTD 资料，但概要部分应按照《申报资料项目》要求报送。

② 药学研究资料和图谱应基于临床、生产不同申报阶段的要求进行填写，此外应基于不同申报阶段填写相应的主要研究信息汇总表（见《化学药品新注册分类申报资料要求（试行）》附件）；信息汇总表中的信息是基于申报资料的抽提，各项内容

和数据应与申报资料保持一致，并在各项下注明所对应的申报资料的项目及页码。

1 类药品申请临床试验，需填写化学药品 IND 申请（Ⅰ、Ⅱ期临床）药学研究信息汇总表（附件 1）；1 类药品申请生产，以及 2、3、5.1 类药品申请临床试验与申请生产，同时填写附件 2、附件 3 的主要研究信息汇总表。

③ 申报生产的品种应同时提交关键临床试验批次和生物等效性试验批次的批生产记录。批生产记录中需明确生产厂房/车间和生产线。

④ 用于准备药品注册申报资料的色谱数据的纸面文件应采用色谱数据工作站自动形成的输出文件形式，内容应包括如下相关信息：标明使用的色谱数据工作站，并保留色谱数据工作站固有的色谱图谱头信息，包括：实验者、试验内容、进样时间、运行时间等，进样时间（指 injection time）精确到秒，对于软件本身使用"acquired time""作样时间""试验时间"等含糊表述的，需说明是否就是进样时间；应带有存盘路径的数据文件名（为原始性、追溯性的关键信息），文件夹和文件名的命名应合理、规范和便于图谱的整理查阅；色谱峰参数应有保留时间（保留到小数点后三位）、峰高、峰面积、定量结果、积分标记线、理论板数及其他系统适用性要求的参数等。

申报资料的色谱数据的纸面文件还应包括色谱数据的审计追踪信息（如色谱数据的修改删除记录及原因）。

（4）非临床研究部分　包括非临床研究资料综述，主要药效学试验资料及文献资料，安全药理学的试验资料及文献资料，单次给药毒性试验资料及文献资料，重复给药毒性试验资料及文献资料，遗传毒性试验资料及文献资料，生殖毒性试验资料及文献资料，致癌试验资料及文献资料，依赖性试验资料及文献资料，过敏性（局部、全身和光敏毒性）、溶血性和局部（血管、皮肤、黏膜、肌肉等）刺激性等特殊安全性试验资料及文献资料，其他安全性试验资料及文献资料，非临床药代动力学试验资料及文献资料，复方制剂中多种成分药效、毒性、药代动力学相互影响的试验资料及文献资料等。

① 非临床安全性评价研究必须在符合 GLP 要求的机构进行。根据拟定的临床研究方案和临床研发计划，参考相关指导原则，确定所进行的非临床研究内容及完成的时间。

② 对于临床预期连续用药 6 个月以上（含 6 个月）或治疗慢性复发性疾病而需经常间歇使用的药物，均应提供致癌性试验或文献资料。对于下列情况的药物，需根据其适应证和作用特点等因素报送致癌试验或文献资料：新药或其代谢产物的结构与已知致癌物质的结构相似；在长期毒性试验中发现有细胞毒作用或者对某些脏器、组织细胞生长有异常促进作用；致突变试验结果为阳性。

③ 作用于中枢神经系统的新药，如镇痛药、抑制药、兴奋药以及人体对其化学结构具有依赖性倾向的新药，应报送药物依赖性试验资料。

④ 对于 2 类改良型新药，应根据其改良的具体情况合理设计研究项目，并在相关研究中增加原研药品对照，以提示其临床优势。如果不需提交某项研究项目时

则在相应的研究项目下予以说明。

（5）临床试验部分　包括临床试验综述资料，临床试验计划及研究方案，数据管理计划、统计分析计划，临床研究者手册，知情同意书样稿、伦理委员会批准件、科学委员会审查报告，临床试验报告，临床试验数据库电子文件（原始数据库、衍生的分析数据库及其变量说明文件），数据管理报告、统计分析报告等。

① 临床试验资料综述指国内外有关该品种临床试验数据或文献的综述，包括临床试验概述和临床试验总结两部分。

② 临床试验计划及研究方案应对拟定的适应证、用法用量等临床试验的重要内容进行详细描述，并有所报送的研究资料支持。临床试验计划及研究方案应科学、完整，并有对与拟定试验的潜在风险和收益相关的非临床和临床资料进行的重要分析的综合性摘要。鼓励申请人提供的临床试验方案事先通过伦理委员会和科学委员会审查。

③ 数据管理计划是指由临床试验的数据管理人员依据临床试验方案书写的一份详细、全面地规定并记录临床试验的数据管理任务的独立文件，内容包括人员角色、工作内容、操作规范等。

④ 统计分析计划是指包括试验涉及的全部统计学考虑的一份独立文件，应比试验方案中描述的分析要点具有更多技术细节，且具有实际的可操作性。

⑤ 临床研究者手册是指所申请药物已有的临床试验资料和非临床试验资料的摘要汇编，目的是向研究者和参与试验的其他人员提供资料，帮助他们了解试验药物的特性和临床试验方案。研究者手册应当简明、客观。

⑥ 临床试验报告是指国内外有关该品种的所有临床试验报告或文献。参照《化学药物临床试验报告的结构与内容技术指导原则》。

⑦ 临床试验数据库电子文件是指经试验相关人员盲态审核后锁定的原始数据库及数据库所用变量代码的说明，以及统计分析中衍生新建的分析数据库及其所用变量代码的说明。包括原始数据库、衍生的分析数据库及其变量说明文件。

⑧ 数据管理报告是指临床试验结束后，由临床试验的数据管理人员撰写的试验数据管理全过程的工作总结，是数据管理执行过程、操作规范及管理质量的重要呈现形式。

⑨ 统计分析报告是指根据统计分析计划，对试验数据进行统计分析后形成的总结报告。申报资料囊括了临床试验中涉及的所有数据管理、统计分析、审查报告、临床试验数据库电子文件、数据管理报告、统计分析报告各个项目。的临床试验资料增加了大量的有关临床试验内容的汇总表。

第三节　新药注册的审评审批

《药品注册管理办法》的管理主线是新药注册管理。NMPA 药品审评中心根据药品申报资料、注册检查检验结果等，在规定时限内组织药学、医学和其他技术人员对药品的安全性、有效性和质量可控性等进行审查；非处方药应转 NMPA 药品评价中心进行非处方药适宜性审查。综合审评结论通过后，由 NMPA 核准药品的生产工艺、质量标准、说明书和标签等内容，颁发《药品注册批件》及附件。

对于有其他特殊管理规定的药品，如麻醉药品、精神药品、医疗用毒性药品、放射性药品、药品类易制毒化学品等的注册申请，除按照《药品注册管理办法》的规定办理外，尚需符合国家的其他有关规定。

一、注册基本程序

新药注册管理主要包括新药临床试验的申报、审评和审批，新药生产上市的申报、审评和审批，以及新药监测期管理三个环节。

1. 临床试验注册流程

临床试验申报和审批：申请人完成临床前研究（药学、药理毒理）→提出药物临床试验申请、提交相关研究资料（按申报资料要求）→NMPA 药品审评中心出具《受理通知书》（形式审查，不符合要求的出具《不予受理通知书》或者《申报资料补正通知书》并说明理由）→NMPA 发给《药物临床试验通知书》（NMPA 药品审评中心组织审评后决定，不符合要求的发给《审批意见通知件》，自受理之日起 60 个工作日内未通知则视为同意）→申请人 3 年内开展药物临床试验。

生物等效性试验备案，按要求在 NMPA 药品审评中心网站完成生物等效性试验备案，按照备案的方案开展相关研究工作。

2. 新药上市注册流程

新药上市申报和审批：申请人完成支持上市注册的研究和工作（药学、药理毒理学、临床试验、质量标准确定、生产工艺验证、现场检查准备等）→提出上市注册申请、提交相关研究资料（按申报资料要求）→NMPA 药品审评中心出具《受理通知书》（形式审查，不符合要求的出具《不予受理通知书》或者《补正资料通知书》并说明理由）→NMPA 颁发《药品注册批件》及附件（NMPA 药品审评中心在规定时限内组织综合审评后核准，未通过综合审评不予批准，发给《审批意见通知件》）→新药生产上市。

3. 新药监测期的管理

NMPA 对批准上市的新药设立监测期，对其安全性继续进行监测。新药的监测期自批准该新药生产上市之日起计算，不超过 5 年。表 6-2 为化学药品新药监测期期限。

表 6-2 化学药品新药监测期期限表

注册分类	监测期期限	注册分类	监测期期限
1	5 年	2.3	4 年
2.1	3 年	2.4	3 年
2.2	4 年		

来源：CFDA《化学药品注册分类改革工作方案》，2016.3。

监测期内的新药，NMPA 不再受理其他申请人同品种的新药申请，不批准其他企业生产和进口。新药进入监测期时，NMPA 已受理但尚未批准其他申请人开展临床研究，该申请予以退审；该新药监测期满后，申请人可提出已有国家标准的药品注册申请。新药进入监测期时，已批准其他申请人进行药物临床研究，该申请可按药品注册申报与审批程序继续办理；符合规定，NMPA 可批准生产或进口，并对境内药品生产企业生产的该新药一并进行监测。

生产企业应当考察处于监测期内的新药的生产工艺、质量、稳定性、疗效及不良反应等情况，并每年向所在地省、自治区、直辖市药品监督管理部门报告。

二、新药的注册检查

药品注册检查是指对申请人开展的药物非临床研究、药物临床试验、申报生产研制现场和生产现场开展的检查，以及必要时对药品注册申请所涉及的原辅包等生产企业、供应商或者其他委托机构开展的延伸检查。药品注册检查的目的是核实申报资料的真实性、一致性，检查药品上市商业化生产条件，检查药品研制和生产过程的合规性、数据可靠性。

NMPA 药品审评中心受理药品注册申请后，经初步审查需要发起药品注册检查，应在药品注册申请受理后 40 个工作日内通知 NMPA 药品核查中心启动检查，并提供检查所需的相关材料，同时告知申请人。NMPA 药品核查中心原则上在审评时限前 40 个工作日内完成检查工作。

药品注册检查启动的具体原则、程序、时限和要求，由 NMPA 药品审评中心组织制定发布；药品注册检查的程序、要点及判定原则，由 NMPA 药品核查中心制定发布。

（1）研制现场检查　NMPA 药品审评中心根据药物创新程度、药物研究机构既往接受检查情况以及审评需要等决定是否开展药品注册研制现场检查。

NMPA 药品审评中心决定启动药品注册研制现场检查的，通知 NMPA 药品核查中心在审评期间组织实施检查，同时告知申请人。NMPA 药品核查中心应当在规定时间内完成现场检查，并将检查情况、检查结论等相关材料反馈国家局药品审评中心进行综合审评。

（2）生产现场检查　NMPA 药品审评中心基于申报注册的品种、工艺、设施、既往接受检查情况以及审评需要等因素决定是否启动药品注册生产现场检查。对于创新药、改良型新药以及生物制品等，应进行药品注册生产现场检查。

NMPA 药品审评中心决定启动药品注册生产现场检查的，通知 NMPA 药品核查中心在审评期间组织实施检查，同时告知申请人。药品注册生产现场检查结束后，NMPA 药品核查中心将检查情况、检查结果等相关材料书面反馈 NMPA 药品审评中心进行综合审评。

申请人在接到药品注册生产现场检查时，应向所在地省级局提出同步进行上市前 GMP 检查。省级局在完成上市前 GMP 检查后，将上市前 GMP 检查情况、检查结果等相关材料抄送 NMPA 药品审评中心进行综合审评。已获得相应生产范围生产许可证且已有同剂型品种上市，可不进行同步上市前 GMP 检查。

（3）有因检查　药品注册申请审评过程中，发现申报资料真实性存疑或者有明确线索举报、需要现场检查核实，NMPA 药品审评中心启动有因检查，必要时进行抽样检验。

（4）其他要求　相应生产范围的药品生产许可应当在发给药品批准证明文件前取得。

三、新药的注册检验

药品注册检验包括标准复核和样品检验。标准复核，是指对申请人申报药品标准中设定项目的科学性、检验方法的可行性、质控指标的合理性等进行的技术评估。样品检验，是指按照申请人申报或者 NMPA 药品审评中心核定的药品质量标准进行的实验室检验。

申请人在提交药品注册申请前，应完成药品注册检验。药品注册申请受理后，原则上不再启动药品注册检验，在审评和检查过程中可基于风险启动药品注册检验。药品上市注册申请前提出药品注册检验的具体工作程序和要求，以及药品注册检验技术规范和要求由中检院制定发布。

（1）药品注册检验范围　创新药和改良型新药、生物制品、首次申请上市的仿制药、首次申请上市境外生产的药品，应进行标准复核和样品检验。

与国家药品标准收载同品种使用的检验项目和检验方法一致的，可不再进行标准复核。

（2）药品注册检验机构　中检院或者 NMPA 指定的药品检验机构承担以下药品注册检验：①创新药和改良型新药（中药除外）；②生物制品、放射性药品；③按药品管理的体外诊断试剂；④境外生产境内上市药品；⑤NMPA 规定的其他药品。

其他药品的注册检验，由申请人所在地省级药品检验机构承担。

（3）受理前药品注册检验程序和要求　申请人在提出药品上市注册申请前，应按要求向相应药品检验机构提出药品注册检验的申请，提供药品注册检验所需样品、资料及标准物质等，并对其真实性负责；不得同时向多个药品检验机构提出药品注册检验申请，也不得在药品注册检验过程中变更药品检验机构。

申请人应在提出药品上市注册申请前完成药品注册检验，并将药品检验机构的标准复核意见和检验报告作为申报资料在上市注册申请时一并提交。

（4）受理后审评和检验衔接　在药品注册申请审评中，NMPA 药品审评中心基于产品风险和上市前药品注册检验结果，再次启动药品注册检验，应在药品注册申请受理后 40 个工作日内向药品检验机构和申请人发出药品注册检验通知，明确检验要求，提出药品注册检验所需的相关材料。

申请人应在 30 个工作日内提供相关资料、样品及标准物质等；凭药品注册检验通知向生产企业所在地省级局申请抽取样品。省级局按要求抽取样品后由申请人送至相应的药品检验机构检验。境外生产境内上市药品的检验用样品，由申请人送至中检院。

（5）受理后检查和检验衔接　NMPA药品审评中心启动药品注册检查时，进行样品检验应明确检验要求。NMPA药品核查中心在实施药品注册检查时，抽取样品送至相应的药品检验机构。NMPA药品审评中心启动药品注册检查时未要求进行样品检验，NMPA药品核查中心也可视现场检查情况抽取样品启动样品检验。

（6）检验用标准物质　申请人在开展药品质量标准研究时，有国家药品标准物质的应使用国家药品标准物质。申请人使用非国家药品标准物质应在申请药品注册检验时提供标准物质，供药品注册检验使用。

四、新药加快上市程序

对于以临床价值为导向的创新药物，《药品注册管理办法》规定可进入突破性治疗药物程序、附条件批准程序、优先审评审批程序及特别审批程序，从而在其研制和注册过程中，给予技术指导、全过程沟通、优先配置资源、缩短审评时限等政策支持。

（1）突破性治疗药物　药物临床试验期间，用于防治严重危及生命的疾病或者严重影响生存质量，且尚无有效防治手段或者与现有治疗手段相比有充分证据表明具有明显临床优势的创新药或改良型新药，可向NMPA药品审评中心申请突破性治疗药物程序。

经公示后纳入突破性治疗药物程序的药物临床试验，给予以下政策支持：①申请人可在药物临床试验的关键阶段向NMPA药品审评中心提出沟通交流申请，NMPA药品审评中心安排审评人员进行沟通交流；②申请人可将阶段性研究资料提交NMPA药品审评中心，NMPA药品审评中心根据已有研究资料，对下一步研究方案提出意见或者建议，并反馈给申请人；③符合条件可继续纳入附条件批准程序和优先审评审批程序。

对纳入突破性治疗药物程序的药物临床试验，申请人发现不再符合纳入条件，应及时向NMPA药品审评中心提出终止突破性治疗药物程序。NMPA药品审评中心发现不再符合纳入条件时，应终止该品种的突破性治疗药物程序，并告知申请人。

（2）附条件批准程序　药物临床试验过程中，符合以下情形的药品可申请进入附条件批准程序：①治疗严重危及生命且尚无有效治疗手段的疾病、药物临床试验已有数据证实疗效并能预测其临床价值的药品；②公共卫生方面急需、药物临床试验已有数据显示疗效并能预测其临床价值的药品；③经评估获益大于风险、应对重大突发公共卫生事件急需的疫苗或者国家卫生健康委员会认定急需的其他疫苗。

申请人就附条件批准上市的条件和上市后继续完成的研究工作等，与NMPA

药品审评中心沟通交流确认后，提出药品上市注册申请。NMPA 药品审评中心经公示纳入、审评后，在药品注册证书中载明附条件上市注册批准证书的有效期、上市后需要继续完成的研究工作及完成时限等相关事项。

附条件批准的药品，同时符合优先审评审批程序要求的药品，可申请纳入优先审评审批程序，享受优先审评审批政策。持有人在药品上市后应采取相应的风险管理措施，并在规定期限内按要求完成药物临床试验等相关研究，以补充申请方式报 NMPA 药品审评中心审批。对批准疫苗注册申请时提出进一步研究要求的疫苗，疫苗持有人应在规定期限内完成研究。

对以下之一情形，NMPA 依法处理，直至注销附条件批准药品的药品注册证书：①逾期未按要求完成后续相关研究；②经审评不能证明获益大于风险；③其他不符合继续上市条件的情形。

（3）优先审评审批 药品上市注册申请时，具有以下明显临床价值的药品，可申请进入优先审评审批程序：①纳入突破性治疗药物程序的药品；②纳入附条件批准上市注册的药品；③临床急需的短缺药品、防治重大传染病和罕见病等疾病的创新药和改良型新药；④符合儿童生理特征的儿童用药品新品种、剂型和规格；⑤疾病预防、控制急需的疫苗和创新疫苗；⑥其他可以实行优先审评审批的情形。

申请人在药品上市注册申请时，可向 NMPA 药品审评中心提出优先审评审批申请。NMPA 药品审评中心按程序公示后，符合条件的纳入优先审评审批程序。对纳入优先审评审批程序的药品上市注册申请，给予以下政策支持：①药品上市注册审评时限 120 个工作日；②临床急需的境外已上市的罕见病药品审评时限 60 个工作日；③需要检查检验的优先安排检查检验；④按要求滚动提交资料。

审评过程中，发现纳入优先审评审批程序的药品注册申请不能满足优先审评审批条件，NMPA 药品审评中心终止该品种的优先审评审批程序，按正常审评程序审评，并告知申请人。

（4）特别审批程序 在发生突发公共卫生事件的威胁时，以及突发公共卫生事件发生后，NMPA 可以依法决定对突发公共卫生事件应急所需防治药品实行特别审批。对实施特别审批的药品注册申请，NMPA 按照统一指挥、早期介入、快速高效、科学审批的原则，加快并同步开展药品注册受理、审评、检查、检验工作。

特别审批的情形、程序、时限、要求等按照《药品特别审批程序》规定执行。对纳入特别审批程序的药品，可根据疾病防控的特定需要要求其在一定期限和范围内使用。对纳入特别审批程序的药品，发现其不再符合纳入条件的应终止该药品的特别审批程序，并告知申请人。

五、原辅包关联审评审批

关联审评审批系指在审评审批药品制剂申请时，对药品制剂所用的原辅包（原料药、辅料、直接接触药品的包装材料和容器）进行关联审评，如有需要应按照补充资料程序要求药品制剂申请人或者原辅包登记企业补充资料，必要时可基于风险提出对原辅包企业进行延伸检查。未通过关联审评的相关药品制剂申请不予批准，原辅包的产品登记状态维持不变。

① 化学原料药在药品制剂审批时一并审批；境内已上市药品制剂所用的化学原料药，可进行单独审评审批。

② 境内外上市制剂中未使用过的药包材、药用辅料，在药物临床试验申请阶段应进行关联申报，或由药品注册申请人按规定一并提交全部研究资料；其他药包材、药用辅料，药品注册申请人应至少在药品注册申报资料中提供相关药包材、药用辅料的生产企业信息、产品基本信息、质量标准和检验报告书等相关资料。

③ 未在药物临床试验申请阶段进行关联申报或一并提交全部研究资料，相关药包材、药用辅料生产企业均应在药品上市申请阶段进行关联申报，或由药品注册申请人按规定一并提交全部研究资料。

④ 生物制品研发生产过程中使用的佐剂，应符合生物制品注册管理的相关要求，不纳入关联审评审批的范围。

第四节　新药的知识产权

新药研发属于特殊而重要的高新技术领域。医药发明对知识产权保护的依赖性强，同时药品知识产权保护必然会引起药品价格的变化，从而对公共健康造成不利影响。因此，一系列的法律法规需要在这两方面之间建立合理的、符合实际的平衡点。本节重点介绍药品专利及其运用策略。

一、药品知识产权类型

知识产权包括专利权、商标权、版权（著作权）和商业秘密四种。新药知识产权与其他领域的知识产权基本相同，并由其技术特点决定，主要涉及专利、商标和商业秘密。

1. 药品专利权

专利权简称专利，是指专利申请人就一项发明、实用新型或外观设计向国家及省级知识产权局提出专利申请，经依法审查合格后，被授予在规定时间内对该项发明创造享有的专有权。

（1）药品专利类型　根据《专利法》规定，专利分为发明专利、实用新型专利和外观设计专利三类。

① 药品的发明专利

a. 产品发明专利。（a）新物质，指具有一定化学结构式或物理、化学性能的单一物质，包括有一定医疗用途的新化合物；新基因工程产品；新生物制品；用于制药的新原料、新辅料、新中间体、新代谢物和新药物前体；新异构体；新的有效晶型；新分离或提取得到的天然物质等；（b）药物组合物，指两种或两种以上元素或化合物按一定比例组成具有一定性质和用途的混合物，包括中药新复方制剂；中药的有效部位；药物的新剂型等；（c）生物制品、微生物及其代谢产物，可授予专利权的微生物及其代谢产物必须是经过分离成为纯培养物，并且具有特定的工业用途。

b.方法发明专利。（a）制备和生产方法，如化合物的制备方法、组合物的制备方法、提取分离方法、纯化方法等；（b）用途发明，如化学物质的新的医药用途、药物的新的适应证等。

② 药品的实用新型专利

a.某些与功能相关的药物剂型、形状、结构的改变，如通过改变药品的外层结构达到延长药品疗效的技术方案。

b.诊断用药的试剂盒与功能有关的形状、结构的创新。

c.生产药品的专用设备的改进。

d.某些与药品功能有关的包装容器的形状、结构和开关技巧等。

③ 药品的外观设计专利

a.药品的外观，如便于给儿童服用的制成小动物形状的药片。

b.药品包装的外观，如药品的包装盒。

c.富有美感和特色的说明书等。

（2）授予专利条件　根据《专利法》的有关规定，发明专利和实用新型专利的授予条件为其具备新颖性、创造性和实用性。

（3）专利权保护期限与范围　发明专利权的保护期限为 20 年，实用新型专利权和外观设计专利权的保护期限为 10 年，均自申请日起计算。发明或者实用新型专利权的保护范围以其权利要求的内容为准，说明书及附图可以用于解释权利要求。

（4）专利权人的权利与义务　专利权人的权利：①独占实施权；②许可实施权；③转让权；④署名权；⑤标记权。专利权人的义务：①充分公开发明创造的义务；②缴纳年费的义务。

（5）专利权的终止和无效　有下列情形之一，专利权将终止：①专利权期限届满将自行终止；②没有按照规定缴纳年费；③专利权人以书面声明放弃其专利权。自国务院专利行政部门公告授予专利权之日起，任何单位或个人认为该专利权的授予不符合有关规定，可以请求专利复审委员会宣告该专利权无效；专利复审委员会应当及时审查和作出决定，并通知请求人和专利权人。

（6）不授予专利权的发明创造　①违反法律、道德等；②不适用专利法保护的科学技术领域：科学发现；智力活动的规则和方法；疾病的诊断和治疗方法；动物和植物品种（产品的生产方法除外）；用原子核变换方法获得的物质。

2. 药品商标权

药品名称有商品名称和通用名称之分。列入国家药品标准的名称为药品通用名称，不得作为药品商标使用。另外，申请注册商标的药品商品名称不得与世界卫生组织非专利药品的名称相同，不得与已经被撤销、更换、淘汰的药品名称相同，还不应造成医疗使用的误解或不便。

经商标局核准注册的商标为注册商标，商标注册人享有商标专用权，受法律保护。商标注册人享有的权利：独占使用权；转让权；许可使用权。

注册商标的期限是指商标具有法律效力、受法律保护的期限，也称为注册商标的有效期或保护期。《商标法》规定自核准注册之日起计算，注册商标的有效期为10年，需要继续使用的在有效期满前6个月内申请续展注册；在此期间未能提出申请的可以给予6个月的宽展期，宽展期满仍未提出申请的注销其注册商标；每次续展注册的有效期为10年。

3. 药品商业秘密

我国的反不正当竞争法将商业秘密定义为不为公众所知悉、能为权利人带来经济利益、具有实用性并经权利人采取保密措施的技术和经营信息，可以由经济上的利用或转让来实现其价值，属于知识产权的一部分。

药品商业秘密包括：①新药研制技术秘密；②药品生产管理技术秘密；③药品经营销售商业秘密。因此，通过该法可以保护医药领域内符合这些条件的商业秘密，例如产品的配方、制作工艺、方法等。

商业秘密权保护没有一个具体的保护期，只要采取的保密措施得当，药品的配方及工艺制法等就会在一个较长的时间段内处于保密状态，不断地创造经济效益。对于侵犯商业秘密的行为，可以要求监督检查部门责令停止违法，并根据情节轻重处以一定数额的罚款。

二、药品知识产权法规

中国加入 WTO 后，药品注册过程中的知识产权问题受到广泛重视。2001 年11 月，WTO 在多哈发表了《TRIPS 与公共健康宣言》，指出 "TRIPS 不能够也不应该妨碍各成员采取措施保护公共健康"，并在 2003 年 8 月 30 日通过了执行决议，同意在一定的条件下可以将药品强制许可的权利扩展到向最不发达国家出口，从而突破了强制许可只能用于满足国内市场的限制。为此，国家知识产权局 2005 年 11月 29 日以局长令公布了《涉及公共健康问题的专利实施强制许可办法》，自 2006年 1 月 1 日起施行。全国人大常委会 2007 年 10 月 28 日批准了 "修改《与贸易有关的知识产权协定》议定书"，以平衡知识产权与公共健康之间的关系。

2006 年 5 月 24 日，国家知识产权局以局长令形式公布了新修改后的专利审查指南，其中涉及药品专利审批的主要内容有以下几点：①强调本领域技术人员根据现有技术无法预测药品的疗效时必须提供实验数据加以证明；②不允许通过补交试验数据克服公开不充分和得不到说明书的支持等缺陷；③不影响制药过程的机理或给药途径等改变的医药用途发明无新颖性；④中药等可以用制备方法定义产品，但必须将方法不同落实到产品区别，否则无新颖性。

药品专利链接制度的核心目的是尽量减少仿制药审批中潜在的专利纠纷，涉及药品专利权人和仿制药企业的利益，以及对药品可及性和公共健康产生影响。亟待探索和完善。新药监测期、药品试验数据保护制度与药物警戒制度、药品专利链接制度等相互关联，新药监测期、药品试验数据保护在现行《药品管理法实施条例》中已有明确规定。

此外，对中药品种保护是对专利保护和新药保护的一种后续补充，其作用类似于发达国家对药品专利的补充保护，是对药品发明知识产权保护的一种延续和加强，具有一定的合理性。但是在另一方面，由于中药品种保护不要求新颖性，非创新药物也可以得到保护，因而所保护的不一定是知识产权，而进入公有领域的现有技术不应当受到保护，授权特定企业垄断这类现有技术无疑会损害公众的利益；另外，允许其他厂家享受同品种保护，在中药品种保护与药品专利保护等知识产权形式共存时，还有可能损害药品知识产权原创者的利益，与在先的专利权造成冲突和矛盾，从而削弱专利制度的保护作用；再者，中药品种保护只适用于在中国境内生产的品种，而不适用于国外进口到中国的品种，不符合 TRIPS 的国民待遇原则。因此，《中药品种保护条例》还需进行必要的修改。我国的药品知识产权保护体系构成见表 6-3。

表 6-3　我国药品知识产权保护体系

保护类别	保护对象	依据的法律法规	主管部门
专利保护	获得专利的药物、工艺、配方、剂型、包装等	《中华人民共和国专利法》	国家知识产权局专利局
商标保护	取得注册商标的药品及其生产企业，包括地理标记	《中华人民共和国商标法》	国家工商管理局商标局
原产地标记	道地药材等	《原产地标记管理规定》《原产地标记管理规定实施办法》	国家市场监督管理总局
中药品种保护	依法经审批取得《中药保护品种证书》的中药品种	《中药品种保护条例》	国家药品监督管理局
新药监测期	进入监测期的新药	TRIPS 关于保护公共利益的规定《药品管理法实施条例》《药品注册管理办法》	国家药品监督管理局
未披露数据的保护	获得生产或者销售含有新型化学成分药品许可的生产者或者销售者提交的自行取得且未披露的试验数据和其他数据	TRIPS 关于未披露信息的规定《药品管理法实施条例》《药品注册管理办法》	国家药品监督管理局

续表

保护类别	保护对象	依据的法律法规	主管部门
商业秘密	不宜公开的商业秘密	反不正当竞争法	工商行政管理部门
国际保护	WTO成员国或与中国签订协议或共同参加国际条约的国家的有关药品的知识产权	中国加入的知识产权国际条约及国际组织	

三、新药研发的专利信息

新药研发的前提工作之一就是通过药品专利信息检索，了解当前国际相关领域技术状况。否则，盲目的、重复性的研究不仅不具有任何经济价值，甚至可能引起知识产权纠纷。专利文献是法律文件，它决定了一项发明创造受到法律保护的技术范围、时限及地域等。通过专利信息可以了解专利保护的客体及其权利范围。这些信息对于新药研究、新药专利许可以及新药技术引进具有十分重要的意义。

专利文件的公开一般来说要比专利的商品化早很多年。尤其在药品领域，从新化合物专利到药物上市约需5～8年时间。利用专利信息可以及时全面了解国内外的研究动态，从而指导新药的发现与开发。同类专利数量的多少可以反映出发明潜在的市场范围，如果相同的发明比较少，说明潜在市场大，有开发的必要；如果相同的发明很多，表明大家都在攻这个市场，则应该改变方向，去开发别的产品。

随着科学技术的发展，专利信息的作用和价值日渐突出。据不完全统计，世界上70多个主要国家每年出版的专利文献就有100多万件，约占世界科技出版物总数的1/4；另据世界知识产权组织统计，世界上90%以上的发明成果曾以专利文献的形式发表过。欧洲专利局的一项最新统计显示，由于重复研究，欧洲每年大约浪费200亿美元的投资；在最近5年内，只有大约1/3的欧洲公司使用了专利系统，而剩下的2/3的公司没有使用；若很好地运用专利文献，能节约40%的科研开发经费，少花60%的研究开发时间。

四、新药研发的专利策略

自主创制新药是制药企业的最终选择。然而，新药研究的投资大、周期长、风险高，对于许多中小型制药企业而言，难以依靠自己的力量开发新药，有所选择地购买他人比较成熟的药品专利技术并进行二次创新，不失为一种切实可行的选择。

① 以他人专利技术为起点，改进工艺技术，研制衍生新药符合我国现阶段

"从仿制为主向仿创结合、创新为主转变"的新药发展战略。在今后一定时期内，根据中国医药企业目前的经济实力和技术水准，"me-too"新药（模仿性创新）仍是多数医药企业进行新药开发的重要途径。在不侵犯别人专利权的情况下，对新出现的、非常成功的突破性新药进行较大的分子改造，寻找作用机制相同或相似，并在治疗上具有某些优点的新化学实体。模仿性创新要以市场为导向，充分运用专利的公开制度，以率先者的创新思路和行为为榜样，以原研药为示范，吸取其成功的经验和失败的教训，掌握核心技术并在此基础上完善，开发出富有竞争力的新产品。此外，针对已知药物的缺陷或不足，对其进行结构改造、修饰，创制出专属性更强、疗效更好、安全性更大、理化性质得到改善、给药方便、稳定性更高或者生物利用度更高的新的衍生物、类似物或药物前体。

改良性创新无疑是通向成功彼岸最快捷的途径。从是否涉及他人有效专利角度看，改良性创新的结果可分为如下两类：一类为在公知公用技术基础上的创新，这类成果不涉及他人有效专利，获得的专利不是他人有效专利的从属专利，新成果专利权人实施自己的专利不会侵犯他人专利权。另一类为在他人有效专利基础上的创新，成果发明人获得的专利是他人基础专利的从属专利。专利法规定，从属专利的专利权人实施自己的专利，要得到基础专利的专利权人的许可，否则涉嫌专利侵权。但是，在后发明的从属专利的专利权人可以和在先发明的基础专利的专利权人协商交叉许可。这样，后发明人可显著减少或免除昂贵的专利许可费用。如果在适当长的时间内，双方难以达成许可协议，从属专利的专利权人可以依法要求强制许可。

发明专利申请公开说明书中的权利要求，是申请人想要得到的保护范围；授权后专利说明书中的权利要求是国家知识产权局同意授予专利申请人的保护范围。一般情况下，两者范围会有不同，前者范围宽泛，后者范围往往缩小。专利申请人在审查过程中放弃的内容不允许再在以后侵权程序中复议要回，这是专利中一个禁止反悔的重要原则。在改良性创新过程中，可以利用这一原则规避侵权。

② 充分利用过期专利和失效专利研制新药。研究者在系统调研所从事领域的药物专利文献基础上，应着重学习、消化和吸收无效、失效及即将到期的具体药物专利技术资料，了解其中最新工艺技术与设计方法，借鉴反映当今最新科学技术水平的研究成果，开拓研究思路，寻找适合的项目，并在该项研究国内外现有最高起点上，改进他人设计方案中工艺技术的缺陷，可形成改进发明或组合发明的专利，甚至形成开拓性的发明，在申请专利后继续进行后续改进，再申请专利可延长相关产品独占性保护期。例如，第二次世界大战后，日本的工业技术水平总体落后于美国 30 年，从 20 世纪 50 年代起，日本开始大量引进先进的专利技术，并且在引进专利技术时，药物研制人员通过对大量无效、失效和即将到期的专利技术潜心钻研、对比分析后，更新改进设计方案，又从他人基本专利中衍生出具有特色的专利，技术水平虽不太高，但产品的经济效益却十分可观。这种向他人学习后在模仿基础上进行的创新，使日本平均每年有 3～6 个新药在世界上市，数量仅次于美国。

③ 新药研究中的专利策略既包括有效地规避侵权，又包括自身的知识产权保护。在新药研究开发中充分利用专利文献信息，利用专利制度保护自己的知识产权，已成为国外制药企业的研究课题。对科研人员而言，其专利意识不仅体现在对条文的理解上，而且要落实在整个研究过程中。要重视对某些基础性研究，尤其是应用基础研究成果的专利保护。基础性研究是高技术产业的先导，是技术创新的源泉。例如，中国一些特有的药用植物资源的研究结果，仅作为学术论文发表，忽视了知识产权保护，则是极大的损失。

思考题

1. 药品注册包括哪些事项？
2. 新药注册检查哪些方面？
3. 何谓新药加快上市程序？
4. 何谓关联审评审批制度？
5. 简述临床试验注册流程。
6. 简述新药上市注册流程。
7. 简述药品上市后变更制度。
8. 简述化学药品注册分类。
9. 简述化学药品注册申报资料。

第七章

新药选题与信息利用

提要 新药选题是指在新药创制的范围内，以临床价值为导向，选择并确定某个目标作为研究课题的创新性思维活动。分析研究动态，查阅文献资料，进行信息整理并参考有价值的信息，贯穿于新药研发的全过程。本章论述新药选题与信息利用的有关内容，对新药研发技术进展、选题思路、研发过程中的信息应用等作系统性介绍。

第一节 新药研发及其进展

生命科学及生物技术的新突破和新成就，是 21 世纪国际竞争的战略制高点之一。充分利用这些研究成果，不断完善高水平的创新药物研究体系，开展创新药物的基础和应用研究，提高药物创制能力，已成为当前面临的一项十分迫切的国家需求。

在科学技术日益进步的推动下，世界创新药物的研究趋势呈现两大特征。一是与新药研究紧密相关的生命科学前沿如功能基因组、蛋白质组和生物信息学等，以发现和验证新型药物靶点作为主要目标取得较快进展；二是理论和结构生物学、计算机和信息科学等新兴学科越来越多地融入新药的发现和前期研究中，建立了一些新的研究理论和具有重要应用价值的新技术，改变了新药研发面貌，对创新药研发产生了显著影响。

一、新药研发概况

现在已知的大约 7000 种罕见病只有 350 个左右的治疗药物上市，即使癌症、糖尿病、阿尔茨海默病等常见病仍然无良药可医，迫切需要惠及患者的优质特效药物。从相关动态来看，针对世界环境恶化以及人口老龄化问题，国际上新药创制重点领域集中在肿瘤、慢性病和老年病等方面；新药研发的类别主要为化学药物，同时生物药物显现出迅猛增长态势。

新药研发是药企永恒的主题追求，也是其生存与发展的驱动力和必然选择。图 7-1 显示了 2009～2018 年全球在研新药数量情况，可见其总体呈现上升态势。诺华、强生、阿斯利康、辉瑞和罗氏（瑞士）依次为 2018 年在研新药数量排名前五位的制药公司。此外，制药巨头在保持较高研发投入的同时，还通过收购小型创新公司的方式来获得新药。

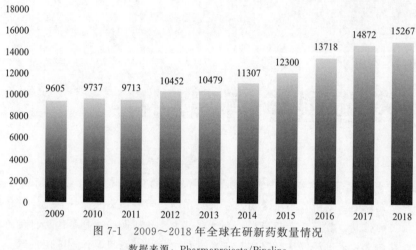

图 7-1　2009～2018 年全球在研新药数量情况

数据来源：Pharmaprojects/Pipeline

2018 年，FDA 批准了 42 个新分子实体（new chemical entities，NCE）、17 个生物制品许可申请（biologics license application，BLA），达到共计 59 个的历史新高纪录。其中，肿瘤治疗药物仍然是最主要的领域，有 16 个药物获批，比例与 5 年平均水平相当；生物药获批数量是 2011 年以前的 2～4 倍；其他获批较多的领域包括抗感染和神经疾病药物。2009～2018 年 FDA 批准的新分子实体和生物药数量如图 7-2 所示。

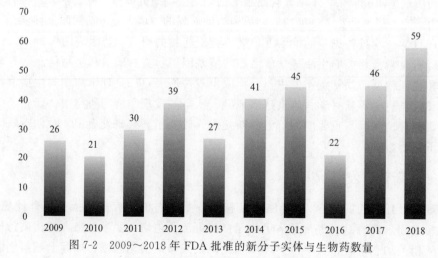

图 7-2　2009～2018 年 FDA 批准的新分子实体与生物药数量

数据来源：Nature Reviews Drug Discovery

中商产业研究院的报告分析，凭借生物药的卓越疗效、生物科技的持续发展以及不断增加的研发投入，全球生物药市场在 2013 年至 2017 年期间实现了快速增长，预计 2020 年全球生物药市场将增长至 3276 亿美元。2018 年十大畅销药物中，八种生物药包括 7 种抗体药物、1 种疫苗的销售收入，占据十大畅销药物总销售收入的 82.5%。IMS Health 预计，药物创新将持续向生物制药、专科用药以及受到关注的疾病谱变化方向发展。

近十年来，全球医药市场格局经历着深刻变化，给药企带来新的挑战和发展机遇。据智研咨询发布的报告，2019 年全球药品市场需求达 12249 亿美元，2015～2019 年全球药品市场年均复合增长率维持在 4%～5% 之间。虽然发达国家所占比重有所下降，但以中国、印度、巴西、俄罗斯为代表的新兴市场药品需求量快速上升。如图 7-3 所示，2015 年新兴市场占世界药品规模的比例为 28%；其中，中国占比达到了 24.7%，成为仅次于美国的世界第二大医药市场。

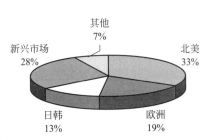

图 7-3 2015 年世界药品
市场各区域规模比例
数据来源：南方医药经济研究所

令人关注的还有从今往后的数年间，全球众多的专利药密集到期，使得医药产业步入仿制药市场发展的高峰期，从而不断削弱传统重磅级药物的市场主导地位。加之一些制药巨头已经涉足生物类似药和化学仿制药领域，市场竞争更为激烈，同时也带来很多新的机遇。图 7-4 统计了美国 2010～2025 年药品物质专利到期数量情况。

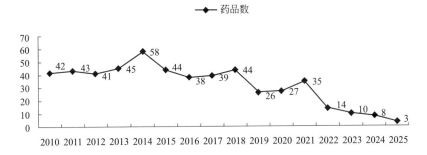

图 7-4 美国 2010～2025 年药品物质专利到期数量统计

在美国、日本、欧盟等发达国家和地区，新药占药物总销售额的 80% 左右，而中国医药市场主要以仿制药及进口药为主。我国大多数新药研发机构将主要力量放在仿制药方面，除了适合国情、降低治疗药物费用的有利因素以外，也存在研发体制不够完善、经费投入和技术水平不足等亟待解决的重要问题。需要指出，制药工业的利润主要来自新产品而不是廉价的原材料和劳动力。无论是研发原研药，还是仿创其他专利到期的药品，缺乏创新元素的简单仿制常导致疗效和安全性不可靠的后果。比如对原研药品进行改进创新，就需要相关的经验积累和大量的研究工作来找出关键的因素，还需要制药企业加大投入力度。

现代新药创制涉及生物医学、药理学、药物化学、制药工艺学、药物分析学、药剂学和计算机科学等诸多领域，体现着多学科交叉渗透、高新技术集成的前沿成果。而这些学科人才只有通过一定积累和整合到必要程度，才能形成专业、高效的新药研发队伍。另外，源于社会经济因素如大众对保健和防治疾病的需求越来越高等考虑，新药在融入医保、临床使用时，必然受到国家政府的严格和复杂的评估，可能会延迟其普及应用。

中国医药市场规模优势日益突出，越来越多的跨国公司在中国建立了研发中心。中国制药企业对原创药的认识程度和创制能力不断提高，以企业为主体的研发格局正在形成，加之我国政府对新药的研发投入、鼓励创新政策的力度逐步增大，新药研发环境愈加成熟。随着一系列与国际先进模式接轨，比如与跨国药企合作开发等的深入推进，中国创新药发展潜力可期。

二、新药研发的学科发展

20 世纪末以来，新药较多地依靠基因组学、蛋白质组学和代谢组学等研究基础上的药物分子结构设计，形成了由基因研究到新药创制的模式。但是，新药发现研究的难度显著加剧，开发或转化研究的手段同样面临严峻挑战；新药研发依然难以逾越"高成本、高风险、低效率"的瓶颈，巨大的投入却往往难以取得预期成果。究其原因，一是现代人类重大疾病谱转向以肿瘤、心脑血管、遗传和代谢性疾病为代表的多因素复杂性疾病，采用单靶点、高选择性的设计思路暴露出明显的局限性；二是现有的细胞、动物试验模型远不够理想，体外或动物试验与人体试验存在着明显差异性，导致先导物成药性概率降低。

近些年来，生物信息学、系统生物学、网络药理学、药物基因组学、转化医学等新兴学科迅速崛起和发展，开辟出新思路和新方法，必将对新药研发产生强有力的支撑和推动作用，有效破解新药研发的风险和效率困境。

1. 生物信息学

生物信息学（bioinformatics）是综合运用生物学以及数学、计算机与网络技术等手段，对各种生物信息进行收集、加工、储存、分析、整理和归纳，并对其进行解析的学科。生物信息学的研究内容十分广泛，主要包括：①建立、贮存并管理大量的生物学信息库，包括基因组序列、基因多态性、基因表达调控、蛋白质结构与功能、特征性代谢产物谱、疾病相关基因或蛋白、生物标志物信息库等；②开发计算机算法和统计学方法，分析确定数据库中大量数据的相关性；③应用已知的生物学信息预测或分析生物大分子或小分子化合物的结构与功能。生物信息学可应用于药物发现的全过程，包括药物靶点的发现与确认、药物分子设计、药物活性筛选以及临床前评价等。

（1）**药物靶标发现**　在药物靶标发现过程中，生物信息学方法发挥着不可替代的作用，尤其适用于大规模多组学数据的分析。目前涌现了许多与疾病相关的数据库资源，基于生物网络特征、多基因芯片、蛋白质组、代谢组数据等建立了多种生物信息学方法发现潜在的药物靶标，并预测成药性和药物副作用。

应用生物信息学研究药物靶点产生了许多可行性的方法和技术，研究对象包括受体蛋白、酶蛋白以及包括小分子跨膜载体、离子通道在内的膜蛋白等，已经成为药物靶标发现和确认的必备技术手段。此外，生物信息学还可以对前期基因组学和蛋白质组学研究所发现的表达差异基因或差异蛋白进行归类分析，通过检索特定生物学信息库而对其进行比较研究，综合基因的序列特征以及蛋白结构等其他相关信息，发现新的潜在药物靶点并对前期研究所发现的信息进一步确定和验证，从而极大地提高药物发现效率。

（2）**药物活性筛选**　在生物信息学研究的基础上，利用获得的蛋白质结构和功能信息，运用计算机模拟的方式直接进行药物筛选，可加快药物发现速度。例如，BaoYG 等克隆和表达了与结核分枝杆菌毒蛋白分泌有关的 $Rv3871$ 基因，并使用生物信息学方法分析其分子结构、功能和同源性；实验结果显示致病性和非致病性的 $Rv3871$ 基因在结构和功能上存在着差异，从而阐明了结核病的发病机制及可作为药物筛选用的作用靶点。再如，Philippe Bernard 等将民族药学与生物信息学相结合，证实了白桦脂醇和其氧化形式桦木酸对磷脂酶 A_2 具有抑制活性。

（3）**药物分子设计**　生物信息学能为药物分子设计提供丰富的数据库，包括药靶的基因序列及表达调控特点、三维结构、受体与配体结合作用、构效关系、化合物生物活性库等，从而为药物分子设计提供导向并促进化合物的虚拟筛选。对于已发现的先导化合物，利用生物信息学技术借助配体和作用靶点的三维结构信息进行药效学和毒理学的优化，从而发现更为理想的化合物。

2. 系统生物学

功能基因组学（functional genomics）在全基因组序列测定的基础上，利用结构基因组所提供的信息和产物开发新的实验手段，从基因组或系统水平研究基因及其产物在不同时间、空间、条件下的结构与功能关系及活动规律，全面分析基因或蛋白质的功能。许多重大疾病如肿瘤、神经退行性疾病、糖尿病等的发生受多基因网络调控，由许多基因小缺陷累加，而非少数基因的大缺陷所致，这是药物针对单一靶标治疗复杂疾病疗效不佳的主要原因。

功能基因组学研究表明，基因功能及其调控比起初设想的要复杂得多，针对单个分子靶点的新药研究思路和高通量筛选技术，难以全面、完整地反映化合物与疾病相关性，以致寻找治疗多基因疾病和抗病毒感染（如艾滋病、肝炎等）的有效药物极其困难。对此应该从针对单个基因转变为针对多个基因（或基因调控网络），深入研究基因或靶点之间的作用与联系，更加注意考虑信号转导通路和功能系统的调控，开展基因功能-药物调控的研究。

从功能基因组学的角度，绝大多数药物靶标是蛋白质。普遍认为每种疾病平均与 10 个左右的基因相关，而每种基因又与 3～10 种蛋白质相关。如果以人类主要的 100～150 种疾病进行计算，则应该有 3000～15000 种的蛋白质具有成为药物靶标的可能。故蛋白质组学以及高通量的蛋白质组平台技术可为新药研发奠定坚实基础。

蛋白质组学（proteomics）通过全面检测疾病和药物处理过程中蛋白质表达谱、蛋白质-蛋白质相互作用的变化，对正常个体及病理个体间的蛋白质组比较分析，寻找某些"疾病特异性的蛋白质分子"，为新药发现提供潜在分子靶点，或者为疾病早期诊断提供分子标志。蛋白质组学技术还应用于药物的作用机制、药物活性的生化基础和药物参与生化途径等多方面的研究。例如，通过构建差异蛋白质表达谱、检测药物处理前后复杂的蛋白质改变情况，为阐明药物作用机制和新调节因子的作用方式提供证据。在药物毒性筛选和毒理学研究方面，蛋白质组学与传统研究方法相结合，从鉴定药物毒理机制上预测有可能在人体中出现的毒性，更适用于药物毒性筛选；一旦确立了毒性作用和蛋白质标志物之间的关系，就可利用这些标志物进行新化合物的毒性筛选；早期新药研究，可以应用灵敏的蛋白质组学技术在剂量更低、时间更短的情况下预测到药物潜在毒性，从而节省大量的时间与经费。蛋白质组学尚处在发展阶段，在提高通量化、低丰度蛋白质的分辨率及增加质谱分析小量样品的灵敏度上仍需要进一步完善。

美国科学院院士 Leory Hood 最早提出了系统生物学的概念和研究体系，为药物发现提供了一种全新的思路。系统生物学（systems biology）研究一个生物系统中基因、mRNA、蛋白质和生物小分子等所有组成成分，以及特定条件下这些组分间的相互作用关系，是以整体性研究为特征的大学科。

系统生物学在整体上分析药物的作用机制，阐明药物靶点由分子扩展至分子组合、某个信号转导通路甚至几个通路的组合，从而使"生物学到药物"模式取代"分子到药物"的简单模式。结合结构生物学、计算生物学等学科发展，在高内涵筛选、生物数学模型等技术的共同推动下，根据药物-基因-疾病之间的数据，可使新药研究从纯描述性的科学向预测性的科学发展，从而产生多种基于系统生物学的药物研发平台，给新药研发带来革命性的变化。

3. 网络药理学

网络药理学（network pharmacology）随功能基因组学、蛋白质组学、系统生物学的发展方兴未艾，它将药物作用网络与生物网络整合在一起，分析药物在此网络中与特定节点或模块的相互作用关系，从而能够更加全面地理解药物和机体之间的相互作用。

Yildirim 等对临床现有药物及其靶点情况进行了分析，证实大部分药物都有若干个靶点，如丙酰马嗪和异丙嗪有 14 个靶点，奥氮平和齐拉西酮有 11 个靶点；而很多结构不同的药物作用于相同的药物靶点，如 51 种药物作用于 HRH1 靶点，40 种药物作用于 DRD2 靶点。由此表明，多个靶点、多个途径相互协同且相互制约的网络机制更接近于疾病及其药物治疗的实际情况。

　　越来越多的证据显示，生命作为一个复杂的非线性系统，其生物分子间的相互作用会导致新性质或功能的产生，而这些新产生的性质或功能往往难以从它们形成的物质基础上推导出来。例如，全基因组关联研究（genome-wide association studies，GWAS）发现了数百种与人类复杂疾病相关的基因突变，但这些突变大部分对增加患病风险的贡献都非常小。复杂疾病发生发展的分子调控，涉及的并非是个别的基因或蛋白质，也并非是单一的信号转导通路或代谢通路；生物体内各种各样的基因和蛋白质之间，通过广泛的相互作用，形成了多维和动态的"互联网"，所有的生理或病理活动都建立在这种复杂分子网络的结构和动力学机制之上。

　　网络药理学研究"疾病-基因-靶点-药物"相互作用的网络基础，包括疾病-疾病网络、疾病-药物网络、药物-药物网络三方面内容。强调药物在生物体系中的地位和动力学过程比个别靶点或组合靶点的有效性更为重要，提出新药研发策略应是发现如何干预疾病的病理网络，绝非仅是与疾病相关的个别基因，需要对多种基因及其调节蛋白干扰才能影响疾病网络，并注重网络平衡和网络扰动。因此，通过药物结构 活性关联谱理解药物作用，根据系统生物学分析药物对病理网络（拓扑结构、节点的连通性、冗余与多向性）的广泛干预机制，鉴定那些可产生满意治疗结果的关键节点或节点组合，发现那些可干扰这些节点、产生多向药理学（polypharmacology）效应的化合物。

　　网络药理学提供了一种同步改善药物临床有效性和毒副作用的药物设计新理念，这就需要发展多种技术，结合组合化学与网络搜索的运算法则和方法来预测药物的生物学性质。随着疾病与药物相关基因组图谱及蛋白质组图谱的系统性积累，以及网络计算方法和计算软件、合成生物学（syntheticbiology）的发展与完善，网络药理学对新药创制的贡献不可估量，必将为复杂疾病的诊治带来重大突破。

4. 药物基因组学

　　药物基因组学（pharmacogenomics，PGx）是研究药物体内过程个体差异的基因特征以及基因变异所致的不同药物效应（包括疗效和毒性），或者说从基因组水平出发研究基因序列多态性与药物效应多样性之间的关系，从而指导新药研发和达到安全有效的个体化给药目标的一门学科。

　　临床实践表明，绝大多数药物在约 1/3 的患者中疗效不佳，在约 1/6 的患者中发生不同程度的毒副反应。这种个体差异现象只能由所谓的药物响应基因来解释，亦即药物靶点基因、药物代谢基因的单核苷酸多态性（SNP）等导致了药物作用的强弱和药物代谢的不同。新药在进行循证医学（evidence-based medicine）研究时必须融入个体化医学因素，以实现具有针对性的最佳效果、避免上市扩大应用后发生严重的不良反应。

　　药物基因组学并不以发现新基因、预见发病风险及诊断疾病为目的，任何单一基因突变对疾病的预测或治疗价值都是有限的，但单一基因突变对药物作用的影响则是十分明显的。体内外许多因素可使此类基因变异或表达失活，直接影响到人体的药物效应，尤其使药物代谢表现出显著的个体差异。通过定量检测一系列药物代谢酶、转运体、受体等生物标志物（biomarker）的指标水平，可对患者的遗传、分子生物学特征和疾病基本特征进行分子分型，区分药物反应潜在的"有效人群""无效人群"和"毒性人群"，从而较大程度地保障临床用药的合理性。

FDA 已列出了一些研究较为成熟的生物标志物，用来指导相关药物的个体化用药。例如，CYP2C9 和 VKORC1 与华法林；CYP2D6 与他莫昔芬、氟西汀等 20 多种常用药物；CYP2C19 与奥美拉唑等 10 多种常用药物；TMPT（硫嘌呤早基转移酶）与巯嘌呤类药物；UGT1A1（葡萄糖醛酸转移酶 1A1）与伊立替康；Her2/neu 与曲多单抗；EGFR（表皮生长因子受体）与吉非替尼等。

药物基因组学研发平台可为发现新药靶和新药设计提供依据，加速新药研发进程并减少参试人群数量，另外对重新评估以往未通过审评的新药也具有参考价值。近些年来，多例靶向抗肿瘤药物曲妥珠单抗、吉非替尼、威罗菲尼等在药物基因组学指导下研发成功，而撤市的新药大多与缺乏药物基因组学的研究有关。FDA 在 2004 年发布的《药物基因组学数据提交指南》（pharmacogenomic data submissions，PDS）、2013 年发布的《临床药物基因组学指导原则：早期临床研究的上市前评价和对说明书的建议》中，明确要求药企在提交新药申请的同时，依据具体情况必需或自愿提供该药品的药物基因组学研究资料。

药物基因组学的研究正在从药物的单基因变异效应向多基因变异的综合效应发展，还需要对所用基因分型方法的准确性、专属性和灵敏度等加以提高；由此派生出各种生物标志物和诊断剂、药物治疗的不同剂量和剂型等，对新药研发及合理用药极具指导意义。

5. 转化医学

现代新药研究汲取了无数"药物灾难"的沉痛教训，体外、动物试验成为临床试验不可逾越的前期工作，并要求循序渐进地开展各期临床试验。但同时造成新药基础研究与临床研究隔离脱节的状态，违背了药物创新来源于临床、沟通于临床、完善于临床的基本规律，最终影响到新药研发的质量和效率。而回顾历史上的药物发明，大多是临床经验积累乃至"以身试药"的结果，体现出转化医学的根本价值所在，也表明转化研究是现代新药研发各环节至关重要的效率和风险因素。

在一系列临床应用严重滞后于科学发现和技术进步问题的背景下，转化医学内涵提升和重新回归便成为必然。生命活动是一个极其复杂的过程，缺乏临床背景的高选择性设计和研究方法需要重新审视与完善。转化医学（translational medicine）是指"从实验室到病床（bench to bedside）"和"从病床到实验室（bedside to bench）"的双向有效沟通的转化研究，核心目标是将基础研究成果迅速转化为可在临床实际应用的理论、技术、方法和药物。按照转化医学理念，新药研发过程应该被调整为以患者为中心的转化研究链（translational research chain），形成纵横交替且有机整合、有效推进的研究模式，实现从临床到各研究环节持续的双向沟通，从而及早认识先导物或候选药物在人体内的 ADME/T 特征、提高研发效率和成药性概率（图 7-5）。

转化医学将新药创制基础研究、临床前研究与临床研究连接成一个完备系统，为新药研发开辟出具有革命性意义的新途径。据此，FDA 出台了零期临床试验指导原则，采取较 I 期更少的资源，开展早期探索性临床试验，以利于尽早发现有希望的候选新药。2010 年 4 月，《科学》杂志发表了我国学者完成的一项研究成果，揭示了癌蛋白 PML-RARe 是砷剂治疗急性早幼粒细胞性白血病（acute premyelocytic leukemia，APL）的直接药物作用靶

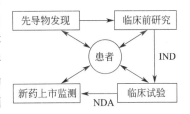

图 7-5　以患者为中心的新药转化研究链

点；该研究经历了"从临床到基础，再回归临床"的研究过程，且丰富了 APL 靶向治疗理论，对研究其他类型白血病和实体瘤的分子靶向治疗具有重要指导作用。再如，吉非替尼作为非小细胞肺癌 EGFR-TKI 靶向治疗药物上市应用后，临床医生发现 *EML*4-ALK 基因阳性患者产生了耐药现象；研究人员按此反馈信息，针对性地开发出 *EML*4-ALK 基因抑制药物，很快使克唑替尼应用于该类患者，成为转化医学研究的典范之一。

在转化医学理论指导下，近年来国际上出现了新药研发的新生态 NETS（navigating the ecosystem of translational sciences），它非常强调公开、协作和合作的创新药物研发模式，按照这样一个理念，才有可能在比较短的时间内，用比较少的投入得到比较多的创新药物。而我国新药研发领域中，由于制药企业、科研院所、临床试验机构之间相互融合屏障的存在，较大程度影响了转化研究进程，尤其前期研发阶段几乎置于临床沟通之外；其弊端除了制约转化医学理念的贯彻实施，还造成综合型转化研究人才匮乏。此外，药企过多承担投入大、耗时长、成功率低的转化研究风险，阻碍了新药研发的良性循环。

中国新药研发水平正值迅速提升的关键时期，但诸如显著增强的经济实力、举国体制、传统医药学及丰富的临床资源等独特优势尚未得到充分利用，应通过科学的顶层设计，统筹谋划、合理布局并不断完善，从各层面构建具有中国特色的新药转化研究保证体系，开创新药转化研究的新局面。一是建立健全基础创新与应用开发研究力量紧密协作的政策及市场激励机制，优化新药研发环境，对新药注册、产学研结合、知识产权、中介服务等相关法规体系加以改革，真正起到规范引导、推进基础成果转化的作用，切实改变科技人员普遍重学术研究而忽视实际转化应用研究的价值观念，适应新药研发的基本规律和特点。二是充分凝聚多学科专家的智慧，整合优化，引进人才，形成既有科研能力又具临床经验的高水平、复合型研究团队，并着眼于未来转化型人才的战略储备。三是加大专项资金投入力度，保障新药创制公共平台建设，如加快建立融合生物样本库信息管理、临床研究设计、生物统计及临床数据分析功能于一体的临床数据中心等，扎实奠定转化研究基础。四是政府主管部门紧密围绕临床需求、主动服务于药企这一创新主体，协调科研院所、临床研究机构等共同支持制药企业创新发展，多举措开拓如风险投资等市场融资渠

道，着力突破转化研究难的困局。五是借鉴发达国家经验模式，学习国外先进技术，追踪前沿科技动态，积极参与国际市场竞争和多元化合作交流。

三、新药研发的技术进展

创新药物的关键在于新药发现研究。先导化合物一旦确定，新药开发研究的目标就基本明确，开发研究的方法也有据可依。新药发现大致包括两种经典模式。一种是针对药物作用机理和疾病发生过程进行深入研究，从中找到某个环节作为药物治疗的靶点，凡是能够改善疾病症状、改变组织器官功能的物质，就有可能发展成为药物；这种模式与药物研究的主要目的相一致，是一个直观有效的方法，至于机制方面研究则是进一步认识药物作用进行的扩展工作。另一种是定向筛选，即采用特定的筛选模型或方法对特定样品（包括特定疾病治疗药物和特定来源物质）进行筛选，再对筛选得到的化合物不断进行结构优化或改造以获得理想药物；大量特定样品群是保证定向筛选质量的关键。

1. 药物靶点研究

当前国际上新药研发的竞争，主要体现在药物靶点的研究上，近几十年的药物发现研究几乎均集中于寻找或设计作用于靶点的高选择性配体药物分子。药物靶点是能够与特定药物特异性结合并产生治疗疾病作用或调节生理功能作用的生物大分子或生物分子结构，不仅为揭示药物的作用机理提供了重要信息和途径，同时对新药研究中建立筛选模型、发现先导化合物起到关键作用。蛋白质、核酸、酶、受体等生物大分子是生命活动的基础物质，往往也是药物的作用靶点。如今发现的各种疾病治疗靶点已达 2000 多个，但是获得 FDA 批准上市的成功新药所涉及的靶点只有 500 个左右。药物的作用靶点一旦被认识和掌握，就会成为一系列新药创制的突破口，以至有"一个靶点成就一个产业"的说法。

虽然以靶点为核心的主流模式已成为合理药物设计的依据，但跟踪未知靶点的活性化合物同样是新药更为现实的发现途径。这是因为人体的构成和功能非常复杂，受到多种因素的调控，存在许多天然屏障和各种平衡。对某一特定功能，在某些情况下会有几种信使、酶、受体、通道或其他生物大分子参与，兼有扩增系统和反馈抑制等制约。药物与靶点结合发挥作用，还要经历吸收、分布、代谢等药动学过程。掌握药物作用靶点的规律，并成功用于新药发现，仍然面临着极大的挑战。此外，新靶点发现和确认作为一个有待发展的领域，靶点药物开发还需要更多新思路、新方法和新技术的介入。

2. 药物活性筛选

在新药研发过程中，筛选技术不可或缺并需反复应用，而每一发展阶段的筛选方法和指标也不尽相同。例如，筛选化合物库分子产生先导物时，目的在于发现化合物活性，绝大多数均采用体外试验指标，方法上应符合大规模、高效率的要求；确定候选药物时，还要考虑药物的组织选择性、治疗适应证等，应安排整体动物或病理动物模型进行评价筛选。

现代筛选技术是多学科合作的综合性测试体系。新药的筛选模型已经从传统的整体动物、器官和组织水平发展到细胞和分子水平，建立了一系列筛选的系统，比如通过毒性代谢组学的分析，可以判断对肝脏的毒性和肾脏的毒性，并快速作出评价。

（1）高通量筛选　药物创新离不开采用适当的药物作用靶点对大量化合物样品进行筛选，而且筛选规模越大，发现新药的机会就越多。高通量筛选（high throughput screening，HTS）是 20 世纪 80 年代后期发展起来的一种药物筛选方法。它集计算机控制、自动化操作、高灵敏度检测、数据结果自动采集和处理于一体，实现了药物筛选的快速、微量、灵敏和大规模，日筛选量达到数万甚至数十万样品次，是新药发现技术的一大进步。

HTS 是将多种技术方法有机结合而形成的活性筛选体系，它以分子水平和细胞水平的实验方法为基础，以微板形式作为实验工具载体，以自动化操作系统执行实验过程，以灵敏快速的检测仪器采集实验数据，以计算机对实验获得的数据进行分析处理。其正常开展需要有一个高容量的化合物库、自动化的操作系统、高灵敏度的检测系统、高效率的数据处理系统以及高特异性的药物筛选模型。HTS 技术的局限性主要在于其采用的是分子、细胞水平的体外实验模型，反映机体全部生理机能或药物对整个机体作用的理想模型尚难以建立，因此不能充分反映药物的全面药理作用。此外，对筛选模型的评价标准以及对筛选模型的新颖性和实用性的统一，仍有待更加深入的细致研究。

（2）高内涵筛选　高内涵筛选（high content screening，HCS）技术是在创新药物领域值得关注的重大技术进展之一。HCS 在保持细胞结构和功能完整性的前提下，尽可能地同时检测被筛样品对细胞、生长、分化、迁移、凋亡、代谢途径及信号转导等多个环节的影响，从单一实验中获取多种相关信息，确定其生物活性和潜在毒性。从技术层面而言，HCS 是一种应用具有高分辨率的荧光数码影像系统，在细胞水平上实现检测指标多元化和功能化的筛选技术，旨在获得被筛样品对细胞产生的多维立体和实时快速的生物效应信息。应用 HCS 技术能够加速发现具有潜在开发前景的活性化合物，设定深入评价的优先次序，为构效关系研究和结构优化改造提供有力的支持。

HCS 克服了以往新药发现效率低、速度慢以及 HTS 成功率低的缺陷，使研究人员可以在新药研究早期阶段就获得活性化合物对细胞的多重效应的详细数据，包括细胞毒性、代谢调节和对其他靶点的非特异性作用等，对于提高先导化合物发现速率和药物后期开发的成功率，具有重要意义。因此，HCS 技术代表着创新药物研究技术发展的必然趋势，已经引起了大型制药公司的高度重视。国外业界人士认为，如果说高通量自动化 DNA 测序技术对顺利完成人类基因组计划是革命性的贡献，那么 HCS 在当今新药发现中将起到同样的关键作用。应用 HCS 技术，宾夕法尼亚大学的科学家发现了在细胞凋亡等信号转导途径中起重要作用的双特异性磷酸酯酶抑制剂。另有资料表明，这一技术用于筛选 G 蛋白偶联受体拮抗剂也获得了较好的结果。国内有学者尝试应用 HCS 筛选平台建立 NF-κB 核转位高通量筛选体系，该体系的应用将有助于发现新的 NF-κB 信号通路调节因子，为免疫与肿瘤的机制研究提供线索。

（3）虚拟筛选　与传统的筛选方法相比，虚拟筛选（virtual screening，VS）具有高效、快速、经济等优势，并成为一种与 HTS 互补的实用化工具融入新药研发之中。虽然现在仍有一些问题制约着这项技术，并且由此得到药物的成功范例并不是很多，但如果对所有靶标和化合物都进行筛选，将是一项十分浩大的工程，需要耗费巨大的人力、物力和财力。VS 技术的出现有可能成为有效解决这一问题的重要技术之一。

VS 利用计算机强大的计算能力，针对重要疾病治疗靶标的生物大分子的三维结构或 QSAR 模型，采用三维药效基团模型搜寻或分子对接（docking）的方法，从现有化合物数据库中寻找发现与靶标生物大分子结合或符合 QSAR 的化合物；目的是从大量化合物中发现有苗头的化合物，集中目标以减少待筛选化合物的数量，从而缩短研究周期、降低研究成本。2001 年，Kurogi 等采用基于药效团的搜索软件 CATALYST 对肾小球毛细血管中的 MC（血管系膜细胞）增生抑制剂进行了筛选，构建了包含 7 个药效特征元素的药效团模型。然后 CATALYST 搜索了包含 47045 个分子的数据库，得到 41 个命中结构，生物活性检测其中 4 个化合物具有明显的 MC 增生抑制活性。2002 年，Grunberg 等采用基于分子对接的虚拟筛选方法成功找到了多种人碳酸酐酶的抑制剂。国内也有学者结合虚拟筛选和高通量筛选方法寻找 Rho 激酶抑制剂，为心脑血管、神经系统等疾病的治疗和预防提供新的治疗策略。

后基因组时代的药物分子设计发展的显著特点是与计算机科学、生物学、化学以及信息科学的结合日益紧密，共同推动药物分子设计的迅速发展。就设计方法而言，药物分子设计包括基于配体的药物设计（LBDD）和基于靶标的药物设计（TBDD）。LBDD 主要根据对现有药物分子结构、理化性质与结构活性关系（SAR）的分析，联合相关的生物学信息库，建立定量构效关系（QSAR）或其他数学模型，再根据这些模型，对新分子结构的化合物进行活性预测，主要是针对小分子的药物设计。TBDD 主要是针对潜在的药靶（通常为生物大分子，包括受体、酶、核酸等）的空间结构，通过应用理论计算和分子模拟等方法，建立小分子-药靶的相互作用，并据此设计与药靶作用的新分子。组合化学与计算机辅助药物设计（computer aided drug design，CADD）是药物分子设计的重要技术手段，两者相互结合、相互促进，使人们有可能在短期内获得大量的具有新分子结构的候选化合物。

与药物分子设计对应，VS 包括基于配体的虚拟筛选（LBVS）和基于靶标的虚拟筛选（TBVS）。开展 VS 的前提条件是已知靶标的三维结构并获得配体的三维数据库，通过分子对接计算小分子化合物与大分子靶点的可能作用，再评判两者之间的结合位点并预测所选择化合物与靶标的结合模式以及配体与受体结合的亲和力大小，从而实现靶标的发现与确认，以及先导化合物的优化筛选。目前，分子对接方法可每天虚拟筛选上百万个分子，大大提高了化合物的筛选速度和效率。

3. 生物技术应用

（1）**转基因技术**　转基因技术通常包括基因敲入（knock in）和基因敲除（knock out）两种方式，其显著特点是分子及细胞水平操作、组织及动物整体水平表达。转基因技术的出现为研究药物对机体整体的作用提供了很好的技术手段，在药物发现过程中的主要应用价值如下。

① 建立基于特殊疾病的整体动物模型，实现药物的体内活性筛选。转基因技术可以针对某些人类疾病（特别是遗传性疾病）的病理生理特点，通过基因敲入使特定基因表达或过表达，或通过基因敲除使特定基因不表达或很少表达，从而复制出与人类疾病类似的动物模型。通过这些特殊动物模型，能够真实地反映候选化合物的药理学活性及其在体内的作用特征。

② 药物作用靶标的鉴定和确认。基因组、蛋白质组以及生物芯片等主要从细胞和分子水平寻找和发现药物的作用靶标，但由于体外实验环境与体内存在很大差异，药物最终进入人体要面临十分复杂的整体环境，而转基因动物能够模拟人体的内环境，从而能更准确地实现对药物作用靶标的鉴定和确认，成为上述研究的有利补充。

③ 药代动力学及药物临床前评价。利用特定的转基因动物能够帮助研究人员在药物发现过程中尽早地了解药物的代谢特征及其毒理学特点，从而决定继续开展或终止药物的后续开发活动。选择特定的转基因动物能够降低药物发现过程中动物的消耗量，缩短试验周期，从而降低药物开发成本。目前，转基因动物被广泛用于神经系统疾病、癌症、心血管疾病等多种疾病治疗药物的相关研究中。

（2）**RNA 干扰技术**　与转基因技术类似的 RNA 干扰（RNA interference，RNAi）技术，也能使体内正常基因表达发生改变。RNAi 是指将与 mRNA 对应的正义 RNA（sense RNA）和反义 RNA（anti-sense RNA）组成的双链 RNA（double-stranded RNA，dsRNA）导入细胞诱导靶，mRNA 发生特异性的降解而导致基因沉默的现象，又称为转录后基因沉默（PTGS）。RNAi 广泛存在于植物、动物和人体内，对机体基因表达的管理、病毒感染的防护以及活跃基因的控制等生命活动均具有重要意义。1998 年，Fire 等首次报道了 RNAi 现象并对其做出科学解释。此后，RNAi 技术迅速发展并被广泛应用于基础科学研究中。RNAi 的发现解释了许多令人困惑、相互矛盾的实验观察结果，并揭示了控制遗传信息流动的自然机制，从而开启了一个全新的研究领域，为基因和蛋白功能研究、核酸药物的分子设计、药物靶点的发现、疾病基因治疗等科学研究提供了重要手段。科学家预言，利用这种技术有可能发现更多、更好的药物作用靶点，获得使致病基因失活的新型基因药物。

RNAi 可以高通量地发现药物靶基因，而成为寻找新药作用靶标的有力工具；可高度特异性地干扰表达潜在靶点的基因，进而干扰机体疾病的发生与发展，其效果与高特异性靶蛋白的抑制效果类似。目前，RNAi 已被广泛用于探索发现治疗肿瘤、病毒感染性疾病、神经退行性疾病以及血液病等疾病的药物靶标。国外许多药物研发或制药公司已将 RNAi 作为高通量药物靶标发现与确认的常用工具。同时，那些在靶标实验中证明有效的 siRNA/shRNA 本身还可以被进一步开发成为 RNAi 药物。

在药物标靶发现和确认方面，RNAi 技术已获得了广泛的应用。生物技术公司或制药公司通常利用建立好的 RNAi 文库来引入细胞，然后通过观察细胞的表型变化来发现具有功能的基因。如可通过 RNAi 文库介导的肿瘤细胞生长来发现能抑制肿瘤的基因。一旦所发现的基因属于可用药的靶标（如表达的蛋白在细胞膜上或被分泌出细胞外），就可以针对此靶标进行大规模的药物筛选。此外，被发现的靶标还可用 RNAi 技术在细胞水平或动物体内进一步确认。

哈佛医学院研究人员运用 Dharmacon 的 siGENOMEsiRNA 文库产品沉默超过 21000 个人类基因，从而阻断蛋白的表达。在高通量检测设备的帮助下，研究人员最终鉴定了 273 个与 HIV 病毒复制相关的蛋白，包括其中 36 个已经证明了对 HIV 至关重要的基因。这项研究清楚地论证了全基因组范围 RNAi 检测在鉴定新的药物靶点方面的能力。

此外，RNAi 还可以与基础表达相结合，用于药物筛选以及药物作用机制的评价。值得一提的是，RNAi 与基因敲除是两种完全不同的技术手段，两者有着明显的差异而在药物发现过程中各有优势，相互补充。

（3）生物芯片技术 生物芯片（biochip/microarray）技术是指通过在微小基片（硅片或玻璃）表面固定大量的分子识别探针，或构建微分析单元或检测系统，对标记化合物、核酸、蛋白质、细胞或其他生物组分进行准确、规模化的快速筛选或检测。目前，生物芯片主要包括基因芯片、蛋白质芯片、细胞芯片和组织芯片等。生物芯片已渗入到药物发现的每个步骤，包括药靶的发现、大规模化合物生物活性及毒性筛选以及先导化合物的优化等，同时也是基因组学、转录组学、蛋白质组学、代谢组学研究的重要技术手段，对推进创新药物研究有着重要的影响。药物靶点发现可能是生物芯片在药物研发中应用最为广泛的一个领域，主要采用 DNA 芯片和蛋白质芯片检测某一特定基因或特定蛋白的表达，也可检测生物体整个基因组或蛋白质组的表达情况，为发现可能的药物靶标提供有力线索。

生物芯片也是 HTS 的主要技术手段之一，通过在芯片上固定特定的寡核苷酸、cDNA、靶酶、受体蛋白，甚至还包括电信号等，实现对候选化合物的大规模筛选。目前已经有抗体芯片、受体蛋白芯片、毒理芯片、微流体芯片等在这一领域的应用。生物芯片的显著优势是快速灵敏、高通量、微型化和自动化。生物芯片的发展为生命科学的研究提供了强有力的工具，如进行活细胞筛选进行功能性相互作用的高通量分析，研究蛋白质-DNA 之间及蛋白质-蛋白质之间的相互作用，开发进行全基因组表达的叠瓦芯片，比较基因组杂交或染色质免疫沉淀-芯片分析技术等。这些技术大大提高了高通量检测蛋白质或基因功能的能力，并可为药物筛选或研发提供更加符合成本效益的实验方案。国外几乎所有的大型制药公司和药物研究机构均已将生物芯片应用于药物的开发过程中，显示其强大的发展势头。

生物芯片技术已在中医药现代化研究中得到应用，其中以基因芯片为主，国外以日本、韩国、德国、美国的研究居多，国内香港地区报道较多。香港中文大学Lee等采用基因芯片技术研究白芍根的抗肝癌作用，研究发现白芍根水提液可抑制肝癌细胞系 HepG2 和 Hep3B 不同的基因表达。基因表达谱中 *BNIP*3 被上调，而 *ZK*1、*RAD*23B 和 *HSPD*1 等基因则出现了下调，提示该药抗肝癌作用与激活癌细胞凋亡机制有关。香港科技大学的 Caries 等采用基因芯片对几种有毒中药进行了鉴别。韩国的 Rho 等用基因芯片研究了六味地黄汤衍生方醇提物增强记忆以及抗衰老的分子机制，结果发现给药组大鼠海马区的甲状腺素转运蛋白、PEP-19 和脑磷脂-*N*-甲基转移酶等相关基因均表达增高。随着芯片检测的特异性和灵敏度的提高、样品制备和标记操作的简化以及数据分析和处理技术的进一步发展，生物芯片技术必将在药物发现过程中发挥更重要的作用。

（4）表面等离子共振技术 表面等离子共振（surface plasmon resonance, SPR）技术是近年来发展起来的一种以芯片为基础的光学生物传感器系统，具有免标记、低耗量、分析速度快等优点，可用于活性物质的快速筛选，大大加快了新药的筛选速度。

传统的药物筛选以药效学作为观察指标，存在两个重要的制约环节：一是效率低、规模小、成本高、耗时长；二是机制研究难度大，往往需要进行大量的探索工作，来认识药物的药效学、药动学、毒理学等内容。SPR 的技术优势为解决这些问题提供了非常快捷的方法。应用 SPR 技术可通过监测化合物和靶标的亲和力作用大小来快速筛选先导化合物，既无需对样品标记衍生，也不会损坏样品。同时还可动态进行药物作用机制研究，获得足够的关于分子结合亲和力、动力学的相关数据，并给出结合位点的信息，为药物创制提供可靠的实验数据。

例如，基于亲环素 A 是一种可以与 HIV-1 相互作用并提高病毒感染性的物质，Chen 等利用 SPR 技术研究了虚拟筛选出的亲环素 A 的 12 个小分子抑制剂对异构酶活性和 HIV-1 复制的抑制作用，为开发抗 HIV-1 的新药奠定了基础。再如，肿瘤靶向药物的筛选是当前分子药物研发的热点，而 EGFR（表皮生长因子受体）则是理想的分子靶点；相对其他技术，SPR 耗量小、实时动态检测、结果真实可靠的筛选模式更为突出；国内有学者基于计算机模拟筛选技术预测了 7 个潜在的靶向分子，并利用 SPR 技术进行了实际样品的体外实验，筛选确认了一种高效率靶向于 EGFR 的全新小分子 NSC51186。

此外，SPR 为研究蛋白-蛋白以及小分子化合物与蛋白的相互作用提供了一项崭新而有力的技术手段，从而有助于发现和确认药物作用的新靶点，并帮助人们深入认识药物的作用机制。SPR 技术还可用于 NCE 的高通量快速筛选以及先导物的优化，QSAR 分析，预测药物的吸收、分布、代谢和排泄过程等。

（5）抗体-药物偶联技术 化学药物疗法与基于抗体的免疫疗法，一直是近百年间临床上癌症治疗的重要手段。例如，以肿瘤细胞过度表达的抗原 her2、EG-FR、CD20 等为靶点，已有西妥昔单抗、利妥昔单抗等多种治疗性单抗药物应用于临床。治疗性抗体靶向性强，但因其分子量大而对于实体瘤的治疗效果有限；小分子的化学药物对癌细胞具备高度抑杀效果，却由于选择性差常引起严重的副作用。

抗体-药物偶联剂（antibody-drug conjugates，ADCs）由抗体、化学药物和偶联剂三部分组成，现已成为肿瘤治疗用单抗药物的研究前沿和发展方向。其作用机理是通过单克隆抗体的靶向作用特异性地识别肿瘤细胞表面抗原，且使细胞毒性药物进入肿瘤细胞内而达到杀死肿瘤细胞的目的。ADCs 药物的疗效明显优于同靶标的普通单克隆抗体，并且安全性得到显著提高。

ADCs 药物的开发涉及药物靶点筛选、重组抗体制备、偶联剂（linker）应用和细胞毒性药物优化等多方面内容，其中某一环节出现问题，都会影响到安全性和有效性。ADCs 药物产业化工艺尤其复杂，比如对于生产环境要求远高于一般生物制品的 cGMP 车间，而由于 ADCs 药物中所含的化学药物浓度在 ng/mL 的水平，其含量检测就需要借助酶联免疫吸附、质谱等高新技术手段等。因此，构建新一代稳定性"偶联物"、建立可靠的质量控制体系以及生产车间较大的资金投入等，成为 ADCs 药物产业化所面临的主要问题。

FDA 批准上市的 ADCs 药物，诸如武田和西雅图遗传学公司的 Adcetris、罗氏的 Kadcyla 等。在世界范围内，目前约有 50 个 ADCs 药物处于临床试验开发阶段，其候选药物的数量已经超过同为"改型抗体"的双特性抗体、抗体片段等类别。重组人源化 HER2 单抗-MMAE 偶联剂为国内荣昌制药和荣昌生物自主开发的 ADCs 药物，2014 年 8 月获 CFDA 批准进入临床试验研究。预计未来 10 年，国际上将有 7～10 个 ADCs 新品上市，2024 年该市场将达到 100 亿美元。由于此项技术开发主要依赖于少数几个供应商，大部分在研 ADCs 药物均通过授权协议获得这一技术，并且会达成更多的联合开发协议。因此，开发更强效的细胞毒素和更稳定的偶联剂，对新一代 ADCs 药物发展及质量提高至关重要。

第二节　新药选题及研发策略

当前世界疾病谱发生了明显的变化，各地区有所不同。我国目前致死性疾病主要是心血管疾病、脑血管疾病、恶性肿瘤和慢性阻塞性肺病四大类，并且慢性肾病和老年性痴呆的死亡率大幅增加。新药研发的重心应该随着人类疾病谱的变化而调整。针对重大和临床尚未满足的防治药物，开展各层面的深入研究而选作研究课题，应该是明智之举。研究选题只有根据市场需求和项目特征选准最科学的切入点，密切关注同类品种的研究信息和开发动态，尽量考虑到其他更为细致的复杂因素，才能最大限度地避免发生各类风险。选题是研究工作的起始点，确立选题前进行充分调研再加以科学论证至关重要。

一、选题基本要求

创新是新药研究最主要的特征，具备创新性的同时也具备独占性。新药研究的选题范围广泛，但核心是以临床需求为导向，结合研究动态、自身条件和具体要求，切实做到符合科学思想，力求高瞻远瞩。

新药研究属技术创新范畴，应选择前人没有解决或没有完全解决的问题，体现与现有药物的比较优势，或填补某一适应证治疗药物的缺少，或增加一个确有优点的品种，其成果可以是新技术、新产品、新设计、新工艺、新方法且具有自主知识产权，也可以是理论上的新发现、新见解。比如改变一个品种结构或制剂手段后，在理化性质方面能够表现出溶解度、稳定性增加等，在生物学特性上能够表现出减少毒性、增加疗效、作用时间延长或起效快等。故选题时一定要充分查阅文献，确保课题的新颖性，同一项目也应具有不同的角度和特点，从某个全新的观念、设计和方法加以探索。选题依据则由实验数据予以证明，而并非新的研究热点、理论都能转变为新药。

新药研究选题既涉及理论问题，也存在方法学问题，必须符合科学性、创新性、需要性、可行性和效益性的基本原则。在国内外用药需求的社会调研及信息调研的基础上，一份科学、规范的新药研究选题报告应能回答三个核心问题：①目标药物是否安全有效，在疗效、安全性或使用方法及用药覆盖面等方面与现用同类药品相比是否有独特之处，这是能否最终上市的关键，当然有时也不能在选题时完全决定，但可以通过必要证据来支持这种判断；②研究内容是否有知识产权问题，应为专利或行政保护即将到期，或是未在我国申请专利保护，不侵犯知识产权者；③选题的依据是否充分，是否具有特殊的市场针对性或广阔的市场前景。此外，应尽可能地充分列入与选题相关的其他信息，如理化性质、作用机制、安全性评价、临床使用情况等方面内容，对主要研究工作及关键技术、研究计划进行说明，做到因地制宜、有的放矢，还应结合新药研发的新趋势、新理念、新技术等前沿发展来论证和支撑研究选题。

选题依据是否充分，方案设计是否合理，直接关系到研究工作的价值与成败，影响到药企的经济和社会效益。选题过程中需要特别把握：①市场原则，坚持以市场为导向，选题应是市场前景明确、份额容量较大或有潜在市场前景，利于产业化的品种；②领先原则，具有较高的科技含量，其技术、工艺、质量和疗效领先于行业水平的品种；③竞争原则，新品开发通过高技术形成高附加值，以掌握定价主动权，从而获得足够的利润空间，使新产品具有很强的市场竞争能力和拓展能力；④短平快原则，具有成熟市场、保护期将结束或已到期的移植产品，仿制或引进国外即将上市的产品或专利已过期并可合作开发的品种；⑤保护原则，列入开发计划的项目除了能用专利等法律法规保护外，最好还能使产品在专利公开后很难被模仿，以保护自己的市场不受侵犯；⑥差异化原则，产品对疾病具有针对性、特异性，现行市场上基本没有同类产品或替代产品的品种。

二、选题途径与方法

新药研究选题绝非易事。所谓"提出一个问题比解决一个问题更重要",即深刻表述了选题的关键意义和艰巨性。一个成功的选题,往往着眼于唯一性(人无我有)、新颖性(人有我新)和优越性(人新我优)的高度和维度,这是研究者专业知识水平、信息获取与梳理能力、创新意识与创新灵感、汇聚智慧与科学协作等有机融合的结晶。

按照《药品注册管理办法》,药品注册分为中药、化学药和生物制品三大类别。在此对各类药物的选题途径及方法作简要归纳和分析。

1. 中药(天然药物)

中药是世界医学的瑰宝,是中国数千年传统文化积淀的产物,它以天然动植物及矿物为原料,经过复杂的炮制、配伍、提取、纯化和制剂工艺过程研制而成。中医药理论的科学价值与实践价值受到国际医学界的普遍重视,中药出口遍及世界130个国家和地区,中医药正在走向世界、造福人类。

我国具有从事天然提取物研究的优势,在国际上有较大影响力的新药研究成果多以中药和天然药物为基础。例如抗疟药物青蒿素、治疗白血病药物三氧化二砷、抗早老性痴呆药物石杉碱甲、抗肝炎药物联苯双酯和双环醇、治疗缺血性脑卒中药物丁苯肽等。虽然我国中药及天然药物新药研究项目数量较多,但存在疗效确认和质量控制等诸多不足,制约了国际化发展,有待进一步提高和完善。中药及天然药物的主要选题途径和方法介绍如下。

(1)研发天然有效成分及其制剂 从中药和天然药物提取物中筛选先导化合物,是极为重要的创新药物研发途径之一。当前,复杂活性物质的结构解析已不再是障碍,研发工作必须超越单纯的结构表征,进入到化学合成、结构改进、构效关系和成药性研究的深度,以发现更多类似于青蒿素那样的世界水平级新药。我国应该充分利用中药及天然药物资源优势、生物多样性优势、特有种属优势及民间使用基础优势,引入国际先进技术及研发经验,从而获得新的结构类型作为先导化合物,加快创新药物研究步伐。

开展天然药物化学研究应着重于药物化学的内涵,切实在优化活性和完善成药性方面,进行卓有成效的结构修饰和改造。还有,在医药科技水平日新月异的今天,不可忽略二次开发以往尚有潜力的研究成果,这也是新药研究史上不少案例的启示:①已知成分新的生物活性研究,如通过系统药理实验,在研究五味子有效成分和化学结构基础上,在人工合成五味子丙素的过程中,发现了降酶和治疗肝炎的有效成分联苯双酯等;②已知成分的结构修饰或改造,如秋水仙碱有抑制肿瘤作用,但毒性较大,经结构改造后仍保持较高的抗癌作用、毒性也较低,用于治疗乳腺癌。

(2)研发有效部位中药及其制剂 医学界已发现人类有上万种疾病,但到目前为止仍有三分之二的疾病缺乏有效的治疗方法;其中许多重大、疑难疾病以及现代疾病谱改变所产生的新课题，成为当前亟待攻克的目标。而中医药对疾病及其药物治疗的认识独具特色，故可为新药研发另辟蹊径。

中医临床用药的主要形式是中药复方。中药有效部位是指单味中药或复方中药提取物中的一类或几类有效成分的混合物，体现了中医药理论"君臣佐使""性味归经""扶正祛邪"及"标本兼治"等整体观、系统论和辨证施治的法则，是多系统、多靶点和多层次发挥全方位药效作用的治疗方法，其效果非单一成分所能达到。根据某类疾病系统收集和整理我国历代中医药文献、医药期刊以及中药研究专辑和书籍，以获得有价值的线索或方剂；再结合临床实践经验，按辨证施治进行系统分析研究，由此开发的有效部位中药，则较好地显示这种复方治疗的特点和优势。目前国际化开发较为成功的该类案例，如地奥心血康胶囊 2012 年以治疗性药品获准上市欧盟主流医药市场，还有复方丹参滴丸在 2018 年底完成 FDA 批准的 Ⅲ 期临床研究等。

有效部位中药既坚持了传统中药丰富的内涵，又改革了其制备技术和应用形式。现代中药制剂是在中医药理论指导下，经过现代药理和临床验证，应用现代提纯及药剂学的技术、方法和手段，将传统中药（单味药、中成药或其他方剂药）改进为安全、高效、优质的新型制剂，有利于中药同时向现代化和国际化的方向发展。尤其对疗效确切而一直稳固占有据市场份额的中成药，很有必要作更加细致深入的研究。此外，还应该加强对临床短缺品种的研究，吸收当代科技最新成果，开发出有特色的中药新药。如中医的外用药、皮肤科用药、儿科用药、妇科用药中，有很多疗效独特、有待挖掘开发的品种。

经典古方是中医药继承与发展的主要内容。我国古代方剂甚多，有的疗效显著、有的疗效独特。选用古代医书中的有效原处方，药味剂量不变或对其略加增减，运用现代药理、化学方法进行拆方研究，结合当今用药经验确定其主治功能，再研制出具有完善质量标准、疗效更佳的中药新剂型。但宜选用名医名方，因其是经过长期临床应用证实为确有疗效的方剂，具有极为丰富的药理学经验，安全有效性更有保证，以此为依据研发新药成效显著。如由宋代古方苏合香丸制成治疗冠心病的苏冰滴丸、由安宫牛黄丸制成的速效制剂清开灵注射液、由六神丸制成的高效制剂速效救心丸等，原有的药性和品质均得到了进一步改善和提高。

中药新药是我国新药研发重要的选题途径之一，当以中医药理论和实践经验为基础，充分发挥中药传统优势，将疗效和安全性放在首位。同时，选题要采取中、西药学相结合的研究方式，加强多学科的渗透、协作以及研究方法的规范化，开拓现代科技创新之路。

（3）民间药方及少数民族药的发掘研究　民间流传的单方、秘方、验方中，凡来源可靠、组方合理、有临床基础、药效确切，能用中医药理论阐明组方的合理性，可作为选方依据。如果毒副作用很大，或除去或减少其有害成分，或以制剂手段减少毒副作用，以确保用药安全。民间药多就地取材、单味使用、方剂简单、鲜药鲜用较多，具有特色和较为明确的线索，其中不乏大量的有效验方。

以民间药为依据研发新药有大量成功的例证，如陈竺教授等对民间用于治疗淋巴结核、皮肤癌等有效的验方（含砒霜、轻粉、蟾酥）逐一筛选，从复方到单味中药砒霜，又到化学纯三氧化二砷，终于研制成功"以毒攻毒"的"癌灵一号"注射液，创造了白血病临床治疗的"人间奇迹"。但民间药临床经验局限、观察方法不规范、实验数据不完整，结论的科学性、严谨性差，故应慎重甄别。

我国 55 个少数民族中，90％以上具有本民族的医药，尤其是藏医药、维医药、蒙医药等，存在悠久的历史、完整的医学体系以及极为丰富的有效药物。与中药相比，民族药在药材资源、医药理论以及某些特殊病的治疗上颇具特点。在利用民族药研发新药时，应注意扬长避短、凸显特色。

（4）濒危动物与名贵中药材的保护研究 使用代用品、保护濒危动物与名贵中药材资源的研究，如冬虫夏草菌丝体干粉代替冬虫夏草、水牛角代替犀牛角、胆酸盐代替牛黄等。寻找和扩大新的中药资源途径的研究，包括进行全国性普查，寻找新的资源；根据生物的亲缘关系寻找新的资源；从民族药或民间药中寻找新的资源；以有效成分为线索，寻找新的资源；以药理筛选结合临床疗效寻找新的资源；从古本草中探索老药新用，寻找新的资源等。

（5）中药及其制剂规范化和标准化的研究 中药新药研究要与国际接轨，着重体现在有效性、安全性、质量可控性三个方面研究工作的规范化和标准化。一方面要建立符合国际惯例的研发体系，另一方面也要建立符合国际化要求的中药质量标准。只有根据实际情况对药物作用进行科学评价，提供标准化试验数据作依据，才能得到真正认可，实现中药国际化的战略目标。

总体来看，天然来源的药物占全部药物数量的 35％～40％，这说明从天然化合物中发现新药的成功率比较高，原因在于天然产物具有结构多样、活性独特的优点。中药及天然药物研究是涉及多学科理论的复杂体系，存在许多未知领域，必须从多个视角认识其多样性及其变化规律，用系统思维和联系的观点，分析和评价中药及天然药物的作用实质，判断选题的正确性和科研设计的合理性，在长期实践经验和大量研究基础之上来确定选题。创制适合当前疾病治疗需求的现代中药及天然药物，需要加强现代科学技术的研究和应用，不断提高创新药物研究水平。还应该具有战略意识和整体规划，重视知识产权的早期保护，充分了解药品注册管理法规和国内外市场信息。

2. 化学药

化学药物处于临床用药的主体地位，是世界制药业重要的新药研究类别。多年以来，新化学实体（new chemical entities，NCE）的发现难度越来越大，国际上化学新药研发速度已趋于缓和。世界各大制药公司和研究机构不断增加高新技术发展的资金投入，以期加大先导化合物发现和研究力度，进而突破化学新药研发瓶颈。

（1）**合理药物结构设计**　根据生命科学研究中所揭示的包括酶、受体、离子通道、核酸等潜在的药物作用靶点，再参照其内源性配体或天然底物的结构特征，来设计选择性作用于靶标的药物分子；计算机辅助药物设计（computer aided drug design，CADD）由此应运而生。现在可借助 X 射线衍射、核磁共振、电生理、分子力学、量子化学及计算机（图形、计算、检索和处理）等技术，研究药物和靶分子的三维结构、药效构象、结合模式及其复合物的电子结构，探讨三维定量构效关系、推测作用机理和生物活性等一系列问题。

（2）**寻找天然药物资源**　化学新药研发的一个重要途径，就是发现具有生物活性的天然先导结构，然后进行系统的开发研究。除了由动物、植物及微生物中提取分离新型化合物以外，还包括受到广泛关注、研究极为活跃的海洋生物活性成分。海绵、软体动物、海星、鲨鱼、珊瑚等海洋生物中，均具有药用价值较高的活性成分。比如，海洋生物尤其是软体动物用以保护自身免疫不被"吞噬"、在其进化过程中产生的"毒素"，即具有较强的抗肿瘤、抗微生物活性。从浩瀚的海洋中寻找结构新颖、活性特异、开发价值极高的先导化合物，已为新特药研究展现出诱人的前景。我国对于陆上资源中草药的化学成分和药理研究得比较深入，对天然产物的分离鉴定具备相当的经验和条件，而对海洋生物活性成分的研究方面尚有待取得进展和突破。

（3）**组合结构活性筛选**　组合化学（combinatorial chemistry）主要应用于获取新化合物分子，它利用可靠的化学反应以及简单的纯化技术（如固相化反应技术）系统性地反复微量合成并建立目标分子库，然后用灵敏、快速的分子生物学检测活性技术，筛选出具有新药苗头的化合物或化合物群。组合化学的理论和技术正在向纵深方向发展，以提供更加有效和快捷的药物先导结构发现策略。比如多样性导向合成（diversity-oriented synthesis，DOS）可扩展分子结构的多样性和复杂性，动态组合化学可加快发现活性化合物等。

（4）**手性消旋药物拆分**　药物的对映体在药理作用、临床效果、药效维持时间和毒副作用等方面均可能存在很大的差异，手性消旋药物拆分研究已成为化学药物的发展战略之一。高纯度的手性药物具有副作用小、使用剂量低、疗效高等特点。著名的例子是反应停（thalidomide），其 S 构型有强致畸作用，而 R 构型才真正起镇静作用；还有，L-多巴可用于治疗帕金森病，但其对映体 D-多巴则具有严重的毒副作用。

从现有的未经拆分、应用外消旋体的药物作为出发点，进行消旋拆分后的活性研究，选择最具活性的对映体，再进行立体选择性合成（不对称合成）或消旋拆分研究。手性药物合成的技术方法可分为三种：手性拆分（外消旋体拆分）、底物诱导（化学计量的不对称反应）与不对称催化（催化计量的不对称反应）。其中，不对称催化合成（asymmetric catalytic synthesis）的方法只需少量手性催化剂，即可将大量潜手性底物转化为手性产物，是目前有机化学及药物化学的研究热点。美国 Monsanto 公司的 Knowles、日本名古屋大学的 Noyori 教授和美国 Scripps 研究所的 Sharpless 教授，由于在不对称催化反应研究方面所取得的卓越成就，而获得了 2001 年的诺贝尔化学奖。

（5）药物合成技术研究　药物合成一般由化学结构比较简单的化工原料经过一系列化学反应制备（称为全合成），或由已知结构的天然产物经化学结构改造或修饰制备（称为半合成）。在化学新药创制中，首先是通过设计或筛选，发现具有一定生理活性、可作为结构改造模型的先导化合物，然后合成一系列目标化合物，优选出有开发前景的候选药物。

近些年来发展的药物合成新技术包括声、电、冲击波和微波化学合成、仿生合成、固相酶（或固定化菌体细胞）技术、手性药物制备技术、纳米技术等；选择新型催化剂、新型高效分离技术以及研究环境友好合成技术，用这些新技术改造现有合成药物生产也是化学药物研究趋势之一。例如，模拟天然产物的生物合成，在温和、无污染的条件下，获得了甾体激素、萜类、抗生素、氨基酸等具有良好生理活性的天然药物；微生物转化应用于药物合成，使得许多难以用化学方法合成的药物得以顺利进行；研究新的合成方法，提高原子利用率，选择反应转移性强、收率高、"三废"排放少、污染低的合成路线，实现原料、化学反应、催化剂与溶剂的绿色化药物合成是化学制药工业的发展方向。

3. 生物制品

化学药物主导着当前的医药市场，生物大分子活性药物则开创了对恶性肿瘤、遗传性及各种疑难病症进行生物治疗的新途径。随着生物科技水平不断进步，生物制药业在世界产业体系中的地位越来越高，对人类健康水平和区域经济发展影响愈加明显，许多国家均将其视为战略性产业而加以重点扶持，无疑成为药企研发关注的重点领域。

生物药物分子量大，生产工艺复杂，以微生物、细胞、动物或人源组织体液等为原料，应用传统或现代生物技术生产。不同于小分子化学药物，生物药物的特点：①生物学方面的种属差异、免疫原性、多功能性；②治疗剂量小、生理活性显著、稳定性差；③生物制品需无菌操作、低温操作，生产工艺稍有改变，就可能会造成产品诸如疗效、免疫原性等性质的改变等。与其他高新技术产业相比，政府对生物制药准入门槛较高，对药品安全性、药物试验及审核审批环节等有更加严格的法律和法规监管；生物制药业还受到药物专利保护时限、医学理念变化和生态责任等因素影响，市场竞争激烈。

分子生物学等生命科学进展，不断阐释体内微量活性物质的结构及功能，开辟了人体内源性多肽、蛋白质药物的研发新途径。生物药物在以下几个领域最具发展潜力：肿瘤的治疗、神经退化性疾病的治疗、自身免疫性疾病的治疗、冠心病的治疗、老年性痴呆的治疗等。恩利（依那西普）、来得时（甘精胰岛素）等属于生物技术重组产品，修美乐（阿达木单抗）、类克（英夫利昔单抗）、美罗华（利妥昔单抗）、安维汀（贝伐单抗）、赫赛汀（曲妥珠单抗）等属于单抗类别产品，均是全球医药市场的"重磅炸弹"级药物。这些药物针对一些复杂性疾病显现出理想疗效，预示生物专利药包括生物类似药市场的广阔前景。其中，单抗药物包括抗体药物偶联物、小分子抗体、双特异性抗体等各种单抗衍生物，因其生物靶向性的独特优势而备受青睐，世界在研生物药中单抗药物的占比已达到 1/4。

基于专业化分工的全球开放式合作，已成为当今生物医药产业发展的新模式。我国具备生物技术药物研发基础，参与国际竞争是必然的战略选择，发展重点为预防重大疾病疫苗、抗体靶向药物、蛋白药物、基因与核酸药物，以及快速、简便、敏感的诊断试剂等。

三、研发策略与方式

在经济全球化战略背景下，世界医药市场竞争程度日益加剧。跨国制药公司的几十个"重磅炸弹"药物占据了全球多半市场份额，中国数万个药物难以与之抗衡。近些年来，随着经济实力的显著提高，以及对符合国情的药物研制新模式和新机制的不断探索，构筑国家药物创新技术体系取得成效，或将为我国新药发展带来突破性变化。基于经济实力、关键技术、市场布局等情况选择适宜的研发模式，应是药企对新药选题统揽全局的战略性考量结果，决定着企业创新的具体行为，关系到能否有效实施并完成研发项目、能否尽量规避研发风险等重大事宜，有益于作出适合不同药企特点的研发决策。当前，国际上药物研发的基本模式归纳如下。

1. 新药研发策略

制药企业做大做强，必须紧密围绕产品这一主线，研制面向全球的专利药。世界制药巨头的药物创制往往从源头开始，采取"生产一代，开发一代，研究一代，构思一代"的新药长远储备和良性循环思路，并将发展重心逐步转移到包括中国在内的新兴医药市场，以加速新药研制本土化进程、尽快抢占市场份额。

（1）"重磅炸弹"产品策略　国际上通常把年销售额超过 10 亿美元的品牌药称为"重磅炸弹"级药物。其主要特点是针对常见病和多发病、适应人群广泛，从而引领国际主流药品市场。显然，"重磅炸弹"级药物是制药企业主要盈利点，也是衡量一个国家医药科技创新综合实力的重要标志。

表 7-1 列出了 2018 年全球 20 强制药公司的销售额排名，从中可见"重磅炸弹"级药物对各药企年销售额的巨大贡献。位居销售额第一的修美乐（阿达木单抗）是 199.36 亿美元，占艾伯维（AbbVie）公司 2018 年销售额 320.67 亿美元的 62.2%；排名第 2 的是雷利米得（来那度胺）为 96.85 亿美元，占新基（Celgene）公司 2018 年销售额 152.38 亿美元的 63.55%；排名第 3 的是科瑞达（帕博利珠单抗）为 71.71 亿美元，占默克（Merck）公司 2018 年销售额 373.53 亿美元的 19.20%。从研发投入率（研发费用占销售额的比例）来看，上榜企业大多数均在 20% 左右。值得一提的是中国有两家药企首次进入 50 强榜单，包括香港的中国生物制药（第 42 名）和江苏的恒瑞医药（第 47 名）。

表 7-1　2018 年全球 20 强制药公司销售额排名

排名 (2017 年排名)	药企 /国家	销售额 /亿美元	研发投入率	畅销药品			适应证或用途
				通用名	商品名	销售额/亿美元	
1(1)	辉瑞 /美国	453.02	17.6%	肺炎球菌联合菌苗	Prevnar	58.02	预防肺炎球菌病
				普瑞巴林	乐瑞卡	49.70	抗癫痫药
				哌柏西利	爱博新	31.26	晚期转移性乳腺癌
2(3)	罗氏 /瑞士	445.52	22.0%	曲妥珠单抗	赫赛汀	71.40	乳腺癌
				贝伐珠单抗	阿瓦斯丁	70.04	抗癌
				利妥昔单抗	美罗华	69.05	B 细胞非霍奇金淋巴瘤
3(2)	诺华 /瑞士	434.81	18.8%	芬戈莫德	Gilenya	33.41	多发性硬化症
				司库奇尤单抗	可善挺	28.37	斑块性银屑病
				雷珠单抗	诺适得	20.46	老年黄斑变性
4(6)	强生 /美国	388.15	21.8%	乌司奴单抗	喜达诺	51.56	银屑病
				英利昔单抗	类克	48.90	节段性肠炎、类风湿关节炎
				阿比特龙	泽珂	34.98	治疗进展性前列腺癌
5(4)	默克 /美国	373.53	21.2%	帕博利珠单抗	科瑞达	71.71	黑色素瘤、非小细胞肺癌等
				西他列汀	科瑞达	36.86	2 型糖尿病
				人乳头瘤病变疫苗	佳达修	31.51	预防 HPV 引起的宫颈癌、癌前病变等
6(5)	赛诺菲 /法国	351.21	17.7%	甘精胰岛素	来得时	42.11	1 型糖尿病
				百白破-脊髓灰质炎-B 型嗜血杆菌联合疫苗	潘太欣	20.66	百白破/脊灰和 b 型流感嗜血杆菌引起的感染
				流感疫苗	Fluzone	20.17	预防流感
7(9)	艾伯维 /美国	320.67	15.9%	阿达木单抗	修美乐	199.36	抗类风湿性关节炎
				格卡瑞伟+哌仑他韦	艾诺全	34.38	慢性丙型肝炎
				伊布替尼	亿珂	21.44	血癌
8(8)	葛兰素史克 /英国	306.45	16.3%	多替拉韦+阿巴卡韦+拉米夫定	绥美凯	35.35	治疗 HIV-1 感染
				氟替卡松+沙美特罗	舒利迭/舒悦泰	32.34	抗哮喘药
				多替拉韦	特威凯	21.88	治疗 HIV-1 感染
9(10)	安进 /美国	225.33	16.2%	依那西普	恩利	50.14	治疗类风湿性关节炎
				聚乙二醇化非格司亭	艾多	44.75	中性白细胞减少
				地舒单抗	安加维	22.91	骨质疏松症
10(7)	吉利德 /美国	216.77	18.0%	艾维雷韦+科比司特+恩曲他滨+替诺福韦	捷扶抗	46.24	艾滋病病毒感染
				恩曲他滨+替诺福韦	舒发泰	29.97	慢性乙型肝炎
				索磷布韦+维帕他韦	丙通沙	19.66	慢性丙型肝炎
11(14)	百时美-施贵宝 /美国	215.81	23.8%	纳武利尤单抗	欧狄沃	67.35	肺癌、黑色素瘤等
				阿哌沙班	艾乐妥	64.38	抗凝血
				达沙替尼	施达赛	20.00	慢性骨髓性白血病

续表

排名 (2017年 排名)	药企 /国家	销售额 /亿美元	研发 投入率	畅销药品			适应证或用途
				通用名	商品名	销售额/ 亿美元	
12(11)	阿斯 利康 /英国	206.71	25.5%	布地奈德 ＋福莫特罗	信必 可都宝	25.61	抗哮喘药
				奥西替尼	泰瑞沙	18.60	肺癌
				艾司奥美拉唑	耐信	17.02	消化道溃疡
13(15)	礼来 /美国	195.80	25.5%	度拉糖肽	度易达	31.99	2型糖尿病
				赖脯胰岛素	优泌乐	29.97	1型糖尿病
				培美曲塞二钠	力比泰	21.33	恶性胸膜间皮瘤
14(16)	拜耳 /德国	182.21	18.8%	利伐沙班	拜瑞妥	36.89	抗凝血
				阿柏西普	艾力雅	25.81	眼底黄斑变性疾病
				左炔诺孕酮	曼月乐	13.50	子宫异常出血、月经过多
15(17)	诺和 诺德 /丹麦	177.26	13.2%	利拉鲁肽	诺和力	38.57	2型糖尿病
				门冬胰岛素 /速效胰岛素	诺和锐	29.74	1型糖尿病
				地特胰岛素 /长效胰岛素	诺和平	17.74	1型糖尿病
16(19)	武田 /日本	174.27	17.3%	维多珠单抗	Entyvio	23.31	溃疡性结肠炎、 克罗恩病
				硼替佐米	万珂	8.84	多发性骨髓瘤等
				亮丙瑞林	Leuplin	8.09	子宫内膜异位症等
17(20)	新基 /美国	152.38	26.8%	来那度胺	雷利米得	96.85	多发性骨髓瘤等
				泊马度胺	Pomalyst	20.40	多发性骨髓瘤
				阿普斯特	Otezla	16.08	银屑病
18(22)	夏尔 /爱尔兰	149.93	10.7%	二甲磺酸 赖右苯丙胺	Vyvanse	23.58	注意力缺陷、 多动障碍
				人用免疫球 蛋白注射液	Gammagard Liquid	22.90	原发性免疫缺陷、 多灶性运动神经病变
				重组人凝血 因子Ⅷ	百因止	21.69	甲型血友病
19(18)	勃林格 殷格翰 /德国	148.34	21.6%	噻托溴铵	思力华	28.49	慢性阻塞性肺炎
				达比加群酯	泰毕全	17.55	抗凝血
				恩格列净	欧唐静	17.26	2型糖尿病
20(12)	艾尔建 /美国	147.00	10.7%	肉毒杆菌素	保妥适	35.77	斜视和脸痉挛、 除皱和瘦脸
				环孢素滴眼液	丽眼达	12.62	干眼症
				透明质酸钠 /玻尿酸钠	Juvederm Voluma	11.63	消除皱纹等

数据来源：Pharmaceutical Executive（The Pharm Exec 50），JUN，2019。

　　大型制药公司为了维持其发展，每年都要推出2～3个具有"重磅炸弹"潜力的创新药。全球医药市场已有上百个"重磅炸弹"级药物，基本来自欧美等发达国家。辉瑞（Pfizer）拥有最多的"重磅炸弹"级药物，占据其中约十分之一的销售份额而获益最多；除了立普妥和络活喜之外，还有抗炎药塞来昔布、抗癫痫药普瑞巴林及ED（勃起功能障碍）治疗药西地那非（Viagra，万艾可）等。其中，立普妥成功带领了调脂药物市场的持续繁荣，多年雄踞销售排行榜首，是历史上首个年销售额过百亿美元的药物，尤为整个行业所推崇。

新药上市前，一般只需完成数百例的Ⅲ期临床试验。但上市后的临床应用研究，其样本量更大、随访时间更长、地域更广泛、费用也更高昂。一个新药成长为"重磅炸弹"级别，在循证医学指导下的大型临床研究必不可少，业界公认这是助推"重磅炸弹"级药物升空的"火箭"。比如，辉瑞公司的抗高血压药物络活喜（氨氯地平），从1990年上市到2007年专利到期，凭借其间完成的十多项大型临床研究，最高年销售额超过60亿美元，在同类药物中实现连续多年全球销量第一。

（2）并购重组的产品策略　专利药物或先进技术平台是并购、重组的主要目标。无论为聚焦某些品种而剥离其他业务，还是为做大规模进入仿制药领域等，均归于深层次的产品策略而实现更快速度和更高层次的超常规发展。现实的新药研制水平和专利药相继到期境况，则成为促进跨国药企大规模收购事件的推动力量。

制药企业间的相互并购或强强联合进行互补性重组已趋于常态化，以此整合产品线、拓展强势领域的市场份额，丰富产品多样性；另一方放弃弱势产品线，集中资源发展优势品种。例如，2014年诺华（Novartis）和葛兰素史克（GlaxoSmithKline）交换了逾200亿美元的资产；诺华获得葛兰素史克的肿瘤药品业务，葛兰素史克则换取诺华疫苗业务（不含流感疫苗）。2017年，强生（Johnson&Johnson）通过旗下瑞士子公司Janssen Holding GmbH以300亿美元完成对瑞士爱可泰隆（Actelion）的收购。2018年，赛诺菲（Sanofi）以116亿美元收购专注于罕见血液病治疗药的一家美国生物技术公司Bioverative。2019年，武田（Takeda）以622亿美元收购聚焦在罕见疾病领域的爱尔兰制药巨头夏尔（Shire）；百时美施贵宝（Bristol-Myers Squibb）宣布拟以740亿美元收购新基（Celgene）。

ThomsonReuters等机构的统计数据表明，全球大型药企具备的晚期开发阶段品种中，22%来自收购、28%来自共同合资开发、13%来自授权，只有37%来源企业内部研发。由此可见，并购重组中的产品策略意义深远。我国药企数量约为美国的2～3倍，经济规模仅为美国的1/3，推进我国制药企业重组并购是减少低水平、同质化竞争的最直接和最便捷的方法；同时也包括国内优秀药企的海外并购发展战略，均是提高我国制药业集中度和药企做大做强的最佳选择。

（3）政策导向的产品策略　我国现有的各类医药创制经费均重点支持针对恶性肿瘤、心脑血管疾病、神经退行性疾病、糖尿病、精神性疾病、消化系统疾病、自身免疫性疾病、耐药性病原菌感染、肺结核、病毒感染等重大疾病的新药研发。NMPA结合我国实际并参考国际经验，对创新药和治疗疑难危重疾病的新药设立了突破性治疗药物、附条件批准、优先审评审批、特别审批四条快速通道，《药品注册管理办法》中明确了每条通道的适用范围、申请程序、支持政策和终止程序，以及不同通道关系和衔接的规定。

为加速严重或致死性疾病治疗药物的研发与审批，FDA在2012年7月创建突破性疗法认定（breakthrough therapy designation，BTD）的新药审评方式。BTD

应满足两个条件：①药物适应证是严重或致死性疾病；②有证据显示目标药物在某一重要临床终点上明显优于现有药物。BTD 审评享有快速通道（fast track）的所有优势，并能得到 FDA 更加密切的指导。表 7-2 为 2015 年 FDA 批准的 8 个突破性药物。其中，辉瑞基于一项Ⅱ期研究的 PFS（无进展生存期）数据，加速了抗乳腺癌药物 Ibrance 的批准，比审批期限提前一年；阿斯利康用于 EGFR 靶向治疗耐药的非小细胞肺癌药物 Tagrisso，获得批准比审批期限提前了三个月；强生的四线多发性骨髓瘤单抗药物 Darzalex，获得批准比审批期限提前了一个月。

表 7-2　2015 年 FDA 批准的突破性药物

商品名	活性成分	适应证	制药公司	批准时间
Ibrance	palbociclib	转移性乳腺癌	辉瑞	2015.02.03
Orkambi	lumacaftor＋ivacaftor	囊性纤维化	Vertex	2015.07.02
Strensiq	asfotase alfa	低磷酸酯酶症	Alexion	2015.10.23
Tagrisso	osimertinib	非小细胞肺癌	阿斯利康	2015.11.13
Darzalex	daratumumab	多发性骨髓瘤	强生（杨森）	2015.11.16
Empliciti	elotuzumab	多发性骨髓瘤	百时美施贵宝/艾伯维	2015.11.30
Kanuma	sebelipase alfa	溶酶体酸脂酶症	Alexion	2015.12.08
Alecensa	alectinib	非小细胞肺癌	罗氏（基因泰克）	2015.12.11

资料来源：医药经济报。

针对在欧盟成员国已达到或超过 25％的革兰阳性、阴性菌强耐药性，导致每年约 25000 名患者死于选择性多重耐药性细菌感染的状况，2014 年 ECDC（欧洲疾病预防和控制中心）和 EMA（欧洲药品管理局）提出了开发治疗多重耐药性细菌，尤其是抗多重耐药性革兰阴性菌的新型抗菌药需求；具有三百年历史的英国皇家学会经度奖（奖金总额 1000 万英镑）面向全球开放申请，以期找到解决抗生素耐药性问题的对策。在超级细菌肆虐之后，FDA 现行的安全与创新法案中也写入了抗生素激励（GAIN）条款。

WHO 定义患病率 0.65％～1％的疾病为罕见病，其治疗药物因市场需求小而被形象地称为"孤儿药"，曾经很少获得大多数制药公司青睐，包括每年治疗费用高达 40.95 万美元、进入福布斯价格最昂贵药物榜单的治疗阵发性夜间血尿症药物 Soliris 等。1983 年罕见病药法案实施之前，美国仅有不足 10 个"孤儿药"上市；在出台罕见病药物享有快速审批通道、减税及 7 年的市场独占权等政策后至 2008 年 12 月期间，上市的罕见病产品共计 325 种。欧盟在 1999 年罕见病药物法规实施前，仅完成 8 种"孤儿药"审核，到 2009 年 2 月已有 47 种"孤儿药"被批准上市。这些在政策导向下的品种，不仅其独特的机理为其添色，优惠的市场独占权等诸多制度更使其利润倍增。如果梳理当今国际畅销药品榜单（参见表 7-1），可以发现不少药物拥有"孤儿药、优先审查"的特质。2018 年，FDA 批准的 59 个新药中"孤儿药"占据了 32 个之多。根据 Evaluate Pharma 的研究数据，全球罕见病治疗药物的销售有望每年上升 10.5％，至 2020 年达到 1760 亿美元。

解决临床上未满足的需求已成为各国政府鼓励和引导的研发方向。符合政策导向的产品研发全过程可享受基金资助、优先审批、药品再注册时间延长及减税、国家健康保险支付上的优惠等。此外，调整策略以有效规避政策风险也甚为必要。比如，EMA 批准修美乐的生物类似药至少已有 5 款，艾伯维及时提供折扣价修美乐来保持该市场份额，而在美国市场则利用和解协议将修美乐生物类似药的威胁推迟到了 2023 年 1 月。再如，罗氏用 Gazyva 作为美罗华的替代品、用 Perjeta 和 Kadcyla 取代赫赛汀，这一方法被 MARIANNE 数据库评为一项综合的成功策略。

2. 创新药

首创类（first in class）或突破性新药创制处于世界新药研发最前端，往往可成长为"重磅炸弹"级药物。其研究关键在于发现有价值的新化学实体（new chemical entities，NCE），故 NCE 成为国际制药巨头的主攻方向。当然，鉴于生物体的综合复杂性，NCE 未必一定能够发展成为适宜的临床治疗药物。

在现代医药学、生物科学等理论指导下，根据现代新药设计原理，NCE 可从合理药物设计、天然药物化学研究等途径筛选，再通过反复的结构优化、药理或生物筛选试验加以完善获得。此类获批品种的研发成本国际上已经达到几十亿美元；若进入 I 期临床，就意味着数千万美元的价值，进入 II 期意味着上亿美元的价值，进入 III 期意味着 5 亿美元以上的价值。

（1）自主创新模式　实力雄厚的药企依靠自身力量研发创新药，独立承担所有投入和风险，也享有全部研发成果及回报。实施自主创新战略，应该以符合 FDA、ICH 指南等国际化标准要求，开展新药创制的基础研究。在研发过程中，密切关注医药科技发展和市场需求动态，灵活运用各类资源，尽早取得研究数据以缩短研发时间。中国人群疾病谱广泛、临床试验成本较低，还有丰富的中医药资源而具备天然药物有效成分研究等优势，为自主创新奠定了有利条件。

CRO（contract research organization，CRO）也称为研发外包。药企运用 CRO 策略将非核心业务委托给专业化机构完成，以缩短新药研发周期，降低研发成本及风险，"小研发＋大外包"显然是高效创新模式。特别是在早期开发阶段，越来越多的临床测试选择 CRO，不仅节省时间而且也实现了风险共担。目前，国际制药巨头在 CRO 方面投入呈现出快速增长趋势，而中国已拥有从临床前到临床试验研究的外包力量，如保诺科技、药明康德、康龙化成、桑迪亚、美迪西、Covance、昭衍以及国立的安评中心等。这些公司的研究质量能够满足国际化要求，价格低于欧美公司，为支撑我国新药研发的重要力量。

（2）引进转化模式　药企将研发经费应用于知识产权交易或资本并购重组等，购买趋于成熟的专利药物或先进技术平台，可降低自主创新模式产生重大损失的风险。专利授权如全球独家使用、区域独家使用、市场合作等；国际上重大并购重组的目标，实质是针对具有市场潜力的新药品种或技术，如辉瑞并购华纳-兰伯特获得立普妥、并购惠氏获得疫苗和生物制品等。随着新药研发国际化进程，我国一些优秀药企已经实施了海外并购策略。

引进转化的新药项目应符合以下条件：有疾病谱需求、创新性和知识产权；完成临床前研究或已进入Ⅰ～Ⅲ期临床试验；预测能够通过注册审批。引进转化模式的运作要点：通过与业内专家洽谈、技术转让展会、专利查询等途径寻找项目；开展技术分析、专利分析、需求分析、竞争分析、资源分析和法规考虑等项目评估；进行框架谈判、细节沟通，充分考虑引进或并购后的吸收、整合措施。

（3）合作伙伴模式 药企从购买新药项目走向构建合作伙伴关系，以合理配置研发资源、弥补自身研发力量不足缺陷。例如，与研究机构共同成立开发基地、将研究成果转为持有药企股份等。近些年来，"VC（风险投资）＋IP（知识产权）＋CRO（合同研究组织）"的VIC药物创新模式正在逐渐兴起。建立这种三位一体的共赢机制，利于资金欠缺的新型制药公司实现与资本市场的对接，降低其新药研发过程中承担的经济与技术风险，有效助力新药发展。

3. 改良型新药

以已知药物结构作为先导物进行化学结构修饰和改造，并通过系统的临床前和临床研究，获取自己的专利药。改良型新药的药理作用具有优势，或药效优于已有药物，或不良反应小于已有药物，或代谢特点更利于临床应用，并且具有一定新颖性，能获得知识产权。虽然有一定开发难度，但由于开发方向明确、技术方法相对成熟，具有可借鉴的信息，研发成功率较高。

（1）开发"me-too"药物 "me-too"是改良型新药研究的一条途径，它沿用了首创药物的研发思路、作用机制和作用靶点，在化学结构上对首创药物进行了一定程度的结构修饰，并获得新的专利，在临床、疗效指标上达到了上市药物的标准。"me-too"药物规避了专利侵权，研究难度低、风险小、成功率高，具有自己的知识产权；主要优化目标为性价比，若能结合制剂创新并快速跟进，在市场竞争方面必然占有一定优势。"me-too"研究也是仿制向创制转轨的捷径，从培养和训练公司的研发团队、积累资本和研发实力来说，是中国药企创新药物开发的一个机遇。

（2）开发"me-better"药物 "me-better"对首创药物结构中的缺陷有针对性地进行去除，改良其代谢、药效、毒理等性质，使临床疗效优于已上市药物。与"me-too"药物相比，创新程度大大提高，具有化合物专利保护，同时"me-better"药物都具有相当高的技术含量和创新水平，以及"后来居上"的市场表现。

从改良型模式到首创类模式的转变，是我国从医药大国成为医药强国的必由之路。今后一段时间内，改良型新药仍将是国内药企的重要研发模式，并有助于逐步提高这些药企的创新综合能力。当然，此类新药必须在工艺和制剂技术等方面具有一定程度的创新性，否则难以成为国际化药物，甚至无法进入世界主流医药市场。改良型新药的机会更在于首创药物某些机制的潜力没有完全发掘，且由于上市较晚而得以扩大用途。因为有些靶标药理复杂、市场吸收缓慢，需要临床经验才能找到最佳使用方法；还因为有些首创药在大规模临床使用后才能发现新的用途。例如，经临床应用发现几乎所有ACE抑制剂除了降压还有心肌保护作用，雷米普利是一个较晚上市的ACE抑制剂，King Pharmaceutical根据临床信息做了个风险较小的实验，证明雷米普利有心肌保护作用的新适应证，由此雷米普利的市场占有率从4％上升到15％。另外，辉瑞的新药普瑞巴林和同类老药加巴喷丁结构几乎一模一样，但增加了纤维肌瘤这个新适应证，2014 年已是销售额过 50 亿美元的"重磅炸弹"级药物。

中国药企寻找并深度开发已知药物应该成为一个战略选择。由于首创产品存在前期失败的高昂成本，改良型产品的利润与之相比不一定逊色。如果企业能有效控制成本，即使快速跟进的产品在疗效、安全性、使用方便性与首创药物无显著差异，但以性价比作为主要优化目标，也会在市场竞争方面占有一定优势。

4. 制剂创新

制剂创新是指改变药物应用形式的创新过程。在疗效肯定的基础上进行药剂学研究，比较容易获得批准，还有利于延长原研药的专利保护期。在研发投入愈来愈大、品质要求愈来愈高和不断开发老药新用途的背景下，药物研发进入了制剂研发的新时代，并一直受到所有制药公司的重视。

制剂研发选题包括研制新剂型、改变适应证、已知药物协同作用的复方制剂等，具有风险小、投资少、周期短、门槛低、难保护、竞争激烈等特点，是药物创新中一种经济效益较佳的模式选择。一些制剂新产品旨在提高治疗质量，特别是提高生物利用度。速释剂型如口腔速溶或速崩片剂（FDDTs），无需饮水、数秒至数十秒即可在唾液中快速崩解和溶解。

药物释药系统（drug delivery system，DDS）无疑是制剂创新的主旋律。各种DDS 可实现定时、定量、定向释药效果，达到药物作用的最佳化、给药方案的精密化，提高临床用药的安全性、有效性和顺应性。由于 DDS 可在治疗允许范围内维持稳定的药物作用水平、延长作用时间，能够靶向至疾病的组织或器官，并按照药动学原理定时定量释放，更好地满足医疗与患者的需要，故其应用范围非常广泛，在需要终身服药、用药量大、药物毒性大或心血管疾病、呼吸系统疾病、恶性肿瘤等方面有较大发展前景。

从全球范围来看，新的 DDS 已成为当下研发热点，呈现出两大趋势：一是新药研发由新化合物实体为主体的单一模式，转变为 NCE 与 DDS 创新齐头并进的特点；二是 DDS 成为制药行业发展最快的领域之一，DDS 技术的研发成为创新的最前沿。尤其是近些年来，新辅料、新技术、新设备研究领域的快速发展有力地推动了 DDS 研发。

（1）缓控释制剂　该类制剂与传统制剂相比，具有功效大，选择性强和安全性高等特点。其研究因开发周期短、经济风险小、技术含量高、利润丰厚而为制药工业界所看重，是目前应用和开发最活跃的方向。随着药用高分子材料的广泛应用及DDS 研究的深入，促进了缓控释制剂的制备技术和新品种的开发，口服缓控释制剂（oral sustained or controlled release dosage forms）有十几种不同类型的缓释剂型，如骨架型、凝胶型、缓释小丸胶囊、包衣型、多层缓释、胃滞留片等。

（2）靶向给药系统　与普通片剂、注射剂等相比，缓释、控释和靶向制剂等新型释药系统可以有效地提高疗效，满足长效、低毒等要求。特别是靶向给药系统，可提高局部病灶的药物浓度，降低全身的毒副作用，是目前新剂型研究的热点之一。

（3）PEG 化给药系统　高分子化合物与蛋白质-多肽药物经聚乙二醇化，可载大量的水分子，从而使体积增大 5～10 倍，原来不溶于水的蛋白质-多肽类经 PEG 处理后不仅能提高溶解性，还可提高流动性，延长药物作用，减少毒副作用。

（4）口腔黏膜黏附给药系统　黏膜黏附给药因其局部化给药，具有优于常规给药的特点，引起研究者的关注。药物在给药部位的滞留时间长，使制剂与黏膜密切接触并能控制药物的释放；通过改变局部给药粘附性质，促进药物的吸收，提高生物利用度。

（5）肺部吸入给药系统　我国现有使用肺部吸入剂者所占比例较小，随着用药水平的提高和吸入剂在治疗肺癌等全身性疾病领域应用的扩大，国内吸入释药系统市场潜力巨大。

（6）纳米释药技术　纳米给药系统和纳米药物制剂作为新型 DDS 已取得了显著的成绩。纳米给药系统在某些领域仍有巨大的潜力，如包载蛋白药物、抗生素、抗病毒药物、疫苗等，用于抗肿瘤、抗艾滋病、放射治疗和基因输送，以及穿透血脑屏障等。纳米给药系统研究的主要目标是提高其在生物环境中的稳定性及载药量，介导活性化合物的生物分布，改善转运、释放性质及其与生物屏障的相互作用。纳米粒或其降解产物的细胞毒性是一个目前亟待解决的关键问题。

（7）新药用辅料的研究　辅料与制剂型紧密相关，新辅料研制对新剂型与新技术的发展起着关键作用。在加强制剂释药系统研究的同时，必须加强对药用辅料的研发及应用，以适应新的药物及剂型开发需要。如乙基纤维素、丙烯酸树脂系列、醋酸纤维素等 pH 非依赖性高分子的出现发展了缓、控释制剂；近年来开发的聚乳酸、聚乳酸聚乙醇酸共聚物（PLGA）等体内可降解辅料，促进了长时间缓释微球注射剂的发展。为了适应现代药物剂型和制剂的发展，辅料将继续向安全性、功能性、适应性、高效性的方向发展。

（8）生物药的剂型研究　基因、核糖核酸、酶、蛋白质、多肽、多糖等生物技术药物，易受胃酸及消化酶的降解破坏，且蛋白质与多肽类不易被亲脂性膜所摄取，多数生物利用度较低、生物半衰期也较短。由于需要频繁注射给药，造成患者较大的痛苦。故研发适合于此类药物的长效、稳定、使用方便的给药途径和新剂型是药剂学当前的一个重要课题。

生物技术药物的注射剂型研究包括对药物进行前体修饰、添加酶抑制剂、应用吸收促进剂、纳米粒给药系统等，其中纳米粒给药系统具有独特的药物保护和控释性能；非注射剂型如呼吸道吸入、直肠给药、鼻腔和透皮给药等。

（9）复方药物制剂的开发　两种及以上活性物质组合在一个单独的药物制剂中称为固定复方药品。1981 年，由葛兰素史克开发的 Augmentin（阿莫西林＋克拉维酸钾）成为抗生素复方制剂的经典。其他如辉瑞开发的高血压和高胆固醇治疗药

Caduet（苯磺酸氨氯地平＋阿托伐他汀钙）、百时美施贵宝开发的 2 型糖尿病治疗药 Metaglip（格列吡嗪＋盐酸二甲双胍）、许瓦兹开发的帕金森病治疗药 Parcopa（卡比多巴＋左旋多巴）等，还有大量的 OTC 药物如抗感冒药多数被开发为复方制剂。近些年来，全球畅销药品中均出现了复方药物制剂（参见表 7-1）。

复方制剂的研发成为国内外制剂开发的重要途径之一，目的是产生药物协同作用、降低药物不良反应、减少患者用药品种并改善顺应性。不同的药物组合可在不同的疾病靶点发挥作用，可能起到疗效协同或者相加的作用，也可能一种药物拮抗另一种药物的不良反应。开发复方制剂的重要前提和必要条件，就是必须与临床治疗实践紧密结合，选择在某个治疗领域公认的并且是普遍接受的联合用药方案；应有充分的临床药理效学依据，对有效性、安全性、药代动力学和化学方面的相互作用进行充分研究。固定剂量复方的优点是标准化、简单易行的治疗方式，应当与精准的个体化治疗原则加以区别应用。

复方制剂创新符合现代药物治疗理念，但由于临床用药绝大多数已被申报专利，复方药物创新的关键是能否突破专利瓶颈。我国的复方制剂品种包括西药复方制剂、中西药复方制剂，存在很大的不确定性，有些复方制剂的实际效果还有待验证。进一步开发必须考虑，组方中的成分是否有配伍禁忌现象、是否存在毒性较大和不良反应明显的成分、是否对作用机制相关性进行了周密分析和研究等。

5. 仿制药开发

仿制药也称为品牌通用名药物，是指其他药企开发的专利到期药的替代药品。全球药品消费市场中，仿制药至少占 60％～70％份额。仿制药临床应用成熟，可满足大多数疾病治疗需求，又因其较原研药价廉而提高了应用的可及性，具有维护公众健康、降低医疗支出的社会效益和经济效益，为公共卫生政策的重要支撑。

MarketsandMarkets 分析预测，未来 5 年世界药品需求总量将增加到每年14000 亿美元，总体增长趋势仍然显著，新兴药品市场增速继续保持较高水平，但会使用更多的仿制药及非处方药，50％的生物药市场将被非专利生物药（生物类似药）所占有。

（1）化学仿制药　化学仿制药（generic drug）完全模仿原研药及其生产工艺，质量和疗效都应达到同质水平，尤其要求在临床疗效上等同。FDA 规定，只有在活性成分、给药途径、剂型剂量、使用条件和生物等效性上均与专利到期药一致，才是合格的仿制药。我国自 2016 年以来开展的仿制药与原研药一致性评价，即源于彻底解决早期上市仿制药在原辅料选择、原料晶型控制、处方及工艺参数筛选、试验稳定性等方面的研究程度不够，缺乏与原研药细致深入的对比评价所导致的疗效及安全性不可靠、临床上不能够替代原研药的历史问题。

美国 FDA 于 2005 年在制药业引入"质量源于设计（quality by design，QbD）"的理念，强调将药品质控重点前置在研发和设计阶段，对药品活性成分、生产工艺及其工业化等方面均需要精心设计和考量。基于 QbD 理念开发仿制药的主要步骤可归纳为：①识别目标药品的关键质量属性（critical quality attribute，

CQA)、关键工艺参数（critical process parameter，CPP）和变量来源；②确定目标药品的质量概况（quality target product profile，QTPP）；③设计、开发目标药品的处方和生产工艺，对其系统评价、深刻理解和过程改进；④结合风险管理建立适当的质量控制策略。若偏离 QbD 理念，生产出的药品就可能存在质量隐患。

成功开发仿制药的标志就是实现了与参比制剂一致性，包括药学等效（pharmaceutical equivalence，PE）、生物等效（bioequivalence，BE）和治疗等效（therapeutic equivalence，TE）；所谓参比制剂应当选择原研药或国际公认的同种药品，因其有效性和安全性已经被足够的临床实践所证实。故深入解析参比制剂的 CQA 和 CPP、制定完整的 QTPP 至关重要，以此为基础的药学、体外与体内一致性评价研究才具有科学价值。对固体口服制剂而言，BE 试验是一致性评价的"金标准"，但也有一些药物按 FDA 的生物药剂学分类系统（biopharmaceutics classification system，BCS）符合 BE 试验豁免，可以采取体外溶出度试验的方法考察体内与体外相关性。需要指出，BE 并不完全等同于 TE，必要时或无合适参比制剂时，还应该通过临床试验加以判断。

仿制药上市执行的是简略新药申请（abbrevitive new drug application，ANDA）路径，即简化的申报流程加上一定生物等效性试验数据可完成申报；总耗时不到 2 年时间，注册和临床试验费用大多数不超过 100 万美元；但 ANDA 中不包括生物制品。由于无须重复原研药的临床前和临床研究，仅通过证明与其生物等效性即可获得批准，故仿制药具有难度小、风险低、显著减少研发费用和研发时间、能够抢占原专利药一定的市场份额等优势。如果仿制药通过 FDA 批准，则可以进入美国市场，以及获得其他许多国家的免临床批准，所以也可以实现国际化接轨。

通用名药物开发中的核心要素包括：①选择市场前景较佳、技术等级较高的产品，以避免恶性竞争和提升价格空间；②能用多种纬度准确筛选仿制药目标，快速破解原研药的关键技术和全部工艺技术参数；③在原料药（active pharmaceutical ingredient，API）合成工艺、晶体结构以及药品包装等方面有所改进；④加强工艺质量规范化管理，能够快速完成报批和严格控制成本。仿制药开发的重要策略就是必须快速进入市场，首仿药的价格通常能达到原研药的 70%～80%，并取得可观的市场份额；其后仿制药数量增多，价格会跌至原研药价格的 30%～50%；随着市场竞争越来越激烈，直至跌至原研药价格的 10% 以下。

鉴于市场需求及大部分药企研发状况，仿制药在相当长的时期内仍然是主要开发模式之一。在仿制药方面，我国原料药已成为拥有约 1500 个品种且居全球市场份额第一的出口大国，但是附加值更高的制剂产品在国际市场上仍亟待拓展。2011 年 12 月，恒瑞制药的仿制药伊利替康在美国获批，成为中国药企首个在美国获得批准的处方药制剂产品。2018 年，中国药企在美国 FDA 共计获得 99 个 ANDA 批文，其中 80 个 ANDA 批文为已经批准，19 个为暂定批准（符合在美国上市的 FDA 质量、安全和有效性标准，但由于专利权或独占权的原因无法在美国上市），显示出较好的发展趋势。

（2）生物类似药　专利生物药是售价最昂贵的一类药物，由此公众呼唤"廉价、安全、有效"的仿制药。生物类似药（biosimilar）不同于化学仿制药，从技术层面而言，目前尚难以实现对生物原研药的完全模仿，与生物原研药疗效和安全的一致性必须通过临床试验进行确认，故 FDA、EMA 对生物类似药的审批均甚为审慎。

生物药结构非常脆弱敏感，且生物专利药还涉及复杂的技术，尤其单克隆抗体的仿制存在很大技术难度，实际上具有难以复制的优势。但世界各国政府均倡导"更多地使用廉价而有效药物"的理念并加以政策调控，而使相关理论和技术呈现出新趋势。许多制药公司因此研发生物类似药，并以知识产权保护不够的新兴市场作为跳板进入成熟市场。EMA 是推动生物类似药上市的先行者，2003 年率先制定仿制生物药法规，2006 年批准山德士公司的人体生长激素 Omnitrope/Somatropin 上市，使之成为全球首个生物类似药。2009 年 3 月，日本公布与欧盟现行批准方法相似的生物仿制药审批程序指南。2015 年 3 月 6 日，FDA 批准了美国历史上第一个生物类似药——山德士公司的 Zarxio（非格司亭/Neupogen）。截至 2018 年底，FDA 批准了涉及 9 种原研药的 16 个包括单克隆抗体在内的多种生物类似药，表明按照 FDA 标准研发生物类似药的可行性，全球生物类似药产品的研发正在加速。

一些昂贵的生物药物已过专利期，加之各国政府日趋宽松的生物仿制药政策，为相对低廉成本研发生物仿制药提供了良机，不断吸引实力强大的药企加入。全球约有 150 多种生物原研药，其中前 12 位销售收入占比 65%，成为研发生物仿制药的主要参照对象。欧洲是当前最主要的生物仿制药市场，2006 年 4 月至 2019 年 4 月，EMA 批准了根据 16 种不同参照药开发的 57 个生物类似药。2009 年 6 月至 2018 年 10 月，日本批准了根据 8 种不同参照药开发的 16 个生物类似药产品上市。愈来愈多重磅生物制品的生物类似药陆续获批，预示着生物类似药的发展渐入佳境。EvaluatePharma 预测 2020 年的生物类似药市场规模将达 874 亿美元。

2015 年 2 月，我国发布了《生物类似药研发与评价技术指导原则（试行）》，定义生物类似药是指"在质量、安全性和有效性方面与已获准注册的参照药具有相似性的治疗用生物制品"。2019 年 2 月 22 日，上海复宏汉霖生物技术股份有限公司的汉利康（利妥昔单抗注射液）获 NMPA 批准上市，成为中国首个生物类似药。据 2018 年行业报告统计，国内在研生物类似药约有 270 个，其中一半处于临床前研究阶段，有 65 个提交了临床申请，有 10 个已获得临床批件；主要研发品种集中在利妥昔单抗、阿达木单抗、曲妥珠单抗、英夫利西单抗、依那西普、阿瓦斯汀等单克隆抗体/融合蛋白的药物。生物类似药较高的技术门槛并不适合一般中小型仿制药企业，而且开发成本较高，一般在 1 亿美元以上，当然其销售价格和利润也甚为可观。

新药研发难度在不断地加剧，传统药物发现模式亟待完善和提高。我国药学专家刘日廷预测，中国的制药企业最终会变成三类：①与国际接轨的创新药公司，面临的挑战主要是产品质量的提升加上覆盖全球的专利产品；②与国际接轨的仿制药公司，主要挑战是产品质量的提升，其标准应是原料、辅料和杂质都与原研药相同并且杂质含量不超过千分之一；③与国际接轨的中药制药公司，则需要一个相对长的过程，这是因为要研制出被世界主流市场接受的中药品种，除了传统中医理论与现代科学的差异，还有更深层次的文化差异问题。

第三节　新药研发的信息资源

新药研发是一项系统性工程，涉及化合物筛选、剂型选择、制剂工艺、中试生产、质量标准、临床前药理毒理及临床试验等研究内容。开展这些研究工作，三大因素必不可少。一是研发队伍，二是实验、生产设备，三是信息资源。其中，查阅文献、进行信息整理并参考有用的信息，贯穿于整个新药研发的全过程。美国科学基金会（National Science Foundation，NSF）的统计资料显示，在新药研究过程中，计划思考的时间约占 8%，查阅文献的时间约占 51%，实验研究的时间约占 32%，撰写新药资料及申报的时间约占 9%。

药学信息检索是医学信息检索的一部分，检索的原理、方法以及使用的数据库与医学信息检索相似。但因其特有的专业属性，在检索文献信息时，还需要利用一些特殊内容的专业数据库。比如进行新药的工艺、质量研究时，就会遇到质量分析方法的选择、制剂工艺的优化等问题，解决的一般方法是先查阅相关的文献，从中整理出有用的信息加以借鉴，再进行下一步的试验研究。当然，文献来源浩如卷帙，文献质量良莠不齐，找到高质量的目标文献往往需要耗费大量的时间和精力。因此，合理利用药学信息、提高文献检索技术，是新药研究工作者必须掌握的基本技能。

一、索引和文摘

（1）PubMed　PubMed 由美国国立医学图书馆附属国立生物技术信息中心建立，是生物医学文献检索系统，以文摘型数据为主。PubMed 是一个免费的搜寻引擎，提供生物医学方面的论文检索及摘要。它的数据库来源为 MEDLINE，核心主题为医学，但亦包括其他与医学相关的领域，如护理学或其他健康学科。它同时也提供相关的生物医学资讯，如生物化学与细胞生物学。PubMed 的资讯并不包括期刊论文的全文，但可能提供指向全文提供者的链接（付费或免费）。

PubMed 检索网址为 www.ncbi.nlm.nih.gov/pubmed。其中，NCBI 是指美国国立生物信息中心，NLM 是指美国国立医学图书馆，NIH 是指美国国立卫生研究院。

（2）中国药学文摘　由 NMPA 信息中心编辑出版，检索中文药学方面文献的重要检索工具。

《中国药学文摘》创刊于 1982 年，1984 年开始以季刊形式正式发行，翌年以双月刊出版发行。现为月刊，每期有期索引（包括主题索引和外文名索引），每年一卷，卷末单独出版一期卷索引（包括著者索引、主题索引和外文名索引），索引均以主题词的汉语拼音或英文药名的英文字母顺序排列，各主题词或药名项下附有说明词及文摘号，可以引导读者根据文摘号查出相关文摘。以计算机界面的中文药学文献数据库为基础，收集了国内 700 多种医药期刊以及会议论文和部分内部刊物的资料，以文摘、题录等形式报道。《中国药学文摘》数据库拥有 30 余万条数据，每年以 28000 多条数据递增，内容丰富，查询方便。

（3）中国生物医学文献数据库　中国生物医学文献数据库（CBM）由中国医学科学院医学信息研究所发行，收录 1978 年至今所有的公开出版发行的医药文献资料，涉及基础医学、临床医学、预防医学、药学、中医中药学等生物医学各学科领域。包含 1600 多种中国期刊、汇编、会议论文的文献题录 530 余万篇，全部题录均进行了主题标引和分类标引等规范化加工处理。年增文献 40 余万篇，每月更新一次。

二、学术期刊论文

（1）国外期刊　在 JCR（2017）数据库中，药学类期刊共有 261 种，其中的 28 种药理和药学（pharmacology & pharmacy）期刊如表 7-3 所示。

表 7-3　SCI 收载的综合性药学期刊

编号	期刊名称	出版国家	刊期（每年）	影响因子	分区
1	*Journal of Controlled Release*	美国	24	7.877	Q1
2	*Molecular Pharmaceutics*	美国	6	4.556	Q1
3	*British Journal of Pharmacology*	英国	24	6.81	Q1
4	*Journal of Natural Products*	美国	12	3.885	Q2
5	*Drug Delivery*	美国	6	3.095	Q2
6	*Phytomedicine*（Text in English）	德国	6	3.61	Q2
7	*European Journal of Pharmaceutics and Biopharmaceutics*	荷兰	6	4.491	Q2
8	*International Journal of Pharmaceutics*	荷兰	24	3.862	Q2
9	*European Journal of Pharmaceutical Sciences*	荷兰	12	3.466	Q2
10	*Acta Pharmacologica Sinica*	中国	12	3.562	Q2
11	*Asian Journal of Pharmaceutical Sciences*	中国	24	4.56	Q2
12	*Pharmaceutical Research*	德国	12	3.335	Q3
13	*AAPS Pharmscitech*	美国	4	2.666	Q3
14	*Archives of Pharmacal Research*	韩国	12	2.33	Q3
15	*Journal of Pharmacy and Pharmacology*	英国	12	2.309	Q3
16	*Journal of Pharmaceutical and Biomedical Analysis*	荷兰	24	2.831	Q3
17	*Journal Of Pharmaceutical Sciences*	美国	12	3.075	Q3
18	*Planta Medica*（Text in English）	德国	12	2.494	Q3
19	*Annals of Pharmacotherapy*	美国	12	2.765	Q3
20	*Phytotherapy Research*	英国	12	3.349	Q3
21	*Drug Development Research*	美国	6	2.646	Q4

续表

编号	期刊名称	出版国家	刊期(每年)	影响因子	分区
22	*Archiv der Pharmazie*(Text in English)	德国	12	2.288	Q4
23	*Pharmazie Die*	德国	12	1.016	Q4
24	*Arzneimittel-Forschung/Drug Research* (Arzneimittel-Forsch)	德国	12	0.79	Q4
25	*Drug Development and Industrial Pharmacy*	美国	12	1.883	Q4
26	*Pharmaceutical Biology*	美国	6	1.918	Q4
27	*Biopharmaceutics and Drug Disposition*	英国	12	1.677	Q4
28	*Chemical and Pharmaceutical Bulletin*	日本	12	1.258	Q4

（2）国内期刊　目前国内各类药学专业科技期刊 100 余种，涉及药物化学、生物药物学、微生物药物学、放射性药物学、药剂学、药效学、药物管理学、药物统计学等 8 个学科；涉及临床用药的国内医药期刊 200 余种。表 7-4 为部分国内药学中文核心期刊。

表 7-4　部分国内药学中文核心期刊

编号	期刊名称	主办单位	分类
1	药学学报	中国药学会、中国医学科学院药物研究所	综合
2	中国药理学通报	中国药理学会	药效学
3	中国抗生素杂志	中国医药集团总公司四川抗菌素工业研究所、中国医学科学院医药生物技术研究所	微生物药物学
4	沈阳药科大学学报	沈阳药科大学	综合
5	中国药学杂志	中国药学会	综合
6	中国生化药物杂志	无锡锡报期刊传媒有限公司	综合
7	中国药理学与毒理学杂志	军事医学科学院毒物药物研究所、中国药理学会、中国毒理学会	药效学
8	中国药科大学学报	中国药科大学	综合
9	中国医院药学杂志	中国药学会	综合
10	药物分析杂志	中国药学会	药物化学
11	华西药学杂志	四川大学、四川省药学会	综合
12	中国海洋药物杂志	中国药学会	综合
13	中国新药杂志	中国医药科技出版社、中国医药集团总公司、中国药学会	综合
14	中国新药与临床杂志	中国药学会、上海市食品药品监督管理局科技情报所	药效学
15	中国临床药理学杂志	中国药学会	药效学
16	中国医药工业杂志	上海医药工业研究院、中国化学制药工业协会	综合
17	中国中药杂志	中国药学会	药物化学
18	中草药	中国药学会、天津药物研究院	药物化学
19	中药材	国家市场监督管理总局中药材信息中心站	药物化学
20	中成药	国家市场监督管理总局信息中心中成药信息站	药剂学

三、专利文献数据库

药品专利文献检索，是新药研发过程中必不可少的环节。在新药研发过程中，药品专利文献检索还应注意，仅仅拥有保护期满的专利药品名称或者期满专利号信息是不够的，需要进行进一步技术信息分析。以下介绍常用的药品专利检索资源及数据库。

1. 中国专利信息中心（http：//www. cnpat. com. cn/）

中国专利信息中心为国家知识产权局直属的单位，国家大型的专利信息服务机构。该系统提供了自 1985 年以来的专利摘要以及专利说明书全文等内容，每周更新一次。该检索系统提供多个检索入口，包括申请号、申请日、公开/公告号、公开/公告日、分类号、发明名称、摘要、权项、关键词、发明人、申请人、申请人地址、国省代码、优先权号、代理机构、代理人、专利种类、逻辑检索等（图 7-6）。选择填写其中一项或多项检索入口，进行查询。同时可以运用连接运算行对多项提问的检索结果进行组配，获取更准确的检索结果。

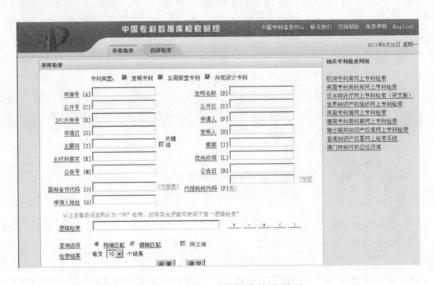

图 7-6　中国专利数据库检索界面

中国专利数据库由国家知识产权局和中国专利信息中心开发提供，该系统收录了中国自 1985 年实施专利制度以来的全部中国专利文献，具有较高的权威性，是国内最好的专利数据库检索系统之一。其分为发明专利、实用新型专利、外观设计专利三个子库，进一步根据国际专利分类（IPC 分类）和国际外观设计分类法分类。检索方式有基本检索、IPC 分类检索、关键词检索及法律状态检索。

2. 欧洲专利局（http：//www. european-patent-office. org/）

欧洲专利局（EPO）拥有世界上最庞大的专利文献库。欧洲专利局查询系统含有庞大的文献数据库，主要包括欧洲专利局系统检索文献、美国和日本专利索引、欧洲专利申请登记资料、欧洲专利分类、国际专利分类、补充信息系统、图书和专业杂志目录及非专利文献等。数字服务系统藏有世界上最多的复制文献，1836年以来所有的美国专利也可以在此检索。另外，该系统还含有欧洲专利局使用的部分非专利文献。

为促进专利信息的利用，拓宽专利文献的传播渠道，欧洲专利局与欧洲专利条约成员国及欧盟委员会合作开发了 esp@cenet 信息服务。该网络除了在欧洲专利局设立服务器，还在每个欧洲专利条约成员国设立了服务器。对于检索欧洲及世界各地专利，esp@cenet 是一个非常方便的工具，支持英语、德语和法语等语种，其特点是检索界面设计良好、数据库覆盖范围广，不仅涵盖了欧洲专利，也包括了国际专利及世界其他一些国家及地区性专利组织的专利。

进入 esp@cenet，检索路径有：①欧洲专利局网页 http：//www. european-patent-office. org/；②欧洲专利条约各成员国的网页；③欧盟委员会的网页 http：//www. esp@cenet. com/。

3. 美国专利商标局（http：//www. uspto. gov/）

该数据库收录了 1790 年至今的美国专利，数据库每周更新一次。可查询美国专利法律状态、专利权的转让情况等。检索方式有 quick search（快速检索）、advanced search（高级检索）及 patent number search（专利号检索）。快速检索，在检索框内直接输入检索词，选择查询范围，可进行布尔检索（and，or，not）、截词检索和限制检索；专利号检索，在检索框内输入专利号查询，可使用截词检索和字段检索；高级检索，在检索框中直接输入由限制词代码与检索词组成的检索字段，可同时使用多种字段，并可用布尔算符连接进行组合检索。高级检索设有 31 个检索字段，主要检索字段有名称、文摘、权利要求、说明书、其他参考文献、国际专利分类号、美国专利分类号等。检索窗口内最多输入 256 个字符。申请公开高级检索设有 23 个检索字段，主要检索字段有名称、文摘、权利要求、说明书、国际专利分类号、美国专利分类号等。检索窗口内最多输入 256 个字符。

美国专利文献代码：①批准专利（A），A1 申请公开，A2 申请的第二次或多次公开，A9 申请的修正；②审查证书（B），B1 未经先期审查直接公开，B2 经先期审查后公开，Cn 再审查证书（n 可以是 1～9 的数字）；③再公告专利（E）；④依法登记的发明（H）。

4. 日本工业产权数字图书馆（http//www. jpo. go. jp/）

日本专利局已将自 1885 年以来公布的所有日本专利、实用新型和外观设计电子文献及检索系统通过其网站上的工业产权数字图书馆（IPDL）免费提供给全世界的读者。日本专利局网站中的工业产权数字图书馆被设计成英文版（PAJ）和日文版两种系统。

（1）日文系统 除上述数据外，还含有国际与日本外观分类表；包含日本专利、实用新型、外观设计与商标的法律状态信息。

（2）英文系统 PAJ 含有日本专利、实用新型、外观设计与商标全文数据。日本公开专利英文文摘数据的输入方式有：①三个文本输入框（申请人、发明题目、文摘），各框间的布尔逻辑关系为"与"，不能进行精确词组检索；②日期输入框，可检索公开日，格式如 19980101，年代 4 位，月、日 2 位，年月日必须输全，在某日期后输入方法（后框空出），在某日期前输入方法（前框空出）；③分类号输入框，可使用缺省的截断符，如 a01cll/02；a01c。PAJ 界面有很多快捷方式，如 Index Indication 钮，可导出列表式浏览，每页列出 50 条；Menu 钮，返回到 IPDL 主页；News 钮，显示最近关于 searching PAJ 的有关信息；Detail 钮，显示机器翻译的英文文本式专利文献；Japanese 钮，显示日文的专利全文图像页。

（3）日本专利英文文摘检索系统　日本专利英文文摘文本检索界面设有 3 组检索式输入窗口：申请人、发明名称、文摘（Applicant & Title of invention & Abstract），申请公布日期（Data of Publication of Application）和国际专利分类（IPC）。申请人、发明名称、文摘检索式输入窗口下设有 3 个相同的检索式输入窗口，各窗口之间具有逻辑关系"或、与、非"选项。检索时，在检索式输入窗口内输入英文检索词。国际专利分类号检索式输入窗口允许输入国际专利分类号，如"A01C11/02"。

（4）专利与实用新型号码对照系统　专利与实用新型号码对照系统设有：专利与实用新型种类选项，5 组相同的号码种类选择窗口和 5 组对应的相同的号码输入窗口。号码种类选择窗口有 4 个选项：申请号、未经审查的公布号、经审查的公布号和注册号。

（5）日本专利分类检索系统　检索界面上设有 4 组检索式：数据类型"Data Type"、主题"Theme"、公布年代"Publication Year"和 FI/F-term 分类号"FI/F-term/facet"。主题检索式输入窗口是 F-term 主题的输入窗口。Fl/F-term 分类号检索式输入窗口是用于通过 Fl 分类号和/或 F-term 分类号检索日本专利与实用新型的主要检索窗口，可输入一个完整的 FI 分类号；也可输入一个完整的 F-term 分类号；还可与主题检索式输入窗口连用，输入一个 F-term 细分类号。

（6）日本专利法律状态检索　可检索专利目前的法律状况：①专利是否提前失效；②专利权期限是否届满；③专利申请是否授权。

（7）日本文献代码　每种代码都有各自的含义，如 A 申请公开；B1 第一次出版的批准或登录专利；B2 第二次出版的批准或登录专利；W 在日本公开的外国申请人的 PCT 专利；X 日本人申请的 PCT 专利；Y 在日本公开的外国申请的 PCT 专利转为日本实用新型；Z 日本实用新型转为 PCT 专利。

5. 世界知识产权数字图书馆（http：//www. wipo. int/ipdl/）

世界知识产权数字图书馆由世界知识产权组织建立，包括国际专利数据库、MADRID 商标数据库、HAQUE 外观设计数据库、印度专利库 JOPAL 科技核心期刊题录库。目前国际专利数据库只收录 1997 年以来的 PCT 国际专利，内容包括题录、文摘、图形，每周更新一次。

（1）检索方法　进入世界知识产权数字图书馆网站（http：//www. wipo. int/ipdl/），点击左边栏目里的"search ipdl"项，进入到数字图书馆的检索页面，选择第一项"PCT Electron icGazette"的 Guest Access（免费用户入口），进入世界专利的检索界面。PCT 国际专利数据库提供了简单检索、布尔逻辑检索和高级检索 3 种检索专利方法，用户可根据自己的习惯或检索要求进行选择。

（2）结果显示　可按年代排序（Chronologically）和按相关度排序（By Relevance）。专利题录显示格式（presentation）有 3 种显示格式：基本格式（Basic）、在公告上刊登的格式（Gazette）及专利标题版格式（Front Page）。

6. 其他专利网站

CA（加拿大）http：//www. opic. gc. ca/

DE（德国）http：//www. deutsches-patentamt. de/

KR（韩国）http：//www. kipris. or. kr/

GB（英国）http：//www. intellectual-property. gov. uk/

FR（法国）http：//www. inpi. fr/

UR（俄罗斯）http：//www. osim. ro/

四、综合性文献数据库

（1）MEDLINE　美国国立医学图书馆（the national library of medicine, NLM）提供的国际性综合生物医学信息书目数据库，是当前国际上最权威的生物医学文献数据库。内容包括美国《医学索引》（index medicus, IM）的全部内容和《牙科文献索引》（index to dental literature）、《国际护理索引》（international nursing index）的部分内容，涉及基础医学、临床医学、环境医学、营养卫生、职业病学、卫生管理、医疗保健、微生物、药学、社会医学等领域。

MEDLINE 收录了 1966 年以来世界 70 多个国家和地区出版的 3400 余种生物医学期刊的文献，近 960 万条记录。目前每年递增 30 万～35 万条记录，以题录和文摘形式进行报道，其中 75% 是英文文献，70%～80% 文献有英文文摘。到 1988 年底，约有近 20 个机构获准转换 MEDLINE 数据库，发行 MEDLINE 的 CD-ROM 产品，其中包括 Silver Platter、Cambridge、Dialog 等。上述公司产品的检索功能、检索指令、数据结构虽基本相似，但也有不同，我国国内引进的大部分为 Silver Platter 公司的产品。

（2）中文科技期刊全文数据库（维普）　由重庆维普资讯有限公司开发研制，收录 1989 年至今（部分期刊追溯到创刊年 1955 年）文献，期刊总数累计 12000 余种，其中核心期刊 1810 种，医药卫生期刊 1973 种，文献总量达 3000 万篇以上，并按每年 260 余万篇的数量递增，中心网站每周更新，学科范围涉及社会科学、自然科学、工程技术、农业科学、医药卫生、经济管理、教育科学和图书情报等八大专辑。

数据库加工采用《中图法》分类体系，根据每篇文献的内容特征进行入类，确保综合类期刊的每篇文献也能准确地归入不同的类别，而不是随着期刊的类别被笼统地归入一个不准确的类别。以《汉语主题词表》为基础，参考各个学科的主题词表及《文献主题标引规则》，通过多年的标引实践，编制了规范的关键词用代词表（同义词库），实现高质量的同义词检索，提高查全率。由质检组专职人员对题录文摘数据进行检查修改（包括标引和录入错误），确保了原始文本数据的质量。

（3）数字化期刊全文数据库（万方）　　数字化期刊全文数据库是万方数据系统中的一个子库，由中国科技信息研究所开发制作。收录1998年以来6800余种各学科领域核心期刊及学位论文，论文总数量达1680余万篇，每年约增加200万篇，每周更新两次。期刊按学科分基础科学、工业技术、农业科学、医药卫生、哲学政法、经济财政、社会科学与教科文艺等8大类。与中华医学会、中国医师协会皆有独家合作关系。

万方数据资源系统分为以下子系统：①中国学位论文全文数据库，收录了自2000年以来我国各学科领域的博士、硕士研究生论文全文；②中国学术会议论文全文数据库（包括中文版、英文版），主要收录1998年以来国家级学会、协会、研究会组织召开的全国性学术会议论文，数据范围覆盖自然科学、工程技术、农林、医学等领域；③数字化期刊子系统，集纳了理、工、农、医、人文等八大类100多个类目的数千种科技类核心期刊近几年的全文；④科技信息子系统，收录内容包括科技文献、名人与机构、政策法规、中外标准、成果专利、台湾系列、商务与贸易、公共信息等八大类资源；⑤商务信息子系统，《中国企业、公司及产品数据库》始建于1988年，现已收录96个行业的近20万家企业详尽信息，全记录包含企业名称、产品规格型号、经营项目、通信地址、企业简介等30多个字段。

（4）CNKI数据库　　即中国知识基础设施工程（china national knowledge infrastructure，CNKI），由清华大学、清华同方发起，始建于1999年6月。CNKI是以实现全社会知识资源传播共享与增值利用为目标的信息化建设项目。CNKI以学科分类为基础，兼顾用户对文献的使用习惯，将数据库中的文献分为十个专辑，每个专辑细分为若干专题，共168个专题。

基于对文献内容的详细标引，CNKI文献搜索提供了对标题、作者、关键词、摘要、全文等数据项的搜索功能；文献搜索还提供了多种智能排序算法。相关性排序考虑了文献引用关系、全文内容、文献来源等多种因素，使排序结果更合理。被引频次排序是根据文献的被引频次进行排序；期望被引排序通过分析文献过去被引用的情况，预测未来可能受到关注的程度；作者指数排序则是根据作者发文数量、文献被引用率、发文影响因子等评价作者的学术影响力，并据此对文献进行排序。

五、常用药学工具书

（1）中国药学年鉴　　《中国药学年鉴》是一部连续记载我国药学领域发展概貌和重要成就的大型编年史册，1982年由卫生部创刊，中国药科大学牵头组织全国著名药学专家编纂，中国工程院彭司勋院士担任主编。

《中国药学年鉴》是涵盖我国药学领域各个方面的药学综合性年刊，内容包括专论、药学研究、新药研发、药学教育、药品生产与流通、医院药学、药品监管、人物、书刊、学会与学术活动、大事记等。创刊30年来，《中国药学年鉴》以其密集的信息、翔实的年报统计资料，深受读者的欢迎和喜爱，成为医药单位不可或缺的馆藏书目，和医药工作者常备常考的工具书。

（2）中国药典　《中华人民共和国药典》（以下称《中国药典》）是中国政府为保证人民用药安全有效、质量可控而制定的技术规范，是药品生产、供应、使用单位、检验机构和监督管理部门共同遵循的法定依据。《中国药典》是国家药品标准的重要组成部分，是国家药品标准体系的核心。自 1953 年我国颁布第一版中国药典以来，新颁布的 2015 年版《中国药典》为第 10 版药典。

2015 年版《中国药典》分四部，收载品种共计 5608 个。一部中药收载品种总数 2598 个，其中新增品种 440 个，修订品种 517 个，不收载品种 7 个。二部化学药收载品种总数 2603 个，其中新增品种 492 个，修订品种 415 个，不收载品种 28 个。三部生物制品收载品种总数 137 个，其中新增品种 13 个，修订品种 105 个；新增生物制品通则 1 个、生物制品总论 3 个；不收载品种 6 个。四部收载通则（附录）总数 317 个，其中整合和修订一部、二部、三部制剂通则 38 个，检测方法附录 278 个，新增检测方法 18 个、指导原则 15 个；收载辅料品种总数 270 个，其中新增 137 个，修订 97 个，不收载 2 个。

2015 年版《中国药典》在保持药典科学性、先进性和规范性的基础上，重点加强了药品安全性和有效性的控制要求，充分借鉴国际先进质量控制技术和经验，整体提升药典标准水平，全面反映出我国当前药品生产和检测技术的快速发展，并将在推动药品质量提高、加快企业技术进步和产品升级换代、促进医药产业健康发展、提升《中国药典》权威性和国际影响力等方面继续发挥重要作用。

（3）美国药典　《美国药典/国家处方集》（U. S. Pharmacopeia / National For-mulary，USP/NF），由美国药典委员会编写。USP 是美国政府对药品质量标准和检定方法作出的技术规定，也是药品生产、使用、管理、检验的法律依据。NF 收载了 USP 尚未收入的新药和新制剂。

USP 于 1820 年出第 1 版，每年更新，到 2015 年已出版至第 39 版。1883 年 NF 为第 1 版，1980 年 15 版起并入 USP，但仍分两部分，前面为 USP，后面为 NF。

美国药典正文药品名录分别按法定药名字母顺序排列，各药品条目大都列有药名、结构式、分子式、CAS 登录号、成分和含量说明、包装和贮藏规格、鉴定方法、干燥失重、炽灼残渣、检测方法等常规项目，正文之后还有对各种药品进行测试的方法和要求的通用章节及对各种药物的一般要求的通则。可根据书后所附的 USP 和 NF 的联合索引查阅。

（4）欧洲药典　《欧洲药典》（European Pharmacopeia，EP），由欧洲药品质量管理局（European Directorate for the Quality of Medicines，EDQM）负责出版和发行，是欧洲药品质量检测的唯一指导文献。所有药品和药用底物的生产厂家在欧洲范围内推销和使用的过程中，必须遵循《欧洲药典》的质量标准。EP9.0 为欧洲药典最新版本，EP9.5 为最新版增补药典。

欧洲药典有英文版与法文版，英语与法语是欧洲委员会的官方语言。欧洲药典有印刷版、USB 闪存版和在线版。《欧洲药典》的基本组成有凡例、通用分析方法（包括一般鉴别实验，一般检查方法，常用物理、化学测定法，常用含量测定法，生物检查和生物分析，生药学方法），容器和材料、试剂、正文和索引等。《欧洲药典》正文品种的内容包括：品名、分子结构式、CAS 登录号、化学名称及含量限度、性状、鉴别、检查、含量测定、贮藏、可能的杂质结构等。

六、其他信息资源

（1）*药品监督管理基础数据库*　NMPA 主办的免费数据库。提供药品监督管理部门批准的药品品种信息。药品部分主要包括药品生产企业及 GMP 认证信息，药品经营企业及 GSP 认证信息，国产及进口药品（含包材）品种信息，药品广告信息，中药品种保护信息，药品行政保护信息。定期更新。检索入口：批准文号、产品名称、英文名称、商品名、生产单位、原批准文号。

（2）*批准新药数据库*　国家经济贸易委员会医药工业信息中心站主办，为收费数据库。主要收集了 1980 年以来我国批准的所有新药（包括西药和中药）的资料。内容包括申请单位、申请日期、准字、证字、试字号、申请类别和剂型规格等。检索字段为药品名称、申请单位和类别。

（3）*美国食品药品管理局网站*　FDA（网址：http：//www.fda.gov）在国际上具有一定的权威性。网站内容分为食品、药品、兽用药物、化妆品、医疗器械及放射性与健康等几大类，收录了大量的药物信息，用户可直接进入 FDA 网站相关类目浏览，也可通过关键词进行查询。

FDA-CDER 是 FDA 网站的重要组成部分，主要栏目有：①Drug Information，包括药品审批信息、处方药物信息、药品安全与副作用、报告和出版物、相关资源等；②Regulatory Guidance，提供相关立法和科学性指导、CDER 政策和操作程序、新药申请提交和国际活动介绍；③CDER Calendar，发布顾问委员会会议消息、会议内容、新闻；④Specific Audience，提供给公众关于药物的应用、副作用和警告等信息；⑤CDER Archives，CDER 档案文库，提供陈旧但仍然有用的信息。

（4）*Pharmaprojects 数据库*　Pharmaprojects 数据库是英国 PJB Publications 公司出版的一套有关世界范围研究开发中的新药的完整和综合性数据库。Pharma-projects 数据库记载了每种开发药物的药理、毒理、动物试验、治疗作用和药理活性、临床前（P）、Ⅰ期临床（C1）、Ⅱ期临床（C2）、Ⅲ期临床（C3）、临床试验（C）、已上市（L）、可转让（＊）等各个阶段的重要数据，对新药研究开发的信息随时进行跟踪，定时地作补充、更新。

（5）*ADIS 药物研发数据库*　ADIS 药物研发数据库是 Adis International 公司的产品。数据库内容包括每种药品的普通名、同义名、商品名、开发公司、国家及开发阶段、所有权信息、峰期销售额、专利失效期、不良事件、药理学、药动学、药效学、副反应、治疗试验、开发历史、注册信息和参考文献等。

（6）*Prous 综合医药信息平台*　Prous 综合医药信息平台由 Prous Science 公司

（汤森路透相关企业）于 1958 年研制开发，数据库中收录了 30 多万种上市和在研药物，以及关于这些药物的 75 万多个实验药理学数据、39 万多个药动学和代谢数据和 9 万多个临床试验记录。

（7）Thomson Pharma 信息集成平台　Thomson Reuters 公司于 2004 年研发的生物技术企业动态信息集成和知识管理平台，它同时也是一个包括 Thomson 公司所拥有的专利信息、科技信息和金融信息资源的强大的信息集成网关。

第四节　新药研发的信息利用

任何一项科学研究，都建立在有充分资料的基础上。进行科学研究，必须广泛搜集文献资料，分析研究动态，探求其内在的联系，进而作更深入的研究。医圣张仲景"勤求古训，博采众方"，先后撰写《素问》《伤寒杂病论》。唐代医学家孙思邈历经数十年，集唐朝以前医学文献之大成，先后著成《备急千金要方》和《千金翼方》。明代药学家李时珍编纂的《本草纲目》，直接和间接引用的文献达 900 余种。抗疟药物青蒿素的发现同样得益于文献的调研，早在东晋葛洪的《肘后备急方》中即有"青蒿一握，水一升渍，绞取汁服，可治久疟"的叙述，屠呦呦受此启发改进提取方法，用沸点较低的乙醚进行试验，终于在 1971 年 10 月 4 日的第 191 次实验中，提取分离出青蒿素，并于 2015 年 10 月获得诺贝尔生理学或医学奖。由此可见，药学发展和现代新药发现和开发，总是与信息资源的获取和利用息息相关。

新药文献检索工作是一项实践性和经验性很强的工作，对于不同的项目，可能采取不同的检索方法和程序。检索程序与检索的具体要求有密切关系，大致可分为如下以下四个步骤：分析待查项目，明确主题概念；选择检索工具，确定检索策略；确定检索途径和检索标识；查找文献线索，索取原文。

一、信息资源的检索方法

信息资源的检索方法通常包括工具法、追溯法、分段法和浏览法等。可根据不同情况进行选择，检索中为省时，要充分利用累积索引。

（1）工具法　利用各种检索工具查找文献的方法，分顺查、倒查和抽查法三种。

① 顺查法　顺查法按照时间顺序由远到近逐年查找文献的方法，但要注意所查课题的研究开始年份，否则浪费时间。如艾滋病治疗药物研究，1981 年以前没有报道，检索此课题可从 1981 年往后逐年查找。顺查法的优点是漏检率低，能全面系统了解所检索课题的过去和现状，从而看它的发展趋势和演变过程。缺点是费时，且需要知道该课题最早开始的时间。

② 倒查法　倒查法与顺查法相反，是按逆时间顺序由近到远逐年查找文献的方法，符合新兴学科的发展规律或有新内容的老课题，省时高效，短时间内可获一

些最新资料。但对课题了解不够时，就易造成漏检，补救办法是查综述，可了解课题从何时开始及它的发展趋势。如检索硼中子俘获治疗肿瘤技术（BNCT），10 年内的文献甚少，就会漏检，查综述就可知道该治疗方法早在 1936 年由美国首先提出，但为什么几十年来对其适应证、疗效及优缺点报道甚少呢？这主要是因为此治疗涉及学科范围广，更重要的是它要求有医用核反应堆的条件才能开展，而过去几十年医用核反应堆并无广泛建立，因此限制了本治疗方法的进展，假如只查近 10 年或近 5 年的文献，本课题就会漏检，因此应用本法需要对被检课题有一定的了解。

③ 抽查法　抽查法针对学科专业发展特点，学科发展迅速中发表论文较集中的时间，前后逐年检索，至基本掌握课题情况为止，本法能用较少的时间获得较多的文献，但必须知道学科发展特点和发展迅速的时期才能达到预期效果。

（2）追溯法　从文献中所附的参考文献追溯查找的方法，它的优点是在没有检索工具的情况下，根据原始文献所附的参考文献检索相关文献，较切题，但有片面性，文章漏检率高，知识陈旧的占多数为其缺点。

（3）分段法　工具法和追溯法交替使用的方法，又称循环法或交替法。既利用检索工具，也利用文献后所附参考文献进行追溯，两种方法交替，分期分段使用，对获得一定年限内相当文献的资料线索，节省检索时间。

（4）浏览法　检索工具刊物反映文献有时差问题，可利用新到期刊目录进行浏览，但只能获得本馆馆藏文献，有局限性，不全面，不系统，不能作为查阅文献的主要方法。

1. 检索途径

检索途径分为书名、著者、序号、分类、主题、关键词等途径，进行具体新药研究项目检索时，可根据现有数据库的种类因地制宜、灵活应用。

（1）书名途径　利用书、刊、杂志名称进行查找文献，是查找文献最方便的途径。

（2）著者途径　按文献著者或团体的名称译者和编者的姓名编制的索引进行查找的一种方法。分别按姓名的字母顺序排列，团体著者按原名字顺排列，加国别以资区别。外文文献的个人著者姓在前，名在后，姓用全称，名用缩写，姓名之间用逗号或空格隔开；检索中文文献，可以用作者全名，也可以用作者姓名的一部分。

（3）序号途径　利用文献的各种代码、数字编制的索引查找文献称为序号途径，如专利号、化学物质登记号、科技报告的报告号、技术标准的标准号等，按代码字顺或数字的次序由小到大排列。

（4）分类途径　根据文献主题内容所属的学科属性分类编排，将类目按照学科知识体系的内在逻辑关系来排序，以学科属性为分类标准，属族性检索。能反映学科概念上的隶属、等级、派生和平行关系。分类法的主要优点是根据科学分类的逻辑规律并结合图书类别特点进行分类，由上级到下级，分类法简明易记，层次分明，同类书、刊集中，检索容易。但涉及相互交叉的学科或分化较快的学科时，此法专指性不强。

（5）主题途径 按主题词的字顺排列，便于查找与主题词相关内容的文献。其特点是适应性、直观性及通用性强，表达概念准确灵活，不如分类法那样系统、稳定。但能适应学科相互交叉、相互渗透的课题进行检索。

主题词表是标引和检索人员的共同依据，各种检索工具有各自的主题词表，并通过参照关系作规范化处理，使同义词、近义词、同族词、相关词、主题词与非主题词在主题词表中都一目了然。也可通过参照关系指引读者，查找作为主题词的词和与主题有关的主题词，扩大检索范围。

（6）关键词途径 直接从文献中抽出来的具有实质性意义的词，其主要特征是未经规范化处理，也不受主题词表控制的词，又称自由词，用于计算机作为自然语言检索。作为自然语言检索，关键词按字顺排列，实际属主题法系统，不需查主题词表，因而编制关键词索引速度快。由于未作规范化处理不能进行选择和控制，故索引质量粗糙。

关键词又分为"题内关键词"和"题外关键词"两种，前者仅在题目内找实质性的词作关键词，后者从文摘或正文中找出关键词。

关键词的缺点是自由选词，而对同一事物的概念不同，作者选词也不尽相同，而且还存在同义词，多义词，复合词，名词单、复数等，检索结果就会分散在不同文献中，不能集中一处，同一概念内容可能完全不同，必然影响查准率、查全率。

（7）分类主题途径 分类途径与主题途径相结合，美国生物医学文摘目次表即属此类。

（8）其他检索途径 如化学物质的分子式途径、地名、属种途径等。

2. 检索策略

在分析检索提问的基础上，确定检索的数据库、检索的用词，明确检索词之间的逻辑关系和查找步骤的科学安排。狭义的检索策略即是我们常用的检索式（检索用词与各运算符的组配成的表达式）。建立检索策略一般需要确定分析检索要求，并进一步确定检索用词。

（1）分析检索要求 在分析课题的基础上，确定检索内容的学科范围、文献类型、检索年限。根据学科范围选择检索工具和检索方法。根据课题要求和特点，选择检索方法、检索年限，找出检索词，按逻辑关系列出检索式，制定查找程序。要特别注意确定提问逻辑、检索词之间的组配方式，因其是检索策略的重要组成部分，关系到文献检索的查全率和查准率。

新药研究的检索要求包括静态文献和动态信息两方面，通过静态文献的检索，提供产品开发的基础资料，通过动态信息，即市场调查摸准需求。检索可以采用顺查、倒查以及抽查法。在文献类型上则有特殊要求，即主要检索专利文献、标准文献与产品资料文献等。

（2）确定检索用词 准确地将检索要求转换成检索用词，是决定文件检索效果的关键。检索用词包括文献题名、著者名、分类号、序号和主题词等，其中确定主题词及其他检索用词，难度较大。

从主题词检索时，选择的主题词及副主题词，都必须是主题词表中规定的词语，即按照规定，对照《医学主题词表》（MeSH）和《中国中医药学主题词表》，将自然语言转换为规范化的主题词（表7-5）。

表 7-5   与新药研究相关的 MeSH 类目词中英文对照

C	DISEASES	疾病	D	CHEMICALS and DRUGES	化学物质和药品
C1	Bacterial & Fungal Diseases	细菌感染和真菌感染	D1	Inorganic Chemicals	无机化合物
C2	Vires Diseases	病毒疾病	D2	Organic Chemicals	有机化合物
C3	Parasitic Diseases	寄生虫病	D3	Heterocyclic Compounds	杂环化合物
C4	Neoplasms	肿瘤	D4	Polycyclic Hydrocarbons	多环碳氢化合物
C5	Musculoskeletal Diseases	肌肉骨骼系统疾病	D5	Environmental Pollutants, Noxae & Pesticides	环境污染物,病原农药和杀虫剂
C6	Digestive Diseases	消化系统疾病	D6	Hormones, Hormone Substitutes	激素,激素代用品和激素拮抗剂
C7	Stomatognathic Diseases	口颌疾病	D7	Reproductive Control Agents	避孕药
C8	Respiratory Tract Diseases	呼吸道疾病	D8	Enzymes,Coenzymes, Enzyme Inhibitors	酶、辅酶和酶抑制剂
C9	Otorhinolaryngologic Diseases	耳鼻喉疾病	D9	Carbohydrates & Hypoglycemic	碳水化合物和降糖剂
C10	Nervous System Diseases	神经系统疾病	D10	Lipids & Antilipemis	脂类和抗血脂类
C11	Eye Diseases	眼疾病	D11	Growth Substances, Pigments	促生长物质、色素和维生素
C12	Urologic and Male Genital Diseases	泌尿和男性生殖疾病	D12	Amino Acids, Peptides & Vitamins	氨基酸、肽和蛋白质
C13	Female Genital Diseases & Pregnancy Complication	性生殖疾病和妊娠并发症	D13	Nucleic Acid, Nucletides	核酸、核苷酸和核苷
C14	Cardiovascular Diseases	心血管疾病	D14	Neurotransmitter & Neurotransmitter Agents	神经递质和神经递质物
C15	Hemic and Lymphatic Diseases	血液和淋巴疾病	D15	Central Nervous System Agents	中枢神经系统药物
C16	Neonatal Diseases and Abnormalities	新生儿疾病和畸形	D16	Peripheral Nervous System Agents	周围神经系统药物
C17	Skin & Connective Tissue Diseases	皮肤和结缔组织疾病	D17	Anti-Inflammatory Agents, Antirheumatic Agents & Inflammation Mediators	抗炎药、抗风湿药、炎性介质
C18	Neonatal and Metabolic Diseases	营养和代谢疾病	D18	Cardiovascular Agents	心血管系统药物
C19	Endocrine Diseases	内分泌疾病	D19	Hematologic,Gastrointestinal & Renal Agents	血液、胃和肾脏药
C20	Immunologic Diseases	免疫性疾病	D20	Anti-Infective Agents	抗感染药物
C21	Injuries,Poisoning	损伤,中毒,职业病	D21	Anti-Allergic & Respiratory System Agents	变态反应和呼吸系统药物
C22	Animal Diseases	动物疾病	D22	Anti-Neoplastic & Immunosuppressive Agents	抗肿瘤药和免疫抑制剂

续表

C	DISEASES	疾病	D	CHEMICALS and DRUGES	化学物质和药品
C23	Symptoms	症状和普通病理学	D23	Dermatologic Agents	皮肤病药物
			D24	Immunologic and Biologic Factors	免疫和生长因子
			D25	Biomedical and Dental Materials	生物医学和牙科材料
			D26	Miscellaneous Drugs and Agents	其他药剂

转换主题概念的正确与否直接影响着检索质量的好坏，对其要求也十分严格。词表中的大部分正式主题词，来源于专业术语，但在表达的概念含义上有部分主题词与医药术语有别。因此，应根据词表中的规定确定合适的主题词，不可望文生义。

每个主题词都有其概念范围与专指对象，在将主题概念转换为主题词时要与实际检索需求相符，避免以大概小或以偏概全。如：查找温补中药方药制剂方面的文献，不能选"补法"来代替"温补"为检索用词，虽然补法、温补都是主题词，但温补更符合检索要求，采用补法作为主题词是以大概小，扩大了检索范围，检索专属性不强。

检索时，通常需选用多个检索词组合，才能完整地表达检索要求。组配是指采用主题词与副主题词或多个主题词进行不同的组合，以表达检索要求、提高检索的专指性。组配误差可直接影响检索效果，应严格遵守组配的规则。组配方式有：① "主题词＋主题词"或更多个主题词的组配，如检索"肿瘤治疗药物"，可以采用检索式"Neoplasms ＋ Anti-Neoplastic & Immunosuppressive Agents"；② "主题词＋副主题词"的组配，主题词与副主题词之间用"/"相隔，如检索"心血管疾病治疗药物"，可以采用检索式"Cardiovascular Diseases / drug therapy"；③两个以上副主题词的限定检索，如检索"产后抑郁症的药物治疗或食物治疗"，可以采用检索式"depression，postpartum/diet therapy OR depression，postpartum/drug therapy"。

3. 检索技术

掌握必要的信息检索技术，可以明显提高检索效率和质量。在光盘检索、联机检索和网络检索等各类机检系统中，常用如下几种检索技术。

（1）布尔逻辑检索（Boolean searching） 所谓布尔逻辑检索是用布尔逻辑算符将检索词、短语或代码进行逻辑组配，指定文献的命中条件和组配次序，凡符合逻辑组配所规定条件的为命中文献，否则为非命中文献。它是机检系统中最常用的一种检索方法。逻辑算符主要有：AND（逻辑"与"）、OR（逻辑"或"）、NOT（逻辑"非"）。

① 逻辑"与"。运算符为"AND"或"＊"。检索词 A 和检索词 B 用"与"组配，检索式为"A AND B"或者"A ＊ B"，表示检出同时含有 A、B 两个检索词的记录。逻辑"与"检索增强了检索的专指性，缩小检索范围，适用于连接有限定

或交叉关系的检索用词。

②逻辑"或"。运算符为"OR"或"＋"。检索词 A 和检索词 B 用"或"组配，检索式为"A OR B"或者"A＋B"，表示检出所有含有 A 词或者 B 词的记录。逻辑"或"检索扩大了检索范围，此算符适于连接有同义关系或相关关系的词。

③逻辑"非"。运算符为"NOT"或"－"。检索词 A 和检索词 B 用"非"组配，检索式为"A NOT B"或者"A － B"，表示检出含有 A 检索词，但同时不含 B 检索词的文献。逻辑"非"和逻辑"与"运算的作用类似，可以缩小检索范围，增强检索的准确性。此运算适于排除那些含有某个指定检索词的记录，使用不当会排除有用文献，导致漏检。

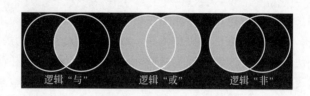

图 7-7　三种逻辑关系图

上述三种逻辑运算的关系见图 7-7。对于一个复杂的逻辑检索式，检索系统的处理是从左向右进行的。在有括号的情况下，先执行括号内的运算，有多层括号时，先执行最内层括号中的运算，逐层向外进行。在没有括号的情况下，AND、OR、NOT 的运算次序，在不同的系统中有不同的规定，如 DIALOG 系统中依次为 NOT→AND→OR，STAIRS 系统和 ORBIT 系统中依次为 AND 和 NOT 按自然顺序执行，然后执行 OR 运算，检索时应注意了解各机检系统的规定。如检索"不伴有高血压的老年痴呆症患者的基因治疗"文献，检索式可用"（老年痴呆症 NOT 高血压）AND（基因治疗 OR 基因疗法）"逻辑表达式进行检索。在此检索式中，"基因治疗 OR 基因疗法"表示检索结果可包含任何一个概念，是逻辑"或"的应用；"老年痴呆症 NOT 高血压"，表示老年痴呆症患者，但将伴有高血压的患者排除在外，是逻辑"非"的应用；上述结果和基因治疗之间是逻辑"与"的关系，即表示结果必须同时包括两个检索词检索范围之内。

（2）截词检索（truncation searching）　指用给定的词干作检索词，查找含有该词干的全部检索词的记录，也称词干检索或字符屏蔽检索。它可以起到扩大检索范围，提高查全率，减少检索词的输入量，节省检索时间等作用。检索时，若遇到名词的单复数形式，词的不同拼写法，词的前缀或后缀变化时，均可采用此法。截词的方式有多种，按截断部位可分为右截断、左截断、中间截断、复合截断等；按截断长度可以分为有限截断和无限截断。

①右截断。截去某个词的尾部，是词的前方一致比较，也称前方一致检索。例如：输入"geolog?"，将会把含有 geological、geologic、geologist、geologize、 geology 等词的记录检索出来。若输入"PY＝199?"，会把 90 年代（1990～1999年）的文献全部检索出来。

② 左截断。截去某个词的前部，是词的后方一致比较，也称后方一致检索。例如：输入"?magnetic"，能够检出含有 magnetic、electromagnetic、paramagnetic、thermo-magnetic 等词的记录。

③ 中间截断。截去某个词的中间部分，是词的两边一致比较，也称两边一致检索。例如：输入"organi?ation"，可以检出 organization、organisation；输入"f??t"，可查出 foot、feet。

④ 复合截断。指同时采用两种以上的截断方式。例如，输入"?chemi?"，可以检出 chemical、chemist、chemistry、electrochemistry、electrochemical、physicochemical、thermochemistry 等。

⑤ 有限截断。指允许截去有限个字符。例如："acid??"表示截去一个字符，它可检出 acid、acids，但不能检出 acidic、acidicity、acidity 等词；又如"comput??? ?"可检出 compute、computer、computers、computing 等词，不能检出 computable、computation、computerize 等词。词干后面连续的数个问号是截断符，表示允许截去字符的个数，最后一个问号是终止符，它与截断符之间要有一个空格，输入时一定要注意。

⑥ 无限截断。指允许截去的字符数量不限，也称开放式截断。上面右截断、左截断所举的例子均属此类型。

任何一种截词检索，其实都包含着布尔逻辑检索的"或"运算。采用截词检索时，需要灵活、谨慎，要注意截词部位适当，若截得太短（如输入字符数少于 3 个），将增加检索噪声，影响查准率。另外，不同的机检系统使用的截词符不同，例如 DIALOG 系统和 STN 系统用"?"，ORBIT 系统用"、"，BRS 系统用"＄"，ESA-IRS 系统用"＋"。

（3）位置检索（proximity searching）　在检索词之间使用位置算符（邻近算符），来规定算符两边的检索词出现在记录中的位置，从而获得不仅包含有指定检索词，而且这些词在记录中的位置也符合特定要求的记录。这种方法能够提高检索的准确性，当检索的概念要用词组表达，或者要求两个词在记录中位置相邻（相连）时，可使用位置算符。按限制强度递增顺序排列，机检系统中常用的位置算符如下：

① Field（f）算符。要求被连接的检索词出现在同一字段中，字段类型和词序均不限。例如，happiness（f）sadness and crying ；又如 pollution（f）control/ti,ab。

② Sub-field/Sentence（s）算符。要求被连接的检索词出现在同一句子（同一子字段）中，词序不限。例如 machine（s）plant。

③ Near（n）算符。要求被连接的检索词必须紧密相连，词之间除允许有空格、标点、连字符外，不得夹单词或字母，词序不限；（Nn）表示两个检索词之间最多可以夹 N 个词（N 为自然数 1、2、3…），且词序任意。如 information（n）

retrieval 可以检出 information retrieval 和 retrieval information，又如 econom ???
(2n) recovery 可以检出 economic recovery、recovery of the economy 、recovery
from economic troubles。

④ With（w）算符。要求检索词必须按指定顺序紧密相连，词序不可变，词之间除允许有空格、标点、连字符外，不得夹单词或字母；（Nw）表示连接的两个词之间最多可夹入 N 个词（N 为自然数 1、2、3…），词序不得颠倒。如 input（w）output 可检出 input output，而 wear（1w）materials 可检出 wear materials、wear of materials。

（4）限定检索（limit searching） 通过限制检索范围，达到优化检索结果的方法。限制检索的方式有多种，例如进行字段检索、使用限制符、采用限制检索命令等。

① 字段检索。将检索词限定在某个字段中，如果记录的相应字段中含有输入的检索词则为命中记录，否则检不中。如查找糖尿病方面的文章，要求"糖尿病"一词出现在叙词字段、标题字段或文摘字段中，检索式可写为 diabets?? /de，ti，ab。

② 使用限制符。用表示语种、文献类型、出版国家、出版年代等的字段标识符来限制检索范围。例如，要查找 2011 年出版的英文或法文的糖尿病方面的期刊，则检索式为：（diabets?? /de，ti，ab）AND PY＝2011 AND（LA＝EN OR FR）AND DT＝Serial。

③ 使用范围符号。如 Less than、Greater than、From to 等。如查找 2000 年以来的糖尿病方面的文献，可表示为 diabets?? AND Greater than 1999。

④ 使用限制指令。限制指令可以分为一般限制指令（Limit，它对事先生成的检索集合进行限制）、全限制指令（Limit all，它是在输入检索式之前向系统发出的，它把检索的全过程限制在某些指定的字段内）。如 Limit S5/328000-560000 表示把先前生成的第 5 个检索集合限定在指定的文摘号内。

二、新药项目论证和调研

在大量文献信息检索的基础上，结合项目查新和研究情报调研，分析整合所有资源、进一步拓展前期准备工作极其重要。它关系到新药研究的基本需要和价值评估，便于新药研究者正确作出决策、实施项目以及进行项目的申报等。

1. 新药项目的调研

从新药研究情报调研成果中，可以获知最新的药物治疗及药物研究现状，为开展新药研究工作必备的前提条件。

（1）确定调研课题 确定调研课题是研究工作的起点，为研究工作关键的第一步。爱因斯坦曾说过，提出一个问题往往比解决一个问题更重要。也就是说，选准课题就等于成功了一半。

（2）制订调研计划 计划是行动的指南，课题越大越复杂，调研计划越要周密详尽。一个典型的新药研究调研计划，一般包括以下内容：①明确选题目的，即主要解决什么问题，要在计划中阐明，并使每一个参加调研工作的人都明确该题目如何提出来的，在什么背景下提出来的，要回答什么问题，研究结果供谁使用；②拟定详细的调查大纲，主要包括国内外情况，历史和现况，应调查的单位、人物、事例、有关的技术数据等，调查大纲可以统一研究人员的思想，决定搜集材料的深度和广度的界限，保证整个调研工作有条不紊地进行；③根据情报调研成果的使用对象，预计调研成果报告的最后形式，是简单建议还是详细报告，是系统资料还是综合报告等；④整个调研工作一般分为普查文献阶段，参阅文献、掌握情况阶段，提炼观点、座谈讨论阶段，完成研究、撰写报告阶段等，制订计划时要拟定完成各阶段任务的具体步骤和时间进度，还要考虑到整个调研工作所需要的条件、费用以及组织人员等，调研成果的出版、交流等事项也应在考虑之列。

（3）搜集与积累资料　新药研究情报资料大体上分为纸质文献、视听文献、实物文献、口头情报四类。这些情报资料可以通过以下几种渠道搜集：①手工或计算机检索，这部分内容在本章的前半部分已作具体阐述；②口头交流，需要新药研究者通过参加各种国内外专业会议、座谈会、展览会等获取；③实地考察，如现场参观、访问、座谈、样品收集等；④通过寄发调查问卷给有关单位收集资料和数据。总之，新药研究者应通过日常积累、突击积累、个人积累、公共积累等几种方式积累医药情报，其中日常积累是基础和核心，需要加强。

（4）甄别与整理资料　由于目前的文献资料鱼目混珠，特别是网络资源假消息、未经证实的消息泛滥，因此造成情报污染。据报道，目前情报的平均污染率在50%以上。因此，从各种渠道收集到的情报素材，必须进行甄别与整理。

在情报调研的实际活动中，大多从以下几个角度对情报质量作综合性总体判断。①可靠性判断。一般来说，知名专家、学者和科技人员撰写的论文提供的信息比较准确；著名学府、科研机构或出版单位出版的专著或教材可信度大；机密或秘密、内部资料比公开资料的可靠性大；图纸、标准、专利文献比一般科技书刊可靠性大；最终总结报告比进展报告的可靠性大；引用率高的文献可信度高；文献本身论据充分、逻辑严谨的可信度高。②先进性判断。主要看资料是否有新观点、新理论、新假说，是否提出新原理、新方案、新工艺或新设计，可用于什么新领域；还要看经济效益如何，是否便于推广应用。③适用性判断。主要看文献中提供的理论、技术、方法是否符合课题需要，适用程度如何，是否可直接使用、参考使用还是给人启发和引导；另外，该技术和方法是处于探索阶段、研究阶段还是已经商业化。

进行鉴别后，将不可靠的或不需要的材料剔除出去，这就是筛选。在筛选工作中要注意主要资料和次要资料的区别，以便选择材料时做到心中有数。整理工作包括外部形式方面的整理和内容实质方面的整理，外部整理主要是指资料摘录、剪贴、分类等工作，内部整理是指数据的汇总、论点的归纳、情况的综合、图表的编制等工作。资料的鉴别、筛选和整理既是对情报进行研究的开始，又是为下一步进行深入综合分析研究作准备。

（5）分析与综合资料　资料的分析与综合是新药情报研究工作的重要阶段。所谓分析是指对经过初步整理的信息素材进行深入细致的判断、审查和推敲，从中找出新的知识、情况、理论、特点或经验。所谓综合是新药研究人员运用逻辑学、数学或直觉的方法，从各种素材的分析中得到的新信息加以全面概括与综合，找出共性或具有发展趋向性的特征和规律，并在此基础上提出自己的意见、观点、建议或方案。需要注意的是，对资料进行分析与综合的结果，一定要与选题的针对性相呼应，应能回答进行新药研究调研所要解决的主要问题。

（6）撰写调研报告　调研报告是新药情报调研结果的主要表现形式，是整个新药研究调研工作中的一个重要环节。调研报告撰写的好与坏，直接关系到调研成果的交流和使用。如果一项新药研究调研工作进行得很深入，调研过程中所得到的启发和认识很深刻，所产生的方案或建议就会很新颖适用。如果调研报告撰写得不全面、不精炼，表达得不准确、不生动，便会大大降低此项调研成果的使用价值。

新药研究调研报告通常包括标题、绪言、正文、结论或建议、参考文献等几部分。标题是对新药研究内容的高度概括；序言是阐明调研课题的背景、意义和目的；正文是报告的主体；结论与建议是对序言和正文部分所提出的主要内容的总结，包含提出的有效措施，以及方法和建议；参考文献列出本调研报告所引用的文献。调研报告的内容还要包括该课题提出的背景，要解决的主要问题，要考虑的条件，有关的情况和数据，各种观点和研究人员的独立见解，所提见解的基本理由，解决该问题可供选择的方案，可能会遇到的风险及对策等。调研报告的撰写过程包括构思、成文、修改、定稿等几个环节，根据内容性质的不同，新药研究情报调研报告通常包括以下几种类型。

① 综述报告。综述报告是根据给定课题的要求，对有关文献中的观点、情况、数据等进行归纳整理、加工后编写的综合报告。主要目的是使人们在较短时间内、花费较少的精力，就可以对该课题的基本内容、重要意义、历史沿革、目前状况和发展趋势等，有一个清晰、系统的了解，其作用是提供背景材料，帮助选择课题和确定研究方向。综述报告的特点是忠实地反映有关文献的基本内容，只对其观点、情况、数据进行归纳、整理，予以客观叙述，基本上不提出作者本人的观点或建议。综述报告要求全面搜集有关文献，特别是一些有代表性的权威论著。

② 述评报告。述评报告是综述报告的进一步深化，它要求作者在综述报告的基础上，提出自己的评价性见解或具体建议。述评报告具有"以述为主，以评为辅，述评结合，以述带评"的特点。所以要求报告者必须对调研对象有系统、深入、准确的认识，掌握当前研究水平和动态，了解存在的问题，并预见进一步的发展前景。述评报告能帮助研究人员确定研究方向，提供解决问题的方法和措施，有助于制定政策和技术路线等。

③ 研究报告。研究报告是为解决某项给定课题，如制定一项政策、实施一项工程、引进一项技术、开发一项医疗产品等专项调研的成果，也称专题研究报告。

这类报告主要不是为解决问题提供背景材料或一般性建议，而是要求提出解决问题的具体方案、方法、措施、政策等。其特点是针对性强、分析精确、论据有力、结论明确。进行新药研究课题常用的可行性报告，也是研究报告的一种。

④ 预测报告。预测报告运用一定的理论、方法、手段，对科学技术或某个事物的未来发展趋势、动向，及其发展对经济、社会、生产环境等方面带来的影响进行估计、判断和预报。预测报告主体内容是新药研究项目的发展趋势和动向，目的是为科研、生产、管理提供决策依据，减少决策的不确定性。预测报告需要以大量信息、数据的搜集、整理及研究为基础，与研究报告在性质上相类似。

2. 新药项目的论证

新药研究情报调研结束后，需要经过专家或新药研究课题组充分论证，进行缜密的可行性评估。当前，国家对药物疗效和安全性的要求不断提高，对药品审批标准逐步提升，故新药研发风险越来越高。如何有效地规避新药研发风险，成为制药企业新药项目立项论证的关键问题。

（1）新药项目查新 科技查新是科技管理的一项基础工作，为科研管理部门和专家进行科技成果和新产品的鉴定和奖励、专利申请及科研立项的评审等，提供了可靠及完整的定性评价资料，已成为有关部门进行科技成果评价和科研立项中必不可少的材料之一，受到新药研究成果鉴定和项目评审的广泛重视。通过多年来的实践与发展，科技查新已形成了有组织、规范化的社会服务体系。

在我国科技体制改革进程中，科技查新是逐步发展起来的一项公众性科技信息咨询业务，新药研究项目查新是科技查新工作的组成部分。随着科学技术日新月异的发展，专业越分越细并且互相交叉渗透，某些被评议的课题或成果难以得到客观、公正、准确的评价。为规避人为的评估误差，必然要求"情报评价"引入科技管理程序，让专家掌握"鉴证性客观依据"，以有效弥补专家信息量的不足，提高专家评议的正确性。

① 项目查新的含义。科技查新简称查新，是指查新机构根据查新委托人需要而查证科学技术内容的新颖性，并给出结论。新颖性是科技查新工作的核心问题，科技查新的实质是从文献的角度对所查证的科学技术内容作出新颖性判断，从而为课题立项、科研成果的评判等提供科学依据。

查新与文献检索是两码事。文献检索针对具体新药研究项目或课题的需要，仅提供文献线索和文献，对课题不进行分析和评价，侧重于相关文献的查全率。查新以文献检索和情报调研为手段、以检出结果为依据，通过综合分析对查新项目的新颖性进行情报学审查，撰写有依据、有分析、有对比、有结论的查新报告。查新也不同于专家评审，专家评审主要依据专家自身的专业知识、实践经验及所了解的专业信息，对被评对象的创造性、先进性、新颖性、实用性等作出评价；而查新则以检出文献的客观事实来对项目的新颖性作出结论，更加客观和具体。查新机构提供的查新报告是文献检索、情报调研等方面的结论，或者说是较系统、较准确的客观依据和情报学评价。

② 项目查新机构选择。科技查新机构（简称查新机构）是指根据委托人需要，查证其科学技术研究内容的新颖性，有偿提供科技查新服务的信息咨询机构。我国绝大多数省市都有查新机构，其中医药类查新机构较多，全国大约有 50 家专业查新机构受理医药类查新。

不同的查新机构有着不同的查新专业范围。因此，选择查新机构十分重要，以免查新报告不符合要求。查新机构的选择应根据主管部门的要求来确定，如原国家卫生部在项目招标指南中通常会列举推荐的查新机构；选择时还要考虑就近方便。若主管部门未明确规定具体的查新机构，应选择项目主管部门或本行业认可的查新机构。专利查新一般由指定的查新机构进行，有些查新机构出具的专利查新报告不会被主管部门认可。

2003 年 2 月 27 日颁布的《国务院关于取消第二批行政审批项目和改变第一批行政审批项目管理方式的决定》（国发［2003］5 号），取消了 406 项行政审批项目，其中第 26 项即为"科技查新机构业务资质认定"，自此科技查新机构业务资质认定和科技查新业务培训不再属于行政管理范畴，科学技术部也暂停了对科技查新机构的进一步规范管理和认定工作。

③ 查新合同与查新报告。查新机构接受查新委托时，查新机构与查新委托人应当依法订立并履行查新合同，并与查新委托人就查新合同的内容进行约定。查新合同是查新人员初步了解查新意图和目的的书面材料，有助于查新人员理解查新项目的内容要点。查新合同的内容较多，应按规定认真如实填写，所用文字及专业术语应准确规范。

查新报告是查新机构用书面形式就查新及其结论向查新委托人所做的正式陈述，查新机构应按查新合同约定的时间、方式和份数向查新委托人提交查新报告及其附件。

a. 报告内容。查新报告有统一规定的格式，内容应符合查新合同的要求。查新报告内容较多，其中核心是查新结论，查新项目是否具有新颖性在查新结论中应明确回答，其结果将对主管部门和专家评审该项目直接产生影响，因而这部分是委托人最关心的部分。查新报告只作新颖性结论，不作水平结论，要求所述内容客观公正，不作主观评价。查新报告中的任何分析、科学技术特点描述、每一个结论，都应以客观事实和文献为依据，完全符合实际情况，不得包含任何个人主观意见。

b. 出具时间。出具查新报告通常需要数天时间，尤其内容较复杂的项目所需时间更长。若时间过短甚或当天内出具报告，则有失实之疑。进行新药研究项目申报时，需要预留时间进行查新。

c. 有效期。查新报告有效期一般不超过一年，逾期必须补查或重查。

（2）新药项目论证　立项论证需要考虑多方面因素，主要包括药物的有效性、安全性、研发成本和资源、产业化、市场情况及知识产权保护等。新药项目应以解决临床需求为切入点，或预期疗效优于已有的药物，或解决药物临床顺应性问题，还要考察是否有不良反应发生，不良反应的程度属于轻微还是严重。此外，新药项目应是市场前景明确、容量较大或有潜在市场前景、利于产业化的品种，并且符合制药企业发展战略、将来能形成独家占有的产品等。

一套完善的立项体系还必须建立规范化的项目立项流程。立项流程最好是多级审批制，并且针对不同类型的新药项目制定相应的立项流程，从而将评审项目时的个人主观因素影响降至最低。比如，国内某制药企业采用三级审批程序，分别为项目经理初评、专家组评审和企业科学委员会终评，有效地保证了新药项目的审批质量。

① 项目经理初评。项目经理在收到新药项目资料后，按照该病种或领域在全球范围内治疗方式、技术的最新动态，以及该病种或领域存在的研发机会和研发战略进行初评。

② 专家组评审。通过初评后，项目经理制定包括项目可行性研究报告、级别划分和科学指数评分等内容的项目说明书，提交给专家组并综合专家的评审意见形成评审结果。

③ 企业科学委员会终评。企业科学委员会对上报的新药项目采取现场答辩式评审并作出最终决议，若通过科学委员会批准立项后则进入招投标流程。

三、新药研究综述的撰写

综述（review）又称文献综述，是指围绕某一问题，查阅一段时期内相当数量的文献资料，经过分析研究，系统回顾某领域、某专题的进展、现状，把握发展规律、发掘问题和预测趋势，作出综合性描述的论文。综述在大量素材基础上，经过综合分析、归纳整理、消化鉴别，使材料更精练、更明确、更有层次和更有逻辑，从而能全面、深入、系统地论述某一方面的问题，并提出作者的观点和见解，及时反映和传递最新的知识信息和科研动向。

综述的内容和形式灵活多样，篇幅大小不一。一般医药期刊刊登的综述多为3000～5000字，引文40篇左右，外文参考文献不应少于1/3。进行新药研究，要根据新药的类别、种类，撰写具体、客观的研究进展综述，以便窥览项目背景研究全貌。

（1）综述的特点　研究进展综述具有综合性、描述性和评价性的三重特点。

① 综合性。文献综述是对某一时期同一课题的所有主要研究成果的综合概括，因此要尽可能把所有重要研究成果搜集到手，并作认真的加工、整理和分析，使各种观点清楚明晰，不能遗漏重要的观点。

② 描述性。对只述不评的文献综述进行各种观点的介绍时，应完整保持这些观点的"原味"。因此，撰写文献综述，首先要站在客观的立场上转述各种重要观点。但在归纳各种观点时要抓住要点，表述时应简明扼要。

③ 评价性。对述评结合的文献综述不能局限于介绍研究成果，传递学术信息，还要对各种成果进行恰当而中肯的评价，并表明作者自己的观点和主张。由于评价的倾向性，通过文献综述，常常会引导出对今后课题发展动向和趋势。

（2）综述的写作步骤　研究进展综述的写作是一项严谨的工作，基于广泛调研文献资料的基础上，进行消化吸收，并针对新药研究工作的特点，有针对性地提出自己的观点。写作步骤见图7-8所示。

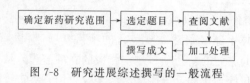

图 7-8　研究进展综述撰写的一般流程

① 选定题目。选定题目对综述的写作有着举足轻重的作用。进行新药研究，题目基本范围已经确定，主要为某类疾病药物的最新研究进展，包括药物合成、药理学、药动学、制剂及临床应用方面。

② 查阅文献。题目确定后，需要查阅和积累有关文献资料。一般可先搜集有权威性的参考书，其次是查找期刊及文献资料。查到的文献先浏览，然后再分类阅读。有时也可边搜集、边阅读，根据阅读中发现的线索再跟踪搜集、阅读。文献应通读、细读、精读，这是撰写综述的重要步骤，也是咀嚼和消化、吸收的过程。阅读中要分析文章的主要依据，领会文章的主要论点、内容，包括技术方法、重要数据、主要结果和讨论要点。

③ 加工处理。对阅读过的文献必须进行加工处理，这是写综述的必要准备过程。按照综述的主题要求，将材料进行整理，分类编排，使之系列化、条理化，力争做到论点鲜明而又有确切依据，阐述层次清晰而合乎逻辑。最后结合自己的实践经验，写出自己的观点与体会，这样客观资料中就融进了主观资料。

④ 撰写成文。撰写成文前应先拟提纲，决定先写什么，后写什么，哪些应重点阐明，哪些地方融入自己的观点，哪些地方可以忽略，重点阐述的地方最好分若干个小标题。拟写提纲时开始可详细一点，然后边推敲边修改。按初步形成的文章框架，逐个问题展开阐述，写作中要注意说理透彻，既有论点又有论据，下笔一定要掌握重点，并注意反映作者的观点和倾向性，但对相反观点也应简要列出。对于某些推理或假说，要考虑到医学界专家所能接受的程度，可提出自己的看法，或作为问题提出来讨论，然后阐述存在的问题和提出展望。初稿形成后，按常规修稿方法，反复修改加工。

（3）综述的格式和写法　综述一般都包括题名、著者、摘要、关键词或主题词、正文、参考文献等。其中正文部分又由前言、主体和总结组成。

① 前言。一般前言用 200～300 字的篇幅，提出科学问题，包括写作目的、意义和作用，综述问题的历史、资料来源、现状和发展动态，有关概念和定义，选择这一专题的目的和动机、应用价值和实践意义等。如对某种疾病的机理和治疗方法医药学术界有争论，要指明争论的焦点所在，并列出正反方面的观点和意见，以及主流的认识。

② 主体。主要包括论据和论证。通过提出问题、分析问题和解决问题，比较各种观点的异同点及其理论根据，从而反映作者的见解。为把问题说得明白透彻，可分为若干个小标题分述。这部分应包括以下几方面的内容：a. 历史发展，要按时间顺序，简要说明这一课题的提出及其各历史阶段的发展状况，体现各阶段的研究水平；b. 现状分析，介绍国内外对本课题的研究现状及各种学术观点，包括撰

写者本人的观点，将归纳、整理的科学事实和资料进行排列和必要的分析，对有创造性和发展前途的理论或假说要详细介绍，并引出论据；对有争论的问题要介绍各种观点和学说，进行比较，指出问题的焦点和可能的发展趋势，并指出自己的看法；对陈旧的、过时的或已被否定的观点可从简，对一般读者熟知的问题只要提及即可，不必花大气力罗列；c. 趋向预测，在纵横对比中肯定所综述课题的研究水平、存在的问题和不同的观点，提出展望性的意见；这部分内容要求客观准确，不但要指明方向，而且要提出捷径。主体部分没有固定的格式，有的按专题发展历史依年代顺序介绍，也有按问题的现状加以阐述。不论采用哪种方式，都应比较各种学说及论据，阐明有关科学问题的历史背景、现状和发展方向。

③ 总结。综述进展报告的结尾应该进行小结，以概括全文的主要结论，指明本专题当前动态、存在的主要问题，以及今后发展的方向。要求简明扼要，突出重点，使读者或新药研究决策者对综述文章所描述的科学问题有概要的了解和认识。

随着医学模式的转变和人类疾病谱的变化，人们对药品的需求出现了新的趋势。科学技术的迅猛发展，特别是生命科学与信息科学的发展，使药物的研究有了新的手段。药物研究除需了解化学实体及其合成工艺外，还需掌握相关药物的行政保护、药理、药效等信息，此外专利信息和市场销售情况也是药物研究与开发考虑的重要因素。如今，新药研究与开发融合众多的前沿学科，从而需要大量的文献信息和知识的积累，为新药研发注入新的原动力。

思考题

1. 新药研发选题应遵循哪些基本原则？
2. 创新药研发有哪些基本模式？
3. 生物药与化学药的仿制要求有何不同？
4. 简述新药研发的技术进展。
5. 简述生物信息学在新药研发中的应用。
6. 简述药物基因组学在新药研发中的应用。
7. 简述 ADCs 的临床治疗意义。
8. 简述改良型新药研发方式。
9. 简析新药研发的产品策略。
10. 简析以患者为中心的新药转化研究链。
11. 简析生物药市场快速增长的原因。
12. 试述中药研究的途径和方法。
13. 新药研发的信息资源主要有哪些？
14. 信息资源的检索方法有哪些？请各举一例。
15. 如何进行新药项目的调研？
16. 简述研究进展综述的撰写流程。

参 考 文 献

[1] 毕开顺．药学导论．第 3 版．北京：人民卫生出版社，2011.

[2] 张礼和．新药发现技术．北京：科学出版社，2007.

[3] 徐文方．药物设计学．北京：人民卫生出版社，2007.

[4] 仇缀百．药物设计学．北京：高等教育出版社，2008.

[5] 陈小平，王效山．新药发现与开发．北京：化学工业出版社，2012.

[6] 李洪林，沈建华，罗小民，等．虚拟筛选与新药发现．生命科学，2005，17 (2)：125-131.

[7] 桑国卫．创新药物发展战略与现状．中国医药技术经济与管理，2010，4 (7)：14-19.

[8] 陈小平，冯承涛，常跃兴．探析新药研发课程的知识体系与教学方法．医学教育研究与实践，2017，25 (1)：99-101.

[9] 彭司勋．药物化学——回顾与发展．北京：人民卫生出版社，2002.

[10] 李其翔，张红．新药药物靶标开发技术．北京：高等教育出版社，2006.

[11] 吕宝璋，卢建．受体学概论．合肥：安徽科技出版社，2000.

[12] 张礼和，张亮仁，闵吉梅，等．以核酸为作用靶的内源性活性物质的研究．有机化学，2001，21 (11)：798-804.

[13] 郑虎．药物化学．北京：人民卫生出版社，2010.

[14] 郭涛．药物研究与开发．北京：人民卫生出版社，2007.

[15] 仇文升，李安良．药物化学．北京：高等教育出版社，2002.

[16] 姜凤超．药物设计学．北京：化学工业出版社，2007.

[17] 毛建平，毛秉智．基因药物研究现状和对策．中国生物化学和分子生物学学报，2004，2 (2)：143-148.

[18] 杜冠华．高通量药物筛选．北京：化学工业出版社，2002.

[19] 王淑月，王洪亮．前药原理与新药设计．河北工业科技，2003，20 (1)：54-57

[20] 徐文方．新药设计原理与方法．北京：中国医药科技出版社，1997.

[21] 吴可柱，李昆，李爱秀．虚拟筛选技术与新药开发．武警医学院学报，2011，(05)：85-89.

[22] 马晓慧．分子对接方法及 HIV 整合酶抑制剂的设计研究．北京：北京工业大学，2005.

[23] 黎永良，杜志云，郑杰．基于分子对接虚拟筛选 MEK1 中药抑制活性成分．中国中药杂志，2017，(10)：1951-1956.

[24] 黄启和，周福军，徐旭，等．基于分子对接技术虚拟筛选延胡索抗心肌缺血物质基础研究．中草药，2019，50 (10)：104-110.

[25] 李敏勇，夏霖．基于受体的合理药物设计在 α1-肾上腺素能受体拮抗剂中的应用．中国药科大学学报，2006，36 (2)：387-392.

[26] 孟繁浩，余瑜．药物化学．北京：科学出版社，2010.

[27] 赵兴茹．软药设计的研究进展．西北药学杂志，2006，21 (2)：96-96.

[28] 姜志超，胡力，申汉威，等．钾离子通道与神经胶质瘤关系的研究进展．现代生物医学进展，2017，(05)：207-210.

[29] 谢琼，郝敬来，仇缀百．离子通道型镇痛新靶点药物的研究进展．中国医药工业杂志，2004，35 (5)：304-310.

[30] 蔡振世．(＋)-Brefeldin A 前药的设计、合成及部分临床前研究．厦门：厦门大学，2012.

[31] 王征．急性毒性与遗传毒性体外高通量筛选方法的研究．上海：第二军医大学，2004.

[32] 吴可柱．HIV-1 整合酶全酶结构模拟及其抑制剂筛选．石家庄：河北医科大学，2009.

[33] 梁乾德，王升启．药物高通量筛选分析技术．国外医学：药学分册，2002，29 (1)：510-514.

[34] 杜冠华. 新药发现与高通量药物筛选. 医药导报, 2001, 20 (6): 339-340.

[35] 吕秋军. 药物筛选技术的研究进展. 国外医学: 药学分册, 2003, (03): 2-7.

[36] 孙黎. 药物高通量筛选技术的研究进展. 厦门科技, 2004, (05): 40-41.

[37] 刘桦, 蒲铃铃, 杨菁, 等. 6-氮杂甾醇类Ⅱ型 5-α 还原酶抑制剂的三维定量构效关系研究和虚拟筛选. 四川大学学报: 自然科学版, 2018, 55 (05): 159-166.

[38] 李仁利. 生物电子等排与药物设计. 国际药学研究杂志, 1985, (6): 344-354.

[39] 王淑月, 王洪亮, 钮敏. 生物电子等排原理在新药设计中的应用. 河北工业科技, 2003, (3): 54-57.

[40] 胡艾希. 生物电子等排原理在药物分子设计中的应用. 精细化工中间体, 1990, (4): 7-10.

[41] 敬娟, 韩佳. 生物电子等排原理在药学设计中的应用. 科学技术创新, 2010, (25): 23-23.

[42] 李坤, 杜玉民. 软药设计在新药开发中的应用. 河北医科大学学报, 2005, 26 (3): 230-230.

[43] 戴锦娜, 尹然, 陈晓辉, 等. 苦碟子化学成分和药理作用研究进展. 西北药学杂志, 2006, 21 (2): 94-96.

[44] 刘洋, 郑利刚, 程卯生. 组合化学应用. 中国医药报, 2007-08-23 (03).

[45] 赵临襄. 化学制药工艺学. 北京: 中国医药科技出版社, 2003.

[46] 王效山. 制药工艺学. 北京: 北京科学技术出版社, 2003.

[47] 张秋荣. 制药工艺学. 郑州: 郑州大学出版社, 2007.

[48] 邵蓉, 陈永法. 药品注册指导原则. 北京: 中国医药科技出版社, 2011.

[49] 姚文兵. 生物技术制药概论. 北京: 中国医药科技出版社, 2003.

[50] 曹岚. 中药新药研制与申报. 南昌: 江西高校出版社, 2008.

[51] 秦伯益. 新药评价概论. 北京: 人民卫生出版社, 1998.

[52] 侯文洁, 郭庆明, 张晖, 等. 总藤黄酸亲水凝胶骨架片制备与体外释放度考察. 中草药, 2011, 42 (4): 704-707.

[53] 方开泰, 马长兴. 正交与均匀试验设计. 北京: 科学出版社, 2001.

[54] 赵书强, 滕学鹏, 程凯, 等. 帕博西尼的合成工艺研究. 中国药物化学杂志, 2019, 28 (8): 290-296.

[55] 王沛. 制药工艺学. 第2版. 北京: 中国中医药出版社, 2017.

[56] 全国人大常委会. 中华人民共和国药品管理法, 2019.

[57] CFDA. 药品注册管理办法, 2007.

[58] 向明, 季晖. 药物毒理学. 第3版. 北京: 中国医药卫生出版社, 2015.

[59] 楼宜嘉. 药物毒理学. 第3版, 北京: 人民卫生出版社, 2011.

[60] CFDA. 药物安全药理学研究技术指导原则, 2014.

[61] CFDA. 药物单次给药毒性研究技术指导原则, 2014.

[62] CFDA. 药物重复给药毒性研究技术指导原则, 2014.

[63] CFDA. 药物遗传毒性研究技术指导原则, 2018.

[64] CFDA. 药物生殖毒性研究技术指导原则, 2012.

[65] CFDA. 药物致癌试验必要性的技术指导原则, 2010.

[66] CFDA. 化学药物刺激性、过敏性和溶血性研究技术指导原则, 2014.

[67] CFDA. 药物非临床依赖性研究技术指导原则, 2007.

[68] CFDA. 药物非临床药代动力学研究技术指导原则, 2014.

[69] CFDA. 药物毒代动力学研究技术指导原则, 2014.

[70] CFDA药审中心. FDA关于抗肿瘤药物生殖毒性试验和说明书建议的指导原则（草案）, 2019.

[71] CFDA. 药物非临床研究质量管理规范, 2017.

[72] NMPA. 药物临床试验质量管理规范（修订版征求意见稿）, 2018.

[73] NMPA. 关于《药物临床试验质量管理规范》（修订草案征求意见稿）的起草说明, 2018.

[74] CFDA. 化学药物临床药代动力学研究技术指导原则，2007.

[75] CFDA. 化学药物制剂人体生物利用度和生物等效性研究技术指导原则，2007.

[76] CFDA. 化学药物临床试验报告的结构与内容技术指导原则，2007.

[77] 张若明. 对于新药临床前药动学研究的思考和建议. 中国处方药，2009，(4)：42-43.

[78] 王广基. 药物代谢动力学. 北京：化学工业出版社，2005.

[79] 邓世明，刘强. 新药研究思路与方法. 北京：人民卫生出版社，2008.

[80] 乔海灵. 临床药理学. 北京：高等教育出版社，2010.

[81] 杨志敏，冯毅. 创新性药物研发失败原因的探讨. 中国新药杂志，2010，19 (1)：18-19.

[82] 江力宣，闰海英，阳盛洪，等. 药代动力学研究在新药研发中的应用. 药学实践杂志，2006，24 (5)：260-263.

[83] NMPA. 药品注册管理办法（征求意见稿），2019-10.

[84] 张晓东，王庆利，周跃华，等. 我国《药品注册管理办法》修订工作及有关思考. 中国新药杂志，2017，26 (13)：1494-1497.

[85] CFDA. 化学药品新注册分类申报资料要求（试行），2016-05.

[86] NMPA. 药品审评中心. 2018 年度药品审评报告，2019.

[87] 陈小平，马凤余. 新药发现与开发. 第 2 版. 北京：化学工业出版社，2017.

[88] 孟锐. 药事管理学. 第 3 版. 北京：科学出版社，2013.

[89] 执业药师资格认证中心. 国家执业药师资格考试应试指南-药事管理与法规. 北京：中国医药科技出版社，2012.

[90] 张清奎. 我国药品知识产权法律法规新进展. 知识产权报，2008-01-22.

[91] 桑国卫. "十三五" 新药创制的顶层设计和路径方向. 中国医药技术经济与管理，2014，(5)：20-21.

[92] 陈凯先. 创新药物研究的趋势和对策思考. 齐鲁药事，2010，29 (10)：577-579.

[93] 郭宗儒，赵红宇. 新药创制的现状与对策. 药学学报，2013，48 (7)：1031-1041.

[94] 何玉婵，郭文，周斌. 中国药企的海外并购现状及策略. 中国医药工业杂志，2018，49 (6)：853-858.

[95] 穆蕊，李腾，高彦飞，等. 高内涵筛选 NF-κß 信号通路的技术体系建立. 科学技术与工程，2011，11 (14)：3162-3164.

[96] 申刚义，高妍，刘越，等. 表面等离子体共振技术在药物研究中的应用. 生命科学，2010，22 (9)：941-945.

[97] 钟武，肖军海，赵饮虹，等. 药物信息学在新药发现中的应用和研究进展. 中国医药生物技术，2010，5 (4)：241-245.

[98] 潘家祜. 基于网络药理学的药物研发新模式. 中国新药与临床杂志，2009，28 (10)：721-726.

[99] 周文霞，程肖蕊，张永祥. 网络药理学：认识药物及发现药物的新理念. 中国药理学与毒理学杂志，2012，26 (1)：4-8.

[100] 师少军，曾繁典. 转化医学：基础研究与临床应用的桥梁. 医药导报，2011，30 (4)：415-418.

[101] 董尔丹，胡海，洪微. 浅析转化医学与医学实践. 科学通报，2013，58 (1)：53-62.

[102] 杜冠华. 药物临床前研究与转化医学：实验动物的应用与动物试验. 中国比较医学杂志，2011，21 (10)：24-26.

[103] 何广宏，万丹丹，董然. 长效微球注射剂的研究进展. 中国医院药学杂志，2015，35 (10)：963-966.

[104] 钱思源，康彩练. 关于复方药物开发的临床考虑. 中国临床药理学杂志，2015，31 (13)：1335-1337.

[105] 周爱萍. 生物治疗药物和生物类似药研究进展. 中国新药杂志，2017，26 (03)：60-63.

[106] 张伟，周宏灏. 药物基因组学和个体化医学的转化研究进展. 药学学报，2011，46 (1)：1-5.

[107] 李良，邵荣光．抗体药物偶联物研究进展．中国医药生物技术，2014，9（4）：300-302.

[108] 陈小平，罗再刚．试析新药研发过程中的转化研究链．中国药房，2015，26（4）：433-436.

[109] 潘卫三．新药制剂技术．北京：化学工业出版社，2004.

[110] 范丽君，吴桃利，刘煜，等．跨国药企研发模式及发展趋势．药学进展，2013，37（10）：481-487.

[111] 钱思源，康彩练．关于复方药物开发的临床考虑．中国临床药理学杂志，2015，31（13）：1335-1337.

[112] 赵丹，颜建周，邵蓉．创新药物研发"风险投资-知识产权-研发外包"商业模式探讨．中国新药杂志，2018，27（16）：1830-1834.

[113] 郑玉果，陈代杰，朱宝泉．新药研发中的 me-too，me-better，me-new．中国新药杂志，2009，18（3）：190-192.

[114] 李光慧，林涛，王海辉，等．各国生物类似药立法发展现状和批准产品的研究进展．现代药物与临床，2019，34（4）：883-887.

[115] 韩建，张鲸惊，黄河清．国际药学综合期刊的编辑出版和数字化对我国药学期刊的启示．中国科技期刊研究，2014，25（7）：902-905.

[116] 程玉和，李冬．国内药学专业期刊分类研究．中国药房，2014，25（45）：4311-4313.

[117] 花芳．文献检索与利用．北京：清华大学出版社，2009.

[118] 于占洋．药学文献检索与利用．北京：中国医药科技出版社，2009.

[119] 闫凯，李云飞，周水平．项目管理在制药企业新药研发中的应用探讨．项目管理技术．2013，11（2）：99-102.

[120] 阿丽塔，许培扬，孙灵芝．药物研发过程中药学信息的利用．中国药房，2011，22（5）：466-468.

[121] Kitano H．Systems biology：a brief overview．Science，2002，295：1662-1664.

[122] Ishii N，Robert M，Nakayama Y，et al．Toward large-scale modeling of the microbial cell for computer simulation．Biotechnol，2004，113：281-294.

[123] Edwards B S，Oprea T，Prossnitz E R，et al．Flow cytometry for high-throughput，high-content screen-ing．Curr Opin Chem Biol，2004，8（6）：392-398.

[124] Butler D．Translational research：crossing the valley of death．Nature，2008，453（7197）：840-842.

[125] Zhang W，Roederer M W，Chen W Q，et al．Pharmacogenetics of drugs withdrawn from the market．Pharmacogenomics，2012，13（2）：223-231.

[126] Yildirim M A，Goh K I，Cusick M E，et al．Drug-target network．Nat Biotechnol，2007，25：1119-1126.

[127] Platt B，Welch A，Riedel G．FDG-PET imaging，EEG and sleep phenotypes as translational biomarke-rs forresearch in Alzheimer's disease．Biochem Soc Trans，2011，39（4）：874-880.

[128] Adams C P，Brantner V V．Spending on new drug development．Health Econ，2010，19（2）：130-141.

[129] Camidge D R，Bang Y J，Kwak EL，et al．Activity and safety of crizotinib in patients with ALK-positive non-small-cell lung cancer：updated results from a phase 1 study．Lancet Oncol，2012，13（10）：1011-1019.

[130] Rick Ng．Drugs-from discovery to approval．wiley-Liss，2004.

[131] Baek I H，Yun M H，Yun H Y，et al．Pharmacokinetic/pharmacodynamic modeling of the cardiovascular effects of beta blockers in humans．Arch Pharm Res，2008，31（6）：814-821.

[132] Check H E．Human genome at ten：life is complicated．Nature，2010，464（7289）：664-667.

[133] Correa C M．Towards a new model for pharmaceutical research．Bull World Health Organ，2012，（90）：795-795A.

[134] Hopkins AL．Network pharmacology：the next paradigm in drug discovery．Nat Chem Biol，2008，4：

682-690.

[135] Wang L, Luo Q, Lin T Y, et al. PEG ylated nanostructured lipid carriers (PEG-NLC) as a novel drug delivery system for biochanin A. Drhy Devind Phapm, 2014, 41 (7): 1204-1212.

[136] Light D W, Lexchin J R. Pharmaceutical research and development: what do we get for all that money? BrMed J, 2012, (345): e4348.

[137] Hernandez I, Zhang Y. Comparing Adoption of Breakthrough and "Me-too" Drugs Among Medicare Beneficiaries: a Case Study of Dipeptidyl Peptidase-4 Inhibitors Durg Dev Ind Pharm, 2017, 12 (2): 105-109.

[138] Wang F X, He S Z, Chen B. Retinoic acid-loaded alginate microspheres as a slow release drug delivery carrier for intravitreal treatment. Biomedicine & Pharmacotherapy, 2018, 97: 722-728.

[139] Wei Y, Gao L, Wang L, et al. Polydopamine and peptide decorated doxorubicin-loaded mesoporous silica nanoparticles as a targeted drug delivery system for bladder cancer therapy. Drug Delivery, 2017, 24 (1): 681-691.

[140] Caroline C, Shane B, O'Brien K L. Intersections in (New) drug research. Drugs: Education, Prevention and Policy, 2018, 25 (4): 297-300.

[141] Snow B. Online Database Coverage of Pharmaceutical Journals. Database, 1984, 7: 12-26.

[142] Fishman L, Stone V L, DiPaula B A. Where Should the Pharmacy Researcher Look First Comapring International Pharmaceutical Absracts and MEDLINE. Bull Med Libr Assoc, 1996, 84 (3): 402-408.

[143] Brown C M. The Benefits of Searching EMBASE Versus MEDLINE for Pharmaceutical Information. Online and CD-ROM Rev., 1998, 22 (1): 3-8.

[144] Eisenschitz T. Intellectual Property. In Information Sources in Pharmaceuticals. Bowker-Saur, 1990, 144-170.

[145] Tenopir C, King D W. The Use and Value of Scientific Journals: Past, Present and Future. Serials, 2001, 14 (2): 113-120.